颞骨侧颅底
解剖与手术图谱

ATLAS OF DISSECTION AND MICROSURGERY OF

THE LATERAL SKULL BASE

杨　军　何景春　〔意〕M. 桑纳　主编

科学出版社

北　京

内 容 简 介

本书是由上海交通大学医学院附属新华医院耳鼻咽喉–头颈外科杨军教授领衔的耳显微耳神经侧颅底外科团队与意大利皮亚琴察耳神经侧颅底外科中心（Grouppo Otologico，Piacenza，Italy）的M. 桑纳（Mario Sanna）教授合作编写的一部集颞骨侧颅底解剖与临床手术案例为一体的侧颅底外科手术学著作。书中集中介绍了目前颞骨侧颅底外科最主要的手术径路及所需的手术技巧和专业知识，展示了近五年来上海交通大学医学院附属新华医院耳鼻咽喉–头颈外科在颞骨及侧颅底解剖及疾病诊治方面的工作。

全书共分17章，涵盖了从颞骨与侧颅底解剖训练相关的实验室准备、外科手术技术、应用解剖，到根据病变部位选择采用的颞骨外侧切除术、扩大迷路径路、耳囊径路、耳蜗径路、乙状窦后径路、颅中窝径路、颞下窝径路、岩枕跨乙状窦径路、联合径路等10余种常用手术方式和径路。除联合径路外，每一径路包括解剖和手术两部分内容。其中，解剖部分分为手术适应证、手术禁忌证、解剖步骤和解剖图解；手术部分以病例形式呈现，包括病例摘要，CT、MRI影像，手术图解，文献回顾与讨论，以及手术视频（扫描二维码即可观看）等。

本书的读者对象是从事耳神经和侧颅底外科的中青年耳鼻咽喉头颈外科医生。

图书在版编目（CIP）数据

颞骨侧颅底解剖与手术图谱/杨军，何景春，（意）M. 桑纳（Mario Sanna）主编. —北京：科学出版社，2023.6
ISBN 978-7-03-075453-0

Ⅰ. ①颞… Ⅱ. ①杨… ②何… ③M… Ⅲ. ①颞骨–人体解剖–图谱 ②颞骨–外科手术–图谱 Ⅳ. ① R322.64 ② R651.1-64

中国版本图书馆 CIP 数据核字（2023）第 073724 号

责任编辑：闵　捷/责任校对：谭宏宇
责任印制：黄晓鸣/封面设计：殷　靓

科学出版社 出版
北京东黄城根北街16号
邮政编码：100717
http://www.sciencep.com
上海锦佳印刷有限公司印刷
科学出版社发行　各地新华书店经销
*
2023年6月第　一　版　开本：889×1194　1/16
2023年6月第一次印刷　印张：17　1/2
字数：410 000

定价：200.00 元

（如有印装质量问题，我社负责调换）

《颞骨侧颅底解剖与手术图谱》编委会

■ 主　编　　杨　军　何景春　〔意〕M. 桑纳

■ 副主编　　张　青　郑贵亮　陈向平

■ 编　委（按姓氏汉语拼音排序）

陈向平	上海交通大学医学院附属新华医院耳鼻咽喉－头颈外科
冯国栋	中国医学科学院北京协和医院耳鼻咽喉科
〔意〕G. 皮拉斯（Gianluca Piras）	意大利皮亚琴察耳神经侧颅底外科中心（Grouppo Otologico，Piacenza，Italy）
何景春	上海交通大学医学院附属新华医院耳鼻咽喉－头颈外科
刘宇鹏	上海交通大学医学院附属新华医院耳鼻咽喉－头颈外科
〔意〕M. 桑纳（Mario Sanna）	意大利皮亚琴察耳神经侧颅底外科中心（Grouppo Otologico，Piacenza，Italy）
汤文龙	长治医学院附属和平医院神经外科
杨　军	上海交通大学医学院附属新华医院耳鼻咽喉－头颈外科
张　青	上海交通大学医学院附属新华医院耳鼻咽喉－头颈外科
郑贵亮	上海交通大学医学院附属新华医院耳鼻咽喉－头颈外科

■ 学术秘书

刘宇鹏	上海交通大学医学院附属新华医院耳鼻咽喉－头颈外科
沈佳丽	上海交通大学医学院附属新华医院耳鼻咽喉－头颈外科

■ 视频剪辑

吴　悔	上海交通大学医学院附属新华医院耳鼻咽喉－头颈外科
张　帆	上海交通大学医学院附属新华医院耳鼻咽喉－头颈外科

■ 解剖统筹

沈　敏	上海交通大学医学院附属新华医院耳鼻咽喉－头颈外科

序 一

颞骨的解剖是人体非常复杂的区域之一。颞骨内的重要结构涉及立体三维关系，并且深藏在骨质中，需要钻磨才能显露，这使得理解颞骨解剖结构成为一项非常艰巨的任务。此外，由于颞骨病变的存在，造成经典解剖标志改变，进一步增加了其解剖学的复杂性。

因此，对耳科学－神经耳科学或颅底外科学感兴趣的医生来说，熟悉颞骨解剖学是至关重要的。最好的方法是在颞骨解剖实验室模拟接近活体手术的情况下进行解剖学研究。

在我刚开始接受培训的时候，能有这样的机会说起来容易做起来难，因为设备完善的实验室很少，而且获取颞骨很困难。为了寻求高质量的培训，我去了世界各地，特别是洛杉矶和苏黎世。尽管当时这样的中心很少，但我很幸运地在一些世界领先的中心接受了高质量的培训。

然而，每次培训课程结束后，我只留下了我所看到的有限记忆和补充的一些笔记。作为一个初学者，我总是觉得需要一些有形的东西来提醒我这几天学到了什么，并且可以作为我进一步培训的指导。这个梦想伴随着我的整个临床生涯，并在意大利皮亚琴察耳神经侧颅底外科中心举办的每一次培训课程中不断成长。

在我的指导下，杨军医生和何景春医生在意大利皮亚琴察耳神经侧颅底外科中心接受了规范的颞骨与侧颅底解剖和手术培训，并且回到所在医院开展了很好的工作。他们团队的这些工作将在《颞骨侧颅底解剖与手术图谱》中呈现给读者。

我相信《颞骨侧颅底解剖与手术图谱》肯定会作为一部足够令人满意的指南，帮助新学员克服我在职业生涯之初所面临的问题。

M. 桑纳，博士

2022年5月

Preface I

The anatomy of the temporal bone represents one of the most complicated areas in the human body. The vital structures, the three-dimensional relationships involved, and the fact that these structures are hidden within bony canals and a drill is needed to expose them make the understanding of the anatomy a difficult task. Furthermore, the presence of pathology involving the temporal bone increases the anatomical complexity, due to alterations of the classic anatomical landmarks.

For this reason, it is essential for any physician interested in otology–neurotology or skull base surgery to be familiar with the anatomy. The best way is to study the anatomy in a temporal bone dissection laboratory simulating situations closed to live surgery.

At the beginning of my training, such an opportunity was easier said than done due to the scarcity of well-equipped laboratories and the difficulty of acquiring temporal bones. Seeking a good quality training, I travelled to different places all over the world, in particular Los Angeles and Zurich. Despite the paucity of such centers at the time, I was lucky enough to get high-quality training at some of the leading centers in the world.

Nevertheless, after each course I was left only with the memories of what I have seen, supplemented only by some notes. As a beginner, I always felt the need for something tangible to remind me of what I have learnt in these few days and to serve as a guide for further training. This dream has accompanied me during all my clinical life, and kept growing every time a training course was held at our center.

Under my guidance, Dr. Jun Yang and Dr. Jingchun He have gotten standardized training in temporal bone and lateral skull base anatomy and surgery in Gruppo Otologico, and returned to their hospital where they worked very well. These works are presented in this book.

This book will certainly serve as a sufficient and satisfactory guide for helping fresh trainees in overcoming the obstacles I faced at the beginning of my career.

Mario Sanna, MD

May, 2022

序二

耳神经和侧颅底外科医生的培养周期较长，需要系统的解剖和手术训练。侧颅底区域解剖结构复杂，包含非常重要的感觉器官、颅神经和动静脉大血管。必须要熟悉和掌握这些复杂结构，才能处理侧颅底区域的病变，保留器官、神经和血管的功能，而这些必须要通过解剖和手术训练得以实现。

从21世纪初开始，我在上海交通大学医学院附属新华医院、上海交通大学医学院附属第九人民医院开展耳神经和侧颅底疾病的诊治和临床研究工作，颞骨侧颅底解剖培训班也自此举办至今，成为国内较早的解剖培训课程之一。二十年来，以听神经瘤、颈静脉球体瘤为代表的耳神经和侧颅底疾病诊治、外科技术、理念和规范在国内推广，并与欧美等发达国家接轨，推动了我国侧颅底外科的发展。《颞骨侧颅底解剖与手术图谱》很好地传承和展示了在颞骨及侧颅底解剖及疾病诊治方面的工作。

《颞骨侧颅底解剖与手术图谱》以侧颅底外科经典的、常用的手术径路为轴线。每种手术径路为一章，包括解剖和手术两部分。内容以图为主、以图释意，文字言简意赅，易读易懂。无论是解剖还是手术，都是连续完整的图片，配合在线的视频，极易理解消化、跟随学习。虽然国内已有不少类似书籍，但将解剖与手术有机地、紧密地结合起来的图书并不多。相信该书将为有志从事耳神经和侧颅底外科中青年医生的基础培训、技术进阶提供帮助。

我十分高兴看到《颞骨侧颅底解剖与手术图谱》面世，并乐于为该书作序！

吴皓

中华医学会耳鼻咽喉头颈外科分会主任委员

2022年12月于上海

前 言

颞骨解剖训练的内容包括解剖训练的理念、原则和技术、各种手术径路，以及实际操作。毋庸赘言，无论对初学者，还是有一定基础的耳外科或耳神经外科医生来说，颞骨解剖训练都是非常重要的，因为只有通过解剖训练，初学者才能对耳科手术有感性的认识、迅速成长，有一定基础者才能快速进阶、对所开展的手术更有把握、对一些重要结构能更好地控制。通过解剖训练，我们可以熟悉耳外科手术的一般规范、显微镜、手术器械的使用，了解手术步骤，可以模拟真实手术，还可以熟悉和掌握各种解剖标志以及它们之间的相互关系，减少失误。通过解剖训练，我们可以扩大手术所能及的范围，从耳外科到颞骨外科，再到颅底外科。

大多数的颞骨解剖训练是在没有软组织的颞骨标本上进行，我们通常称之为“磨骨头”。也就是说，通常在显微镜下用一手持电钻、一手持吸引器进行磨骨，做的是“bone work”。颞骨内有较多重要结构和结构的标志，掌握这些标志、这些标志的意义，以及它们之间的关系非常重要。在颞骨解剖过程中，要逐步显露、找到这些结构和标志，然后从一个或数个已知的标志为基点，按照各解剖标志之间已知的相互关系，寻找下一个标志，避免在结构复杂的颞骨中迷失方向，损伤重要结构。颞骨侧颅底外科手术径路很多，如何把这些径路做得规范、到位，是颞骨解剖训练的重要内容之一。在颞骨侧颅底解剖课程中，我们一直要求、鼓励耳外科医生把各种径路做得越大越好、越充分越好。就像M. 桑纳（Mario Sanna）教授说的“把骨头都磨掉，把脑组织保留下来”。只有这样，各种结构和标志才能充分显露，各种径路才能做到极致，才能对颞骨侧颅底有较深的、立体的认识。在这样的解剖训练过程中，逐步掌握、灵活运用切割钻、金刚钻、吸引器，练就“十八般武艺”。颞骨解剖训练当然是多多益善。由生到熟，由浅入深，找到结构和标志而能保留完整、不破坏，把颞骨标本雕刻成一件艺术品。

实际上，无论是在老师和上级医生的带教下，或是在独立操作中，在患者身上手术，对年轻医生来说，又是一种与颞骨解剖不同的训练。这时候，相对于颞骨解剖，要处理软组织、血管、神经，做的是“soft work”。有了颞骨解剖的基础，我们在临床手术中会感觉到自信和熟练程度的提高。而且，我们已经知道一种手术中会碰到哪些结构和标志、它们之间的关系，以及如何保护它们不受损伤。在颞骨解剖训练时已经做过大到极致的各种径路，有了练就的“十八般武艺”，那么在实际手术时不用担心，尽在掌握。径路不一定做到极致，能切除病变就好，术者应灵活、正确运用各种径路。除了主要靠解剖标志定位以外，面神经、蜗神经、后组颅神经术中监护，也是有用的辅助方法。实际手术时用到的器械更多，要学会得心应手地使用每一种器械。通用的外科手术技术当然是有用的，但在颞骨侧颅底手术中，不同部位的止血技术和方法显得非常重要，关系到手术的快慢、成功与否，甚至预后。

近二十年来，在我国侧颅底外科领域的开拓者吴皓教授的指导下，我作为上海交通大学医学院附属新华医院耳鼻咽喉–头颈外科侧颅底外科诊治团队的成员，逐步熟悉掌握颞骨侧颅底外科手术的方法、理念和技术，受用终生。2006～2007年在法国巴黎狄德罗大学–巴黎第七大学博容医院（Beaujon Hospital）跟随O.斯特克（Olivier Sterkers）教授学习，对听神经瘤手术、听觉植入、耳显微外科手术有了很深的认识。2012年在意大利皮亚琴察耳神经侧颅底外科中心（Grouppo Otologico，Piacenza，Italy）跟随Sanna教授学习，观摩手术，参加了中耳、颞骨与侧颅底两次解剖培训课程，精读了多部Sanna教授标志性的、指导性极强的耳科颞骨侧颅底手术图谱。Sanna教授是目前在世的开展侧颅底手术最多的一代大师，对侧颅底手术见解深刻、独到，对很多手术径路均有改良和发展。Sanna教授的高超侧颅底手术技巧和独特手术理念，至今令我难忘。2014年，我赴瑞士苏黎世大学颅底外科中心参加世界侧颅底外科之父U. 菲施（Ugo Fisch）教授亲授的最后一届颞骨侧颅底外科培训课程，受其耳提面命，一步步演练由他创立的侧颅底手术径路，并深受其博大精深的颅底外科技术、严谨近于苛刻的工作作风、诲人不倦的大师风范所影响。

本书包括17章。第1～3章分别是颞骨与侧颅底解剖实验室设备及使用、颞骨与侧颅底外科手术技术、颞骨侧颅底应用解剖。从第4章开始，以颞骨侧颅底常用手术径路为主线，共介绍包括联合径路在内的14种手术径路。除联合径路外，每一节包括解剖和手术两部分内容。其中，解剖部分分为手术适应证、手术禁忌证、解剖步骤和解剖图解；手术部分以病例形式呈现，包括病例摘要，CT、MRI影像，手术图解，文献回顾与讨论，以及手术视频（扫描二维码即可观看）等。本书以解剖+手术的形式编写，主要内容是颞骨侧颅底解剖和手术图谱。采用这样的形式基于两点考虑，一是将解剖和手术整合为一个整体，学以致用，符合一般学习习惯，二是以图为主，极为直观，同时配合完整的手术视频，指导性强。

Sanna教授欣然应允合著此书，作序，并参与撰写第二、五章（颞骨与侧颅底外科手术技术、岩骨次全切除术）。特别感谢北京协和医院冯国栋教授提供第十五章颞下窝C型径路中经颞下窝C型径路复发性黏液表皮样癌切除术的病例资料。全书包含近500幅精美的彩色照片，以及20多段手术视频，均是编者解剖和手术中显微镜下真实的影像。

本书的主要编写者为上海交通大学医学院附属新华医院耳显微耳神经侧颅底外科团队成员，具有丰富的解剖和临床经验，希望本书的出版能够给颞骨侧颅底外科的临床工作带来帮助。但由于编者水平有限，书中如有不足之处，谨请各位专家、读者不吝批评指正。

颞骨侧颅底外科手术并非能一蹴而就，必须长久浸淫，久久为功。感谢在我成长过程中给予教导、支持的所有前辈、老师们，感谢我的老师吴皓教授、Sterkers教授、Sanna教授、Fisch教授。感谢在编写过程中一直关心帮助我们的家人、同事、同道们！

杨军

2023年2月

本书所使用的缩略语

缩略语	英文全称	中文全称
A		
A	antrum	鼓窦
a	arachnoid	蛛网膜
AS	ampulla end of superior semicircular canal	上半规管壶腹端
AB	anterior buttress	前拱柱
ACV	anterior condylar vein	髁前静脉
Ad	aditus ad antrum	鼓窦入口
AE	arcuate eminence	弓状隆起
AFB	acousticofacial bundle	听面神经束
AICA	anterior inferior cerebellar artery	小脑下前动脉
AP	ampulla end of posterior semicircular canal	后半规管壶腹端
AR	anterior attic recess	上鼓室前隐窝
Ar	auricle	耳郭
at	apical turn	耳蜗顶转
At	attic	上鼓室
ATN	auriculotemporal nerve	耳颞神经
B		
BB	bill’s bar	垂直嵴
BF	bone flap	骨瓣
BG	bio glue	生物胶
BS	brain stem	脑干
bt	basal turn	耳蜗底转
BW	bone wax	骨蜡
C		
c	cottnoids	脑棉
C	cartilage	软骨
CAq	cochlear aqueduct	耳蜗导水管
CC	common crus	总脚
Ce	cerebellum	小脑

（续表）

缩略语	英文全称	中文全称
CFD	cervicofacial division of facial nerve	面神经颈面干
Chol	cholesteatoma	胆脂瘤
CIE	cochlear implant electrode	人工耳蜗电极
CN	cochlear nerve	蜗神经
Co	cochlea	耳蜗
cog	cog	齿突
cp	cocleariform process	匙突
CT	chorda tympani	鼓索（神经）
CUSA	cavitron ultrasonic surgical aspirator	超声吸引装置
CW	capsule wall	囊壁
D		
D	dura/cerebral dura mater	硬脑膜
DM	digastric muscle	二腹肌
DR	digastric ridge	二腹肌嵴
E		
EAC	external auditory canal	外耳道
ECA	external carotid artery	颈外动脉
ELD	endolymphatic duct	内淋巴管
ELS	endolymphatic sac	内淋巴囊
ET	eustachian tube	咽鼓管
EV	emissary vein	导静脉
F		
FA	fascia	筋膜
FL	foramen lacerum	破裂孔
FN	facial nerve	面神经
FN (d)	distal end of facial nerve	面神经远端
FN (g)	genu of facial nerve	面神经膝
FN (iac)	internal auditory canal segment of facial nerve	面神经内听道段
FN (ls)	labyrinthine segment of facial nerve	面神经迷路段
FN (m)	mastoid segment of facial nerve	面神经乳突段
FN (p)	proximal end of facial nerve	面神经近端
FN (P)	parotid segment of facial nerve	面神经腮腺段
FN (t)	tympanic segment of facial nerve	面神经鼓室段
FO	foramen ovale	卵圆孔
FP	footplate of stapes	镫骨底板
fr	facial recess	面神经隐窝
FR	facial ridge	面神经嵴
Fr	foramen rotundum	圆孔

（续表）

缩略语	英文全称	中文全称
Fs	foramen spinosum	棘孔
FV	facial vein	面静脉
G		
GG	geniculate ganglion	膝状神经节
GS	gelatin sponge	明胶海绵
GSPN	greater superficial petrosal nerve	岩浅大神经
GT	granulation tissue	肉芽组织
GW	greater wing of sphenoid bone	蝶骨大翼
H		
Hm	head of the mandible	下颌骨头
HC	horizontal crest	水平嵴
HM	head of malleus	锤骨头
HS	head of stapes	镫骨头
HT	hypotympanum	下鼓室
I		
I	incus	砧骨
IAA	internal auditory artery	内听动脉
IAC	internal auditory canal	内听道
IAN	inferior alveolar nerve	下牙槽神经
ICA	internal carotid artery	颈内动脉
ICA-H	horizontal segment of internal carotid artery	颈内动脉水平段
ICA-V	vertical segment of internal carotid artery	颈内动脉垂直段
IJV	internal jugular vein	颈内静脉
IJV-D	distal end of IJV	颈内动脉远端
IJV-P	proximal end of IJV	颈内动脉近端
In	incision	切口
IOF	inferior orbital fissure	眶下裂
IPS	inferior petrosal sinus	岩下窦
ISJ	incudostapedial joint	砧镫关节
ITF	infratemporal fossa	颞下窝
IVN	inferior vestibular nerve	前庭下神经
J		
JB	jugular bulb	颈静脉球
Jf	jugular fossa	颈静脉球窝
JF	jugular foramen	颈静脉孔
JFPN	jugular foramen partes neuralis	颈静脉孔区神经部
JFPV	jugular foramen partes vascularis	颈静脉孔区血管部
JS	jugular spine	颈静脉棘

（续表）

缩略语	英文全称	中文全称
JT	jugular turbecle	颈静脉结节
L		
L	labyrinth	迷路
LA	ampulla end of lateral semicircular canal	外半规管壶腹端
LCI	long crus of incus	砧骨长脚
LPM	Lateral pterygoid muscle	翼外肌
LPt	lateral pterygoid plate	翼外板
LSC	lateral semicircular canal	外半规管
Lv	Labbé vein	拉贝静脉
M		
m	malleus	锤骨
M	manubrium of malleus	锤骨柄
Ma	mandible	下颌骨
MA	maxillary artery	上颌动脉
MC	mastoid cavity	乳突腔
MCe	mastoid cells	乳突气房
MFB	middle fossa base	颅中窝底
MFD	middle fossa dura	颅中窝硬脑膜
MFP	middle fossa plate	颅中窝脑板
MMA	middle meningeal artery	脑膜中动脉
MMAb	accessory branch of the middle meningeal artery	脑膜中动脉副支
Mp	mastoid process	乳突
MPF	musculoperiosteal flap	肌骨膜瓣
MT	mastoid tip	乳突尖
mt	middle turn	耳蜗中转
N		
N	neck of malleus	锤骨颈
NP	nasopharynx	鼻咽
O		
OA	occipital artery	枕动脉
OB	occipital bone	枕骨
Oc	operative cavity of infratemporal fossa	颞下窝术腔
OC	occipital condyle	枕骨髁突
OL	osseous labyrinth	骨迷路
P		
P	promontory	鼓岬
PA	petrous apex	岩尖
PB	petrous bone	岩骨

（续表）

缩略语	英文全称	中文全称
Pb	posterior buttress	后拱柱
pb	parietal bone	顶骨
pc	posterior clinoid process	后床突
PE	pyramidal eminence	锥隆起
PFD	posterior fossa dura	颅后窝硬脑膜
PFP	posterior fossa plate	颅后窝脑板
PG	parotid gland	腮腺
pICA	petrous segment of internal carotid artery	岩段颈内动脉
PMF	pterygomaxillary fissure	翼上颌裂
POTS	petro-occipital transsigmoid	岩枕跨乙状窦
pp	pterygoid process	翼突
PPF	pterygopalatine fossa	翼腭窝
PSC	posterior semicircular canal	后半规管
PSS	parietal squamosal suture	顶鳞缝
PV	petrosal vein	岩静脉
PWC	posterior wall of canal	外耳道后壁
R		
R	retractor	撑开器
RPtP	root of pterygoid process	翼突根
RW	round window	圆窗
RWM	round window membrane	圆窗膜
RWN	round window niche	圆窗龛
S		
SB	sphenoid bone	蝶骨
SDA	sinodural angle	窦脑膜角
SF	skin flap	皮瓣
SFD	stroma-free dermis	去基质真皮
SL	osseous spiral lamina of cochlea	耳蜗骨螺旋板
SpC	splenius capitis	头夹肌
Sph	sphenoid sinus	蝶窦
SPI	short process of incus	砧骨短脚
sps	superior petrosal sinus	岩上窦
SqP	squamosal portion of the temporal bone	颞骨鳞部
SS	sigmoid sinus	乙状窦
SSC	superior semicircular canal	上半规管
St	stapes	镫骨
ST	scala tympani	鼓阶
STA	superficial temporal artery	颞浅动脉

（续表）

缩略语	英文全称	中文全称
StM	sternocleidomastoid muscle	胸锁乳突肌
StP	styloid process	茎突
SV	scala vestibuli	前庭阶
SVN	superior vestibular nerve	前庭上神经
SWC	superior wall of canal	外耳道顶壁
T		
T	tumor	肿瘤
TA	transverse process of the atlas	寰椎横突
TB	temporal bone	颞骨
Tc	titanium connector	钛连接片
TC	tympanic cavity	鼓室
Tef	teflon	特氟龙
TeM	temporal muscle	颞肌
TFD	temporofacial division of facial nerve	面神经颞面干
TG	trigeminal ganglion	三叉神经节
TL	temporal line	颞线
TM	tympanic membrane	鼓膜
TMJ	temporomandibular joint	颞颌关节
TORP	total ossicular replacement prosthesis	全听骨链赝复物
Ts	tendon of stapedius	镫骨肌腱
TS	transverse sinus	横窦
TT	tegmen tympani	鼓室盖
TTm	tensor tympani muscle	鼓膜张肌
TtT	tensor tympani tendon	鼓膜张肌腱
TVP	tensor veli palatini	腭帆张肌
TyB	tympanic portion of the temporal bone	颞骨鼓部
V		
V	vestibule	前庭
VCN	vestibulocochlear nerve	前庭蜗神经
VN	vestibular nerve	前庭神经
VV	vertebral vein	椎静脉
Z		
Za	zygomatic arch	颧弓
ZR	zygomatic root	颧弓根
其他		
Ⅳ	trochlear nerve	滑车神经
Ⅴ	trigeminal nerve	三叉神经
V_1	ophthalmic nerve	眼神经

（续表）

缩略语	英文全称	中文全称
V_2	maxillary nerve	上颌神经
V_3	mandibular nerve	下颌神经
Ⅵ	abducent nerve	展神经
Ⅶ（或FN）	facial nerve	面神经
Ⅷ（或VCN）	vestibulocochlear nerve	前庭蜗神经
Ⅸ	glossopharyngeal nerve	舌咽神经
Ⅹ	vagus nerve	迷走神经
Ⅺ	accessory nerve	副神经
XIs	spinal accessory nerve	脊髓副神经
Ⅻ	hypoglossal nerve	舌下神经

目 录

第一章　颞骨与侧颅底解剖实验室设备及使用

■ 解剖台

专用的解剖台对颞骨和侧颅底解剖室来说是必备的。

■ 显微镜

颞骨和侧颅底解剖实验室的显微镜可以是立式或台式，手动或电动。具备放大、调焦等功能。应套上显微镜套，处于随时可用的状态。

通常在低倍显微镜下可以更好地显示各解剖结构之间的相关关系。术中或者解剖时在高倍显微镜下操作，能够更加清晰地显露组织的精细结构。在颞骨解剖中，很少采用4倍放大倍数，但是在颅底手术需要广泛显露时，为了更好地暴露整个手术径路并提供整个术野全貌，将显微镜调至4倍放大倍数则十分重要。

■ 动力系统及电钻

与手术操作一样，用于颞骨和侧颅底解剖操作的动力系统也非常重要。调整好动力系统电钻的位置，使操作者有足够的空间。

电钻使用的一些基本原则：

(1) 直手柄比弯手柄更容易控制。

(2) 采用执笔法持钻，始终保持钻头方向与被磨切结构的切线方向平行而不是垂直。磨骨时使用钻腹而不是钻尖。

(3) 根据解剖部位的深度调整留在钻柄外的钻头长度。一般来说，留在钻柄外的钻头长度越短，术者对钻头的控制越好。

(4) 使用小钻头有一定风险，尽可能使用大钻头。

(5) 大部分切除骨质的工作需用切割钻完成。在邻近重要结构如面神经、硬脑膜、乙状窦或者骨面止血时使用金刚钻。

(6) 应从最危险的部位磨向相对安全的部位，保持钻头在同一方向磨切骨质并平行于重要结构。

(7) 磨骨时使用尽可能小的压力或者不施压，尤其是邻近重要结构时。

(8) 对重要结构进行精细操作时，可以调节钻头转动的方向（顺时针或者逆时针），使钻头远离而不是朝向重要结构。

(9) 在进行更精细的磨骨时，要求持钻手的小指支撑在头部以增加稳定性。

■ 手术器械

为了尽可能模拟手术时的操作来完成颞骨解剖，应具备一套基本的耳外科手术器械。其中包括一套大小齐全的切割钻和金刚钻、一套不同直径的吸引器、手术刀（圆刀和尖刀）、组织钳、精细剪、骨膜剥离子、组织剥离子、显微剥离子、直角钩针、细针、自锁式撑开器、咬骨钳。

■ 吸引器及冲洗设备

耳科及侧颅底解剖中必须具备足够多的吸引器头和冲洗设备。术腔冲洗和吸引器的使用可以清除骨屑，避免遮挡视野以及损坏钻头。冲洗液可以起到冷却作用，避免热损伤。在面神经附近磨切或者半规管已经露出蓝线时，用大量的生理盐水冲洗非常重要。

在使用磨钻时，吸引器的位置应该根据磨钻的位置变化不断调整，而不是固定在一个地方。将吸引器放在重要结构与磨钻之间，如果磨钻失控，钻头首先碰到的是吸引器而不是重要结构，以避免重要结构的损伤。

布拉克曼（Brackmann）吸引器头端较钝、有侧孔。侧颅底手术时，Brackmann吸引器应用于处理桥小脑角病变，以避免对血管神经结构的直接吸引。

■ 标本固定器

在上海交通大学医学院附属新华医院颞骨与侧颅底解剖实验室中，采用北京协和医院冯国栋教授发明的尸头标本固定器。

（杨　军）

第二章　颞骨与侧颅底外科手术技术

■ 电钻使用技术

电钻的手柄有直手柄和弯手柄。正确的使用方法是用握笔式握住电钻手柄。钻磨时用小指和（或）无名指支撑于患者头部以增加稳定性，而不应手握电钻手柄悬空操作。钻磨时应该使用钻头的侧边而不是尖端，并尽量少施压，特别是接近重要结构时尤其应该注意。

手术或颞骨解剖时尽可能用大号钻头。大号钻头磨骨时效率较高、磨出的是一个平面，而小钻头很容易“孤军深入”、钻出一个孔。乳突切开、磨除外耳道后壁、迷路切除时一般使用切割钻，当接近一些重要结构如面神经、乙状窦、硬脑膜、颈内动脉、内听道时使用金刚钻。

在使用电钻时，尽量沿平行于重要结构的方向钻磨，并从最危险的地方磨向最安全的地方，如从靠近面神经处磨向远离面神经处。钻磨过程中需持续冲洗术野，有利于迅速清除骨粉，以免影响视野，还可防止骨粉堵塞钻齿。在面神经附近钻磨时，必须持续冲洗，是为了避免局部过热而导致面神经遭受热损伤。可将吸引器头放在钻头与重要结构（如暴露的面神经、镫骨头）之间，这样一旦钻头滑落，首先碰到的是吸引器而不是重要组织。

须谨记，在显微镜下手术或颞骨解剖时，任何磨骨的操作必须在可见的视野下进行，否则极易损伤重要结构。

■ 吸引器使用技术

整个手术或解剖过程需要使用不同规格并可由手指控制的吸引器。吸引器与输液设施连接，并由洗手护士或助手控制灌注的速度。Brackmann吸引器头端有侧孔，可分散吸引力，从而提供了有效的、非直接的吸引，用于脑膜内或精细结构处的吸引。在精细的神经血管结构周围使用常规吸引器头是非常危险的。

■ 止血技术

耳神经外科和侧颅底外科的手术部位较深，且血管穿过骨性结构，导致无法结扎血管，因此止血方法与头颈外科差别很大，需要一些止血器械和医用耗材辅助。

· 单极电凝 ·

单极电凝主要用于皮肤切口及肌骨膜瓣的止血。

单极电凝会引起面神经损伤、乙状窦破损出血或者硬脑膜破损导致脑脊液漏。

一旦听觉植入体已放置到位，必须停止使用单极电凝。

· 双极电凝 ·

双极电凝是耳神经外科和侧颅底外科手术中最重要的止血工具。在重要的组织如面神经、乙状窦、颅中窝、颅后窝硬脑膜周围，应使用双极电凝，因为其可精确止血，而且传导到周围结构的电流和热能最小。双极电凝钳分为普通双极电凝钳和显微双极电凝钳。

普通双极电凝钳用于硬膜外结构的止血以及肿瘤表面的电凝止血；显微双极电凝钳(尖端0.3 mm）用于电凝靠近神经和重要血管的出血，或者脑干表面血管的出血。

须使用可滴水或者防粘连的双极电凝钳，特别是在硬膜内操作时，以避免电凝头与烧灼后的组织粘连。粘连可能会导致再出血、组织撕裂或者其他更严重的损伤。使用过程中，电凝头上产生的黑色沉积物不仅影响电凝效果，而且容易与组织粘连，因此需要及时用电凝擦去除。此时如果用手术刀刮除，将会导致电凝尖端表面的刮伤和不规整，因此不宜采用。

· 乙状窦出血 ·

乙状窦的微小破损引起的出血可用双极电凝止血。此时功率需要调成最小，将滴水双极电凝尖端靠近破损处的边缘持续烧灼，直至出血停止。

· 骨质表面出血 ·

骨质表面的出血可以用金刚钻干磨止血，此时产生的热量、骨粉通常可封闭局部的小血管。如果干磨不奏效，或者是骨质表面弥漫性渗血，可以用骨蜡封闭止血。此时将一片骨蜡用拇指或食指碾压在骨质表面即可止血。如果出血部位较深，可将骨蜡做成小球状，用鼻中隔剥离子送入压实。

· 颈静脉球出血 ·

靠近颈静脉球的骨质多呈蜂窝状，极易出血，此时应使用大号的金刚钻。如果是颈静脉球小的破损，周围尚有骨质，可用小片骨蜡封堵止血；如果是较大的破损引起的出血，可用骨蜡和止血纱布混合，捏成饼状，压在破损处止血。

· 明胶海绵 ·

明胶海绵有很强的吸收血液的能力，吸收了血液后依靠其自身的重量压迫渗血创面，从而有助于止血。明胶海绵可以留置于术腔，在20～45天内自行吸收，可用于毛细血管渗血和小动脉出血的止血。尤其在那些用双极电凝可能导致副损伤的部位，如面神经表面血管的出血更适合用明胶海绵止血，也适用于软组织创面渗血，可敷贴小片明胶海绵之后再盖一片脑棉片，以加强止血的效果。

· 止血纱布（Surgicel®）·

止血纱布主要用于毛细血管的渗血，以及重要结构（如面神经）表面的渗血，此时可将止血纱布敷于渗血处。如果乙状窦有较小的破损，可将止血纱布阻塞嵌顿于裂口处，然后用滴水双极电凝烧灼裂口周围使血管壁收缩以加强止血效果。如果乙状窦有较大的撕裂，或无意损伤了静脉窦，或由于手术径路而人为截断静脉窦的情况下，也可用于血管腔内填塞、阻断血管。

■ 扩大手术野技术

侧颅底手术的困难在于肿瘤组织深埋于复杂的神经血管结构之间，因此术野的充分暴露至关重要。

（1）将切口边缘的皮肤和皮下组织间断缝扎，这样可以扩大术野而不使用撑开器，以避免撑开器阻碍手术操作。

（2）广泛去除骨质有利于扩大径路。例如，在经迷路径路和经耳蜗径路的手术中，广泛去除乙状窦之后颅后窝的骨质以及完全揭开乙状窦表面骨质有利于牵拉、下压乙状窦，获得宽广的视角。

（3）术中临时移除骨界面，手术结束时再复位。例如，在经颞下窝D型径路时，术中暂时移除颧弓，同时行颅中窝底颅骨切开术可以显著扩大术野。

（4）用滴水双极电凝烧灼硬脑膜、乙状窦表面，可使硬脑膜、乙状窦回缩，从而获得更多的操作空间。

（5）在手术的不同阶段，可通过调节手术台的角度来改变视野角度，从而使肿瘤及周围术野能更好地暴露。同样根据情况也可以调节显微镜的角度和术者的位置。

（6）消除解剖对术野的妨碍

1）消除正常的解剖结构对术野的妨碍：如面神经移位，包括向前移位（颞下窝A型径路）和向后移位（耳蜗径路）。

2）消除解剖变异对术野的妨碍：如对颈静脉球高位或乙状窦前置的处理。

■ 脑组织及其他神经血管结构处理技术

应该尽量避免对脑组织的牵拉，其副作

用与术中牵拉的力量、时间的长短有关。持续长时间的脑组织牵拉危害较大。但是在某些手术径路中如颅中窝径路到达岩尖时，手术初期需要持续牵拉，当切除肿瘤时则尽可能撤去牵开器，此时可以利用吸引器头和双极电凝钳间断牵拉。

乙状窦后径路或迷路径路时，可以轻柔地压低小脑组织来暴露脑池，并打开蛛网膜，使部分脑脊液流出。脑组织会自然回缩，从而为肿瘤切除提供必要的空间。

尽量不要让脑组织与器械直接接触。一旦打开硬脑膜，可以将脑棉片敷在脑组织表面保护。当剥离开与肿瘤相连的神经血管结构后，可将止血纱布放入肿瘤与这些正常结构之间，从而在肿瘤切除过程中起保护作用。

打开硬脑膜后，即须使用Brackmann吸引器头。这种吸引器头钝且有侧孔，可以避免对神经血管组织直接吸引造成损伤。

■ 肿瘤分离和切除技术

由于颅底肿瘤往往与生命中枢等重要结构紧密相邻，因此侧颅底外科和耳神经外科手术中要求在切除肿瘤时尽量不损伤周围结构。该部位的肿瘤多为良性，因此常常可分块切除。许多肿瘤如脑膜瘤、脊索瘤、化学感受器瘤等具有侵犯硬脑膜和骨质的特性，术后容易复发，因此完整的肿瘤切除应包括去除受累的硬脑膜和骨质。

（1）在持续吸引冲洗下，用滴水双极电凝烧灼肿瘤尤其是血管瘤的表面血管，从而尽量减少打开肿瘤被膜时的出血。

（2）硬膜内肿瘤常常被两层蛛网膜包绕，因此在肿瘤剥离之前找到蛛网膜层至关重要。在蛛网膜层操作既可保护硬脑膜下的神经血管组织也可以避免不必要的出血。

（3）肿瘤切除过程中用37℃生理盐水持续吸引冲洗血和血凝块，有利于获得更清晰的手术视野。此外持续冲洗也有利于维持脑组织处于更接近生理状况的环境中。

（4）在切开蛛网膜或者肿瘤表面之前，应该用双极电凝提前彻底止血。一旦切开，切缘通常会回缩进入蛛网膜下腔相对难以到达的区域，导致止血困难。

（5）如果肿瘤小血管来源于重要动脉如小脑下前动脉，则应电凝并从供养动脉上切断。为了确保血管完全封闭、避免肿瘤切开后出血，应用双极电凝烧灼肿瘤血管的一长段，然后再剪断。

（6）不盲目分离肿瘤和其周围的神经血管组织。除了小肿瘤外，均应首先进行肿瘤囊内减压，然后再分离肿瘤与周围组织。一旦分离出一部分，就将这部分肿瘤组织及其被膜切除，这样肿瘤体积可慢慢缩小，最终剩余一小块肿瘤与神经血管组织相连。然后暴露肿瘤与正常组织之间的界限，再完整切除整个肿瘤。

■ 术中面神经定位技术

在侧颅底手术过程中，经常使用解剖定位和面神经监护仪定位和确认面神经。但在中等到大肿瘤的病例中，面神经常常移位、被牵拉，通过解剖识别定位有时非常困难。因此，可利用电刺激来探测肿块或周围结构，以定位面神经的走行。

（1）1 mA电流约对应1 mm的骨质厚度。

（2）术中面神经监护仪电流刺激强度参考值见表2-1。

表2-1 术中面神经监护仪电流刺激强度参考值

手 术	面神经监护仪电流刺激强度参考值
中耳手术、耳蜗植入	0.8 mA（定位垂直段），0.5 mA（接近面神经）
颅神经手术（如前庭神经切断）	0.1 mA（面神经表面）
听神经瘤手术	2.0 mA（肿瘤切除前、后），0.5 mA（接近面神经）
	0.1 mA（面神经表面）

■ 脑脊液漏的处理

在侧颅底外科术中或术后，一直存在脑脊液漏和继发脑膜炎的风险。

·术中脑脊液漏·

针孔样的硬脑膜破损，可用滴水双极电凝烧灼，硬脑膜收缩即可封闭漏口。较大的破损可填塞肌肉组织，嵌顿在漏口处，然后浇注化学胶水。如果缺损较大，上述措施不能奏效，只能将整个术腔用腹壁脂肪填塞。关闭伤口前，应仔细检查并确认无脑脊液漏。

术中预防脑脊液漏非常重要。应封闭自然开口或气房，如耳囊径路、耳蜗径路时用软组织和（或）骨蜡封闭咽鼓管鼓口，乙状窦后经路时用骨蜡封闭邻近乳突气房的骨窗边缘等。

·术后脑脊液漏·

术后出现脑脊液漏，可先予头部绷带加压包扎、卧床。如果观察3～4天仍然有漏，可行腰穿。腰穿后卧床休息4天，同时头部加压包扎。如果上述措施仍无效，则应行手术探查、修补。脑脊液引流速率不应超过20 mL/h，通常10 mL/h引流量足以使脑脊液漏停止。

（杨　军）

第三章　颞骨与侧颅底应用解剖

■ 侧颅底的界限和分区

颅底的内面以蝶骨小翼和颞骨岩部为界分为颅前窝、颅中窝和颅后窝，而颅底下面没有明显的自然标志与颅前窝、颅中窝和颅后窝的分界相对应。临床上，沿眶下裂和岩枕裂各作一延长线向内交角于鼻咽顶，向外分别指向颧骨和乳突后缘，两线之间的三角形区域称为侧颅底，见图3-1。侧颅底不是严格含义的解剖区域，而是临床界定的以颞骨为中心区域的手术范围。侧颅底及其邻近结构可分为颞下区、咽鼓管区、颞颌关节区、听区、神经血管区、鼻咽区等6个小区。

· 颞下区 ·

前界为眶下裂及翼上颌裂，内界为翼突外板，后界为咽鼓管区及茎突，外界为颞下嵴，其上相当于颅中窝，区内有卵圆孔、棘孔。

· 咽鼓管区 ·

咽鼓管区为咽鼓管骨段及其周围的腭帆张肌、腭帆提肌附着点，向前为翼突，位于鼻咽外侧。

· 颞颌关节区 ·

以颞颌关节囊附着线为界，囊内有下颌骨髁状突。

· 听区 ·

听区也称为耳道区，为颞骨鼓部，前界为岩骨裂，有鼓索神经通过，后界为茎突及其附着结构。

· 神经血管区 ·

由颈动脉管下口、颈静脉孔、茎乳孔、舌

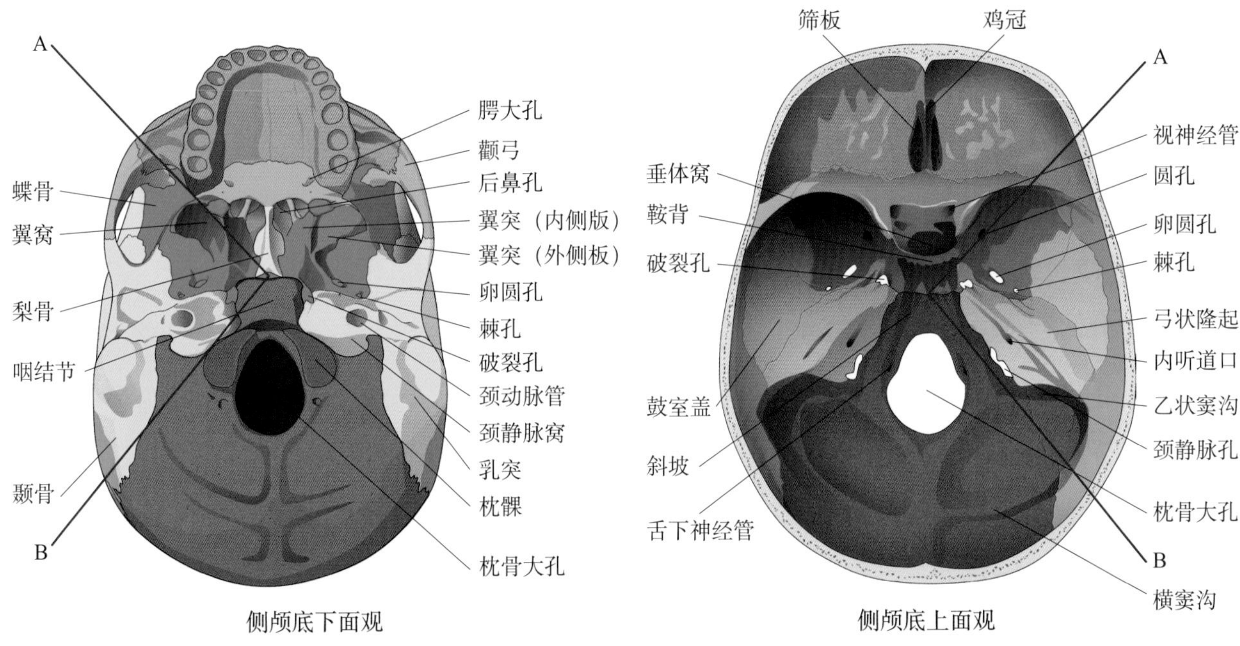

图3-1　侧颅底的范围示意图

A线，眶下裂前端至咽结节；B线，乳突后缘至咽结节下神经孔及破裂孔构成，区内有出自颅底的颈内动脉、颈内静脉，以及后组颅神经（Ⅸ、Ⅹ、Ⅺ、Ⅻ）及面神经等。

· 鼻咽区 ·

双侧的鼻咽区联合成鼻咽顶，以咽壁在颅底的附着线为界，邻近腭帆提肌和颈动脉管外口。

■ 侧颅底手术临床应用解剖

侧颅底解剖结构复杂，颅底骨无论内面还是外面均凹凸不平，并有许多孔裂，其内出入走行了许多重要的神经与血管。本节主要介绍与临床手术密切相关的颈静脉孔区、颈内动脉岩骨段、颞下窝、翼腭窝等区域的解剖。

· 颈静脉孔区 ·

出入颈静脉孔区的重要结构有颈内静脉、岩下窦、枕动脉脑膜支、咽升动脉脑膜支和第Ⅸ、Ⅹ、Ⅺ、Ⅻ颅神经。该区域解剖结构复杂，具有重要的临床意义，见图3-2。

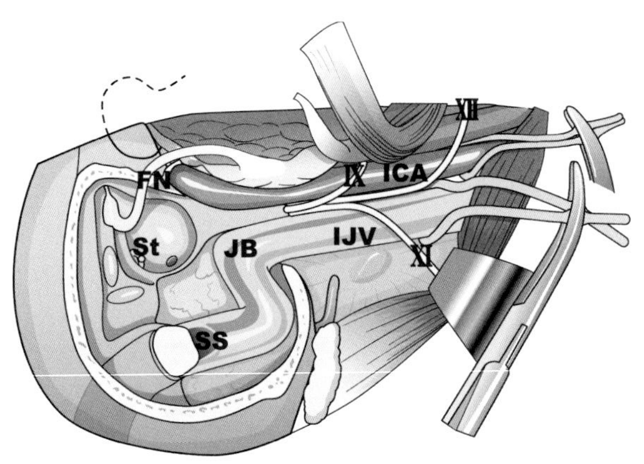

图3-2　颈静脉孔区解剖示意图

显示颈静脉走行以及与周围神经的解剖关系

FN，面神经；ICA，颈内动脉；IJV，颈内静脉；JB，颈静脉球；SS，乙状窦；St，镫骨；Ⅸ，舌咽神经；Ⅺ，副神经；Ⅻ，舌下神经

右侧颈静脉孔区较左侧大者占多数，双侧等大者仅占不足10%。颈静脉孔内口呈梨形，前外缘形成颞骨岩部下缘，后内缘位于下方，由枕骨颈静脉裂、窦颈静脉裂、岩枕裂后端构成。颈静脉孔分为三部分：最前方为岩下窦的后部在此汇入颈内静脉，中部为后组颅神经（Ⅸ、Ⅹ、Ⅺ、Ⅻ）穿行区域，最后部分为颈内静脉和枕动脉脑膜支及咽升动脉脑膜支穿行。

颈静脉孔前内侧较小，后外侧较大，影像学上分为两部分，前内侧为神经部，有后组颅神经穿行，后外侧为血管部，有颈内静脉、枕动脉脑膜支、咽升动脉脑膜支穿行，见图3-3。

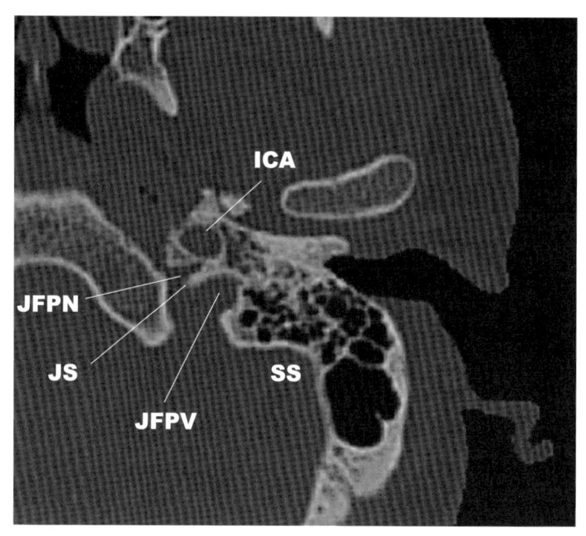

图3-3　颞骨CT平扫影像

水平位显示颈静脉孔区层面

ICA，颈内动脉；JFPN，颈静脉孔区神经部；JS，颈静脉棘；JFPV，颈静脉孔区血管部；SS，乙状窦

颈内静脉在颈静脉孔区与乙状窦接续，膨大隆起呈球状，称颈静脉球。如颈静脉球位置较高时，颈静脉球与鼓室之间的骨壁较薄，甚至骨质缺损，颈静脉球突入鼓室腔内。此种情况下如进行鼓膜穿刺或中耳手术时损伤颈静脉球则会引起大出血。

颈静脉球的毗邻关系：上方与外耳道内端、中耳、前庭以及内听道外端毗邻；前方与颈内动脉、耳蜗导水管以及第Ⅸ、Ⅹ、Ⅺ颅神经毗邻；后方与乙状窦水平段毗邻；内侧与枕骨基板相毗邻，外侧与面神经乳突段毗邻，颈静脉球下方移行为颈内静脉。

· 颈内动脉岩骨段 ·

颈内动脉通过有骨膜被覆的颈内动脉管入颅，颈内动脉管位于颞骨岩部内，外端位于颈静脉孔前方，内端位于岩尖，周围毗邻面神经、内听道、耳蜗、膝状神经节、咽鼓管等重要结构。

颈内动脉岩骨段分为升段和水平段，两

段在膝部相移行。颈内动脉升段的重要毗邻：前方为咽鼓管，后方为颈静脉球窝，前外侧为鼓骨，平均长度为10.5 mm。颈内动脉水平段起自膝部，向前行走于耳蜗的前内方，到达岩尖处穿出岩骨，见图3-4。

· 颞下窝 ·

颧弓将颅侧面分为上方的颞窝和下方的颞下窝。颞下窝是上颌骨后方的不规则腔隙，其上界为颞下区的骨壁，下界为翼内肌，内界为翼外板，外界为下颌骨及其附着肌肉，前为上颌骨后外壁，后为腭帆张肌、腭帆提肌。其内有翼内肌、翼外肌、翼静脉丛、三叉神经下颌支和上颌动脉等重要结构，见图3-5。

翼内肌起自翼突窝，向外止于下颌骨翼肌粗隆；翼外肌起自蝶骨大翼下面和翼突外板，向后外方止于下颌骨颈。翼内肌、翼外肌与咬肌、颞肌共同参与咀嚼运动。

翼静脉丛在翼外肌深面，经蝶导静脉与海绵窦相通。该静脉丛的发育程度与形态差异较大。

下颌神经为三叉神经第三支，自三叉神经节发出后，出卵圆孔至颞下窝，在翼外肌深面分为耳颞神经、颊神经、下牙槽神经和舌神经等感觉支，并分出运动支至咬肌、颞肌等。

上颌动脉在下颌颈附近起自颈外动脉，与上颌静脉伴行，分为三段，第一段在下颌颈内侧向前，分出下牙槽动脉、脑膜中动脉；第二段为供应咀嚼肌、颊肌的肌支；第三段位于翼腭窝内，分支为上牙槽动脉、眶下动脉、蝶腭动脉等。

· 翼腭窝 ·

翼腭窝位于颞下窝前内侧，向外与颞下窝相通。翼腭窝是上颌骨体后面与蝶骨翼突间的间隙，内侧是腭骨，有许多血管和神经走行其内。其内壁为腭骨垂直板，前壁为上颌窦后壁，上壁为蝶骨体、蝶骨大翼和翼突基底部。翼腭窝向前有眶下动脉和神经经眶下裂通眼眶，向内有蝶腭动脉和蝶腭神经经蝶腭孔通鼻腔，向后上颌神经经圆孔通颅中窝，翼管神经、翼管动脉经翼管通破裂孔，向下有腭降动脉、腭神经经腭孔通口腔。翼腭窝的交通见图3-6。翼腭窝侧面观示意图见图3-7。翼腭窝底侧面观示意图见图3-8。

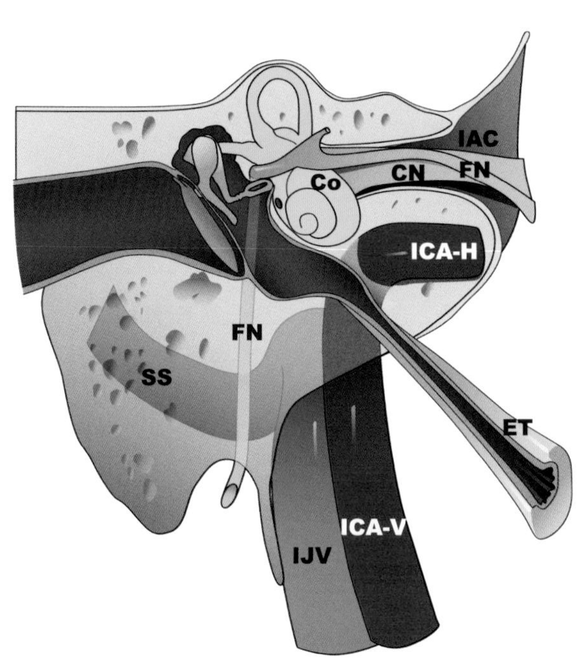

图3-4　颈内动脉颞骨内段示意图

显示颈内动脉与咽鼓管、耳蜗、颈内静脉以及面神经的位置关系

CN，蜗神经；Co，耳蜗；ET，咽鼓管；FN，面神经；IAC，内听道；ICA-V，颈内动脉垂直段；ICA-H，颈内动脉水平段；IJV，颈内静脉；SS，乙状窦

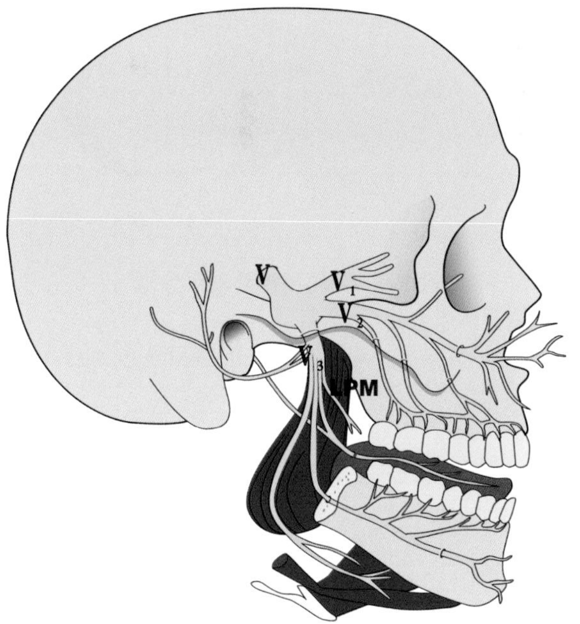

图3-5　颞下窝示意图

下颌骨升支已去除

V，三叉神经；V_1，眼神经；V_2，上颌神经；V_3，下颌神经；LPM，翼外肌

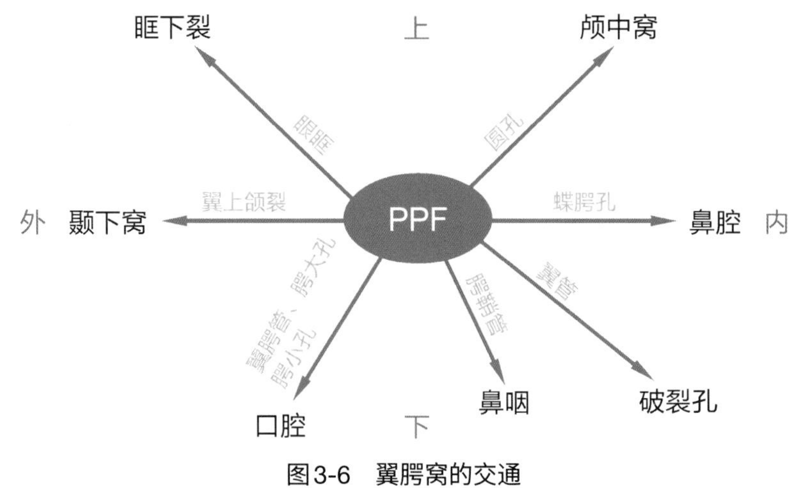

图3-6　翼腭窝的交通

PPF，翼腭窝

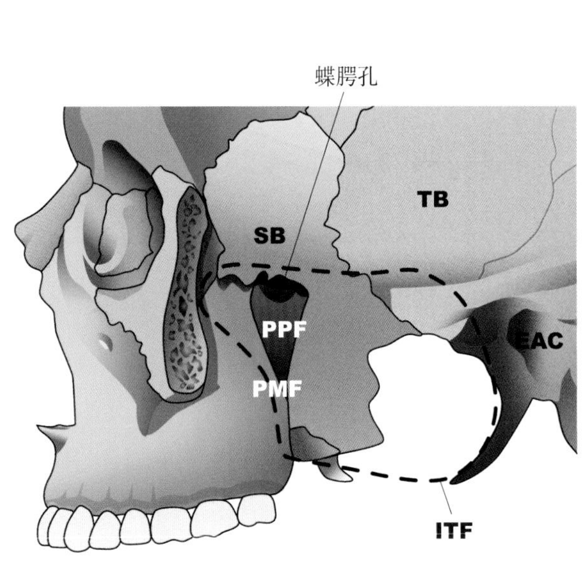

图3-7　翼腭窝侧面观示意图

虚线范围为颞下窝（infratemporal fossa，ITF）

PPF，翼腭窝；PMF，翼上颌裂；SB，蝶骨；TB，颞骨；EAC，外耳道

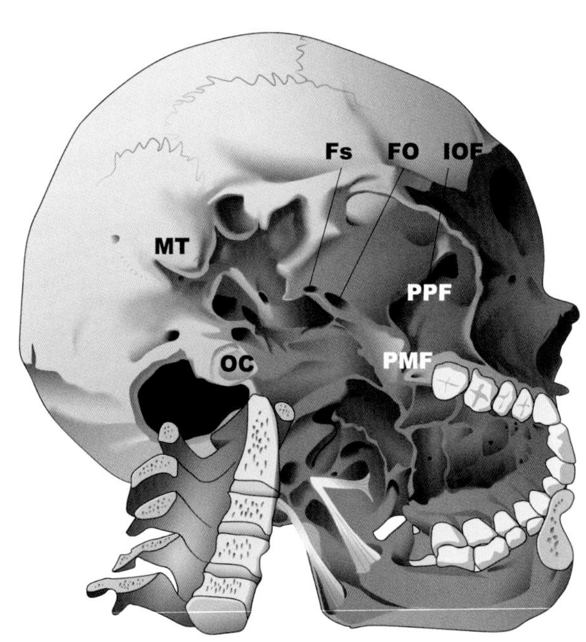

图3-8　翼腭窝底侧面观示意图

MT，乳突尖；Fs，棘孔；FO，卵圆孔；IOF，眶下裂；OC，枕骨髁突；PPF，翼腭窝；PMF，翼上颌裂

■ 侧颅底手术径路

侧颅底手术径路的设计以避开、保护重要结构为依据，如面神经、耳蜗、前庭、颈内动脉、乙状窦、颈内静脉、后组颅神经等，达到切除肿瘤的目的。根据有无破坏迷路，侧颅底的手术径路分为两大类，保留迷路的径路和破坏迷路的径路，见图3-9。每种径路的解剖界限、手术适应证、手术禁忌证、解剖步骤、解剖图解和临床应用实例等在后面各章中将有详细叙述。

·颞下窝、翼腭窝及鼻咽部·

此区域病变多数是由于邻近部位的病变侵犯该区，可以经颞下窝径路、上颌骨切除径路、下颌骨切开径路切除病变。

·颈静脉孔区·

此区域最常见的病变是颈静脉球体瘤，其次是神经鞘膜瘤、脑膜瘤。该区域常用的手术径路为颞下窝径路。

· 岩尖区 ·

经颞下窝径路、颅中窝径路能够很好地显露、处理此区域的病变。

· 斜坡区 ·

病变位于斜坡上部，可经颅中窝径路处理；位于斜坡中部可以经迷路后径路、迷路径路、耳蜗径路切除；位于斜坡中、下部可以采用颅中窝径路联合岩骨径路切除。

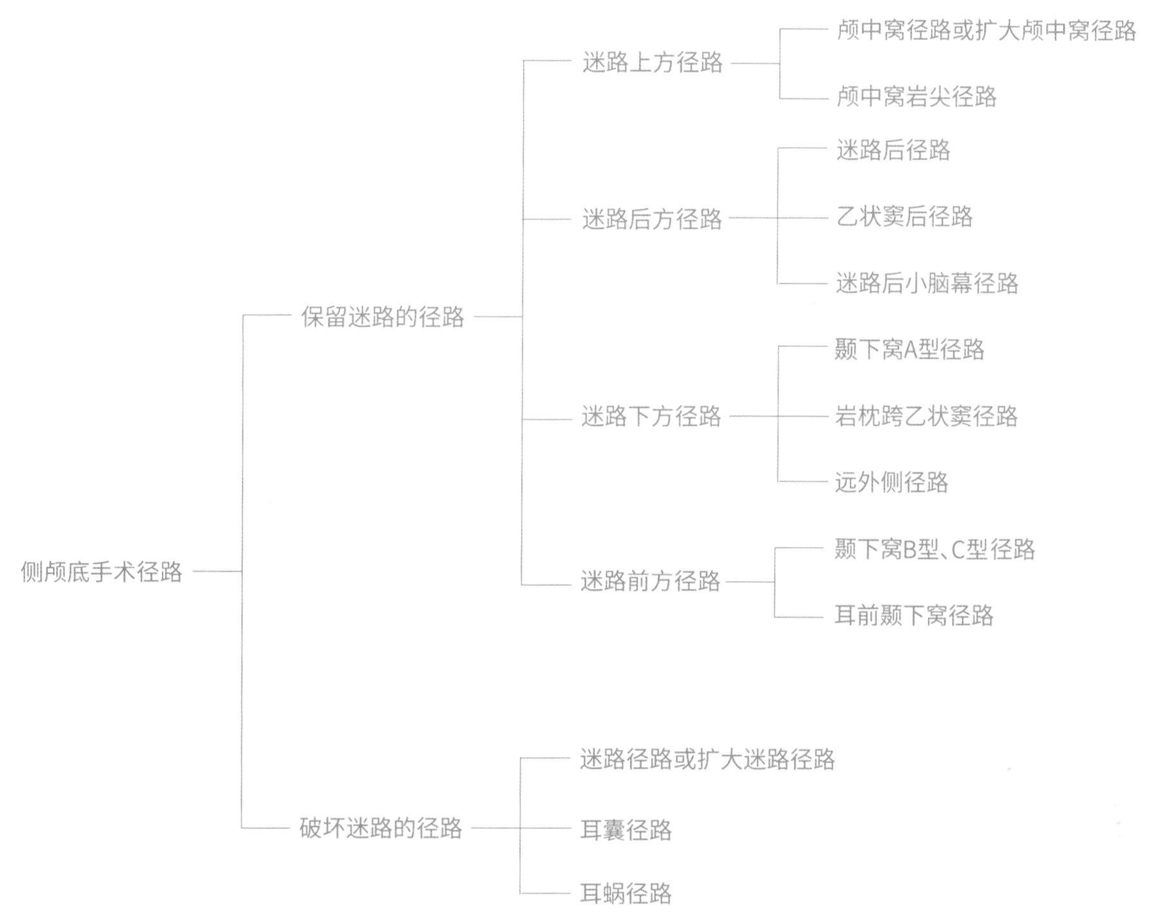

图3-9　侧颅底手术径路分类

（郑贵亮）

第四章　颞骨外侧切除术

颞骨外侧切除术的界限

前界：颞颌关节窝。

后界：乳突腔、乙状窦。

上界：鼓室鼓窦天盖，颅中窝底硬脑膜。

内界：中耳内壁（耳蜗前庭外侧壁）。

下界：颞骨鼓部。

颞骨外侧切除手术范围见图4-1。

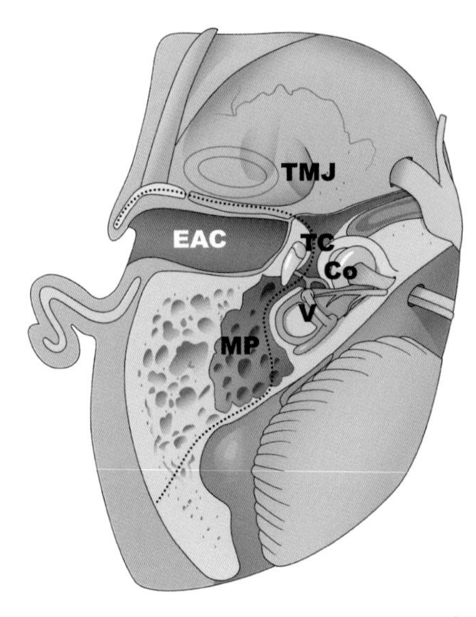

图4-1　颞骨外侧切除术的手术范围示意图

点状线，颞骨外侧切除手术范围

TMJ，颞颌关节；EAC，外耳道；TC，鼓室；MP，乳突；Co，耳蜗；V，前庭

手术适应证

（1）源于外耳道恶性肿瘤T1、T2期，如外耳道鳞状细胞癌、基底细胞癌、腺样囊性癌、耵聍腺癌等。

（2）源于耳郭或腮腺扩展到骨性外耳道的病变。

手术禁忌证

外耳道恶性肿瘤T3、T4期。

目前外耳道恶性肿瘤分期尚无统一标准，大多以匹兹堡大学外耳道鳞状细胞癌临床分期（以下简称匹兹堡分期）为参考，见表4-1、表4-2。

解剖步骤

（1）完壁式乳突切除，磨除乳突气房，开放鼓窦。轮廓化二腹肌嵴。

（2）通过二腹肌嵴确认面神经垂直段走行，开放面神经隐窝，轮廓化面神经垂直段。

（3）延颞线向颧弓根方向扩展，充分暴露前上鼓室，至颞颌关节窝后方。必要时可以磨除颅中窝底的骨质，暴露硬脑膜。

表4-1　匹兹堡大学外耳道鳞状细胞癌临床分期

T分期	肿瘤侵犯程度
T1	肿瘤局限于外耳道，无骨质破坏或软组织侵犯
T2	肿瘤局限于外耳道，伴有骨质破坏（非全层），软组织侵犯<0.5 cm
T3	肿瘤破坏全层骨性外耳道，软组织侵犯<0.5 cm，或肿瘤侵犯中耳和/或乳突
T4	肿瘤破坏耳蜗、岩尖、中耳内壁、颈内动脉管、颈静脉孔、脑膜，软组织侵犯>0.5 cm，或伴有面瘫

表4-2　与匹兹堡大学外耳道鳞状细胞癌临床分期相对应的手术方式的选择

T分期	手术方式
T1	袖状切除术或颞骨外侧切除术
T2	颞骨外侧切除术
T3	颞骨次全切除术或颞骨全切除术
T4	颞骨次全切除术或颞骨全切除术

(4) 向下扩展面神经隐窝，暴露下鼓室，然后向前到达颞颌关节窝后方。

(5) 磨除面神经隐窝上方的拱柱。离断砧镫关节，取出砧骨，剪断匙突。

(6) 用骨膜剥离子撬动骨性外耳道，完整取出带鼓膜和锤骨的外耳道。

■ 解剖图解

颞骨外侧切除术的解剖（以右耳为例）见图4-2～图4-20。

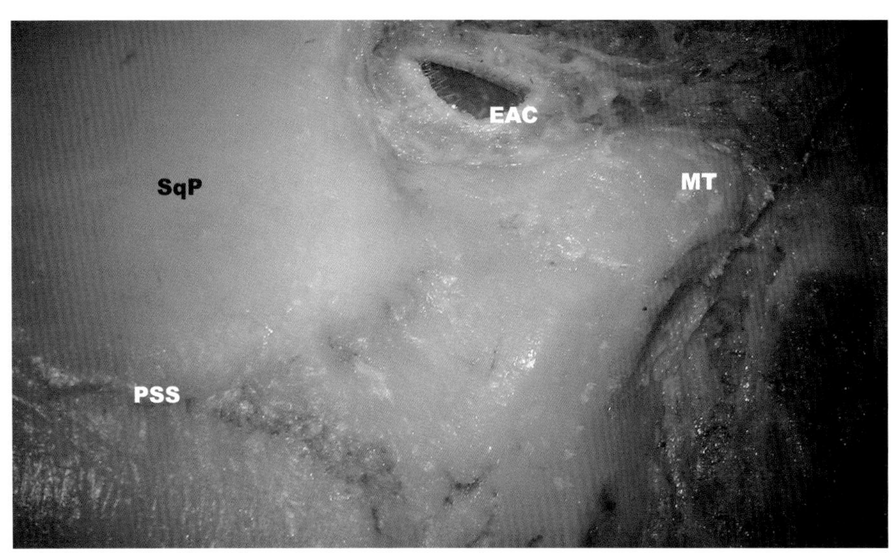

图4-2　颞骨表面标志

EAC，外耳道；
MT，乳突尖；
SqP，颞骨鳞部；
PSS，顶鳞缝

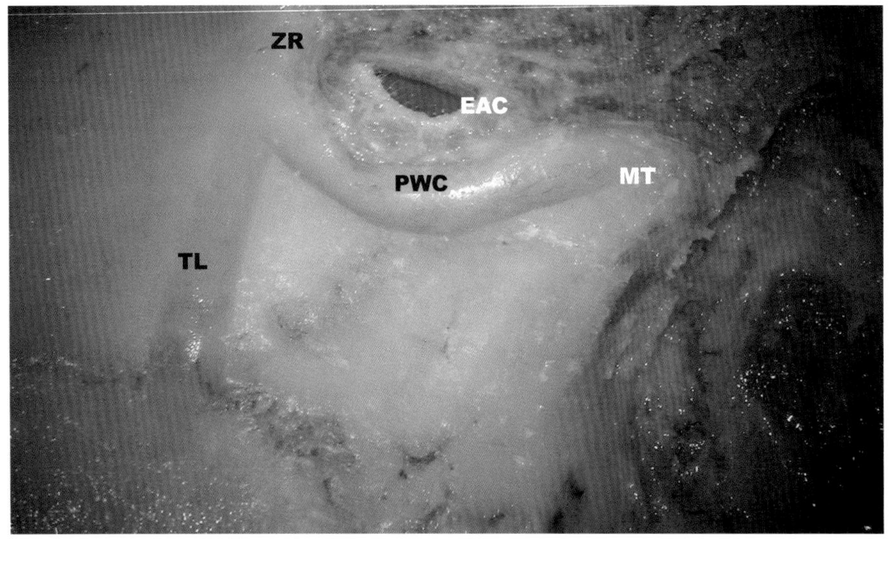

图4-3　完壁式乳突切除的范围

TL，颞线（颅中窝底的标志）；
EAC，外耳道；
PWC，外耳道后壁；
MT，乳突尖；
ZR，颧弓根（暴露前上鼓室的重要标志）

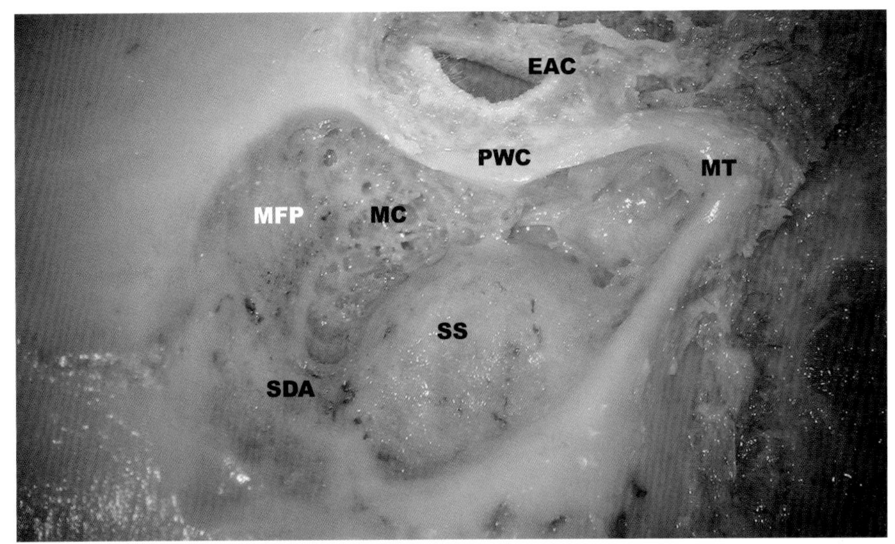

图4-4 乳突切除

EAC，外耳道；
PWC，外耳道后壁；
MT，乳突尖；
SS，乙状窦；
SDA，窦脑膜角；
MFP，颅中窝脑板；
MC，乳突气房

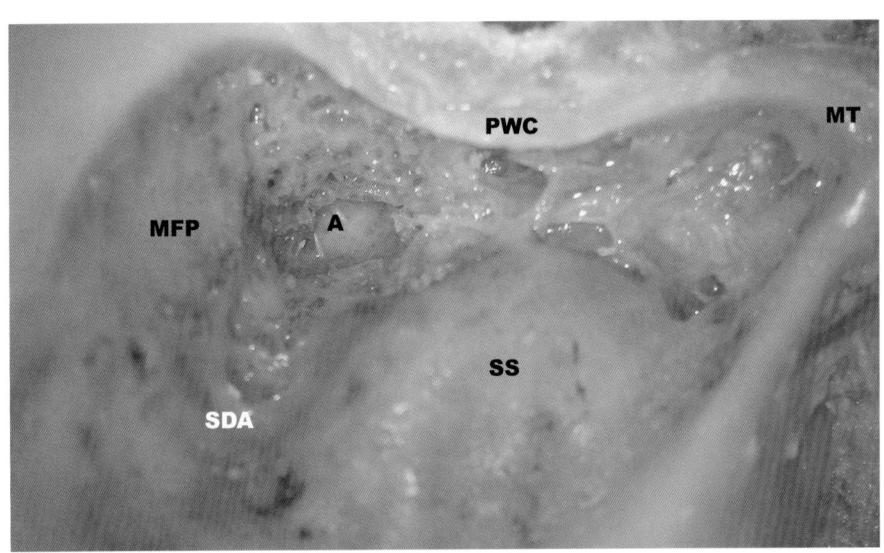

图4-5 暴露鼓窦

PWC，外耳道后壁；
MT，乳突尖；
SS，乙状窦；
SDA，窦脑膜角；
MFP，颅中窝脑板；
A，鼓窦

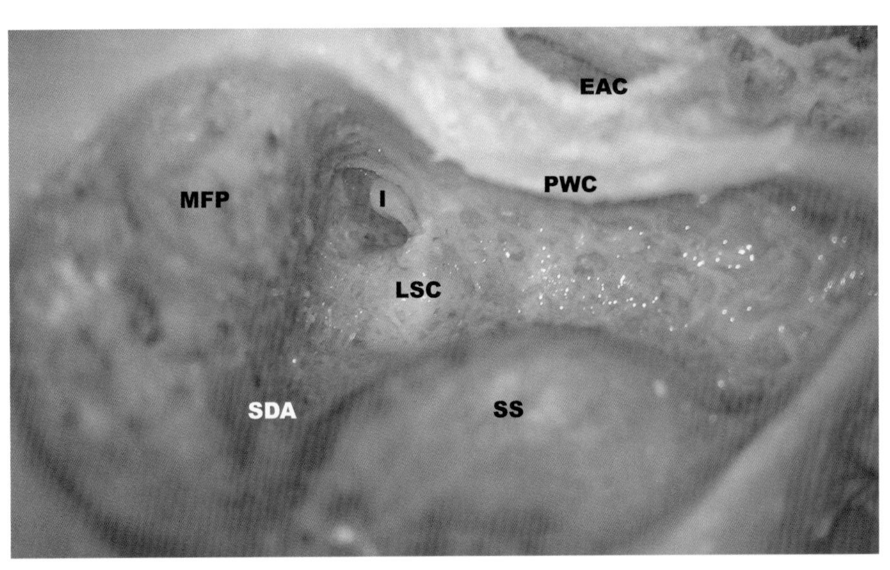

图4-6 开放鼓窦

EAC，外耳道；
PWC，外耳道后壁；
SS，乙状窦；
SDA，窦脑膜角；
MFP，颅中窝脑板；
LSC，水平半规管；
I，砧骨

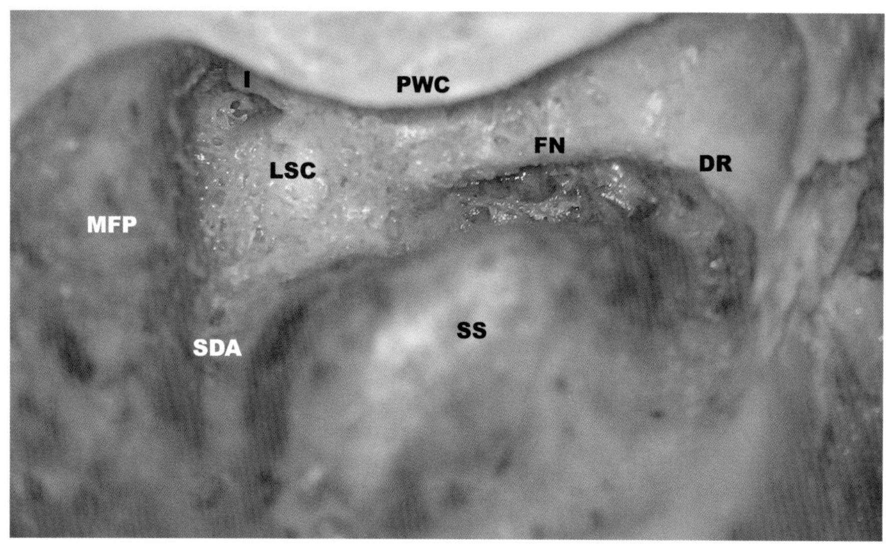

图4-7 轮廓化二腹肌嵴，定位面神经垂直段

PWC，外耳道后壁；
SS，乙状窦；
SDA，窦脑膜角；
MFP，颅中窝脑板；
LSC，外半规管；
I，砧骨；
DR，二腹肌嵴；
FN，面神经

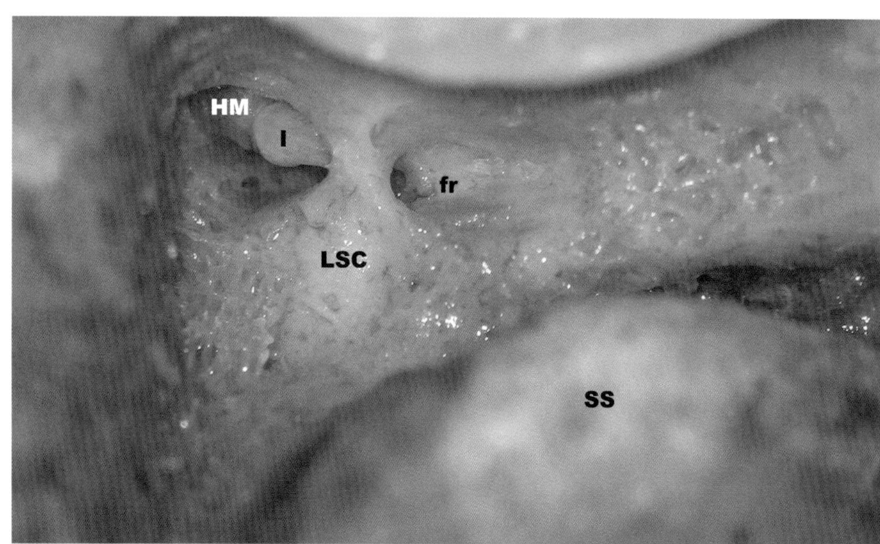

图4-8 打开面神经隐窝

SS，乙状窦；
LSC，外半规管；
I，砧骨；
HM，锤骨头；
fr，面神经隐窝

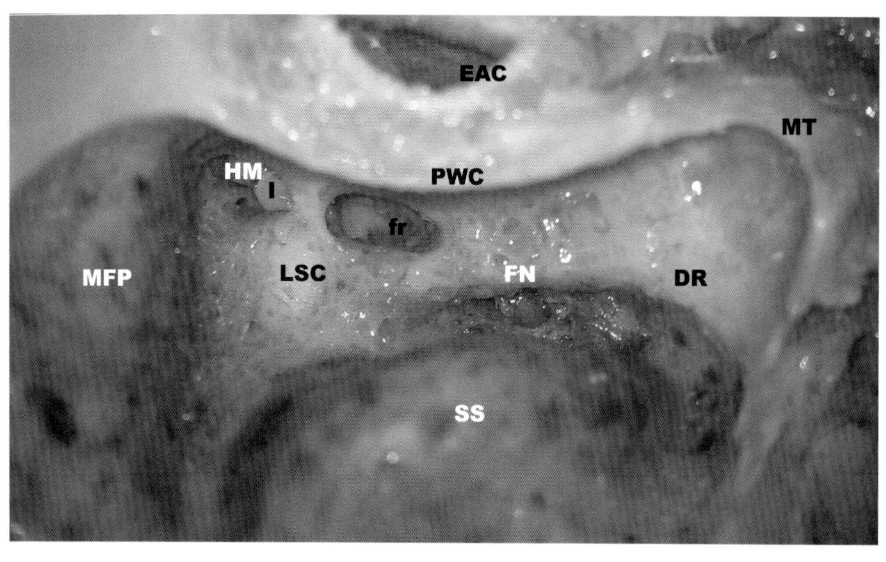

图4-9 开放面神经隐窝

EAC，外耳道；
PWC，外耳道后壁；
MT，乳突尖；
SS，乙状窦；
MFP，颅中窝脑板；
I，砧骨；
HM，锤骨头；
fr，面神经隐窝；
FN，面神经管；
LSC，外半规管；
DR，二腹肌嵴

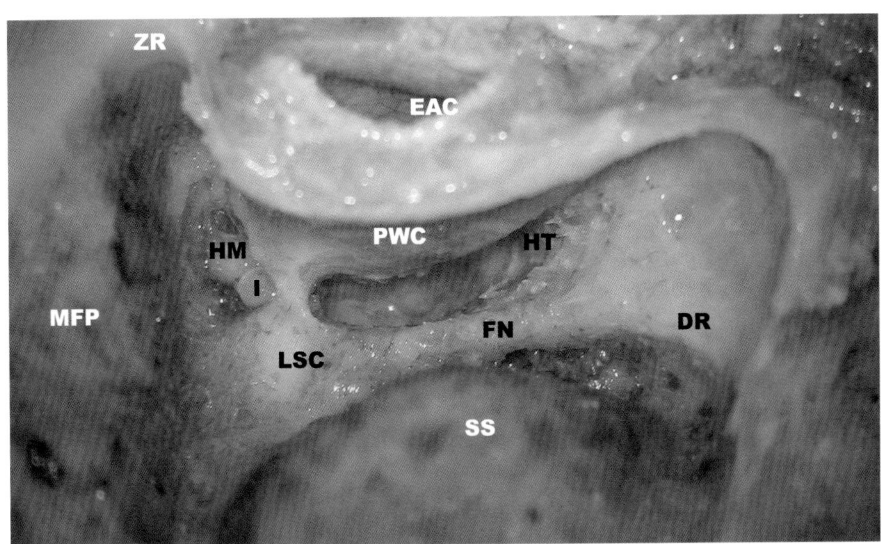

图4-10 开放前上鼓室，向下扩大面神经隐窝

EAC，外耳道；
PWC，外耳道后壁；
SS，乙状窦；
MFP，颅中窝脑板；
ZR，颧弓根；
LSC，外半规管；
I，砧骨；
HM，锤骨头；
FN，面神经管；
DR，二腹肌嵴；
HT，下鼓室

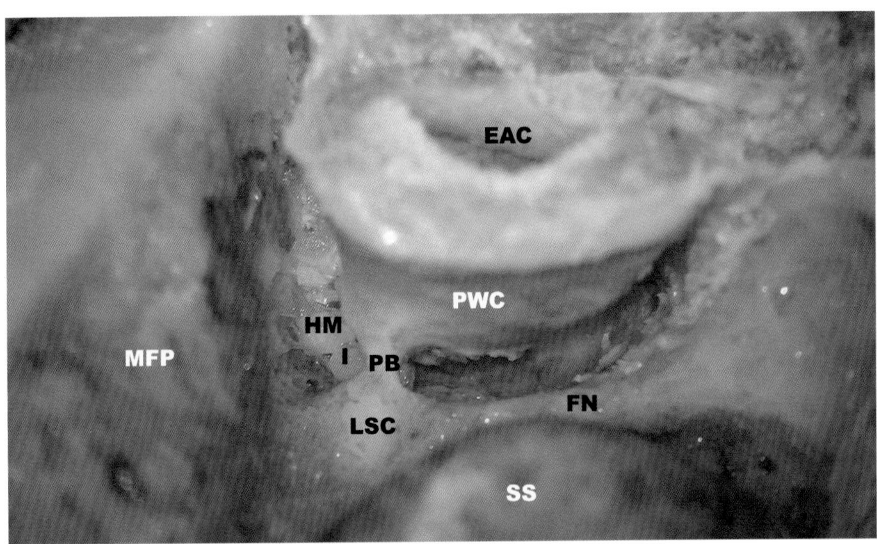

图4-11 上下方均到达颞颌关节窝后方

EAC，外耳道；
PWC，外耳道后壁；
SS，乙状窦；
MFP，颅中窝脑板；
PB，后拱柱；
LSC，外半规管；
I，砧骨；
HM，锤骨头；
FN，面神经管

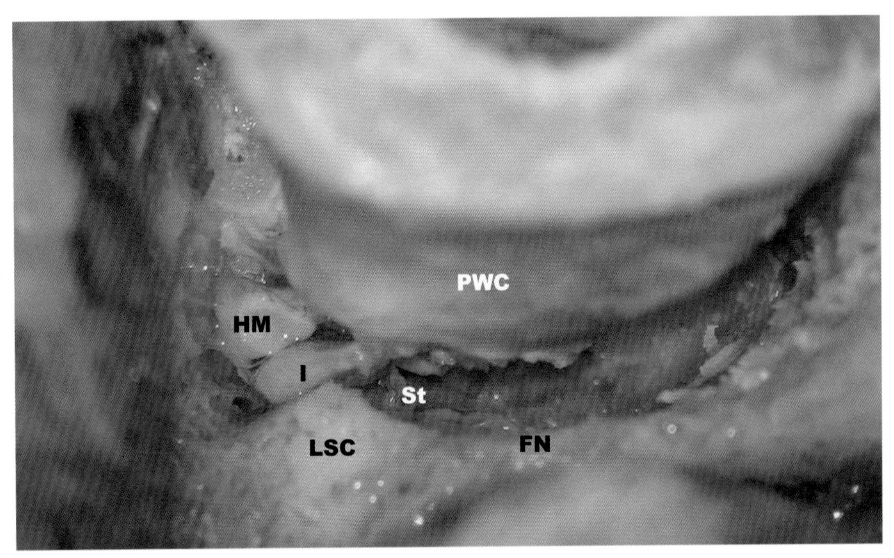

图4-12 磨除拱柱，游离外耳道后壁

PWC，外耳道后壁；
LSC，外半规管；
I，砧骨；
HM，锤骨头；
St，镫骨；
FN，面神经管

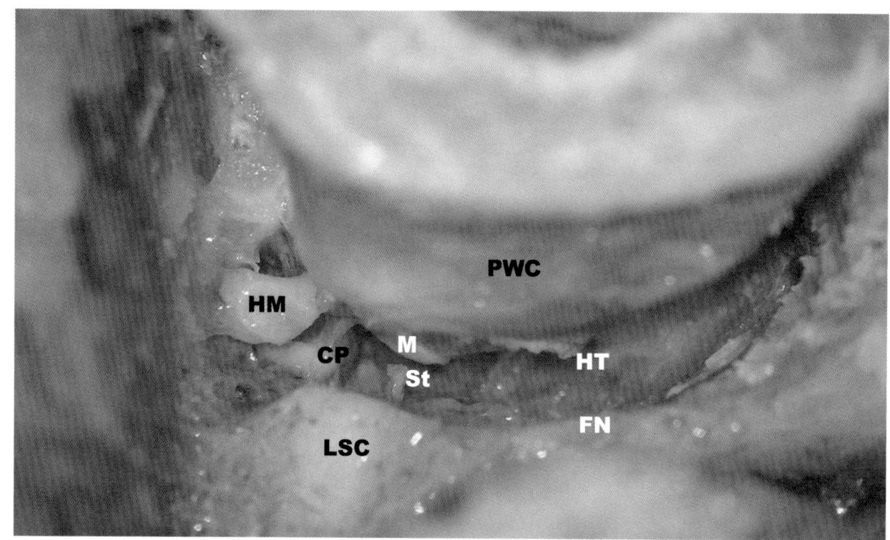

图4-13　取出砧骨

PWC，外耳道后壁；
LSC，外半规管；
CP，匙突；
HM，锤骨头；
M，锤骨柄；
St，镫骨；
FN，面神经管；
HT，下鼓室

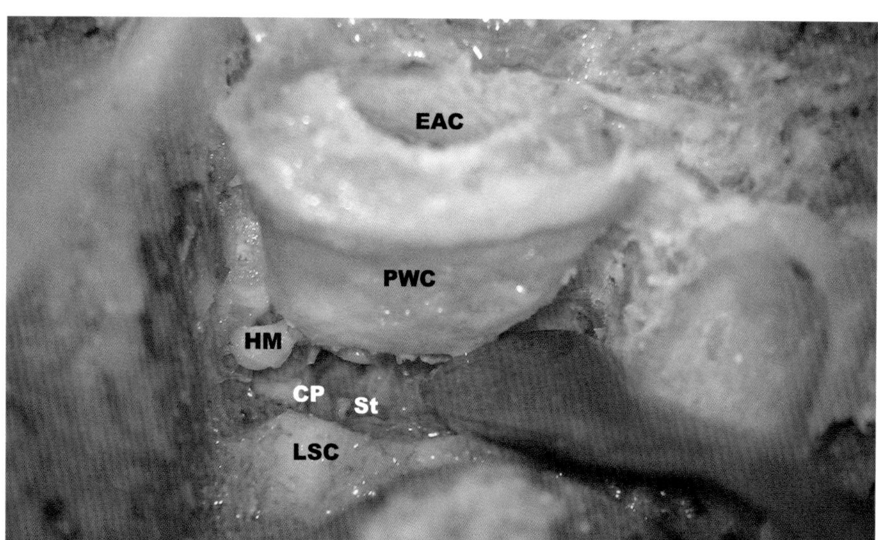

图4-14　剪断匙突，撬动骨性外耳道

EAC，外耳道；
PWC，外耳道后壁；
LSC，外半规管；
CP，匙突；
HM，锤骨头；
St，镫骨

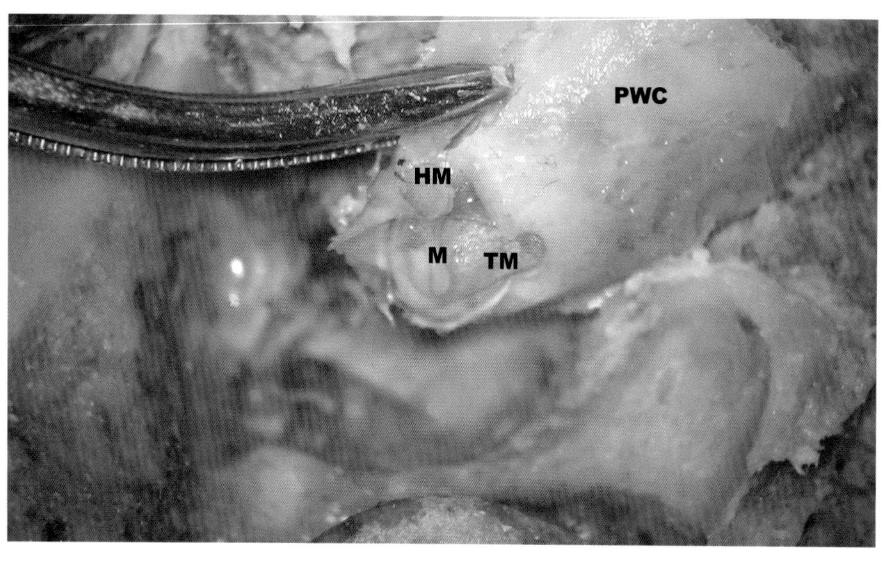

图4-15　整块切除骨性外耳道

PWC，外耳道后壁；
HM，锤骨头；
M，锤骨柄；
TM，鼓膜

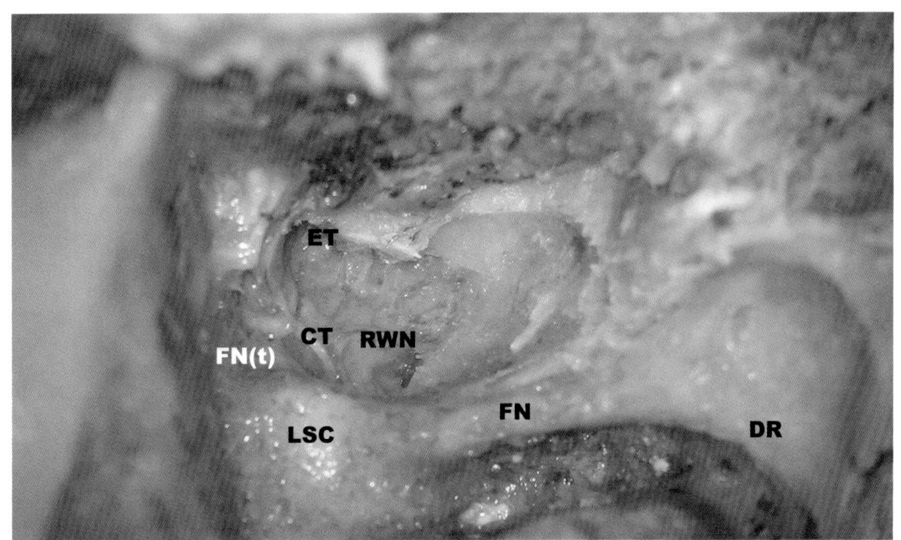

图4-16　暴露中耳及乳突腔，至此颞骨外侧切除已完成

LSC，外半规管；
ET，咽鼓管；
FN，面神经管；
DR，二腹肌嵴；
FN(t)，面神经鼓室段；
CT，鼓索；
RWN，圆窗龛

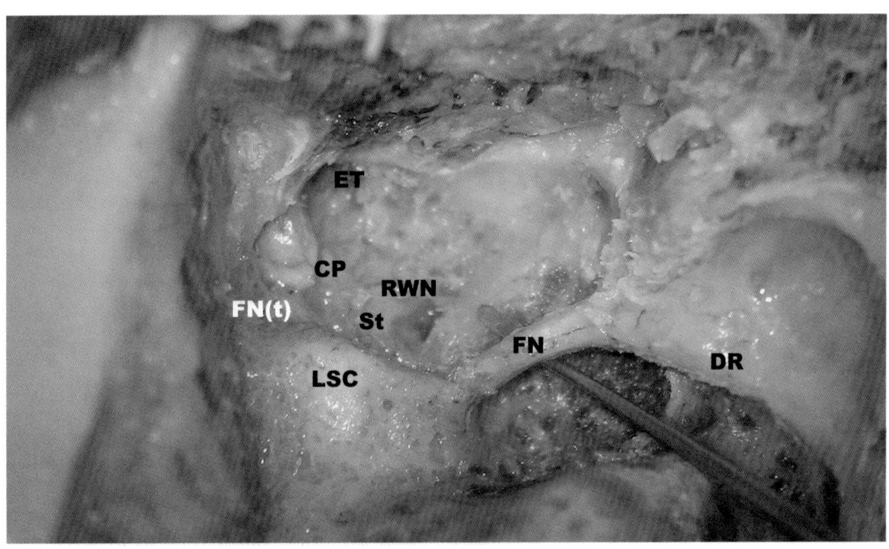

图4-17　轮廓化面神经垂直段

LSC，外半规管；
ET，咽鼓管鼓口；
FN，面神经管；
DR，二腹肌嵴；
FN(t)，面神经鼓室段；
CP，匙突；
RWN，圆窗龛；
St，镫骨

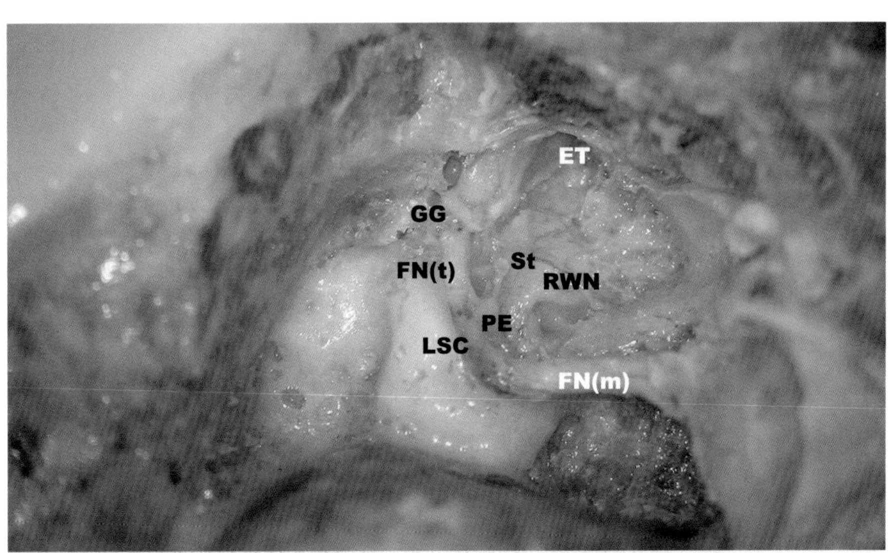

图4-18　暴露面神经水平段和膝状神经节

LSC，外半规管；
ET，咽鼓管鼓口；
FN(m)，面神经乳突段；
FN(t)，面神经鼓室段；
GG，膝状神经节；
PE，锥隆起；
RWN，圆窗龛；
St，镫骨

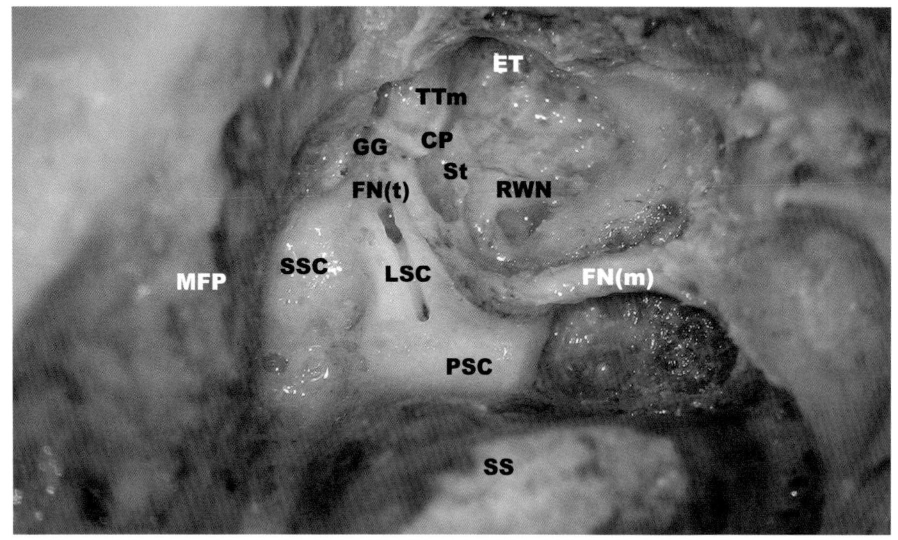

图4-19　显露中耳及乳突重要结构

MFP，颅中窝脑板；
SS，乙状窦；
LSC，外半规管（打开）；
SSC，上半规管；
PSC，后半规管；
ET，咽鼓管鼓口；
FN(m)，面神经乳突段；
FN(t)，面神经鼓室段；
GG，膝状神经节；
CP，匙突；
TTm，鼓膜张肌；
RWN，圆窗龛；
St，镫骨头

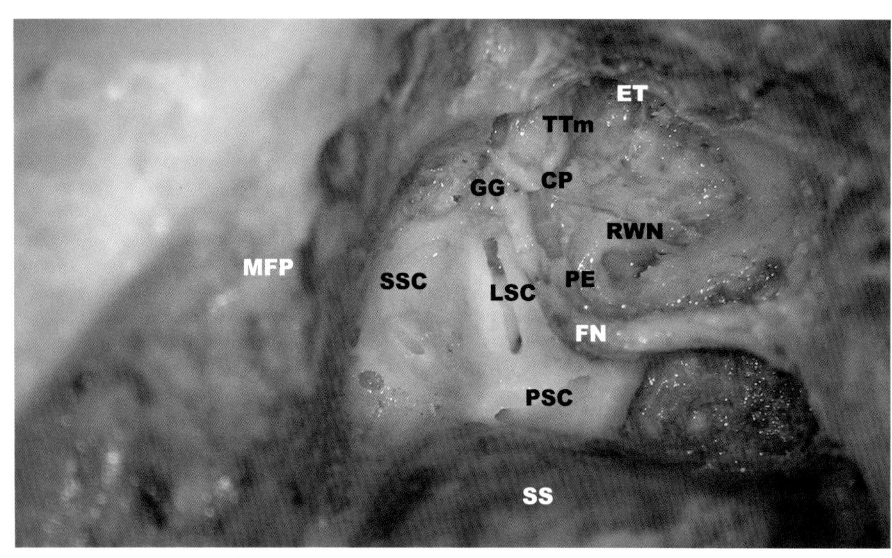

图4-20　开放三个半规管

MFP，颅中窝脑板；
SS，乙状窦；
LSC，外半规管（打开）；
SSC，上半规管（打开）；
PSC，后半规管（打开）；
ET，咽鼓管鼓口；
FN，面神经；
GG，膝状神经节；
PE，锥隆起；
CP，匙突；
TTm，鼓膜张肌；
RWN，圆窗龛

■ 病例：右侧颞骨外侧切除+腮腺全切除术

· 病例摘要 ·

患者，男，76岁。右耳痛、耳闷3年。入院前2周已在外院行活检，病理结果为腺样囊性癌。

· 专科查体 ·

右耳外耳道新生物，较多血痂覆盖，鼓膜无法窥及。双侧面部活动对称。

· 影像学检查 ·

术前MRI增强示右侧外耳道肿物，强化明显；右侧腮腺不均匀强化，见图4-21。术前高分辨率CT（high resolution CT，HRCT）示右侧外耳道肿物，外耳道骨壁无破坏，中耳乳突正常，鼓室内无软组织影，见图4-22。

· 诊断 ·

右侧外耳道腺样囊性癌（T2N0M0）。

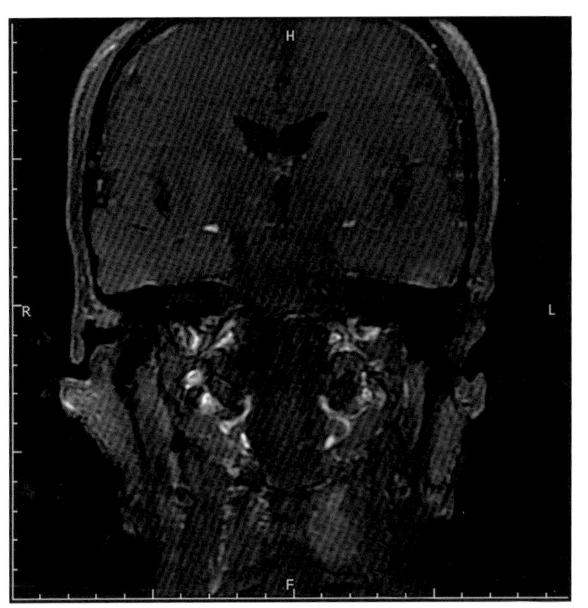

A. 冠状位

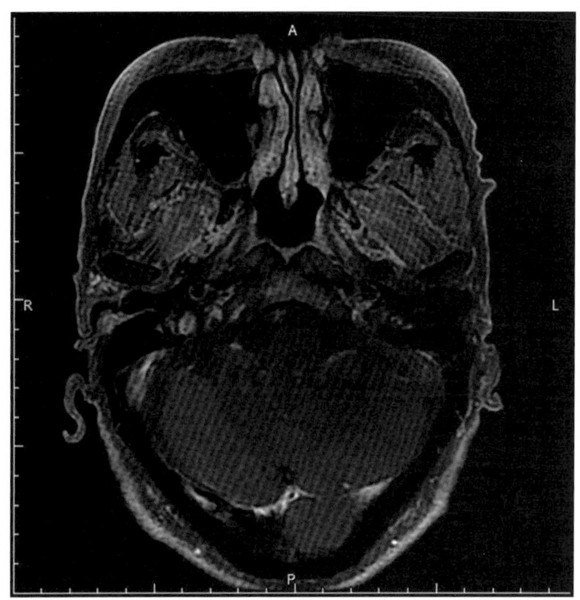

B. 水平位

图4-21　术前MRI增强示右侧外耳道肿物，强化明显；右侧腮腺不均匀强化

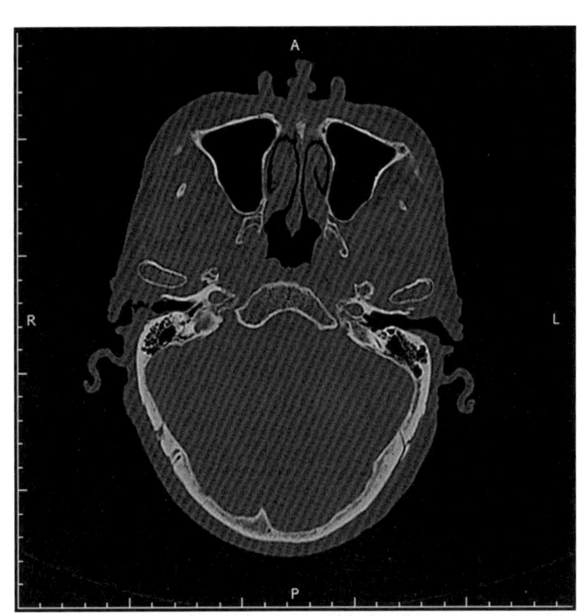

A. 水平位

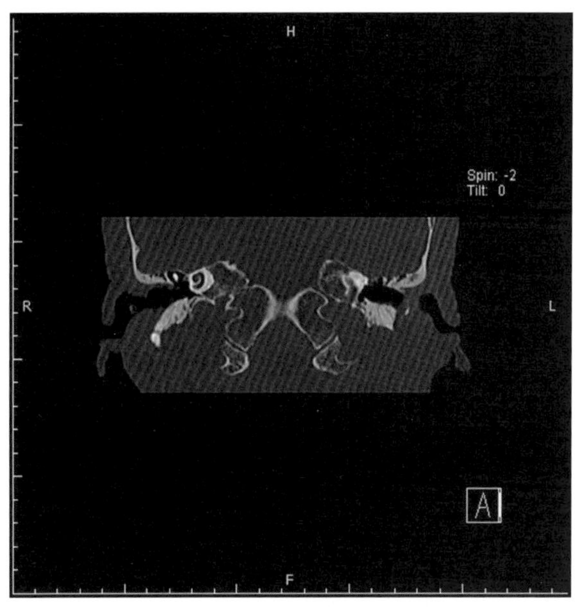

B. 冠状位

图4-22　术前HRCT示右侧外耳道肿物，外耳道骨壁无破坏，中耳乳突正常

· 手术图解 ·

右侧颞骨外侧切除术+腮腺全切除术图解见图4-23 ～图4-33。

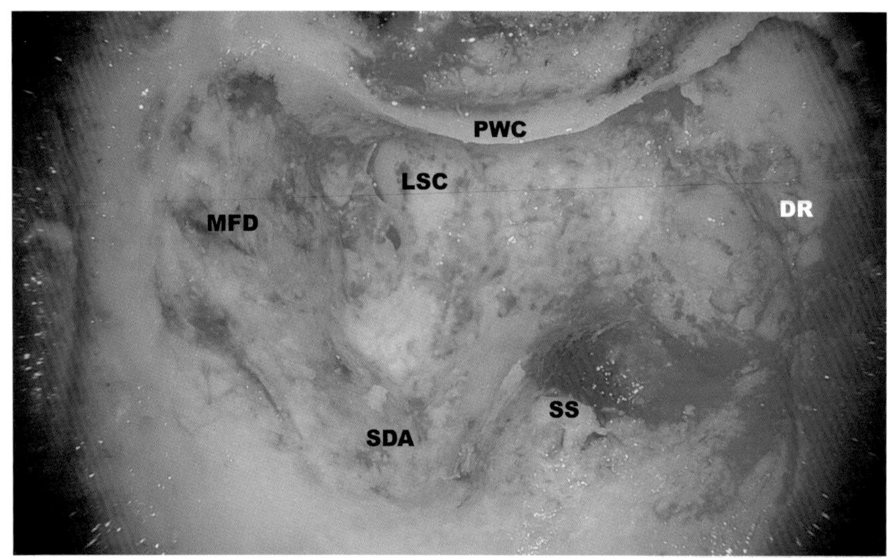

图4-23 乳突切除，暴露鼓窦

MFD，颅中窝硬脑膜；
SDA，窦脑膜角；
SS，乙状窦；
DR，二腹肌嵴；
LSC，外半规管；
PWC，外耳道后壁

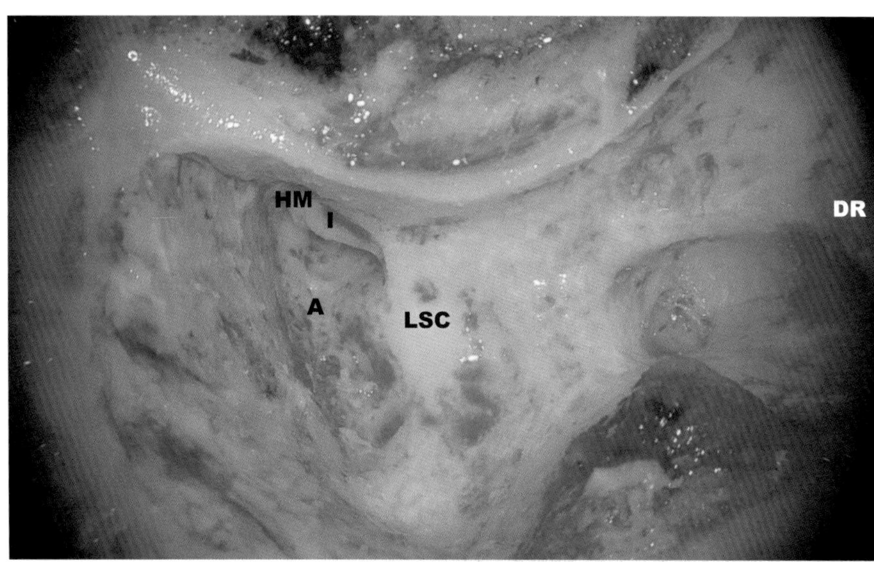

图4-24 开放鼓窦，暴露砧骨、外半规管，轮廓化二腹肌嵴，定位面神经乳突段

A，鼓窦；
HM，锤骨头；
I，砧骨；
LSC，外半规管；
DR，二腹肌嵴

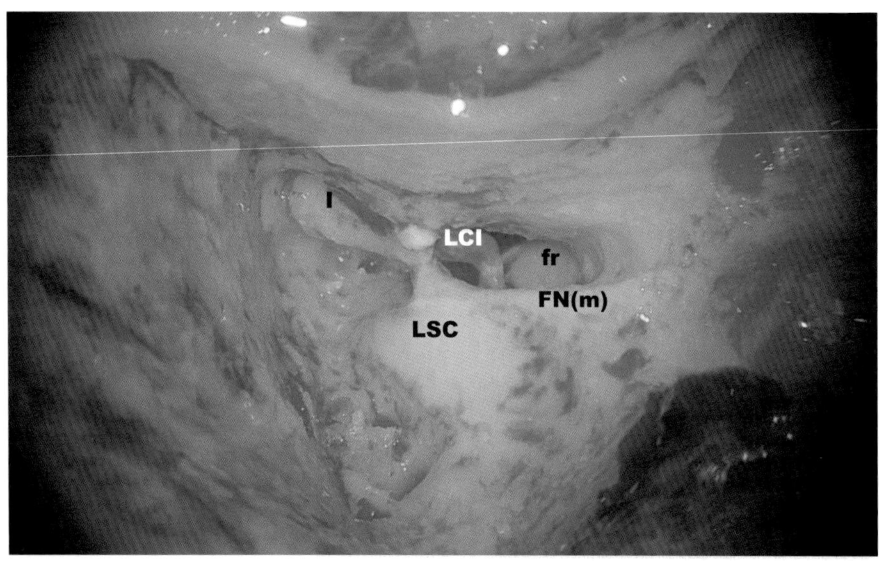

图4-25 开放面神经隐窝，暴露砧骨长脚

I，砧骨；
LSC，外半规管；
FN (m)，面神经乳突段；
LCI，砧骨长脚；
fr，面神经隐窝

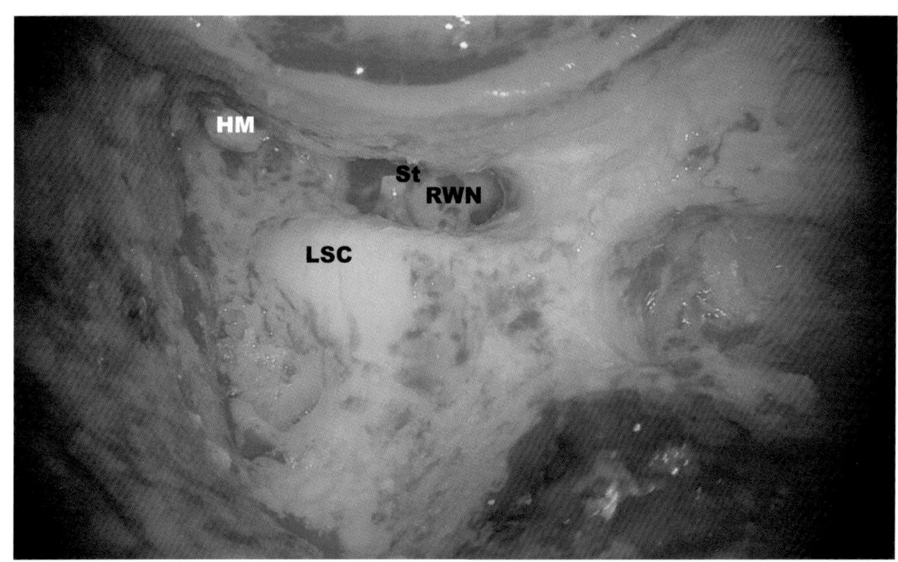

图4-26　磨除拱柱，取出砧骨，暴露锤骨头、镫骨头和圆窗龛，显露外半规管

HM，锤骨头；
St，镫骨；
RWN，圆窗龛；
LSC，外半规管

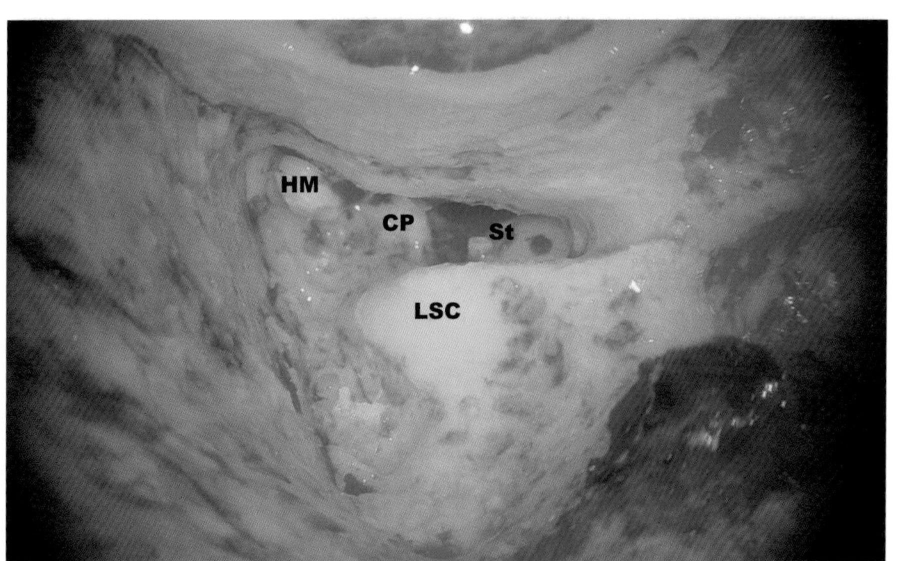

图4-27　扩展面神经隐窝，暴露更多中耳结构

HM，锤骨头；
CP，匙突；
St，镫骨；
LSC，外半规管

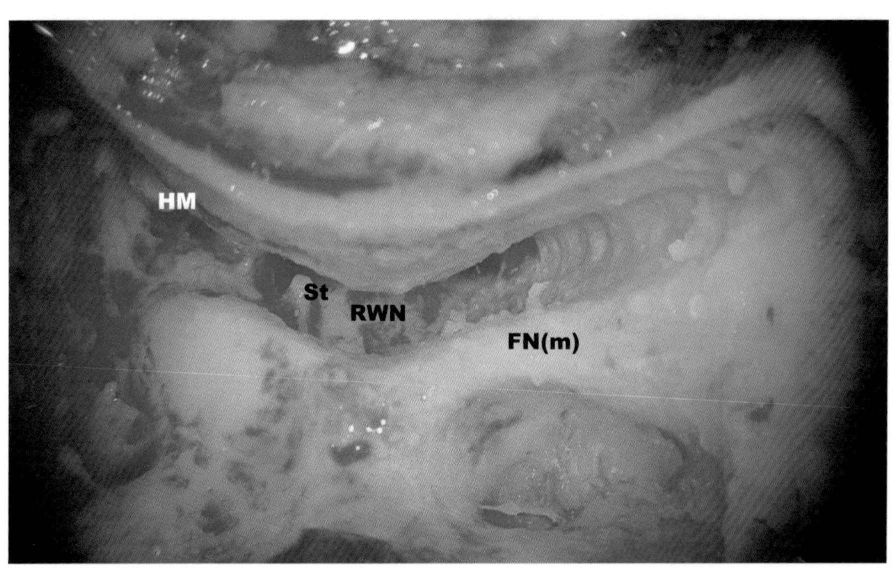

图4-28　沿外耳道后壁向上下两个方向扩展，暴露上鼓室和下鼓室

HM，锤骨头；
St，镫骨；
RWN，圆窗龛；
FN(m)，面神经乳突段

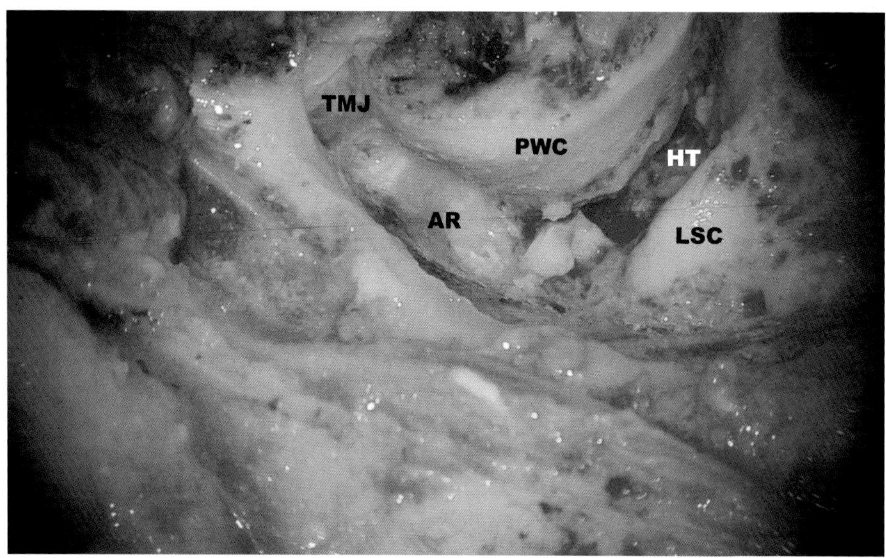

图4-29　沿颧弓根向前至颞颌关节窝后壁

TMJ，颞颌关节；
PWC，外耳道后壁；
AR，上鼓室前隐窝；
HT，下鼓室；
LSC，外半规管

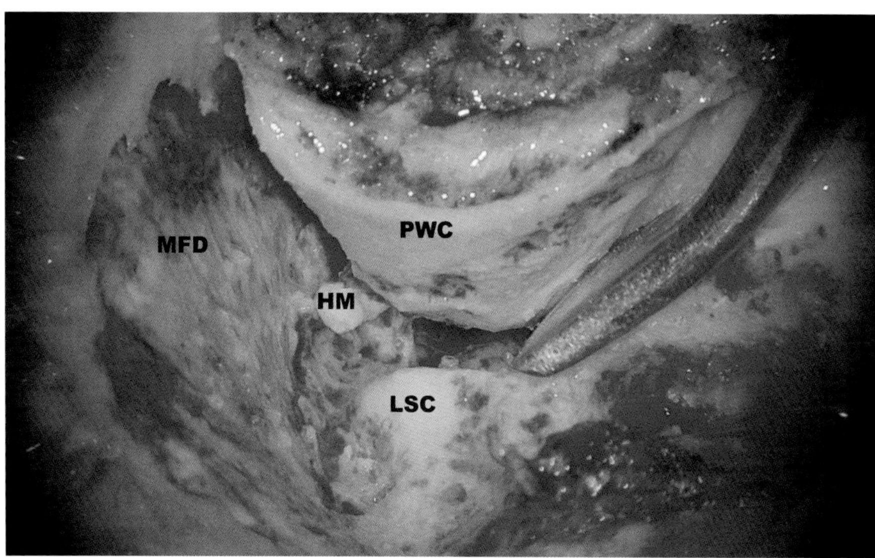

图4-30　撬动骨性外耳道

MFD，颅中窝硬脑膜；
HM，锤骨头；
PWC，外耳道后壁；
LSC，外半规管

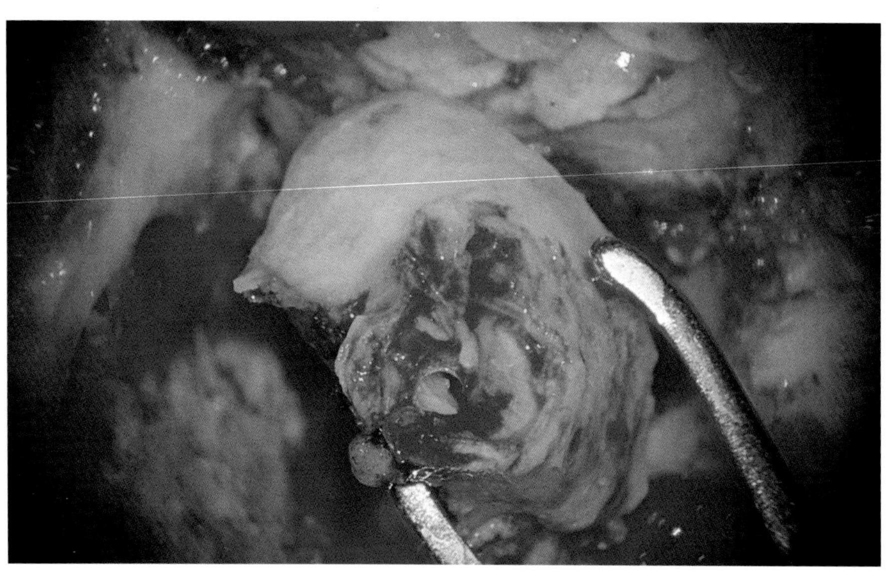

图4-31　整块切除外耳道

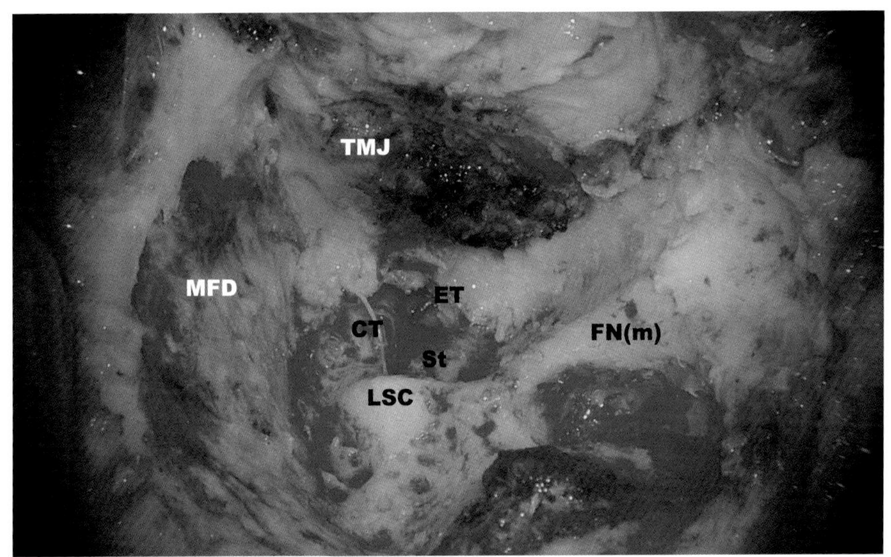

图4-32　切除整个外耳道后的术腔

TMJ，颞颌关节；
MFD，颅中窝硬脑膜；
CT，鼓索；
ET，咽鼓管鼓口；
St，镫骨；
LSC，外半规管；
FN(m)，面神经乳突段

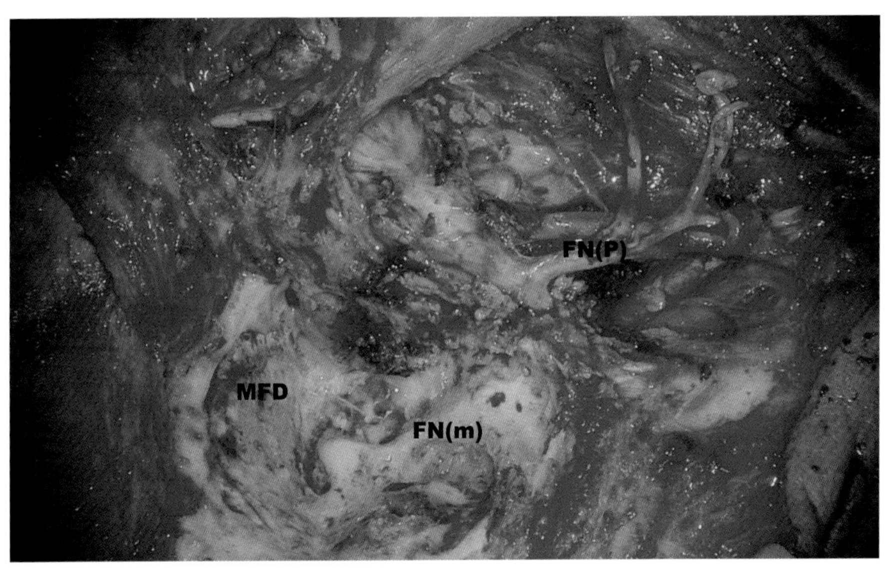

图4-33　切除外耳道和切除腮腺后的手术视野

FN(P)，面神经腮腺段；
FN(m)，面神经乳突段；
MFD，颅中窝硬脑膜

· 文献回顾及讨论 ·

颞骨外侧切除术适用于肿瘤局限于外耳道，即T1、T2期肿瘤。切除整个外耳道、鼓膜、锤骨、砧骨，以面神经、镫骨、鼓岬为手术范围内界。颞骨外侧切除术的目的是完整、彻底切除肿瘤，其次才考虑面神经、听力、前庭功能等。如果肿瘤累及中耳、面神经、腮腺深叶、颞颌关节时，要扩大切除范围。

外耳道腺样囊性癌是来源于外耳道耵聍腺导管上皮或肌上皮的一种恶性肿瘤，临床上较少见。本病的主要症状和体征为耳痛和耳道肿块，其他伴随症状与耳道肿块有关，如听力下降、耳流脓等。腺样囊性癌的特征性生物学表现为肿瘤沿神经生长，易复发，易发生远处转移。腺样囊性癌可沿圣托里尼(Santorini)裂隙（外耳道软骨裂隙）侵袭腮腺和颞颌关节，亦可转移到颈部淋巴结或肺。本例患者术前发现右侧腮腺不均匀强化，因此将腮腺全切除，术后病理切片结果为“部分腮腺小叶间隔内见肿瘤浸润，局部见肿瘤细胞浸润神经现象”，术后给予放射治疗。本病虽生长缓慢，但远期生存率较差。

· 手术视频 ·

“第四章颞骨外侧切除术”
手术视频

（陈向平）

第五章　岩骨次全切除术

■ 岩骨次全切除术的界限

前界：外侧为外耳道前壁、咽鼓管鼓室口，内侧可至颈内动脉垂直段。

后界：乙状窦骨壁。

上界：颅中窝底脑板。

下界：外侧为二腹肌嵴、颞骨鼓部，内侧为颈静脉球顶壁。

岩骨次全切除手术范围见图5-1。

■ 手术适应证

（1）开放式乳突根治术后并伴有难治性炎症及无实用听力。

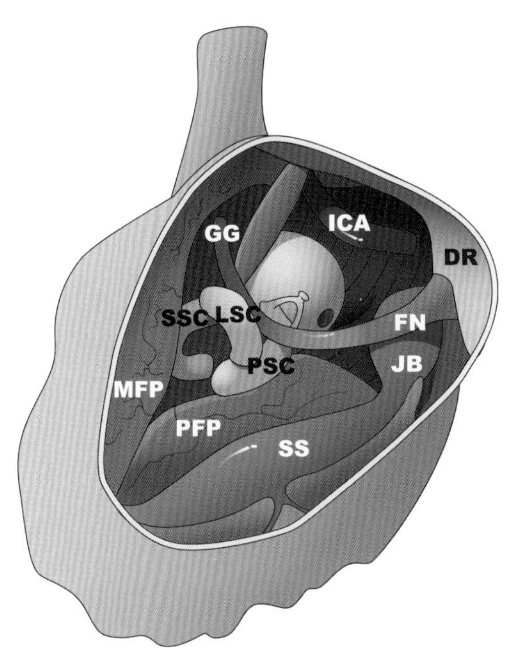

图5-1　岩骨次全切除术的手术范围（改自Sanna M, Saleh E, Khrais T, et al., 2008）

DR，二腹肌嵴；FN，面神经；JB，颈静脉球；PFP，颅后窝脑板；MFP，颅中窝脑板；SSC，上半规管；LSC，外半规管；PSC，后半规管；GG，膝状神经节；ICA，颈内动脉；SS，乙状窦

（2）慢性中耳炎伴有无实用听力及多次手术史。

（3）复发性胆脂瘤伴有巨大乳突气房。

（4）自发性、外伤后或术后持续性脑脊液漏。

（5）巨大的脑膜脑膨出。

（6）广泛的颅中窝硬脑膜暴露。

（7）特殊的耳蜗植入病例。

（8）B3型副神经节瘤。

■ 手术禁忌证

（1）有实用听力。

（2）唯一听力耳。

（3）中耳乳突急性炎症。

■ 解剖步骤

（1）横断外耳道，以盲袋法将外耳道封闭。

（2）分离外耳道皮肤，切除皮肤、鼓膜。

（3）乳突广泛切除、轮廓化。向上至颅中窝底脑板，向下至二腹肌嵴、颈静脉球，向后达乙状窦。

（4）切除外耳道后壁及上壁。去除砧骨和锤骨，保留镫骨。

（5）从茎乳孔到膝状神经节，将面神经骨管轮廓化。

（6）外半规管、后半规管、上半规管轮廓化。

（7）分别磨除面神经后、迷路后、迷路下、迷路上、咽鼓管周围、颈内动脉周围气房。

（8）保留三个半规管和耳蜗。

■ 解剖图解

右耳岩骨次全切除术解剖图解，见图5-2～图5-18。

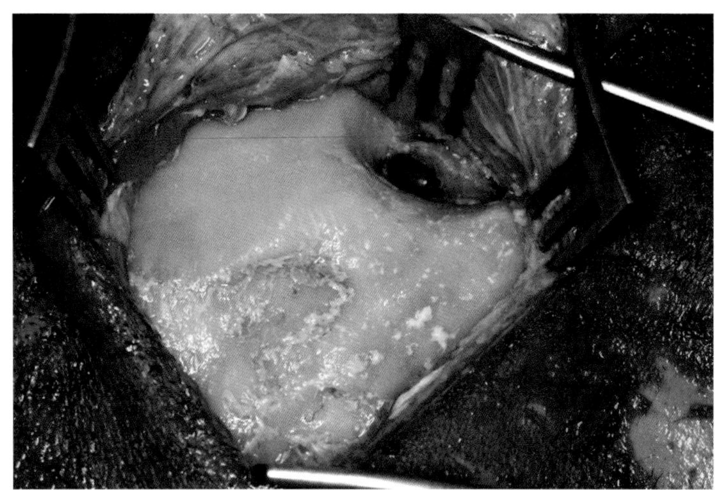

图5-2　切开皮肤，横断外耳道并游离肌骨膜瓣

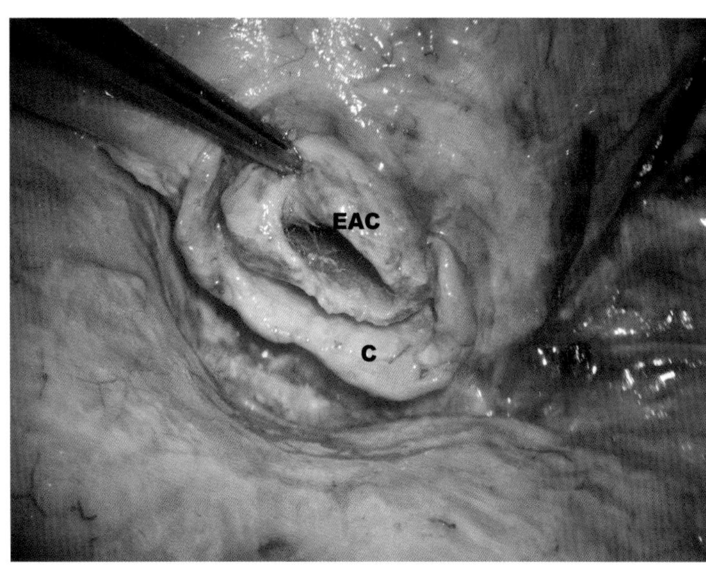

图5-3　盲袋法封闭外耳道，仔细分离前方软骨表面的皮肤

EAC，外耳道；
C，软骨

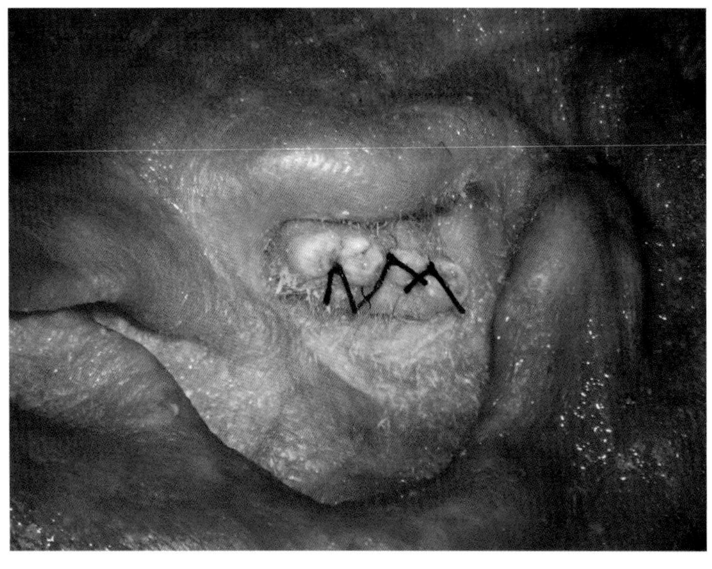

图5-4　皮肤外翻，丝线对位缝合

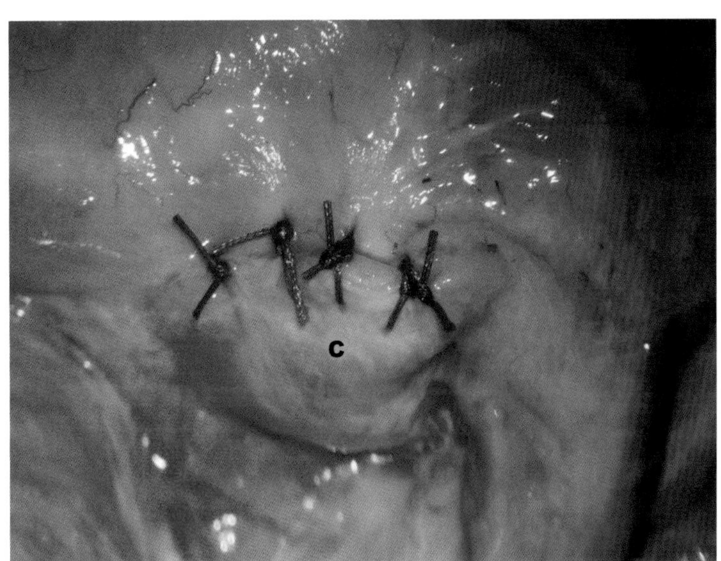

图5-5　内侧将耳甲软组织与外耳道前方软骨缝合

双层缝合是为了最大限度防止脑脊液漏

C，软骨

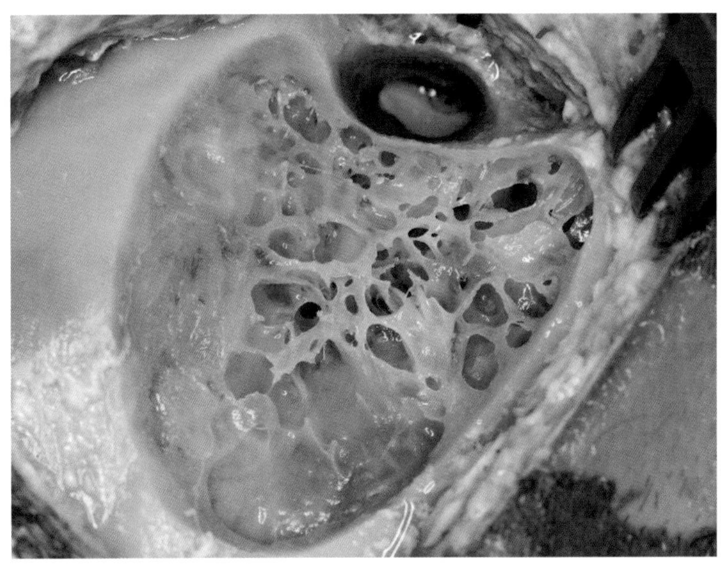

图5-6　切除乳突皮质

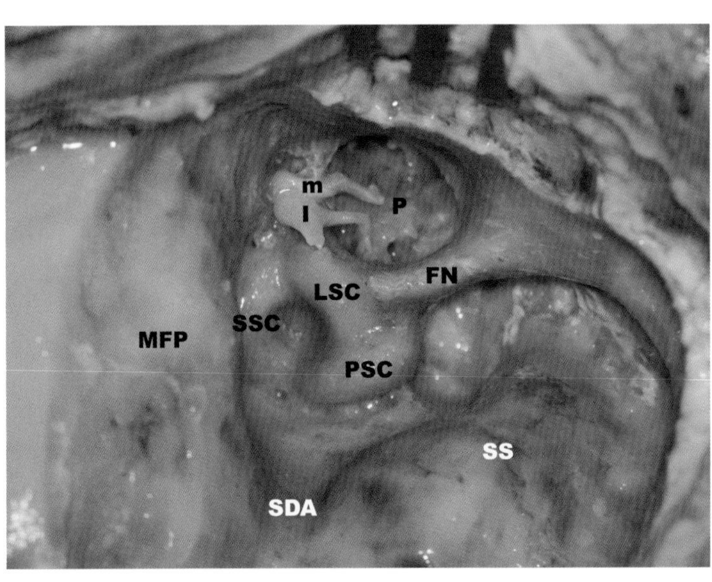

图5-7　扩大的开放式乳突根治术

磨除所有的迷路后和面神经后气房

MFP，颅中窝脑板；

SS，乙状窦；

SDA，窦脑膜角；

SSC，上半规管；

PSC，后半规管；

LSC，外半规管；

FN，面神经；

I，砧骨；

m，锤骨；

P，鼓岬

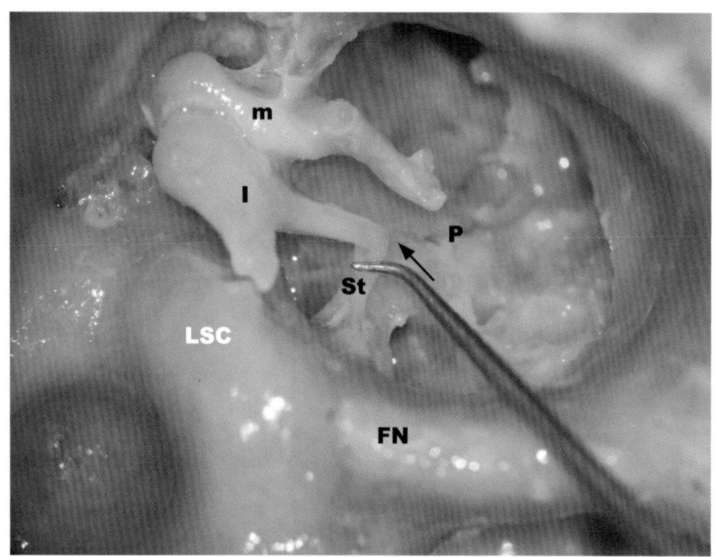

图5-8 分离砧镫关节（近景视野）

LSC，外半规管；
FN，面神经；
P，鼓岬；
m，锤骨；
I，砧骨；
St，镫骨

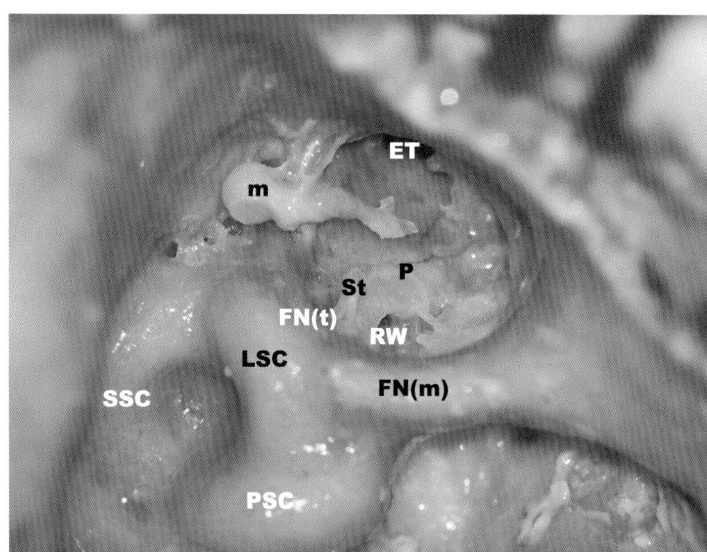

图5-9 去除砧骨

LSC，外半规管；
SSC，上半规管；
PSC，后半规管；
FN(t)，面神经鼓室段；
FN(m)，面神经乳突段；
P，鼓岬；
m，锤骨；
St，镫骨；
RW，圆窗；
ET，咽鼓管

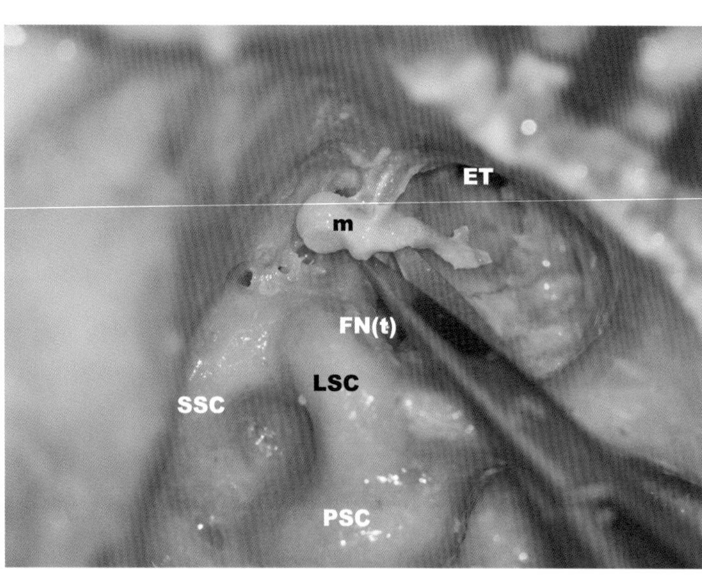

图5-10 剪断匙突

LSC，外半规管；
SSC，上半规管；
PSC，后半规管；
FN(t)，面神经鼓室段；
m，锤骨；
ET，咽鼓管

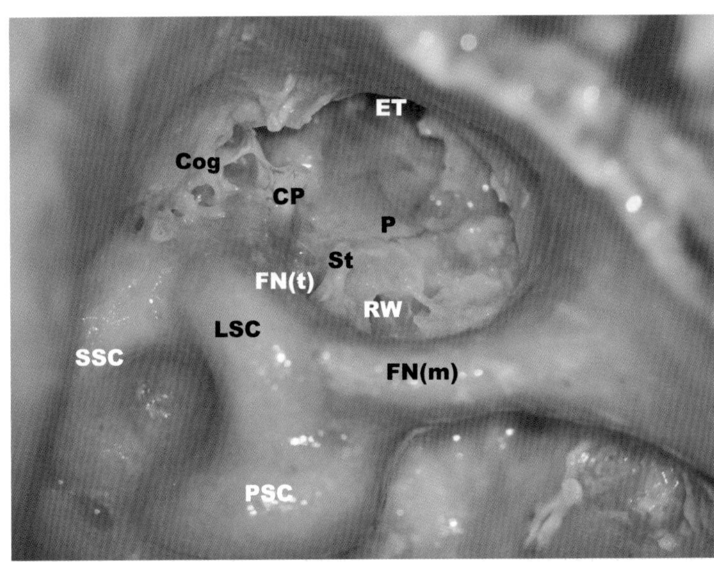

图5-11　去除锤骨，暴露上鼓室前部

齿突是分隔上鼓室前后两部分的骨性隔板
LSC，外半规管；
SSC，上半规管；
PSC，后半规管；
FN(t)，面神经鼓室段；
FN(m)，面神经乳突段；
P，鼓岬；
St，镫骨；
RW，圆窗；
ET，咽鼓管；
CP，匙突；
Cog，齿突

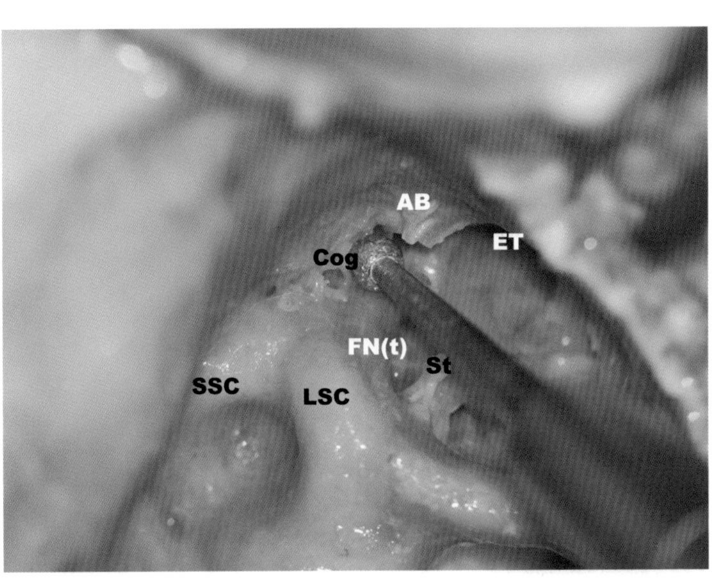

图5-12　磨除齿突，显露上鼓室前隐窝（也称管上隐窝）

LSC，外半规管；
SSC，上半规管；
FN(t)，面神经鼓室段；
St，镫骨；
ET，咽鼓管；
AB，前拱柱；
Cog，齿突

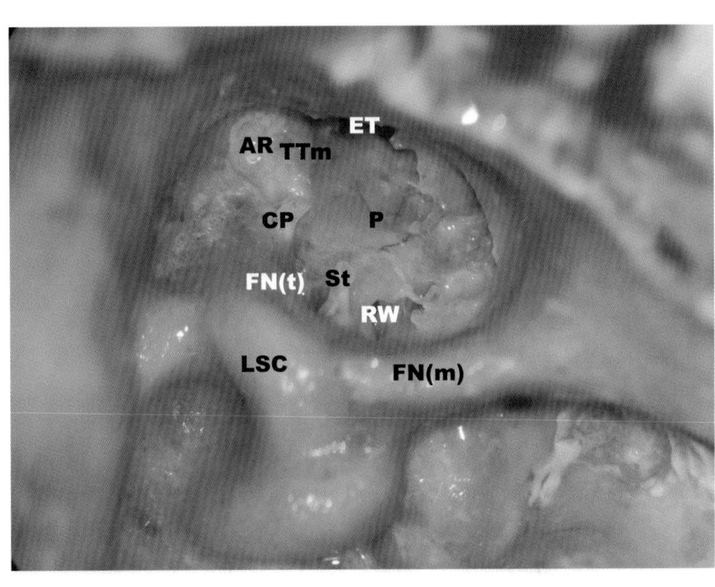

图5-13　显露上鼓室前隐窝

LSC，外半规管；
FN(t)，面神经鼓室段；
FN(m)，面神经乳突段；
St，镫骨；
RW，圆窗；
ET，咽鼓管；
CP，匙突；
P，鼓岬；
TTm，鼓膜张肌；
AR，上鼓室前隐窝

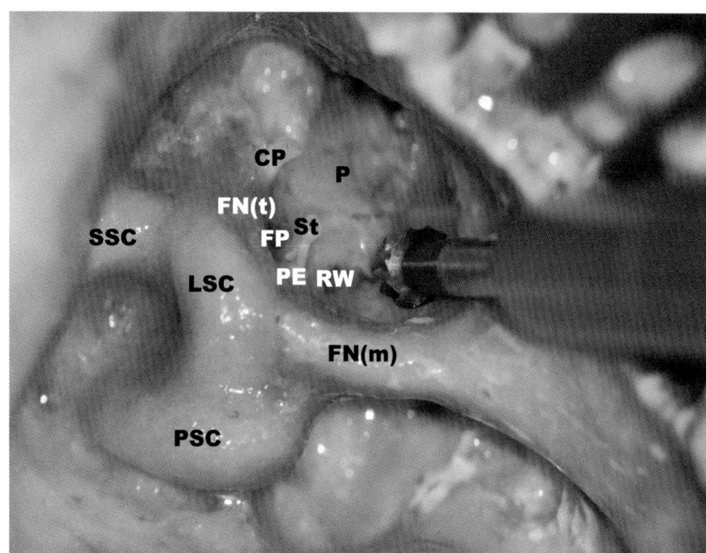

图5-14 在B3副神经节瘤的病例中必须磨除迷路下气房

LSC，外半规管；
SSC，前半规管；
PSC，后半规管；
FN(t)，面神经鼓室段；
FN(m)，面神经乳突段；
P，鼓岬；
St，镫骨；
FP，镫骨底板；
PE，锥隆起；
RW，圆窗；
CP，匙突

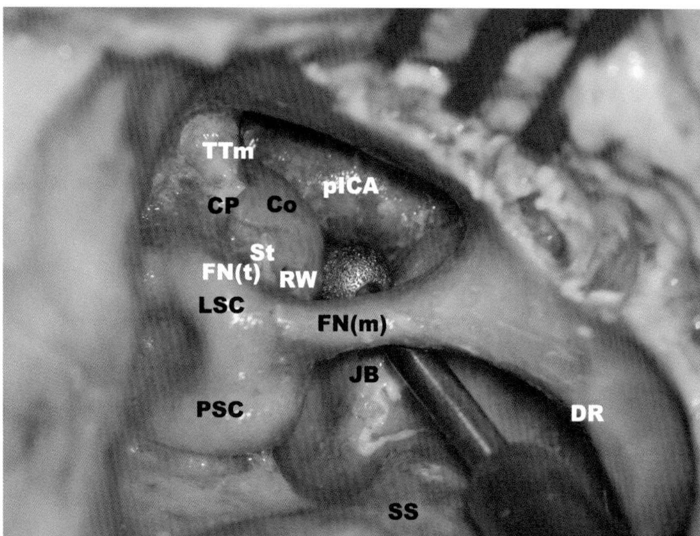

图5-15 磨除面神经下与颈内动脉周围气房

LSC，外半规管；
PSC，后半规管；
FN(t)，面神经鼓室段；
FN(m)，面神经乳突段；
St，镫骨；
RW，圆窗；
CP，匙突；
TTm，鼓膜张肌；
pICA，岩段颈内动脉；
SS，乙状窦；
DR，二腹肌嵴；
JB，颈静脉球；
Co，耳蜗

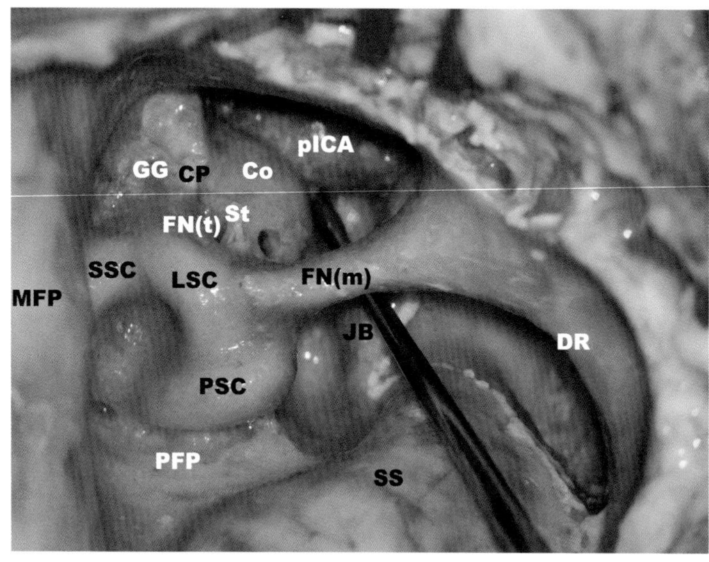

图5-16 面神经下、迷路下与颈内动脉周围气房已磨除

LSC，外半规管；
SSC，上半规管；
PSC，后半规管；
FN(t)，面神经鼓室段；
FN(m)，面神经乳突段；
GG，膝状神经节；
Co，耳蜗；
St，镫骨；
CP，匙突；
pICA，岩段颈内动脉；
SS，乙状窦；
DR，二腹肌嵴；
JB，颈静脉球；
MFP，颅中窝脑板；
PFP，颅后窝脑板

左耳岩骨次全切除术解剖图解，见图5-17、图5-18。

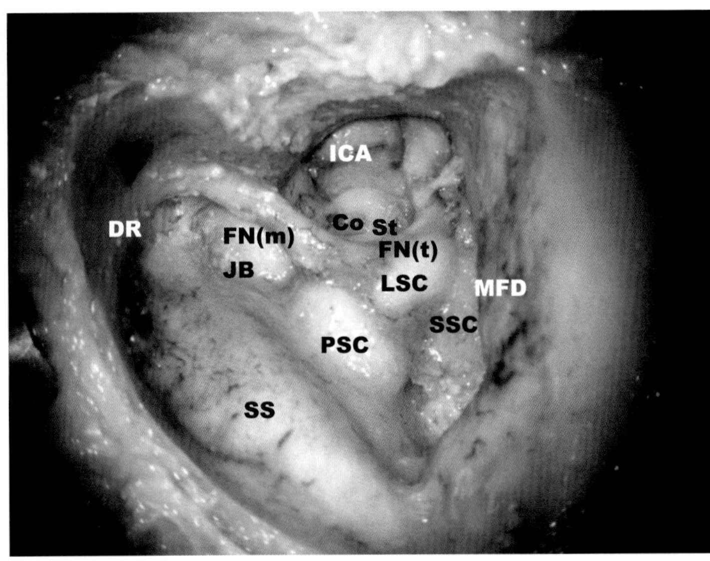

图5-17　左耳岩骨次全切除术

颞骨所有气房已被磨除，所有结构清晰显露

FN(t)，面神经鼓室段；
Co，耳蜗；
DR，二腹肌嵴；
FN(m)，面神经乳突段；
JB，颈静脉球；
LSC，外半规管；
PSC，后半规管；
SS，乙状窦；
SSC，前半规管；
MFD，颅中窝硬脑膜；
St，镫骨；
ICA，颈内动脉

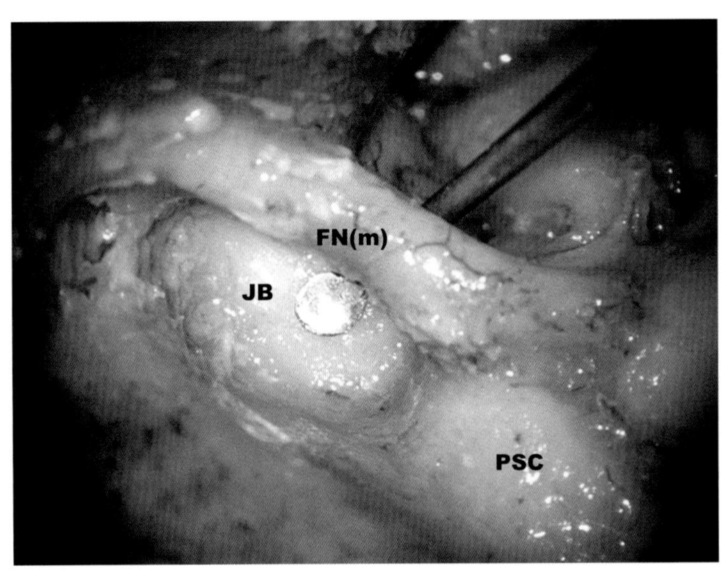

图5-18　磨除面神经后气房，轮廓化面神经乳突段（近景视野）

剥离子所示为面神经和颈静脉球之间的间隙

FN(m)，面神经乳突段；
JB，颈静脉球；
PSC，后半规管

■ 病例：岩骨次全切除术+人工耳蜗植入术

· 病例摘要 ·

患者，男，66岁。双耳中耳炎手术史30余年，佩戴助听器20余年，自觉助听效果渐进性下降，近年出现明显听觉言语交流障碍。

· 专科查体 ·

双耳完壁式鼓室成形术后改变，双耳鼓膜外侧愈合。

· 听力学检查 ·

纯音测听：右耳纯音平均听阈（PTA）107 dB HL，左耳PTA 100 dB HL。右耳助听听阈80 dB HL，左耳助听听阈60 dB HL，助听后言语识别率<50%。

· 影像学检查 ·

术前锥形线束CT（cone beam CT，CBCT）示双耳乳突术后改变，鼓膜增厚、外置，见图5-19。

· 诊断 ·

①双侧极重度感音神经性耳聋；②双侧中耳乳突炎术后。

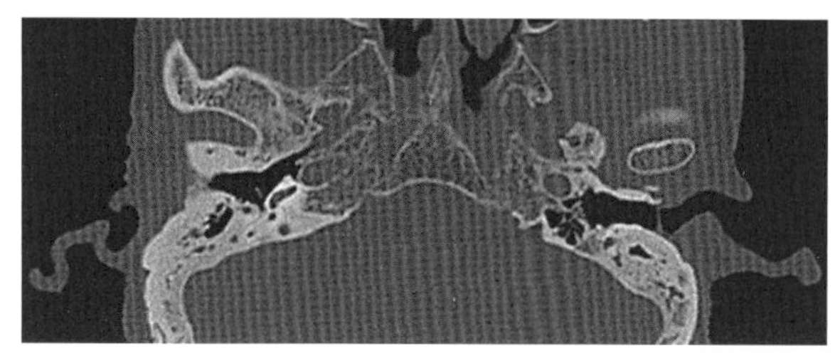

A. 双侧板障型乳突，左鼓膜外置（水平位）

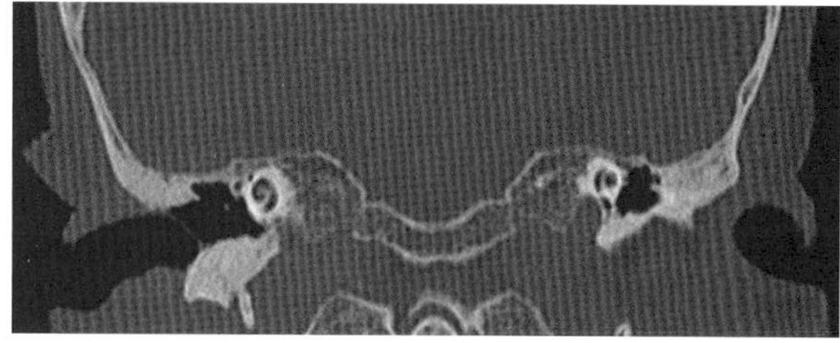

B. 右鼓膜外置（冠状位）

图5-19　术前CBCT示中耳乳突术后改变，鼓膜增厚、外置

· 手术图解 ·

右侧岩骨次全切除术＋人工耳蜗植入术图解，见图5-20～图5-28。

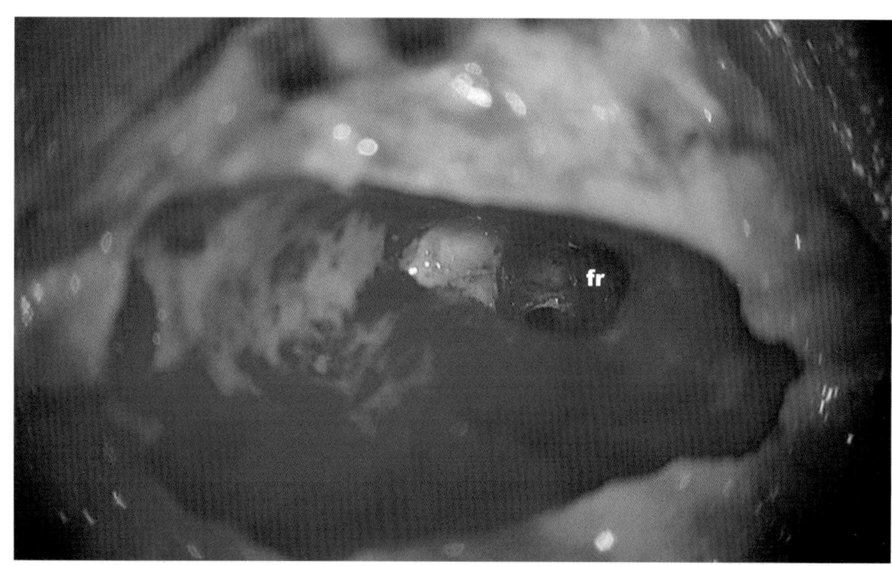

图5-20　面神经隐窝开放，未窥见圆窗龛

fr，面神经隐窝

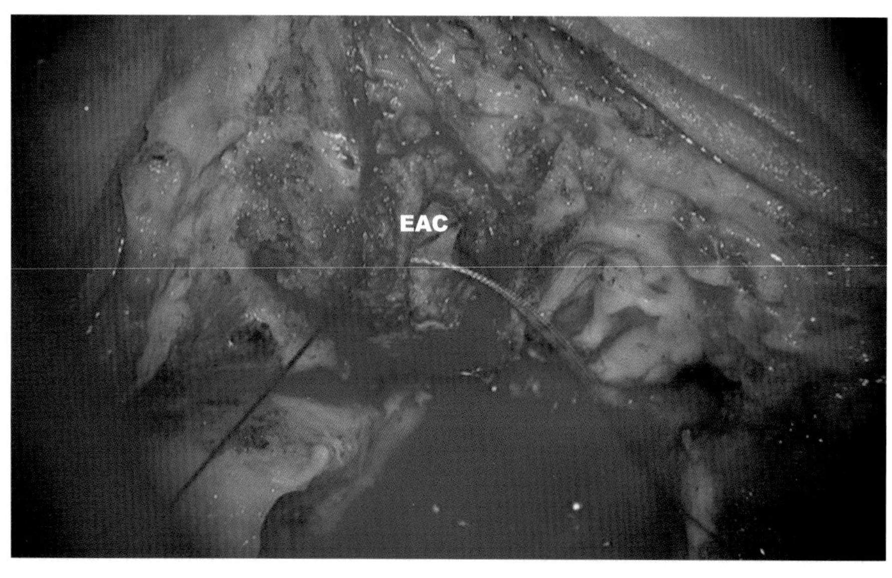

图5-21　水平离断外耳道，然后外翻缝合

EAC，外耳道

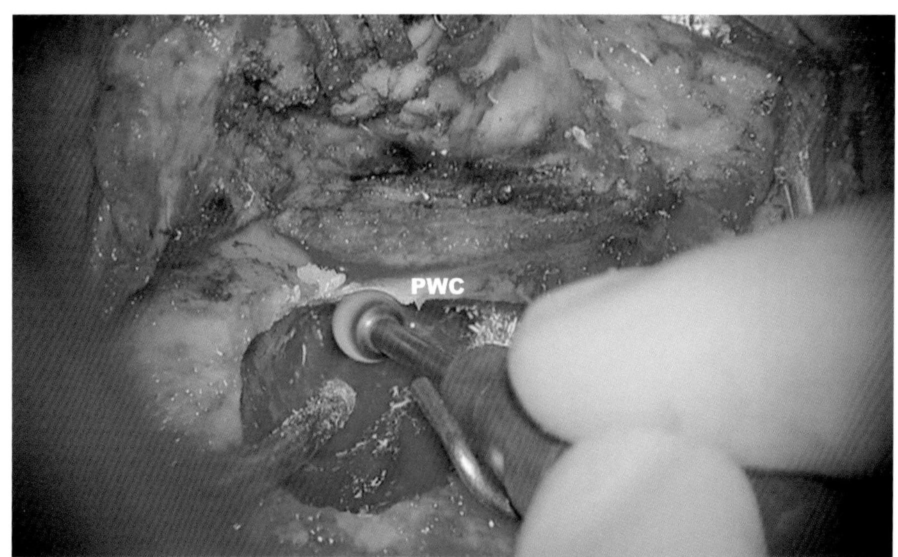

图5-22　使用切割钻切除外耳道后壁

PWC，外耳道后壁

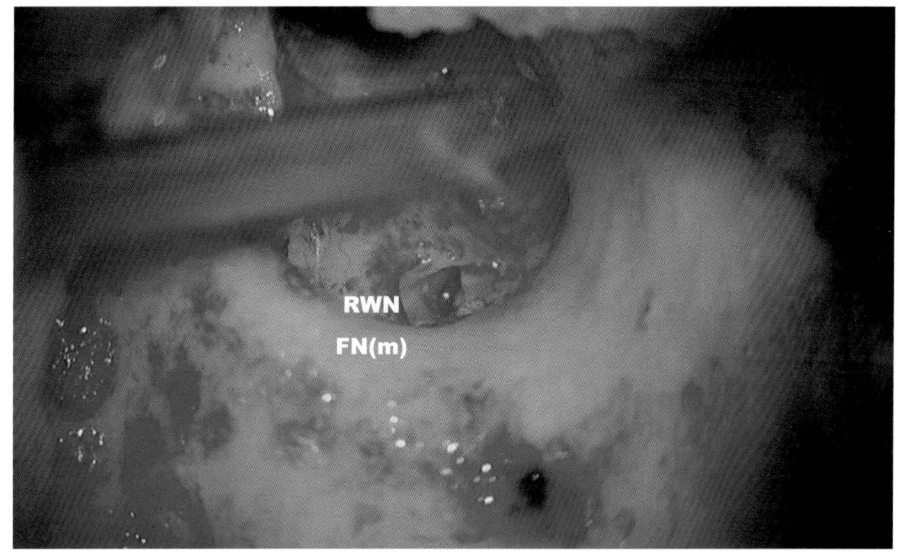

图5-23　岩骨次全切除后，可充分显露圆窗龛

RWN，圆窗龛；
FN(m)，面神经乳突段

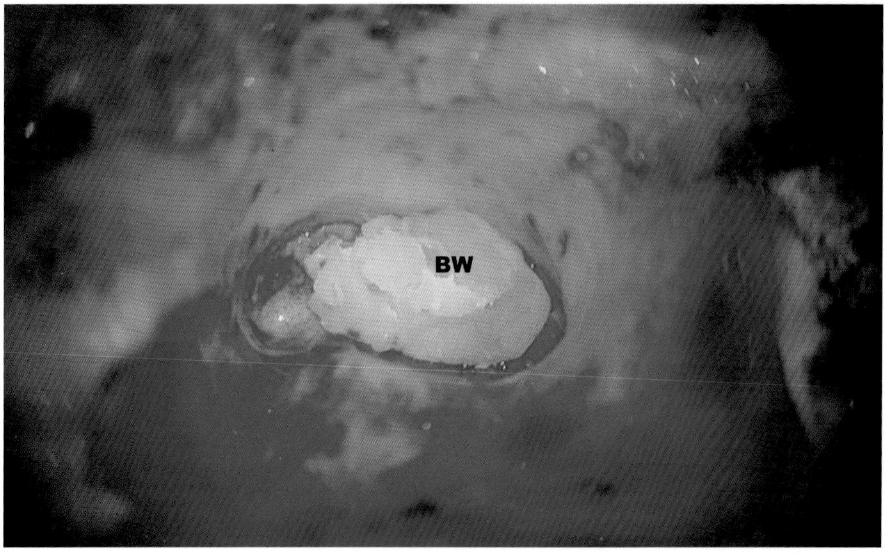

图5-24　骨蜡封闭咽鼓管鼓室口

BW，骨蜡

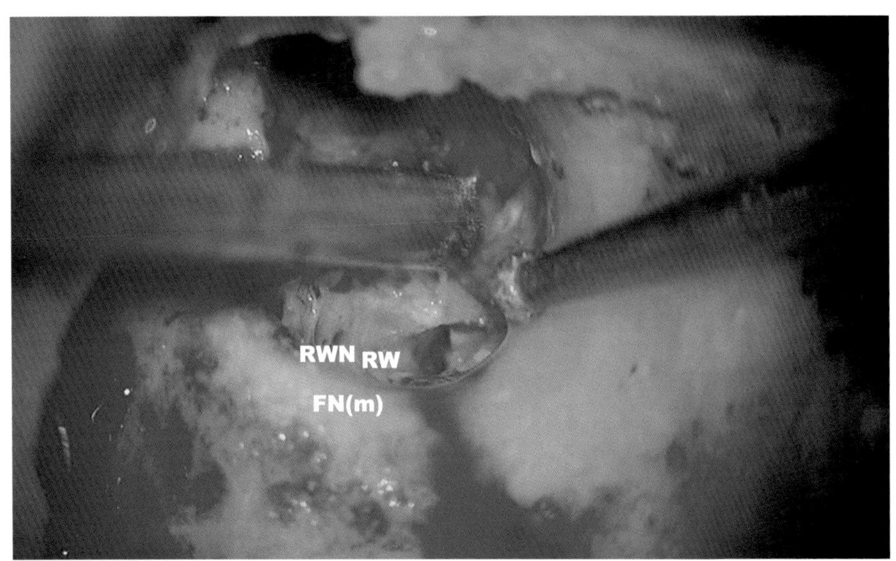

图5-25 使用金刚钻磨除圆窗龛，显露圆窗膜

RW，圆窗；
RWN，圆窗龛；
FN(m)，面神经乳突段

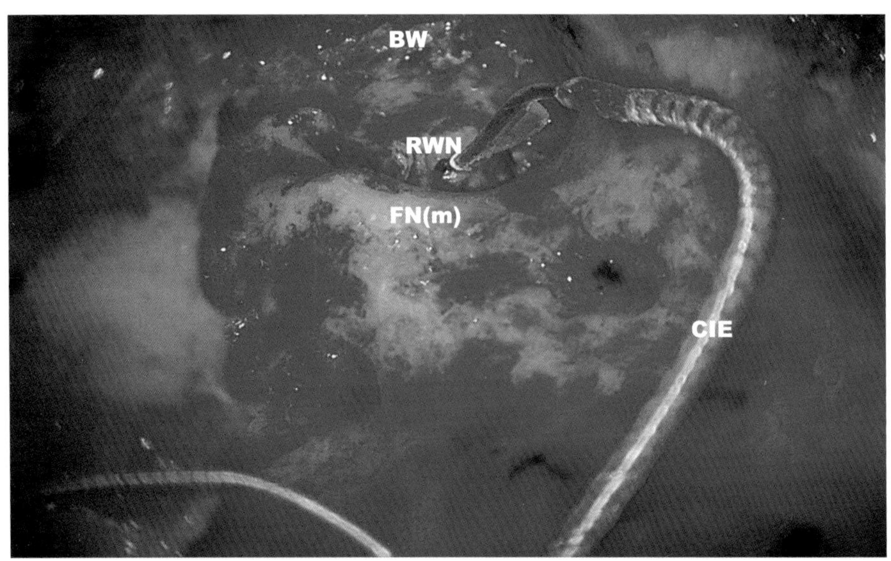

图5-26 切开圆窗膜，植入电极

BW，骨蜡；
RWN，圆窗龛；
FN(m)，面神经乳突段；
CIE，人工耳蜗电极

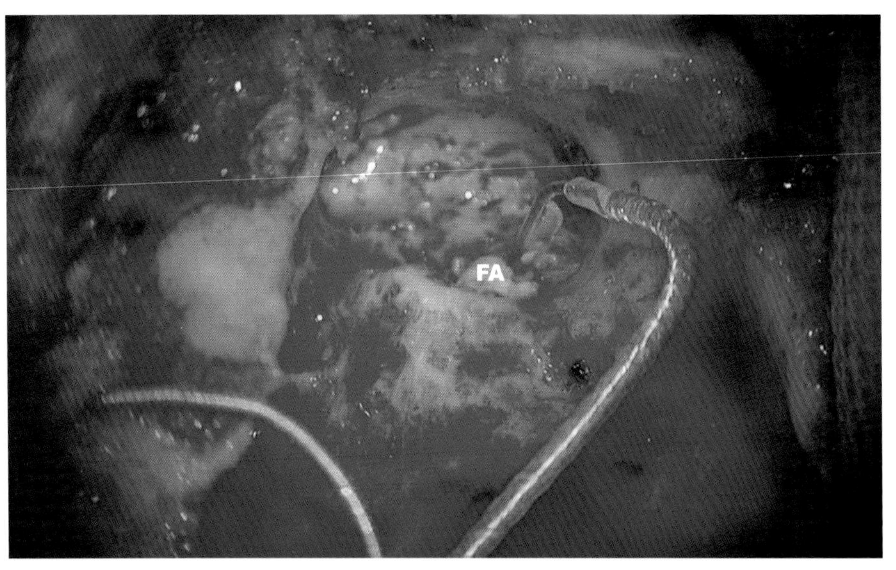

图5-27 电极植入后，用筋膜封闭圆窗

FA，筋膜

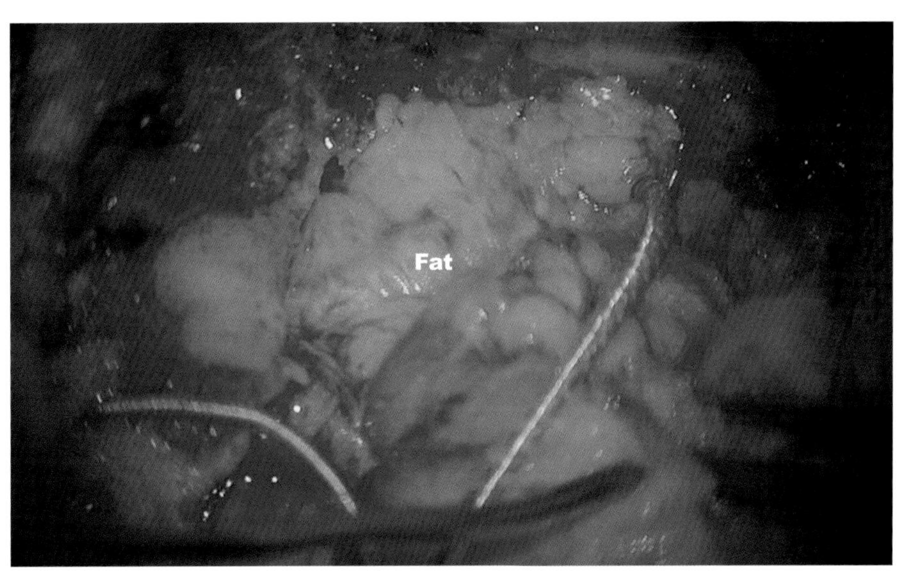

图5-28　用腹壁脂肪填塞术腔，分层对位缝合耳后筋膜瓣及皮肤

Fat，脂肪

· 文献回顾及讨论 ·

岩骨次全切除术是通过去除中耳、乳突以及封闭外耳道，治疗中耳和乳突慢性、复发性疾病的有效方法，可彻底消除病变切除后遗留的巨大术腔。1958年兰博（Rambo）教授首次介绍这种技术，1965年Fisch教授将其命名为"岩骨次全切除术"。此手术径路需要在完成乳突根治术的基础上，彻底去除颞骨气房，包括面神经后气房、迷路后气房、迷路下气房、迷路上气房、咽鼓管周围气房、颈内动脉周围气房，只留下内耳。此外，咽鼓管封闭和盲袋法外耳道封闭，可隔断中耳与外界环境和鼻咽部的联系。

本例患者面神经隐窝较窄、面神经隐窝与圆窗龛相对位置不良，即使通过后鼓室径路充分切开面神经隐窝，仍未窥见圆窗龛。对于此患者来说，中耳乳突炎术后，极重度感音神经性耳聋，保留鼓膜及耳道已无意义，所以术中选择岩骨次全切除术+耳蜗植入术。磨除外耳道后壁，能够在直视下充分显露圆窗龛。岩骨次全切除术+耳蜗植入术不仅适合于面神经隐窝狭窄、乙状窦前置、脑膜膨出低垂等解剖变异的患者，也适用于慢性中耳炎、乳突根治术后、颞骨胆脂瘤、颞骨放射后骨坏死、耳蜗骨化/部分闭锁、内耳畸形、累及耳囊的颞骨骨折、脑脊液耳漏、部分耳蜗植入修正手术，以及耳蜗及蜗神经完整的颅底病变患者。相对于后鼓室切开径路，岩骨次全切除术+耳蜗植入术的视野更清晰，便于处理中耳炎性病变，并可降低脑脊液耳漏/脑膜炎、电极脱出的风险。但岩骨次全切除术+耳蜗植入术较常规耳蜗植入术创伤大，应严格选择手术适应证，术中应严格无菌操作。

如患者术前有残余听力，并且术后将采用声电联合刺激，不宜采用岩骨次全切除术，因为助听器的声学助听需要开放的外耳道。除此之外，如果中耳存在急性炎症，尤其是存在多重耐药的病原菌或结核杆菌，建议分期手术，可一期先行岩骨次全切除术，3～6个月后，确保没有感染再行二期耳蜗植入术。

· 手术视频 ·

"第五章岩骨次全切除术"
手术视频

（M. 桑纳　G. 皮拉斯　汤文龙　何景春）

第六章　迷路径路

迷路径路的界限

前界：外侧为鼓窦入口、面神经乳突段，内侧为内听道。

后界：乙状窦。

上界：颅中窝底脑板。

下界：外侧为二腹肌嵴，内侧为颈静脉球、耳蜗导水管。

迷路径路的手术范围见图6-1。

手术适应证

(1) 术前无实用听力的桥小脑角肿瘤。

(2) 侵犯桥前池的巨大听神经瘤。

(3) 位于颞骨后方并向桥前池侵犯的脑膜瘤。

(4) 侵犯内听道前方的小肿瘤。

手术禁忌证

此径路因不能充分显露桥前池，禁用于巨大的岩斜区脑膜瘤。

解剖步骤

(1) 完壁式乳突根治术，磨除所有乳突气房，开放鼓窦。

(2) 通过二腹肌嵴确认面神经走行，轮廓

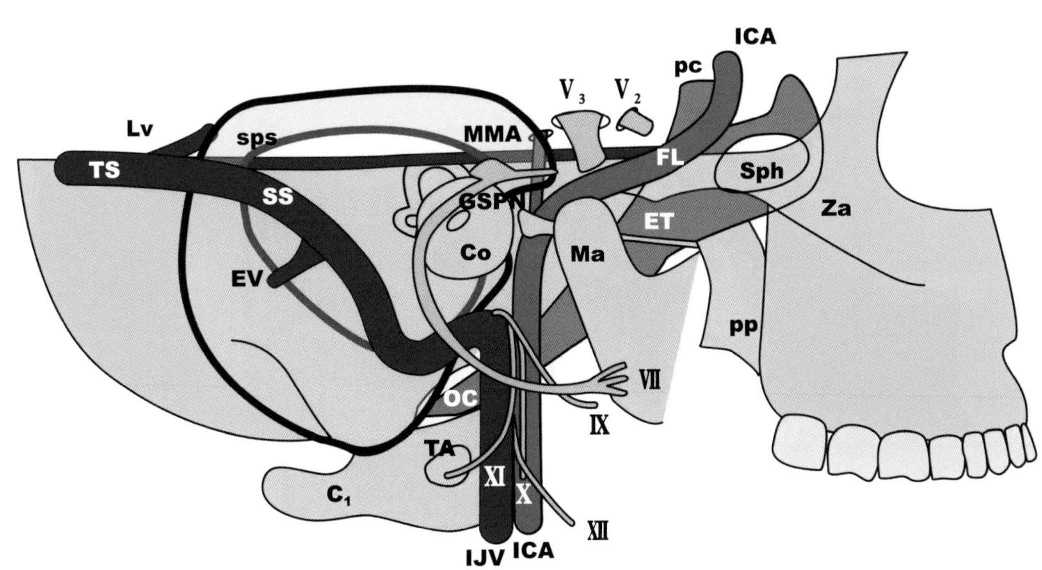

图6-1　迷路径路和扩大迷路径路的手术范围（改自Sanna M, Saleh E, Khrais T, et al., 2008）

FL，破裂孔；C_1，第一颈椎；Co，耳蜗；ET，咽鼓管；EV，导静脉；GSPN，岩浅大神经；ICA，颈内动脉；IJV，颈内静脉；Lv，拉贝静脉；Ma，下颌骨；MMA，脑膜中动脉；OC，枕骨髁突；pc，后床突；pp，翼突；Sph，蝶窦；sps，岩上窦；SS，乙状窦；TA，寰椎横突；TS，横窦；Za，颧弓；V_2，上颌神经；V_3，下颌神经；X，迷走神经；XI，副神经；VII，面神经；IX，舌咽神经；XII，舌下神经

化面神经乳突段，并去除面神经后气房，沿乙状窦轮廓化颈静脉球。

(3) 磨薄颅中窝、乙状窦表面的骨质，向后暴露乙状窦后方硬脑膜1 cm以上，乙状窦表面保留“岛状”骨片，以使乙状窦能上下浮动、充分移位。

(4) 依次切除外、后、上半规管，注意保留上半规管壶腹，上半规管壶腹与窦脑膜角的连线可以定位内听道上界。将内听道口与乙状窦之间的骨质全部去除。

(5) 开放前庭，逐步磨除内听道上壁、后壁及下壁。

(6) 暴露内听道下方与颈静脉球之间的骨质并将其磨除。磨除内听道下壁时，注意辨认耳蜗导水管，舌咽神经紧邻耳蜗导水管的下内侧，需防止损伤。

(7) 在内听道底平面可见水平嵴，水平嵴将前庭上神经和前庭下神经隔开。

(8) 完全显露内听道硬脑膜后，切开颅后窝及内听道硬脑膜，显露前庭上、下神经，向后侧分离前庭上、下神经，可显露前方的面神经和蜗神经。

(9) 水平嵴上方可见连接前庭上神经与上、外半规管壶腹的上壶腹神经，用钩针向内后侧分离上壶腹神经可显露前方的垂直嵴(Bill’s bar)，该嵴将前庭上神经和面神经隔开。

■ 扩大迷路径路

扩大迷路径路尚需进行以下操作：

(1) 充分切除乙状窦后方1 ～ 2 cm骨质，使乙状窦能够被充分下压。

(2) 充分切除颅中窝底硬脑膜。

(3) 常规暴露颈静脉球顶部，然后将其下压。

(4) 去除内听道后壁及上、下壁骨质，270度开放内听道。

■ 解剖图解

迷路径路的解剖（以右耳为例），见图6-2 ～图6-12。

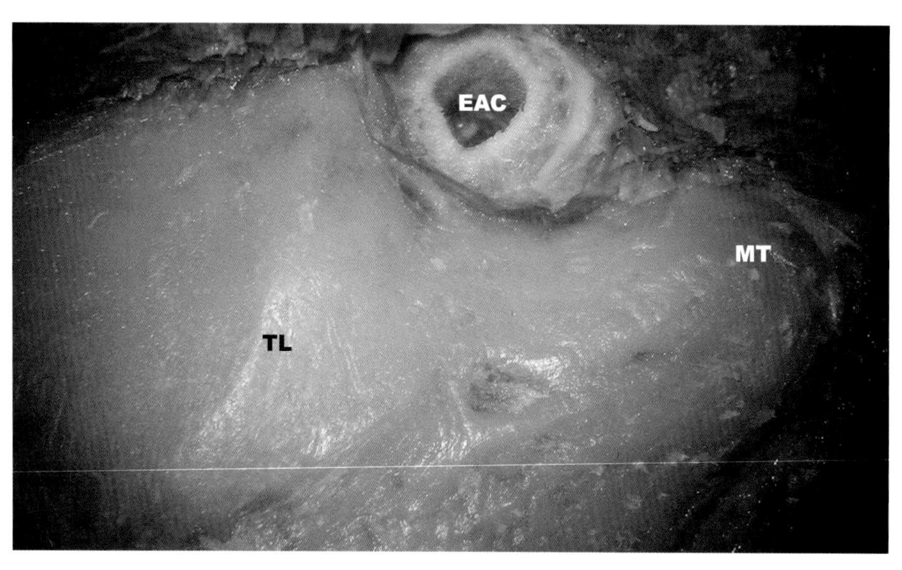

图6-2 去除耳郭及骨质表面软组织，充分显露解剖区域

TL，颞线；
MT，乳突尖；
EAC，外耳道

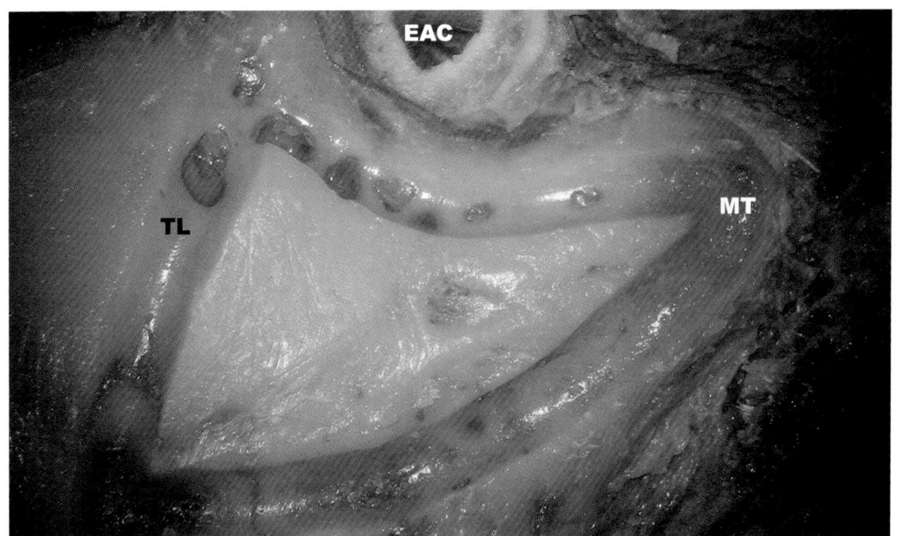

图6-3　乳突表面切口

TL，颞线；
MT，乳突尖；
EAC，外耳道

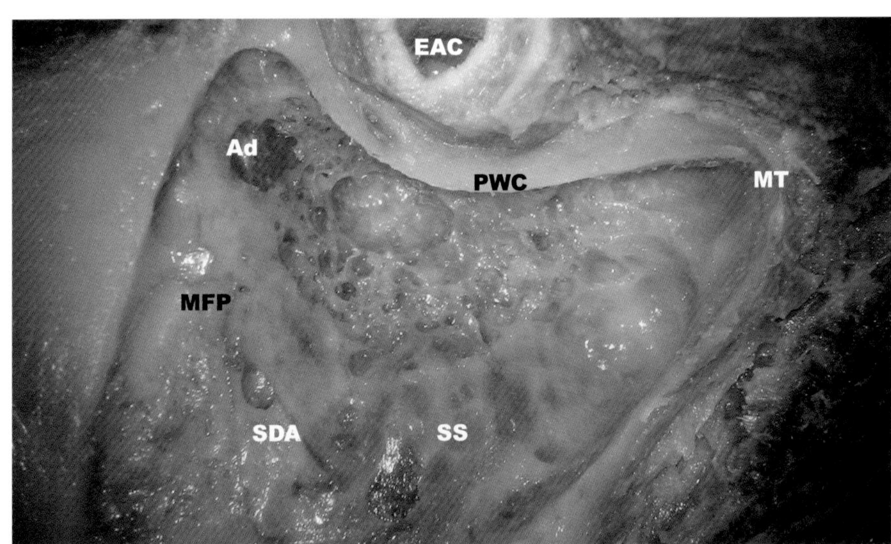

图6-4　乳突轮廓化

MFP，颅中窝脑板；
EAC，外耳道；
PWC，外耳道后壁；
SDA，窦脑膜角；
SS，乙状窦；
Ad，鼓窦入口

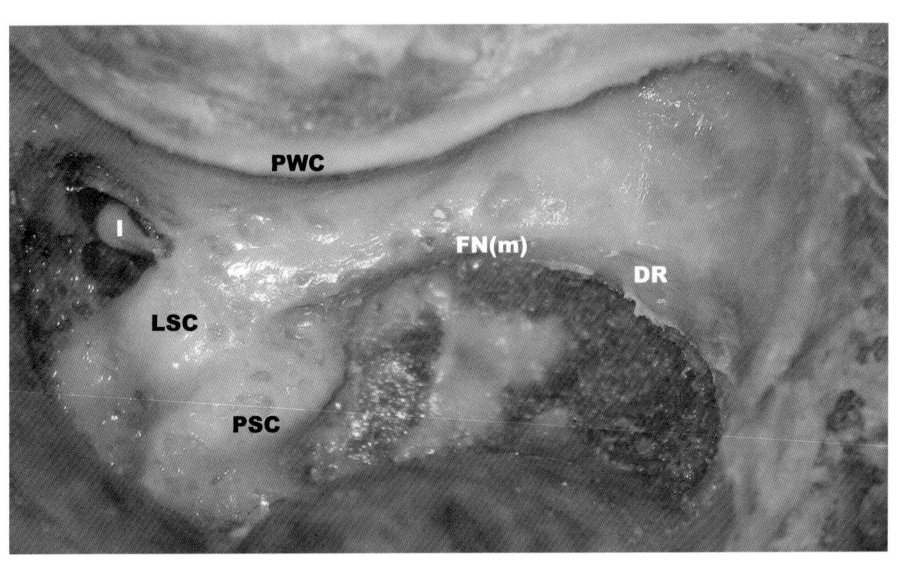

图6-5　先轮廓化二腹肌嵴，然后定位面神经乳突段

I，砧骨；
PWC，外耳道后壁；
LSC，外半规管；
PSC，后半规管；
DR，二腹肌嵴；
FN(m)，面神经乳突段

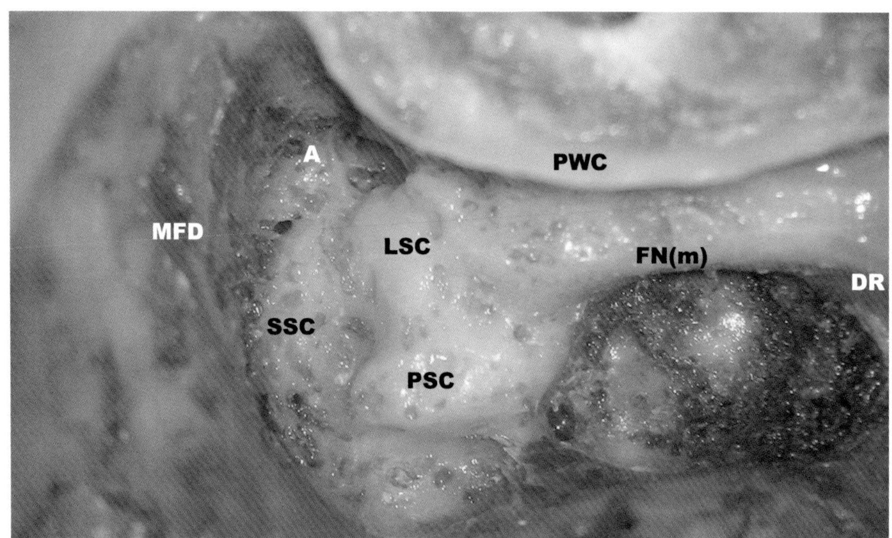

图6-6 进一步显露颅后窝硬脑膜，可见内淋巴囊

MFD，颅中窝硬脑膜；
A，鼓窦；
LSC，外半规管；
PSC，后半规管；
PWC，外耳道后壁；
FN(m)，面神经乳突段；
DR，二腹肌嵴；
SSC，上半规管

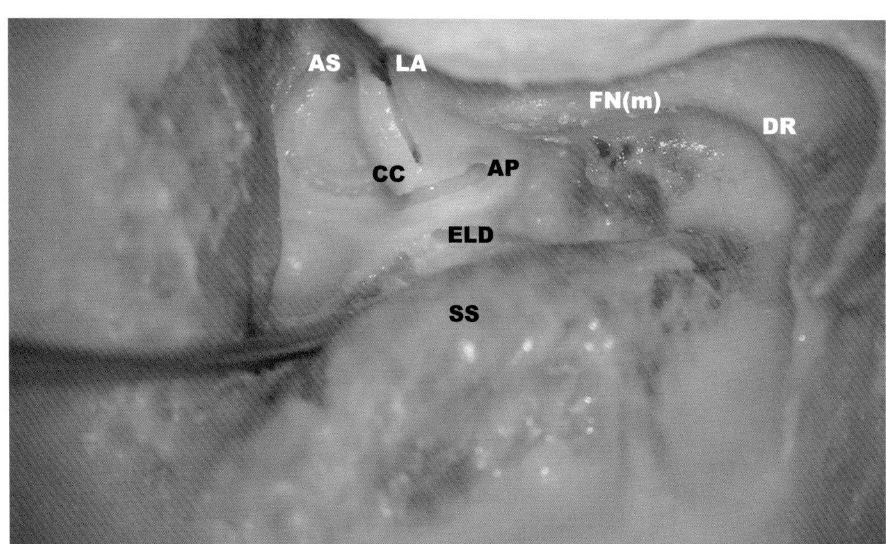

图6-7 磨开三个半规管

AS，上半规管壶腹端；
LA，外半规管壶腹端；
CC，总脚；
AP，后半规管壶腹端；
ELD，内淋巴管；
SS，乙状窦；
FN(m)，面神经乳突段；
DR，二腹肌嵴

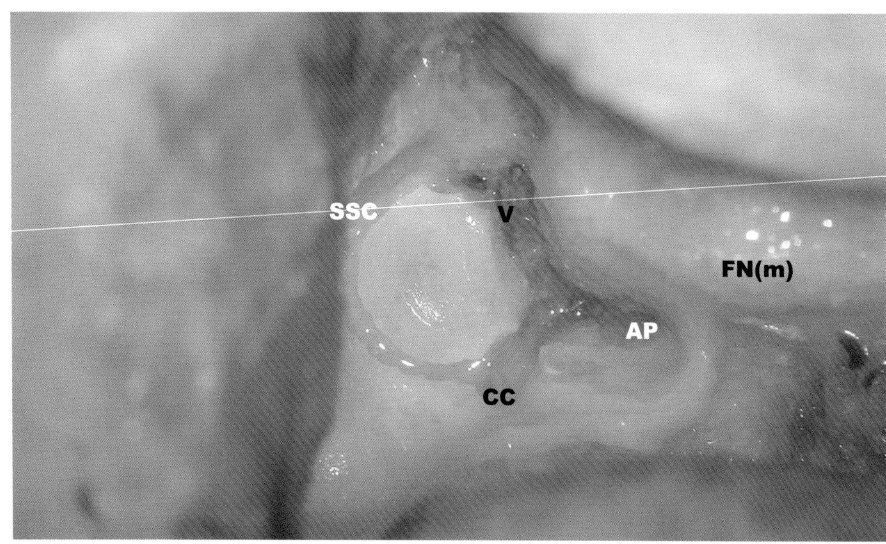

图6-8 进一步磨除骨迷路，开放前庭

SSC，上半规管；
CC，总脚；
AP，后半规管壶腹端；
V，前庭；
FN(m)，面神经乳突段

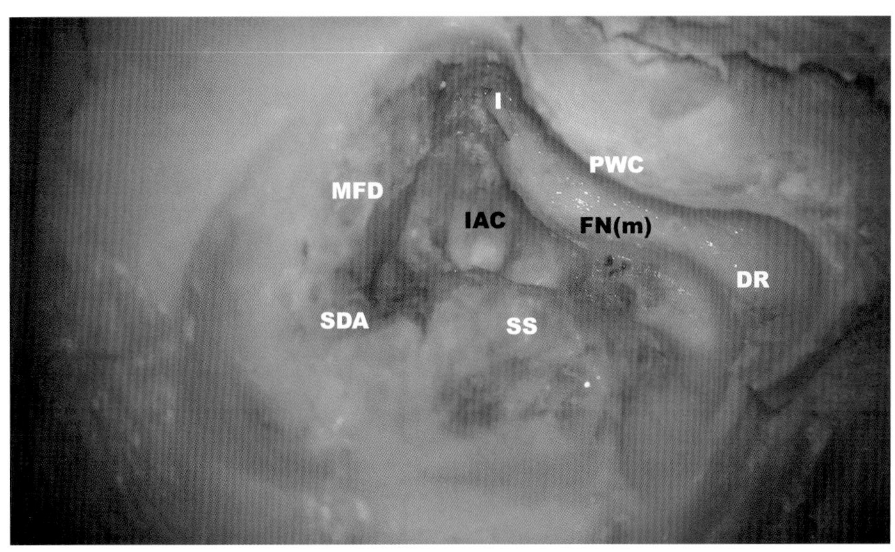

图6-9　270度显露内听道硬脑膜

I，砧骨；
MFD，颅中窝硬脑膜；
SDA，窦脑膜角；
IAC，内听道；
SS，乙状窦；
FN (m)，面神经乳突段；
DR，二腹肌嵴；
PWC，外耳道后壁

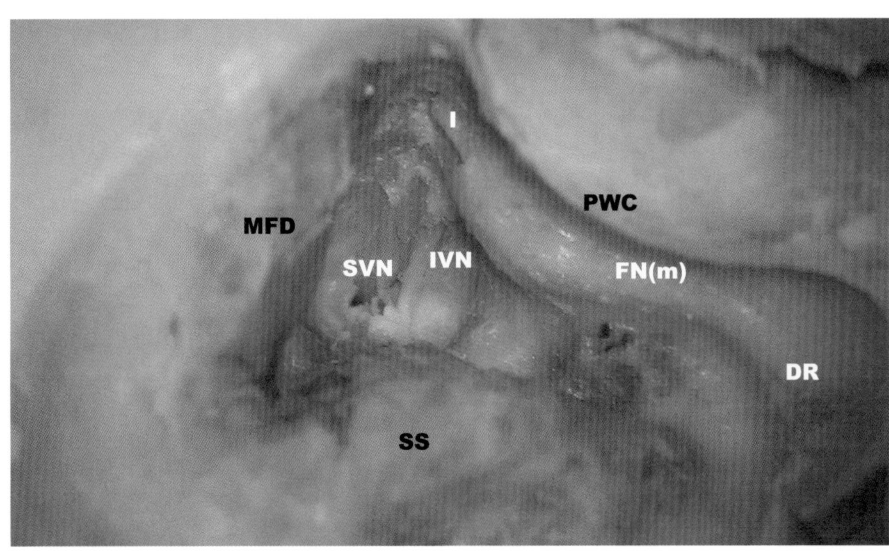

图6-10　打开内听道硬脑膜，显露前庭上、下神经

I，砧骨；
SVN，前庭上神经；
IVN，前庭下神经；
FN (m)，面神经乳突段；
SS，乙状窦；
MFD，颅中窝硬脑膜；
PWC，外耳道后壁；
DR，二腹肌嵴

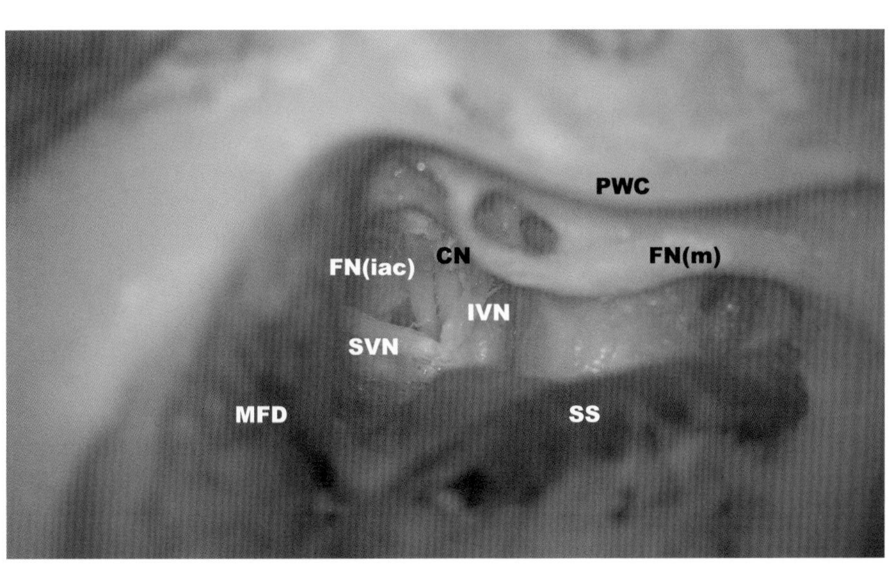

图6-11　向内后侧分离前庭上、下神经，可显露前方的面神经和蜗神经

FN(iac)，面神经内听道段；
CN，蜗神经；
SVN，前庭上神经；
IVN，前庭下神经；
MFD，颅中窝硬脑膜；
SS，乙状窦；
FN (m)，面神经乳突段；
PWC，外耳道后壁

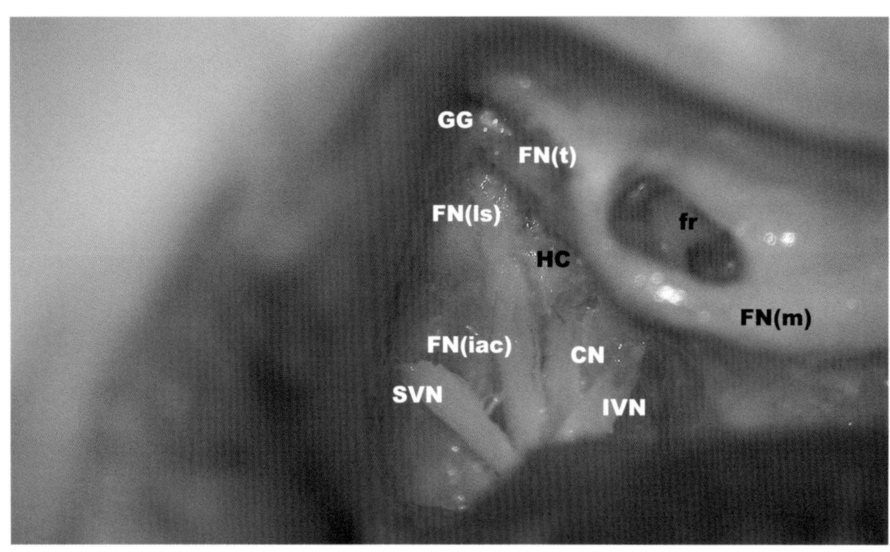

图6-12 显露面神经迷路段及水平段

GG，膝状神经节；
FN(ls)，面神经迷路段；
FN(t)，面神经鼓室段；
FN(m)，面神经乳突段；
HC，水平嵴；
FN(iac)，面神经内听道段；
CN，蜗神经；
SVN，前庭上神经；
IVN，前庭下神经；
fr，面神经隐窝

■ 病例1：经迷路径路听神经瘤切除术

·病例摘要·

患者，女，68岁。右耳渐进性听力下降伴颞枕部闷胀感3年。

·听力学检查·

右耳气导PTA 58 dB HL，言语识别率70%。左耳气导PTA 45 dB HL。气导短声听性脑干反应（click ABR）90 dB nHL：右耳Ⅰ波未见明显分化，Ⅲ、Ⅴ波潜伏期明显延长。双耳各频率畸变产物耳声发射（DPOAE）均未通过。

·前庭功能检查·

颈肌肌源性诱发电位（cVEMP）双侧引出，双侧波幅不对称比为36%，右侧波幅减弱。眼肌肌源性诱发电位（oVEMP）双侧引出，双侧波幅不对称比为21%。变温试验右侧反应减弱。甩头试验：右侧水平半规管功能测试存在扫视。

·影像学检查·

术前颞骨CBCT示右侧内听道明显扩大，见图6-13。术前内听道MRI平扫和增强示右

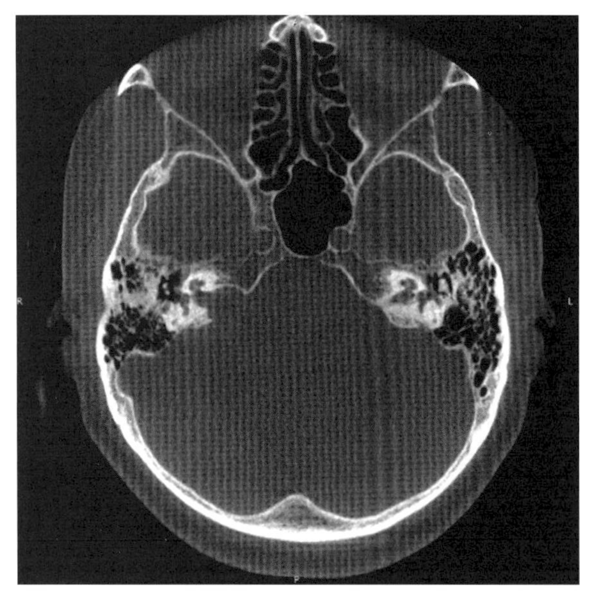
A. 水平位

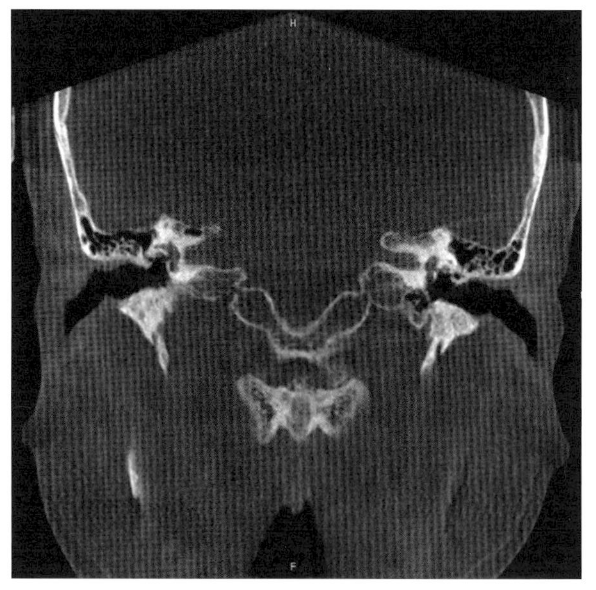
B. 冠状位

图6-13 术前颞骨CBCT示右侧内听道明显扩大

侧内听道扩大，见梭形T_1WI等信号、T_2WI等高信号混杂结节，大小1.6 × 2.5 cm，边界清楚，增强后明显强化，见图6-14。

· 诊断 ·

①右侧听神经瘤；②右侧中重度感音神经性耳聋；③右侧前庭功能减退。

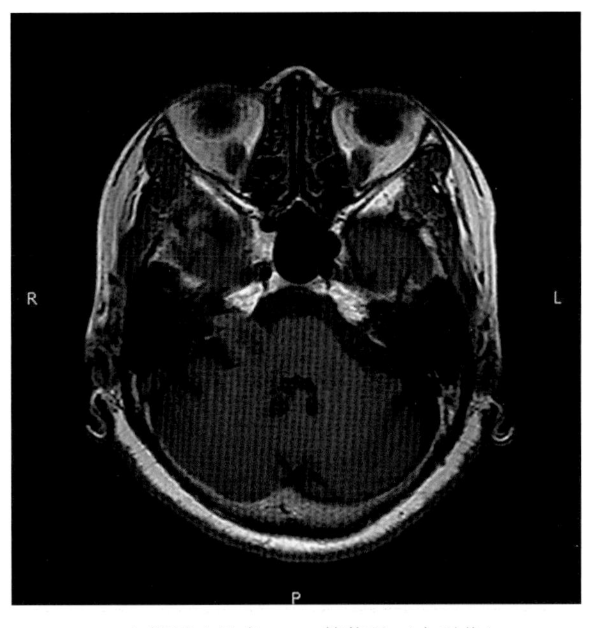

A. 右侧桥小脑角T_1WI等信号（水平位）

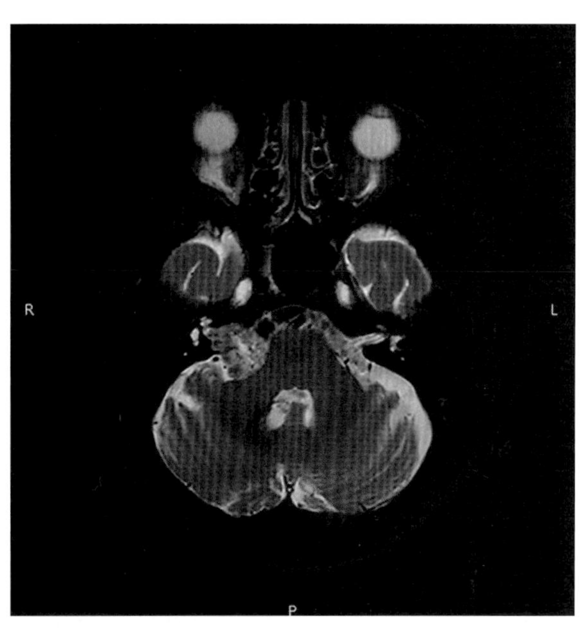

B. T_2WI等高信号混杂（水平位）

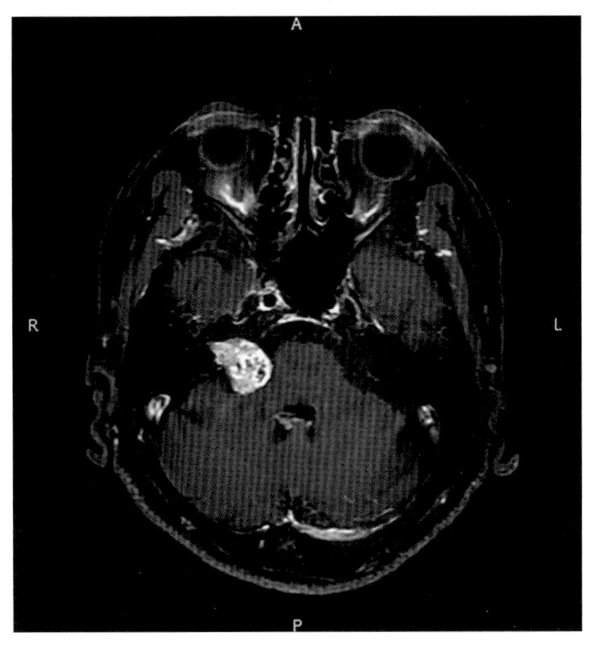

C. 明显强化、边界清楚（水平位）

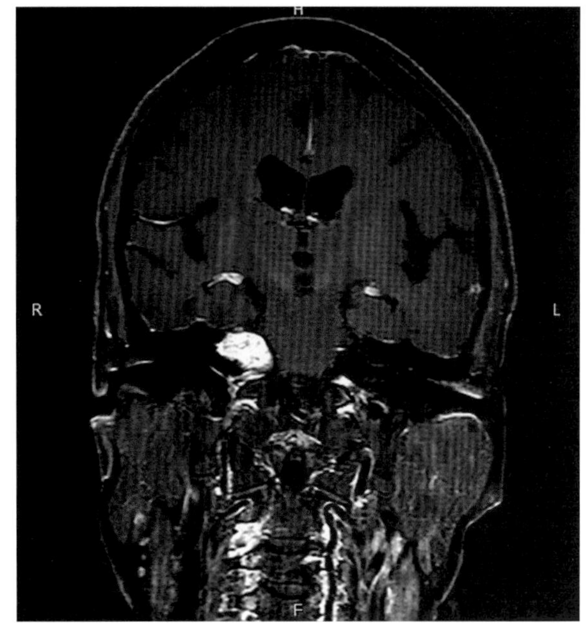

D. 冠状位

图6-14　术前内听道MRI平扫和增强示右侧内听道扩大

· 手术图解 ·

右侧迷路径路听神经瘤切除术图解，见图6-15 ～图6-27。

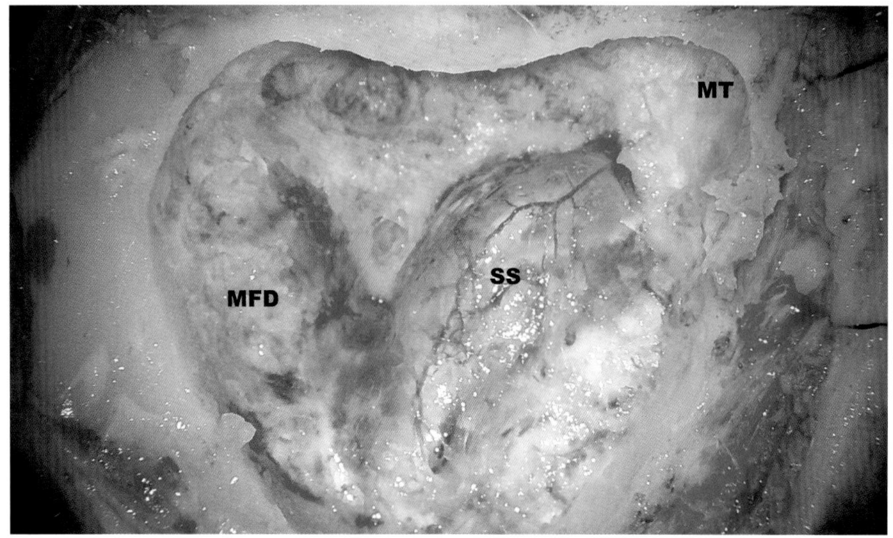

图6-15 乳突轮廓化后，去除乙状窦、颅中窝硬脑膜表面、窦脑膜角骨质

MFD，颅中窝硬脑膜；
SS，乙状窦；
MT，乳突尖

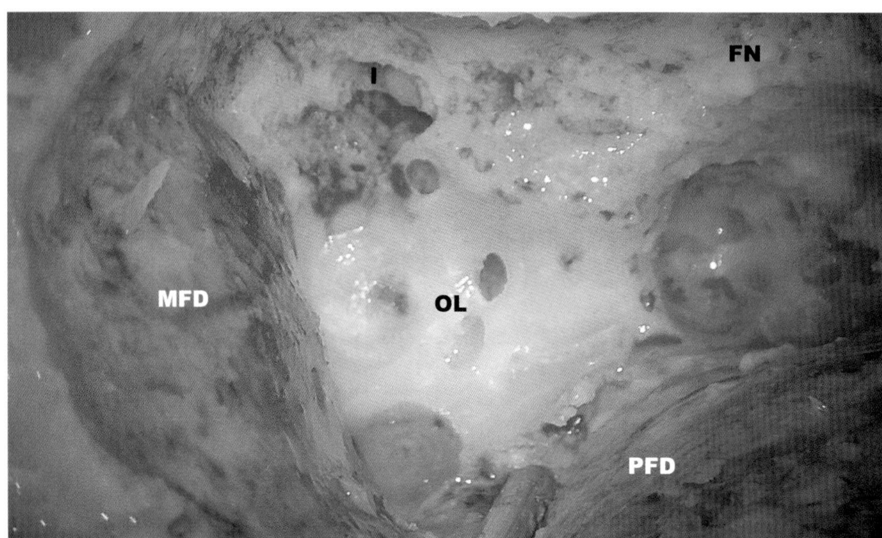

图6-16 定位面神经乳突段骨管后磨除骨迷路

FN，面神经；
I，砧骨；
MFD，颅中窝硬脑膜；
OL，骨迷路；
PFD，颅后窝硬脑膜

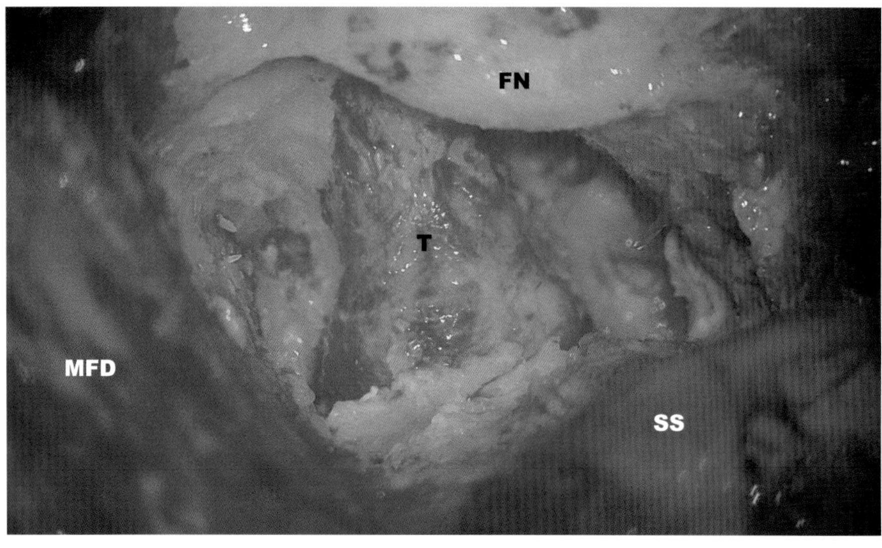

图6-17 270°显露内听道硬脑膜

FN，面神经；
MFD，颅中窝硬脑膜；
SS，乙状窦；
T，肿瘤

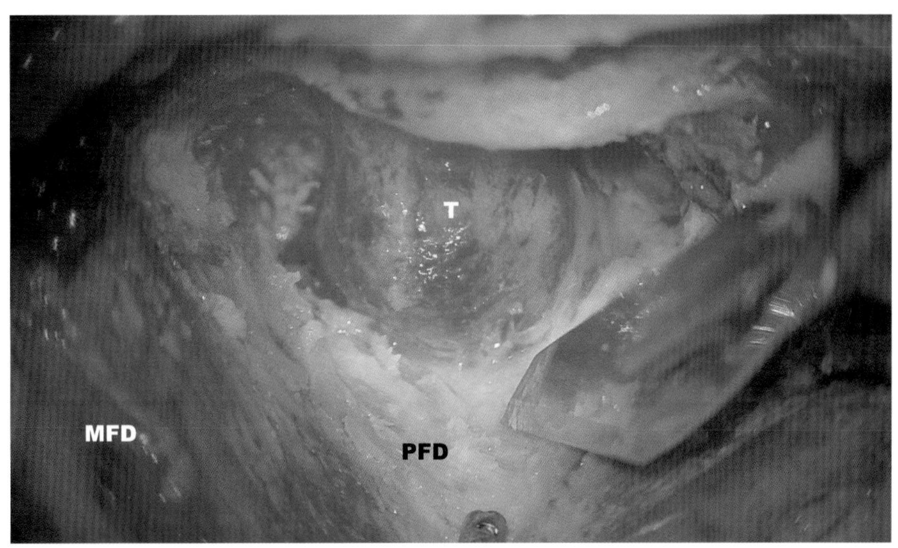

图6-18　使用尖刀及显微剪，切开颅后窝硬脑膜

MFD，颅中窝硬脑膜；
PFD，颅后窝硬脑膜；
T，肿瘤

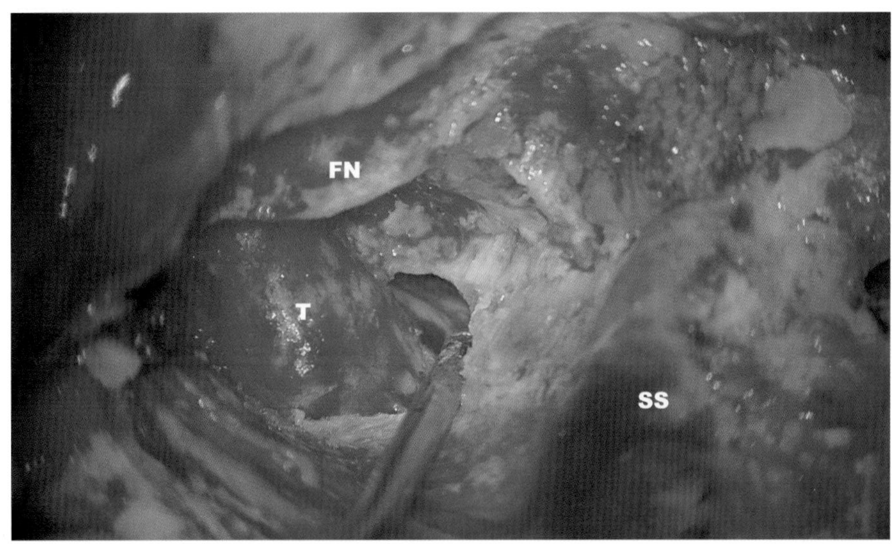

图6-19　剥离瘤体表面蛛网膜，充分游离瘤体

FN，面神经；
SS，乙状窦；
T，肿瘤

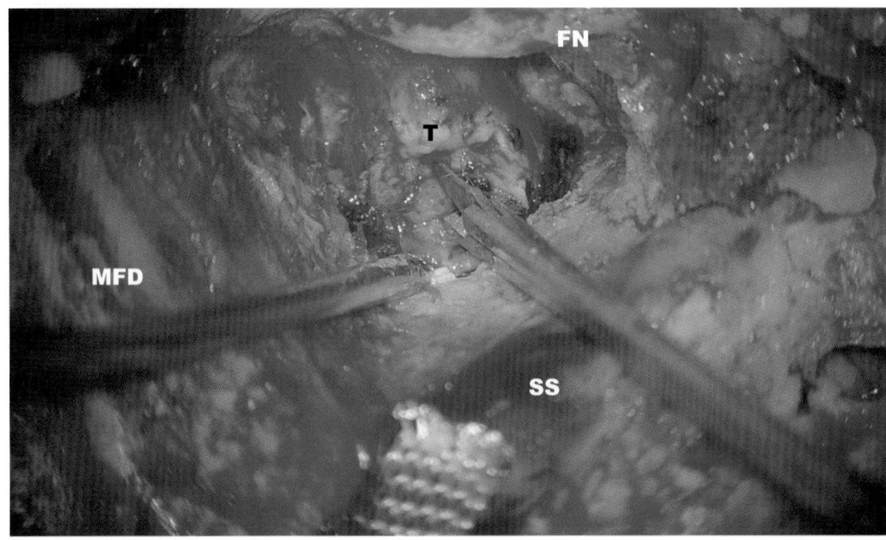

图6-20　先用显微剪进行肿瘤囊内切除，缩小瘤体体积

FN，面神经；
MFD，颅中窝硬脑膜；
SS，乙状窦；
T，肿瘤

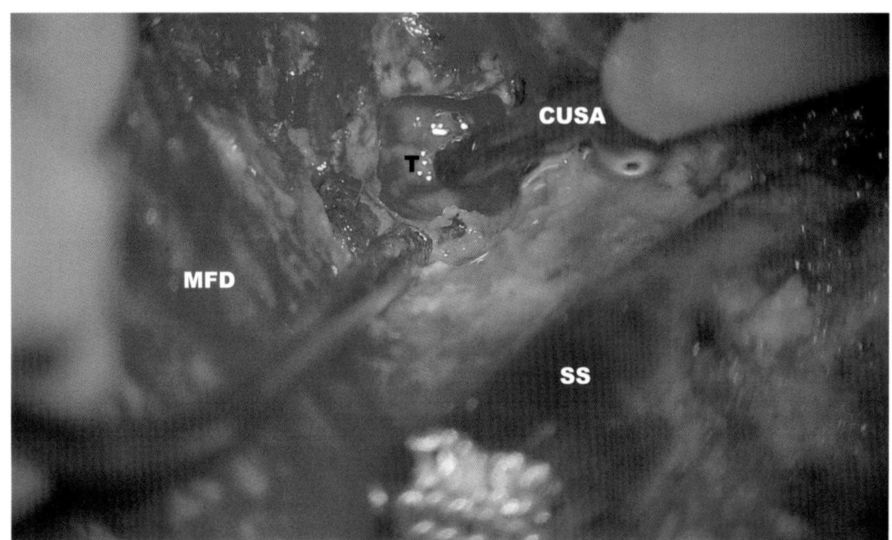

图6-21 使用超声吸引装置行囊内切除

CUSA，超声吸引装置；
MFD，颅中窝硬脑膜；
SS，乙状窦；
T，肿瘤

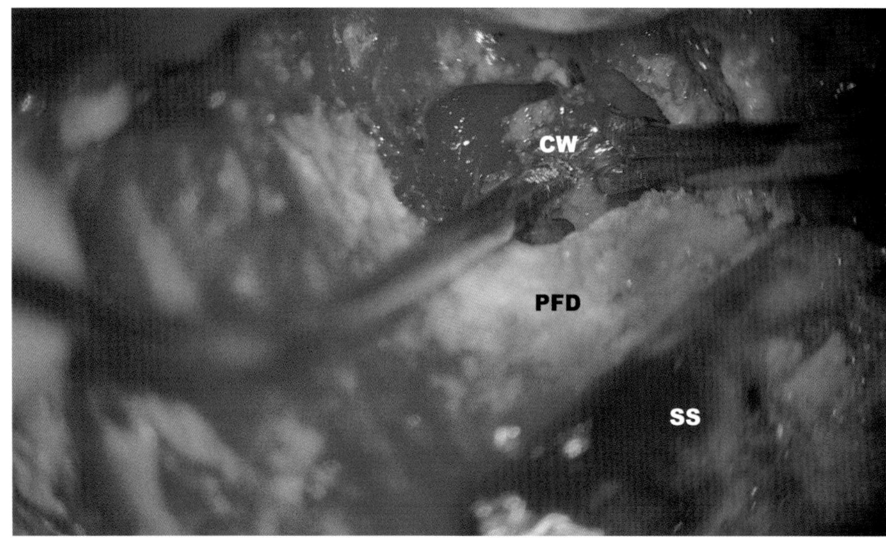

图6-22 瘤体囊内切除减容后，从小脑表面分离并使用显微剪切除囊壁

CW，肿瘤囊壁；
PFD，颅后窝硬脑膜；
SS，乙状窦

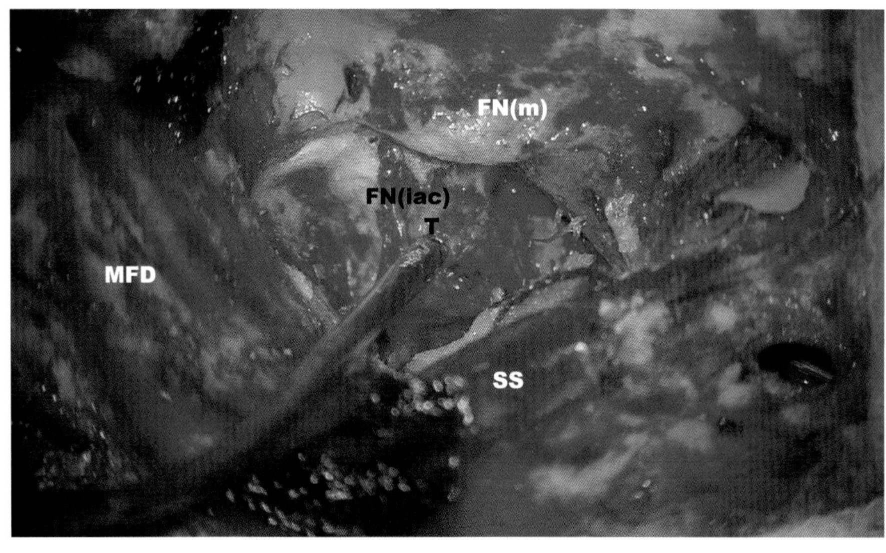

图6-23 定位内听道面神经

部分切除桥小脑角的肿瘤后，定位并游离内听道底的面神经，同时分块切除内听道内的肿瘤，本例肿瘤来源于前庭下神经

FN(m)，面神经乳突段；
FN(iac)，面神经内听道段；
MFD，颅中窝硬脑膜；
SS，乙状窦；
T，肿瘤

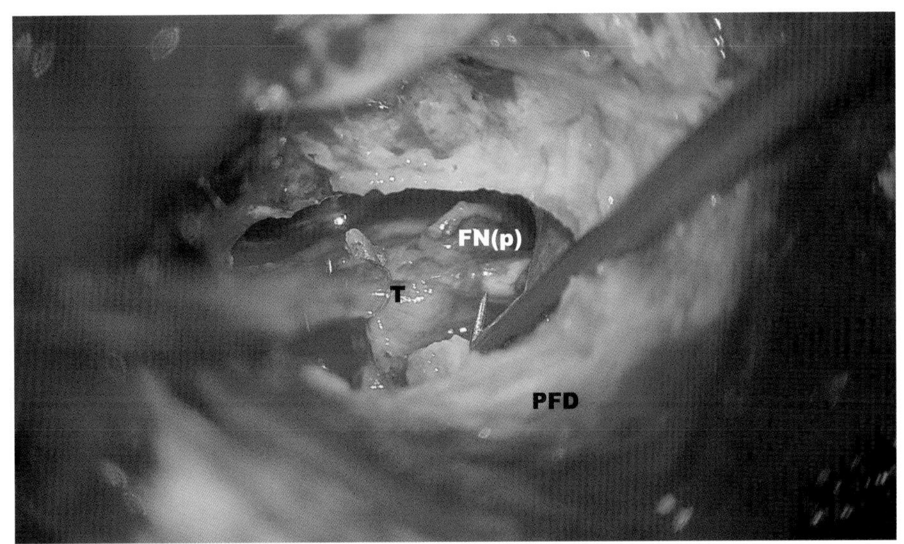

图6-24　游离面神经

肿瘤与脑干表面、面神经粘连，切除内听道内肿瘤后，在桥小脑角区将肿瘤与面神经、脑干分离

FN(p)，面神经近端；
PFD，颅后窝硬脑膜；
T，肿瘤

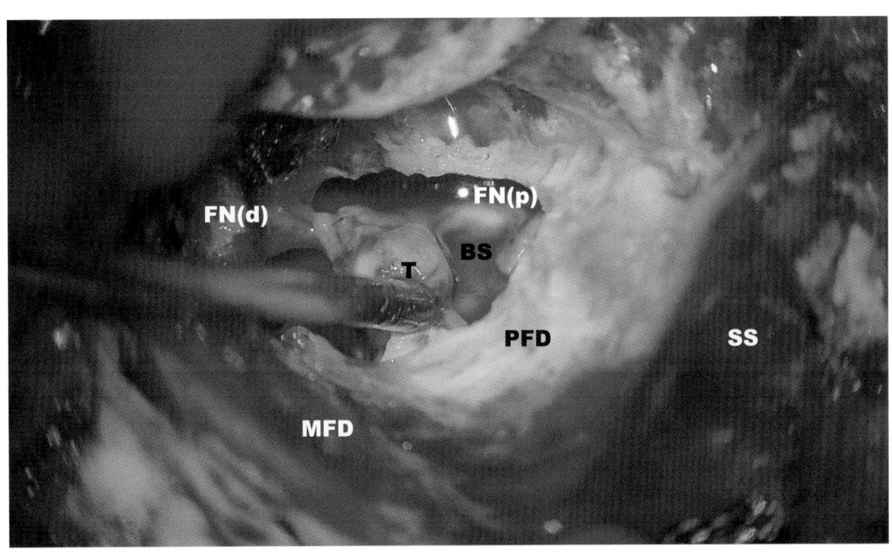

图6-25　脑干表面的肿瘤

FN(d)，面神经远端；
FN(p)，面神经近端；
BS，脑干；
MFD，颅中窝硬脑膜；
PFD，颅后窝硬脑膜；
SS，乙状窦；
T，肿瘤

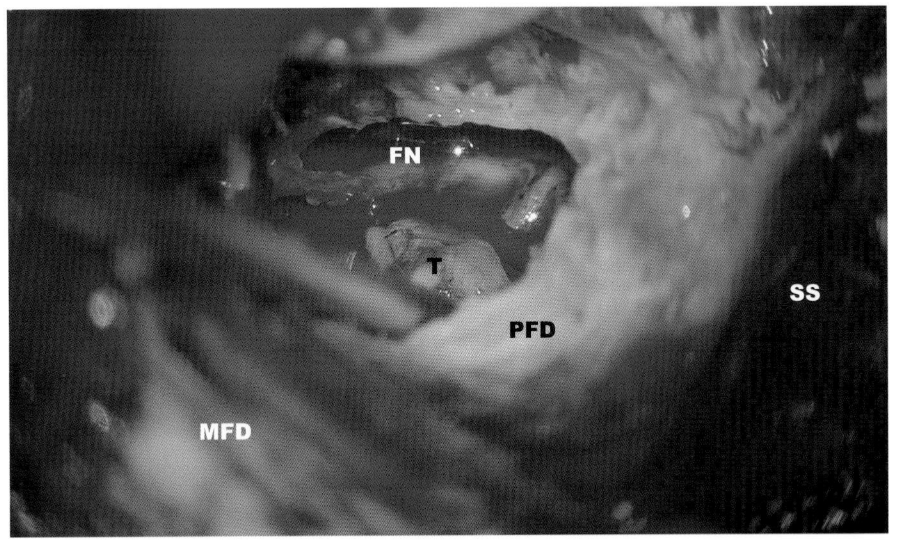

图6-26　完全游离面神经，听神经瘤与脑干粘连紧密

FN，面神经；
MFD，颅中窝硬脑膜；
PFD，颅后窝硬脑膜；
SS，乙状窦；
T，肿瘤

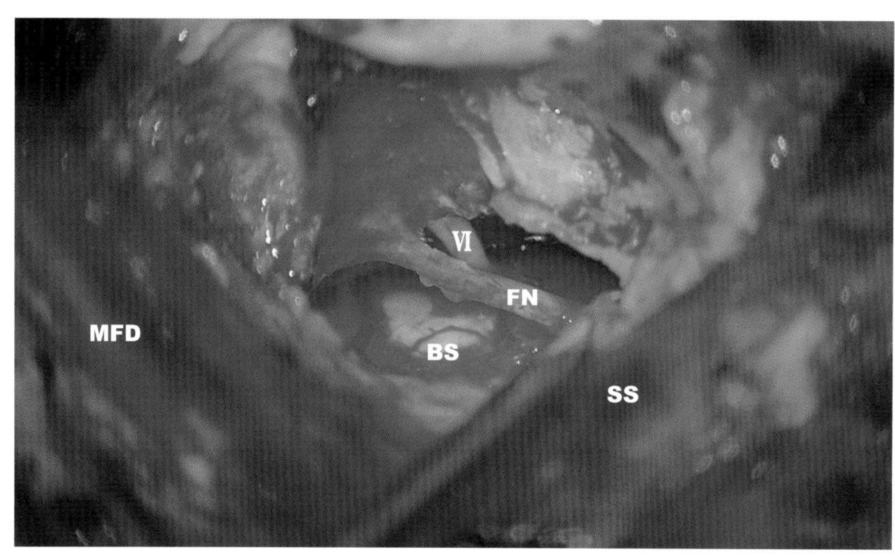

图6-27 完全切除肿瘤，面神经保留完整，功能良好

Ⅵ，展神经；
FN，面神经；
MFD，颅中窝硬脑膜；
SS，乙状窦；
BS，脑干

· 文献回顾及讨论 ·

听神经瘤为良性肿瘤，占颅内肿瘤的7%～12%，占桥小脑角肿瘤的80%～95%。起源于前庭神经鞘膜，多源于第Ⅷ脑神经内听道段，亦可发自内听道口神经鞘膜起始处或内听道底。多来自前庭上神经，其次为前庭下神经。一般为单侧，两侧同时发生者较少。肿瘤增长较缓慢。

听神经瘤早期可表现为患侧耳鸣及听力减退，随着肿瘤的长大，可出现眩晕症状。压迫面神经、三叉神经、脑干及后组颅神经时，可出现面瘫、面部麻木、面肌抽搐、小脑共济失调等神经症状。如瘤体过大，造成脑脊液循环障碍则出现头痛、视力减退、视乳头水肿等颅内高压症状。根据患者的症状、体征及听力学检查结果、内听道CT和MRI影像学表现，听神经瘤临床诊断并不困难。

听神经瘤患者首选手术治疗。本例患者由于瘤体主要位于内听道及桥小脑角，瘤体已达到内听道底，最大直径>2 cm，且患者最高言语识别率仅为70%，因此选择迷路径路肿瘤切除术。本例肿瘤与脑干表面、面神经粘连严重，遂先部分切除桥小脑角肿瘤，然后沿内听道内面神经分离、分块切除肿瘤，最后在脑干表面将面神经近端、远端会合，切除脑干表面粘连的瘤体，确保肿瘤完全切除和面神经功能良好。

· 手术视频 ·

“第六章迷路径路”
病例1手术视频

病例2：经扩大迷路径路听神经瘤切除术

· 病例摘要 ·

患者，男，58岁。左耳鸣伴听力下降4年。患者4年前突发左耳听力下降伴耳鸣，无眩晕。

· 专科查体 ·

双侧外耳道畅，鼓膜完整。

· 影像学检查 ·

术前颞骨CBCT示左侧内听道扩大，约8 mm，见图6-28。术前内听道MRI示左侧桥小脑角大片T_1WI等低混杂信号，大小约2.8 cm×3.6 cm，向左侧内听道延伸，脑干及左侧小脑半球受压改变，T_2WI呈不均匀稍高信号伴片状更高信号，增强后实性部分明显强化，囊性部分未见明显强化，患侧听神经增粗伴异常强化，见图6-29。术后颞骨CBCT及内听道MRI示左侧颞骨及乳突小房骨质缺失，术腔脂肪填塞，见图6-30、图6-31。

· 听力学检查 ·

PTA 62 dB HL，言语识别率50%。

· 诊断 ·

左侧听神经瘤（C期）。

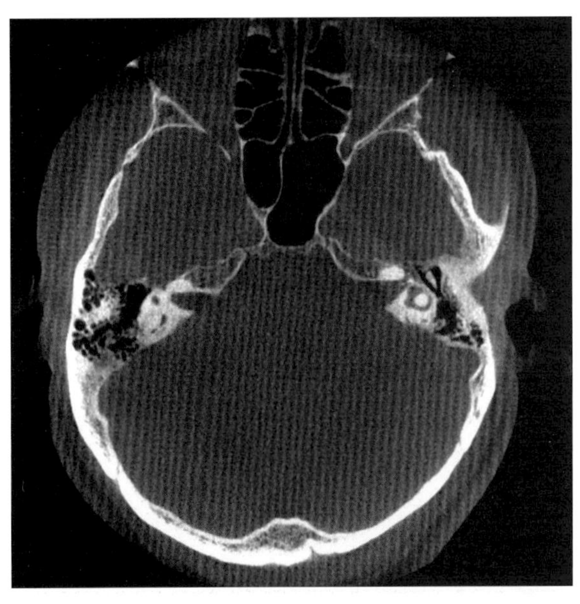

A. 水平位

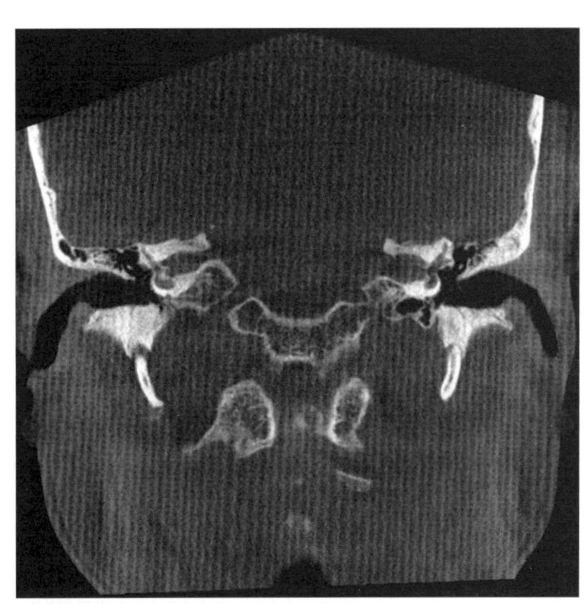

B. 冠状位

图6-28　术前颞骨CBCT示左侧内听道扩大

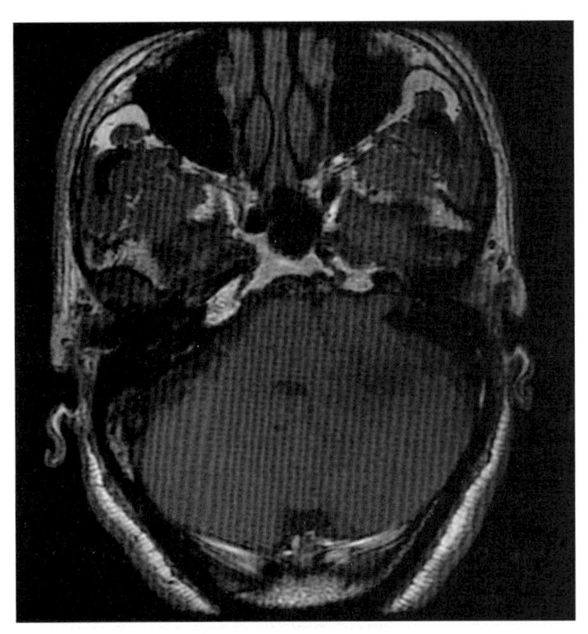

A. T_1WI等低混杂信号

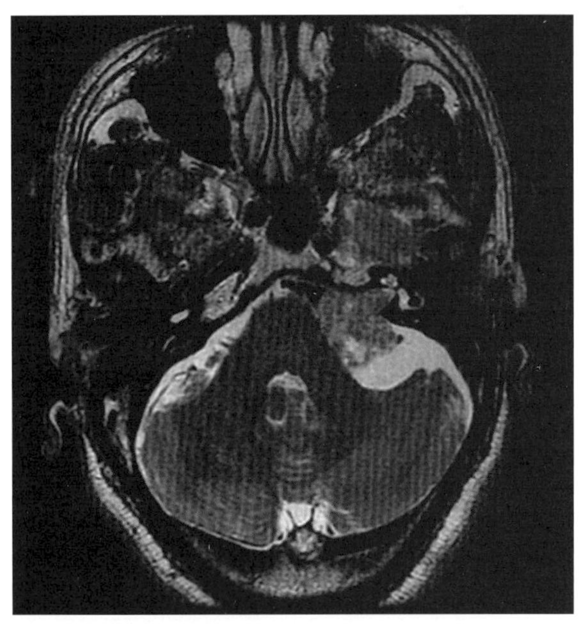

B. T_2WI呈不均匀稍高信号伴片状更高信号

图6-29　术前内听道MRI示左内听道及桥小脑角肿瘤

肿瘤囊性变，向内听道延伸，压迫脑干和小脑

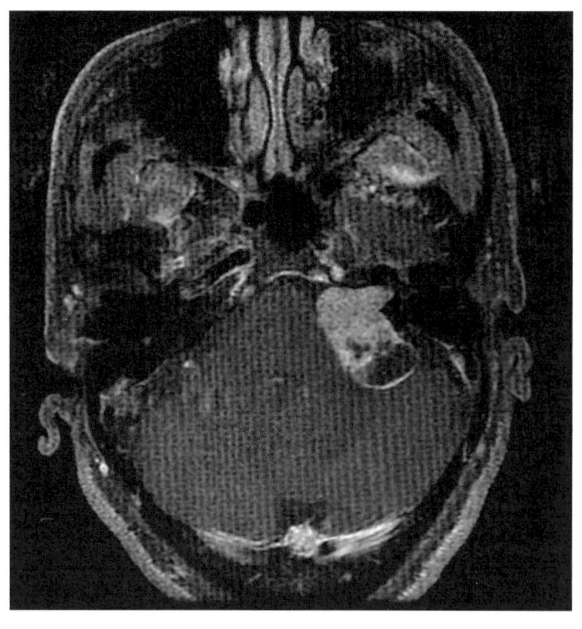

C. 增强后实性部分明显强化，囊性部分未见明显强化

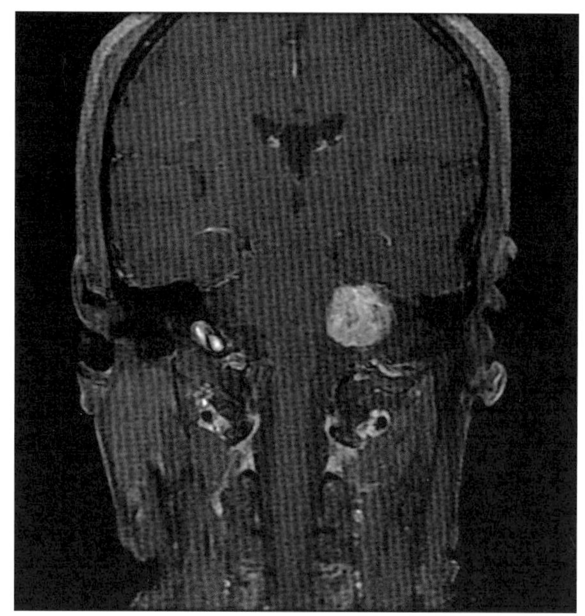

D. 冠状位

图6-29　术前内听道MRI示左内听道及桥小脑角肿瘤（续）

肿瘤囊性变，向内听道延伸，压迫脑干和小脑

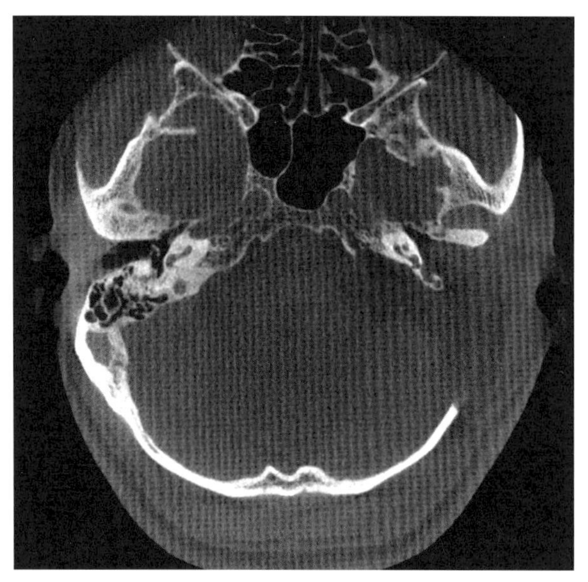

A. 水平位

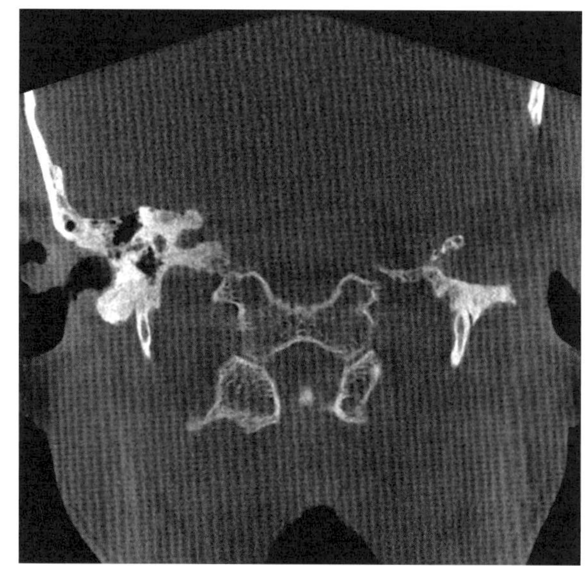

B. 冠状位

图6-30　术后颞骨CBCT示左侧改变

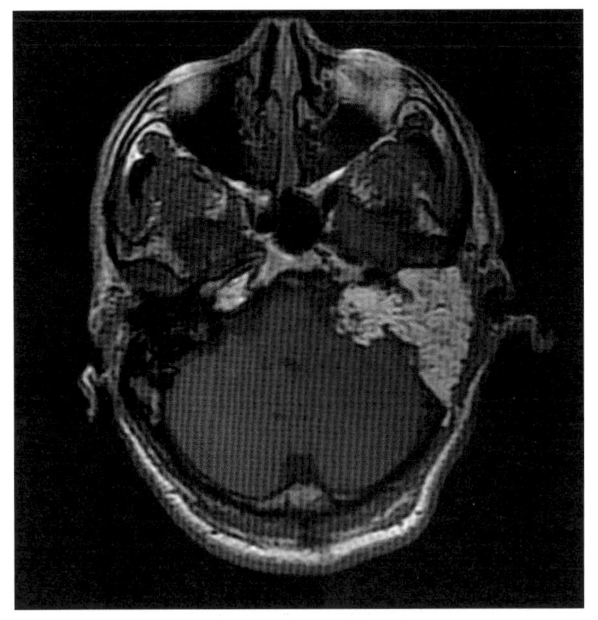

A. T_1WI、T_2WI高信号

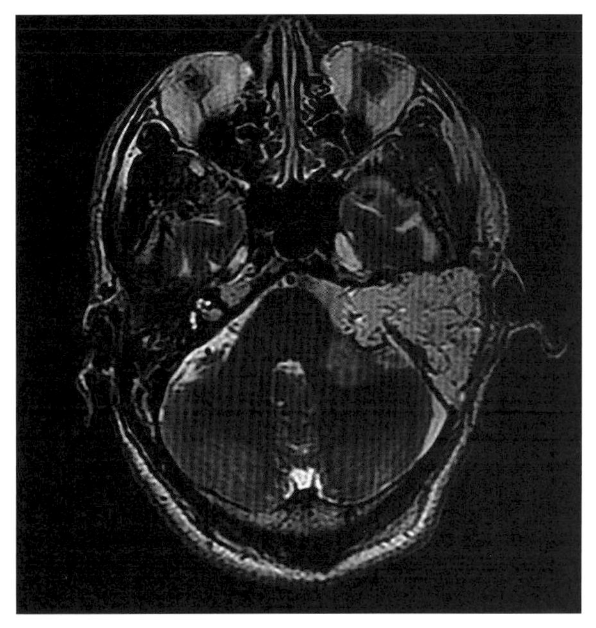

B. T_1WI、T_2WI高信号

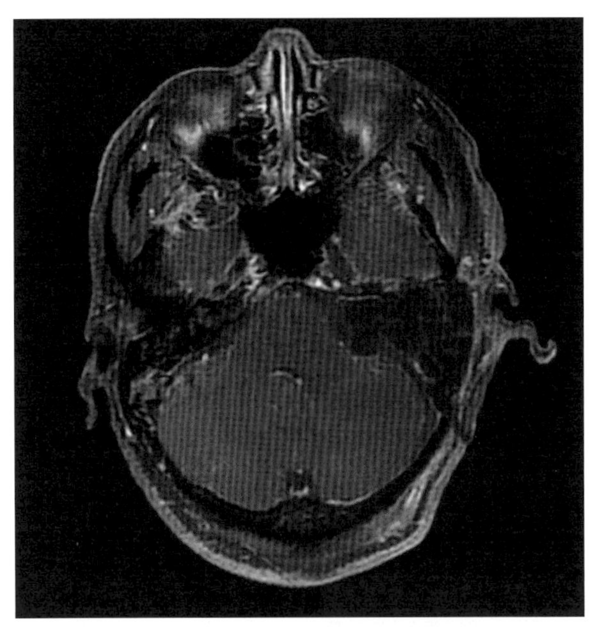

C. 无强化

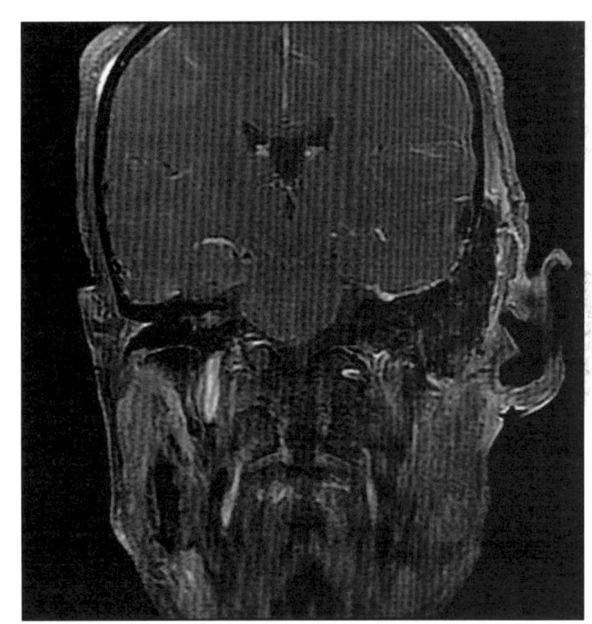

D. 肿瘤已被切除（冠状位）

图6-31　术后内听道MRI示左侧颞骨及乳突小房骨质缺失，见充填的脂肪影

· 手术图解 ·

左侧扩大迷路径路听神经瘤切除术图解，见图6-32 ～图6-43。

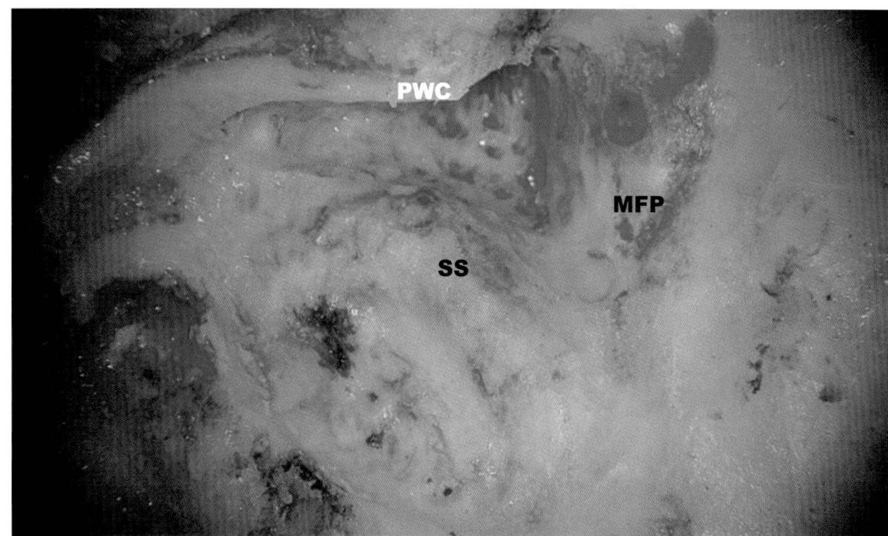

图6-32 乳突切除，轮廓化乙状窦及颅中窝脑板

PWC，外耳道后壁；
MFP，颅中窝脑板；
SS，乙状窦

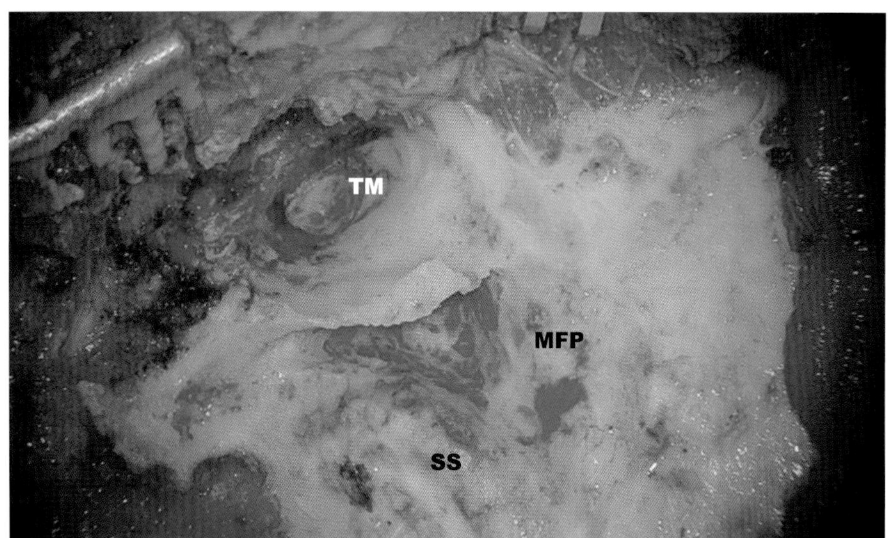

图6-33 横断外耳道，外耳道外翻缝合封闭。去除外耳道皮肤，可见鼓膜

TM，鼓膜；
MFP，颅中窝脑板；
SS，乙状窦

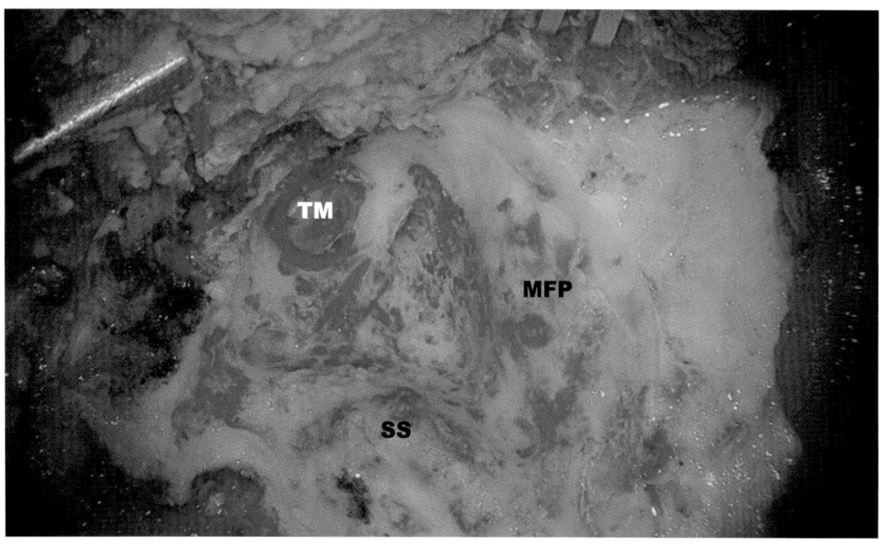

图6-34 磨除外耳道后壁

TM，鼓膜；
MFP，颅中窝脑板；
SS，乙状窦

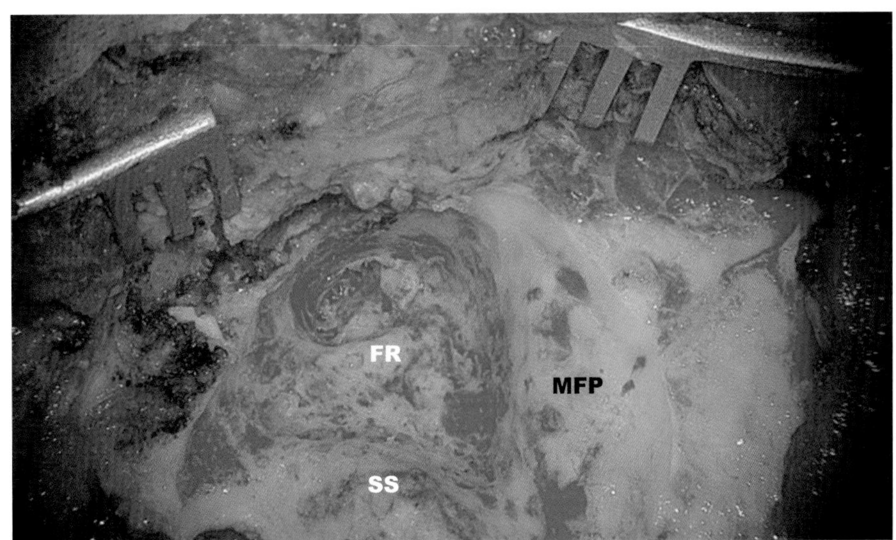

图6-35 去除鼓膜及听小骨

MFP，颅中窝脑板；
FR，面神经嵴；
SS，乙状窦

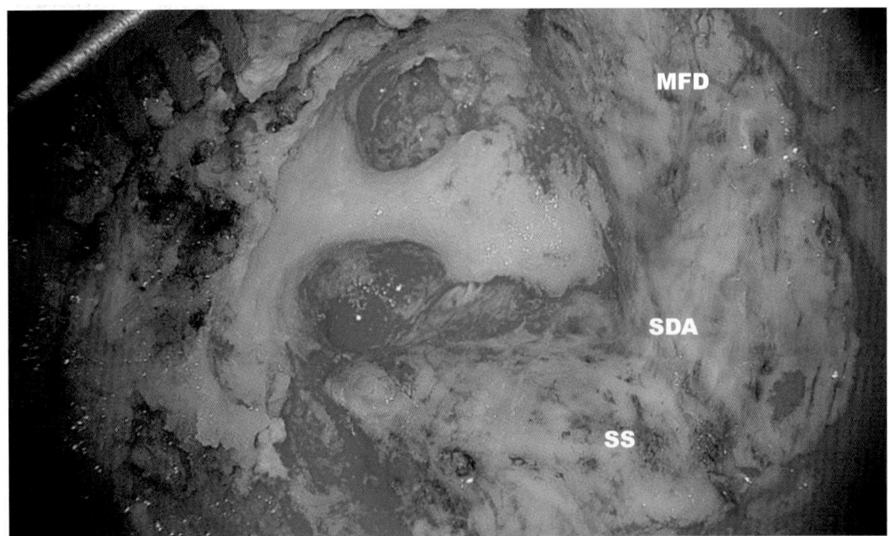

图6-36 磨薄并去除乙状窦、颅中窝硬脑膜表面及窦脑膜角的骨质

MFD，颅中窝硬脑膜；
SDA，窦脑膜角；
SS，乙状窦

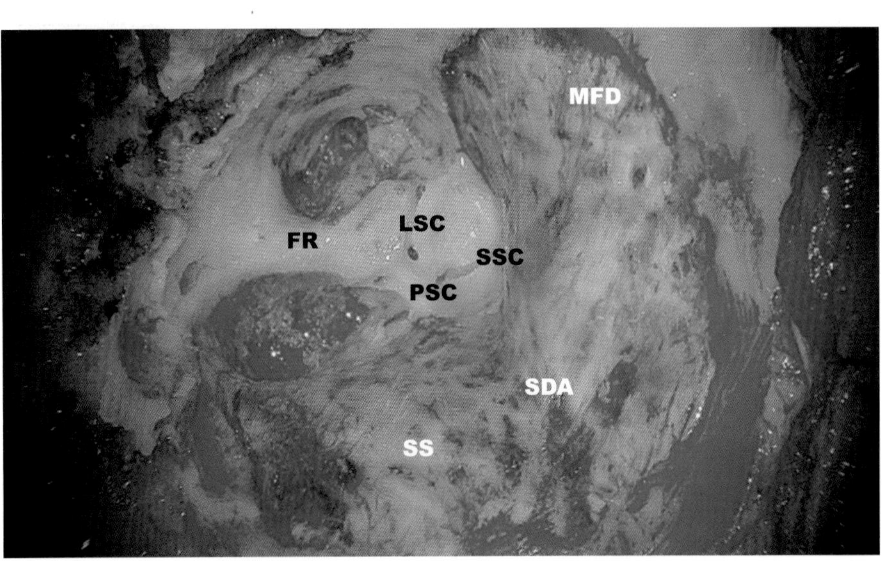

图6-37 切除外半规管、上半规管、后半规管

FR，面神经嵴；
LSC，外半规管；
MFD，颅中窝硬脑膜；
SSC，上半规管；
PSC，后半规管；
SDA，窦脑膜角；
SS，乙状窦

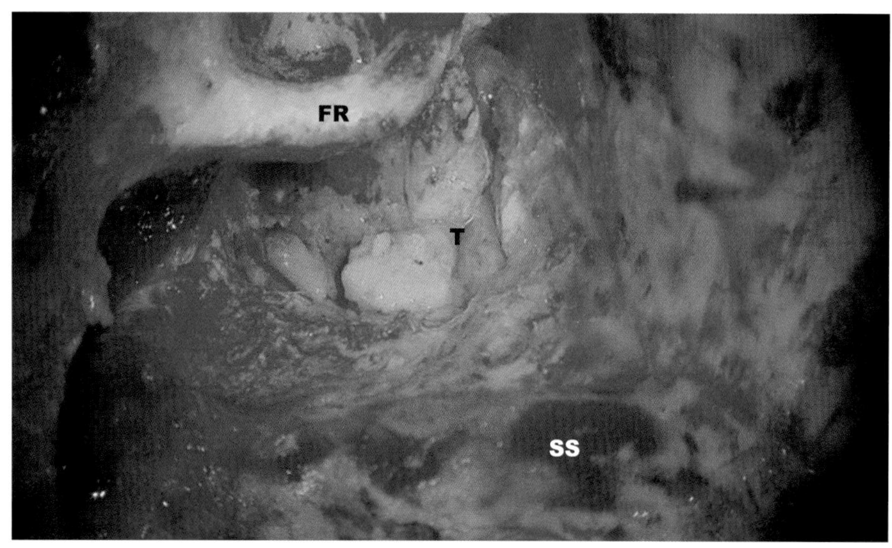

图6-38 磨除前庭及内听道周围骨质，显露内听道内肿瘤

FR，面神经嵴；
T，肿瘤；
SS，乙状窦

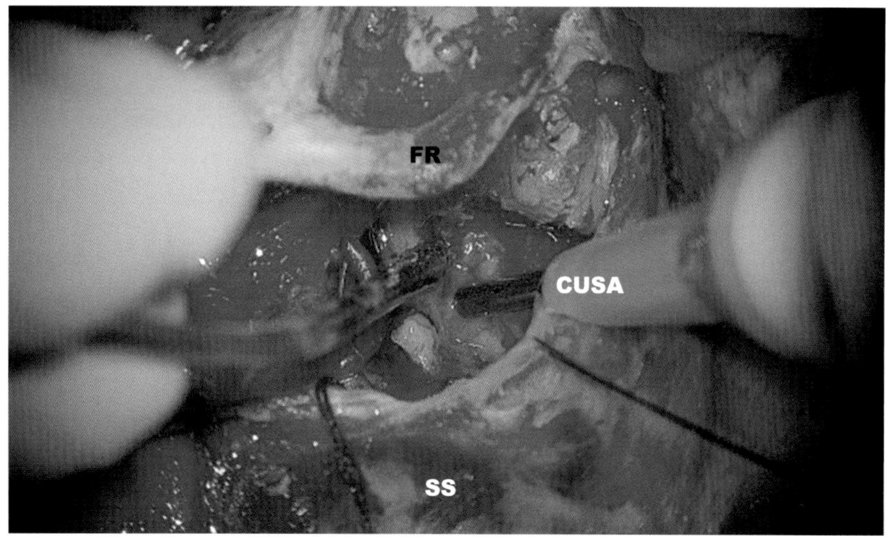

图6-39 使用超声吸引装置囊内切除肿瘤

FR，面神经嵴；
CUSA，超声吸引装置；
SS，乙状窦

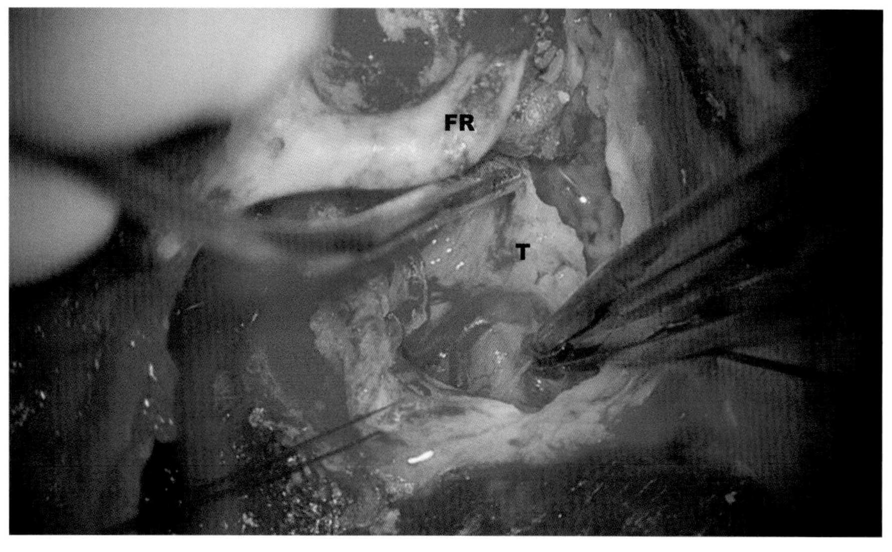

图6-40 使用吸引器上提肿瘤被膜，双极电凝烧灼蛛网膜，分离小脑表面的粘连肿瘤

FR，面神经嵴；
T，肿瘤

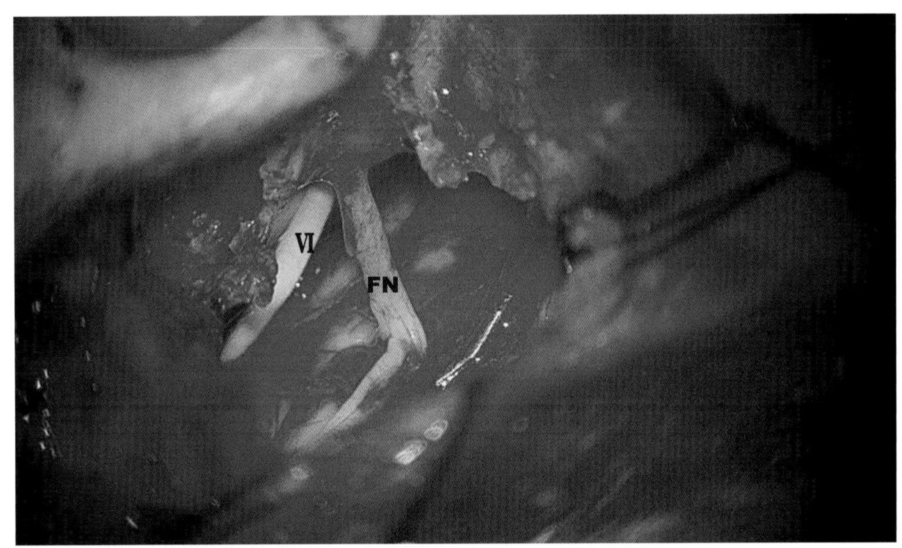

图6-41　分块切除肿瘤，可见完整的面神经及展神经

Ⅵ，展神经；
FN，面神经

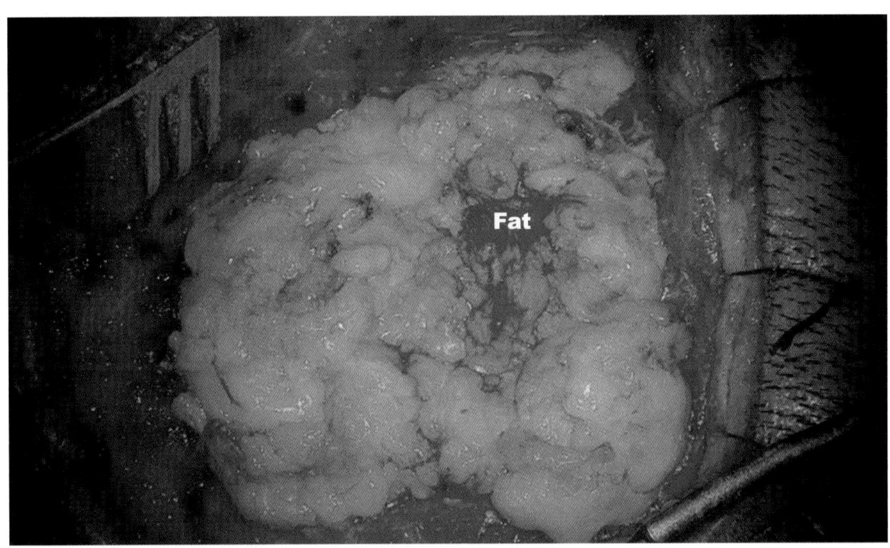

图6-42　用剪成条索状的腹壁脂肪填塞术腔

Fat，脂肪

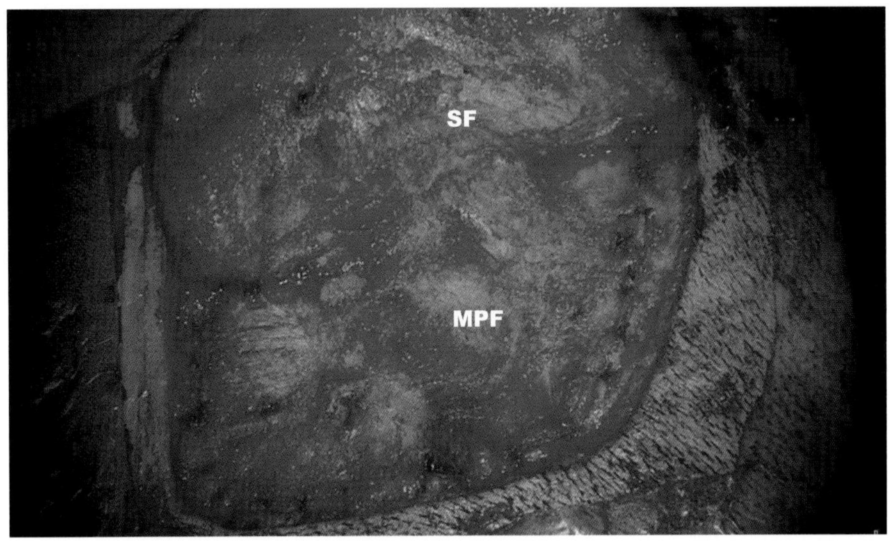

图6-43　对位缝合耳后肌骨膜瓣及皮瓣

SF，皮瓣；
MPF，肌骨膜瓣

· 文献回顾及讨论 ·

对于丧失实用听力的听神经瘤患者，经迷路径路是理想的术式，也是侧颅底外科最常用的切除听神经瘤的方法。此术式是通过磨除半规管、前庭到达内听道和桥小脑角，进而切除肿瘤。迷路径路是到达桥小脑角最短的途径，并可以通过解剖内听道底部确保完整切除肿瘤。在施行迷路径路过程中可以始终从解剖上辨认面神经，确认面神经在内听道底的走行以及与肿瘤之间的位置关系，因而可以更好地保留患者术后面神经功能。手术大部分在硬脑膜外进行，手术风险小。其缺点是牺牲听力和前庭功能。

意大利Sanna教授在W.豪斯（William House）教授提出的迷路径路基础上，进一步改良并提出了扩大迷路径路的理念，在原有基础上加以改进，克服了颅中窝脑板、乙状窦以及颈静脉球对术野的限制，通过在术中广泛去除覆盖于上述结构表面的骨质，灵活动态下压颅中窝硬脑膜和乙状窦，从而进一步扩大手术操作空间。这一优势使得该径路不同于传统的迷路径路，在患侧无实用听力的情况下可以切除任何大小的听神经瘤。同时由于该径路广泛地磨除了乳突气房并用脂肪填塞术腔，因此极大地降低了术后脑脊液漏发生的概率。在扩大迷路径路的基础上，如果肿瘤较大（桥小脑角最大径>3 cm），可磨除外耳道后壁，去除外耳道皮肤、鼓膜、锤骨、砧骨，封闭咽鼓管鼓口，这样可进一步扩大手术视野。本例患者术前无实用听力，而且肿瘤较大，因此采用切除外耳道后壁的扩大迷路径路。

· 手术视频 ·

"第六章迷路径路"
病例2手术视频

（何景春）

第七章　迷路后径路

■ 迷路后径路的界限

前界：外侧为面神经垂直段，内侧为后半规管。

后界：乙状窦，以及乙状窦后方1～2 cm硬脑膜、乙状窦前方的颅后窝硬脑膜。

上界：颅中窝底硬脑膜。

下界：外侧为二腹肌嵴，内侧为颈静脉球。

迷路后径路的手术范围见图7-1。

■ 手术适应证

（1）前庭神经切断术，适用于规范的保守治疗无法控制的四期梅尼埃病所致顽固性眩晕，或继发于迷路炎、前庭神经炎的持续性耳源性眩晕。

（2）面神经微血管减压术或梳理术，适用于面肌痉挛。

（3）三叉神经感觉根切断术，适用于三叉神经痛。

（4）舌咽神经切断术，适用于舌咽神经痛。

（5）未到达内听道底、桥小脑角，最大径不超过1 cm的小听神经瘤。

（6）桥小脑角最大径不超过1.5 cm的胆脂瘤、蛛网膜囊肿。

■ 手术禁忌证

（1）迷路后径路暴露的桥小脑角范围有限，较大的听神经瘤、胆脂瘤、蛛网膜囊肿不适用。

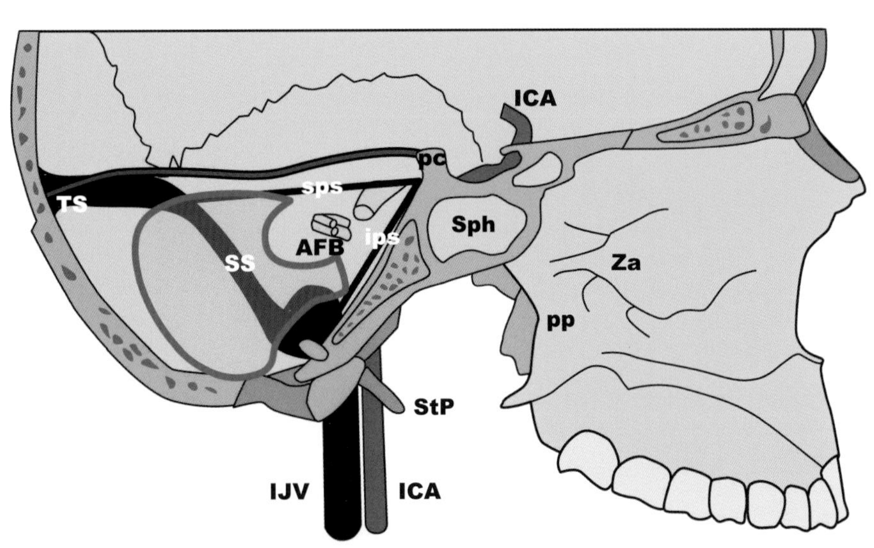

图7-1　迷路后径路的手术范围（改自Sanna M, Saleh E, Khrais T, et al., 2008）

AFB，听面神经束；ICA，颈内动脉；IJV，颈内静脉；ips，岩下窦；pp，翼突；pc，后床突；Sph，蝶窦；sps，岩上窦；SS，乙状窦；StP，茎突；TS，横窦；Za，颧弓

（2）中耳乳突炎症活动期。

■ 解剖步骤

（1）乳突广泛切除、轮廓化。

（2）向上暴露颅中窝底硬脑膜，向下至二腹肌嵴、颈静脉球，向后暴露乙状窦及其后方1～2 cm颅后窝硬脑膜。

（3）将面神经乳突段轮廓化，切除面神经后气房和后半规管后方的气房和骨质。

（4）充分显露后半规管后方、乙状窦前方的颅后窝硬脑膜。

（5）在乙状窦前方约0.5 cm处横行切开硬脑膜，在颅中、后窝硬脑膜反折的下方（避开岩上窦），以及颈静脉球上方适当位置纵行切开硬脑膜，制作蒂在前方的舌形硬脑膜瓣。

（6）进入桥小脑角区，辨认神经和血管结构。

■ 解剖图解

迷路后径路的解剖（以左耳为例）见图7-2～图7-14。

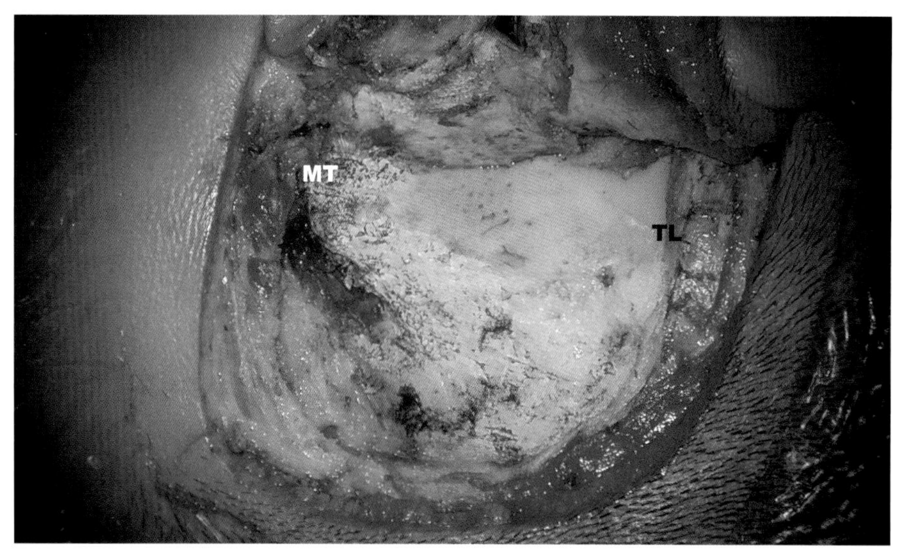

图7-2　去除耳郭及骨质表面软组织，充分显露解剖区域

MT，乳突尖；
TL，颞线

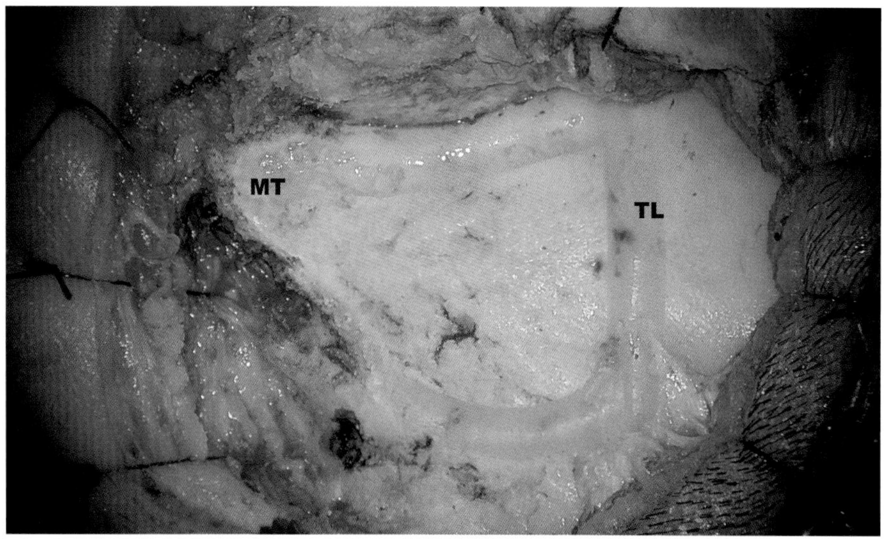

图7-3　乳突切除范围

MT，乳突尖；
TL，颞线

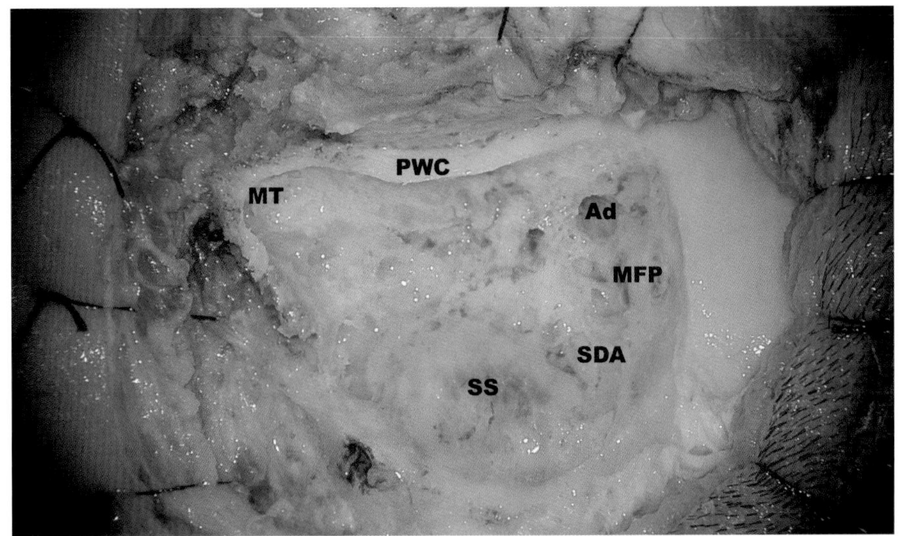

图7-4　去除骨皮质，行乳突轮廓化

MT，乳突尖；
PWC，外耳道后壁；
Ad，鼓窦入口；
MFP，颅中窝脑板；
SDA，窦脑膜角；
SS，乙状窦

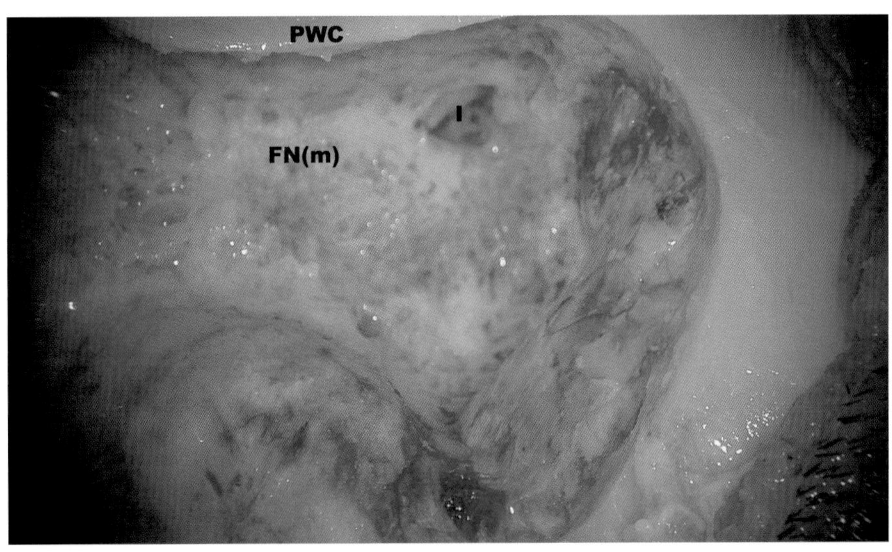

图7-5　定位面神经

PWC，外耳道后壁；
I，砧骨；
FN(m)，面神经乳突段

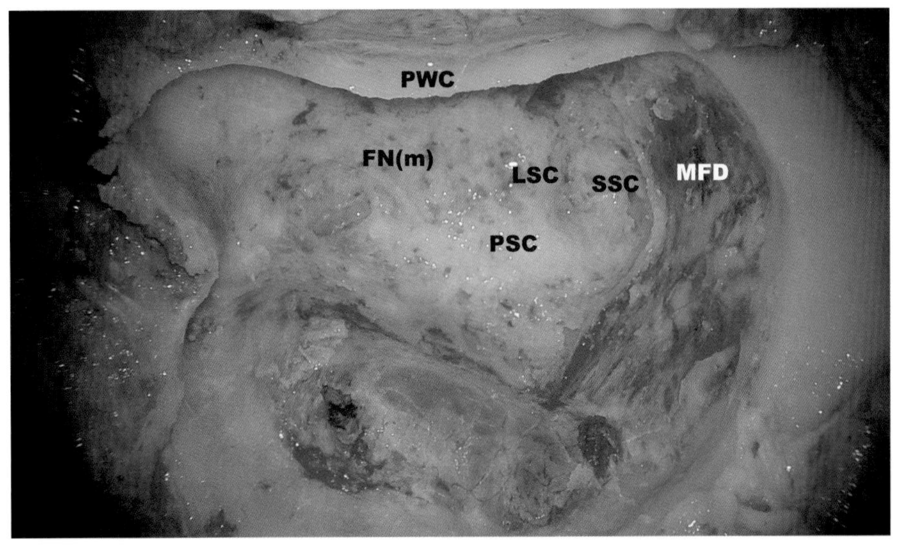

图7-6　进一步显露颅后窝硬脑膜

MFD，颅中窝硬脑膜；
SSC，上半规管；
LSC，外半规管；
PSC，后半规管；
PWC，外耳道后壁；
FN(m)，面神经乳突段

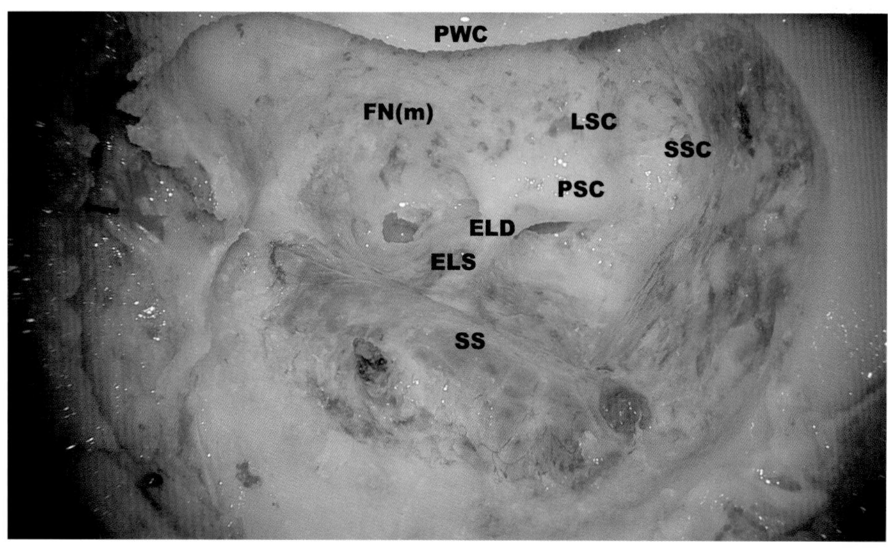

图7-7 轮廓化上、后半规管，开放面神经下气房及迷路下气房

SSC，上半规管；
LSC，外半规管；
PSC，后半规管；
PWC，外耳道后壁；
FN（m），面神经乳突段；
SS，乙状窦；
ELS，内淋巴囊；
ELD，内淋巴管

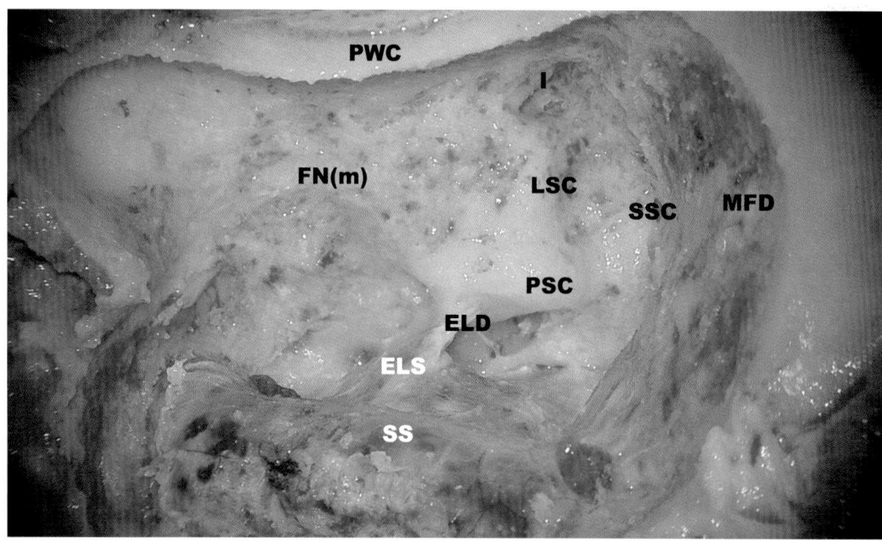

图7-8 开放面神经下气房及迷路下气房，显露内淋巴管和内淋巴囊

SSC，上半规管；
LSC，外半规管；
PSC，后半规管；
PWC，外耳道后壁；
FN（m），面神经乳突段；
SS，乙状窦；
I，砧骨；
MFD，颅中窝硬脑膜；
ELS，内淋巴囊；
ELD，内淋巴管

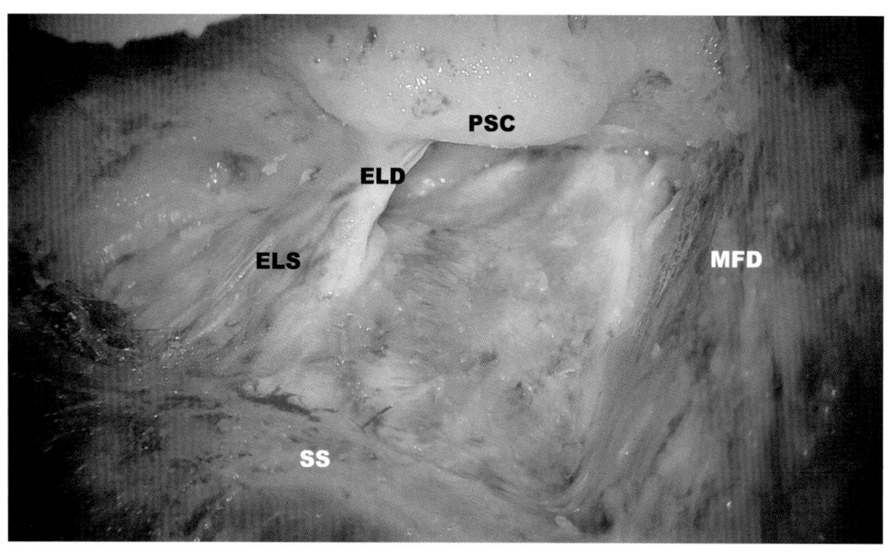

图7-9 显露乙状窦前方的硬脑膜，上方达岩上窦，下方达颈静脉球

PSC，后半规管；
SS，乙状窦；
MFD，颅中窝硬脑膜；
ELS，内淋巴囊；
ELD，内淋巴管

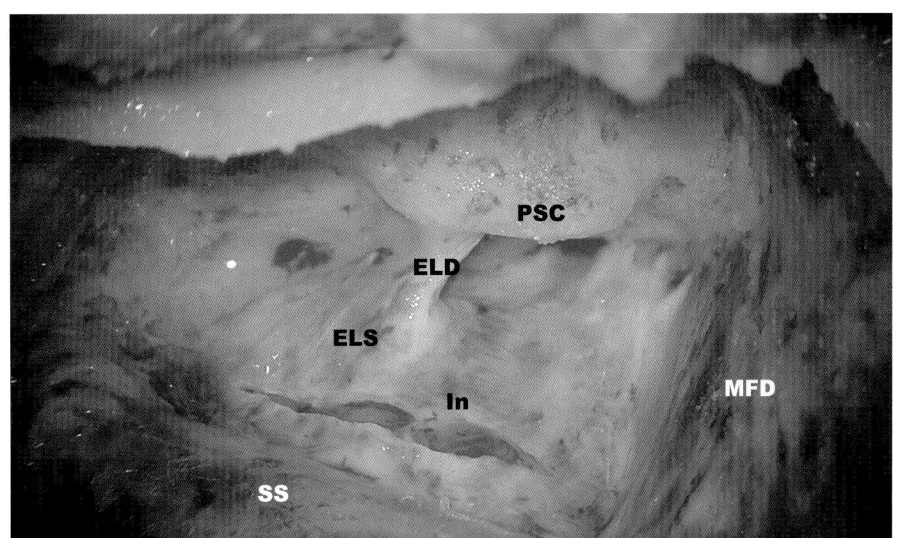

图7-10　距离乙状窦约1 cm切开颅后窝硬脑膜

PSC，后半规管；
MFD，颅中窝硬脑膜；
SS，乙状窦；
In，切口；
ELS，内淋巴囊；
ELD，内淋巴管

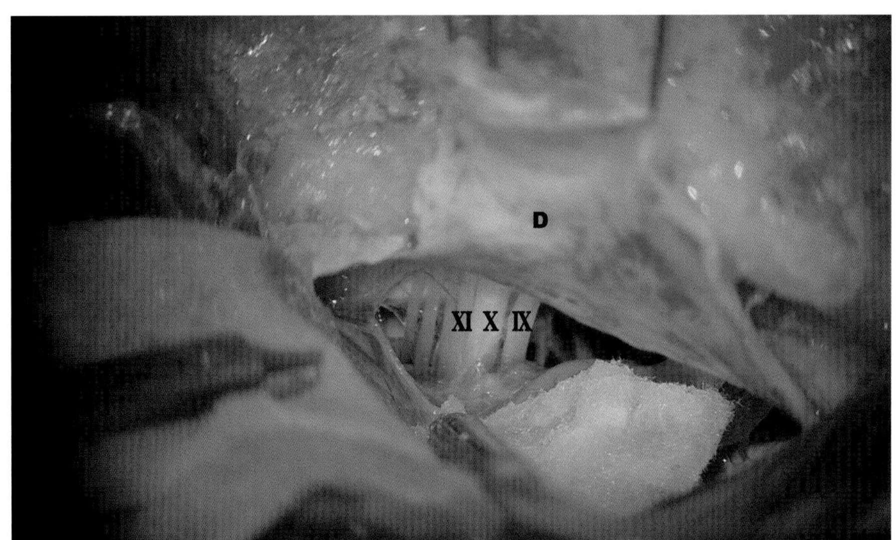

图7-11　切口上下端分别向前切开，形成蒂在前的硬脑膜舌形瓣，暴露后组颅神经

D，硬脑膜；
Ⅸ，舌咽神经；
Ⅹ，迷走神经；
Ⅺ，副神经

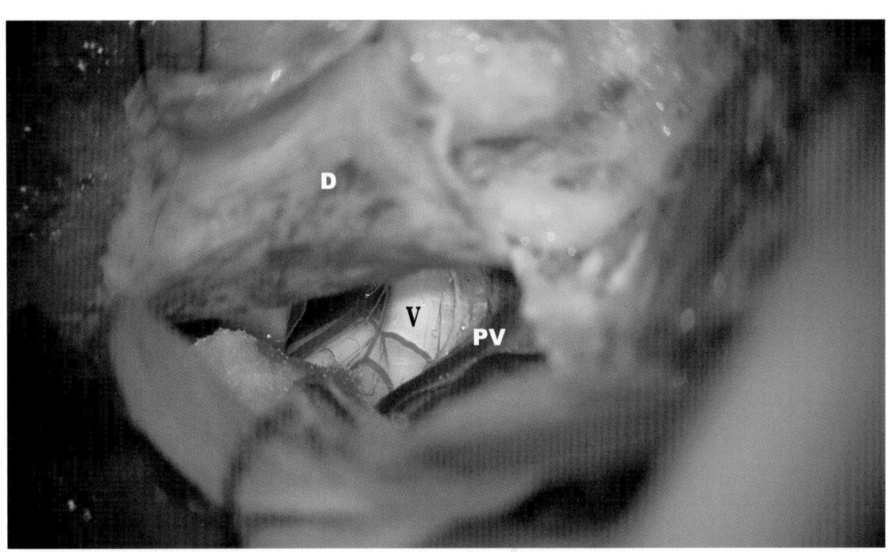

图7-12　显露岩静脉及三叉神经

D，硬脑膜；
Ⅴ，三叉神经；
PV，岩静脉

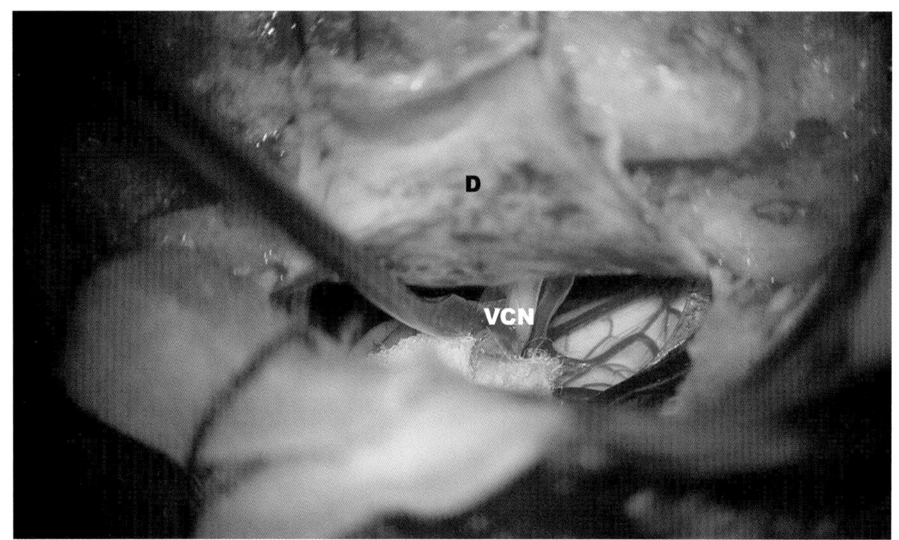

图7-13 显露前庭蜗神经束

D，硬脑膜；
VCN，前庭蜗神经

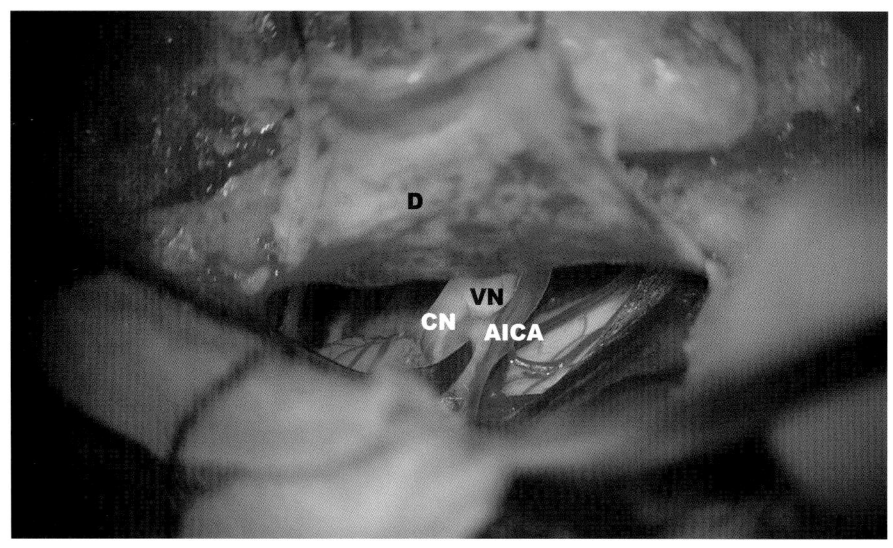

图7-14 辨别前庭神经、蜗神经和小脑下前动脉；切断前庭神经

D，硬脑膜；
VN，前庭神经；
CN，蜗神经；
AICA，小脑下前动脉

■ 病例1：迷路后径路前庭神经切断术

·病例摘要·

患者，女，45岁。反复阵发性眩晕，伴右耳耳鸣耳闷、听力渐进性下降10年。规范的药物保守治疗无效。

·听力学检查·

右耳气导PTA 71.5 dB HL，最大言语识别率40%，言语识别阈75 dB HL；左耳气导PTA 13.5 dB HL，最大言语识别率100%，言语识别阈18 dB HL；耳蜗电图右耳未引出，左耳-SP/AP=0.19。

·前庭功能检查·

患耳（右耳）气导和骨导cVEMP、oVEMP均未引出，健耳（左耳）正常。变温试验右侧反应减弱，CP值86%。视频头脉冲试验（vHIT）：右侧三个半规管增益值均较健侧降低，存在病理性扫视。

·影像学检查·

术前颞骨CBCT未见明显异常，见图7-15。术前膜迷路钆造影MRI示右耳膜迷路积水，见图7-16。

·诊断·

右侧梅尼埃病（Ⅳ期）。

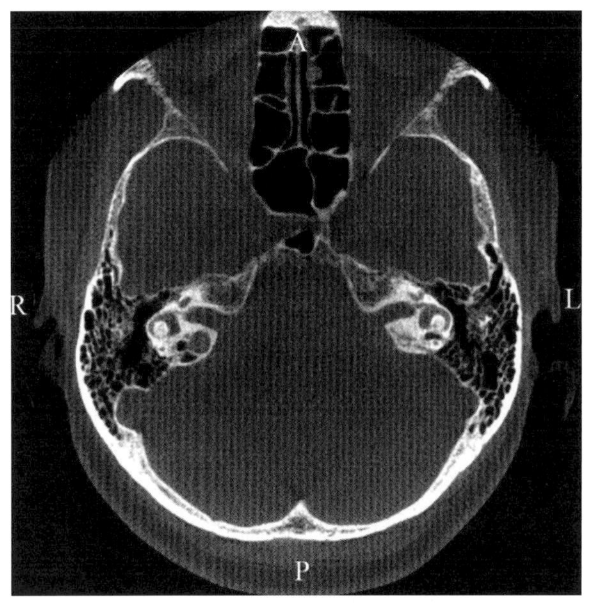

A. 水平位

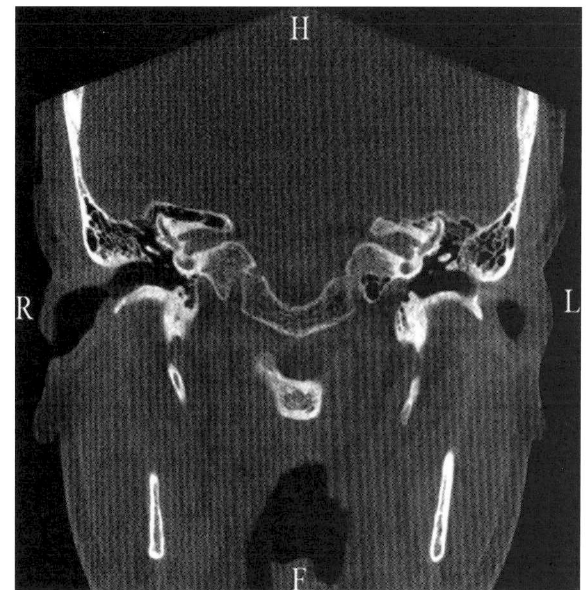

B. 冠状位

图7-15　术前颞骨CBCT示中、内耳未见明显异常

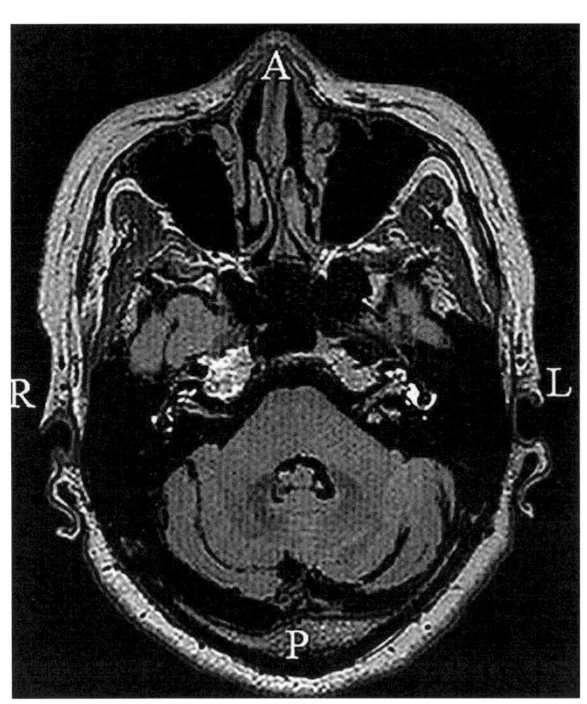

A. 前庭积水

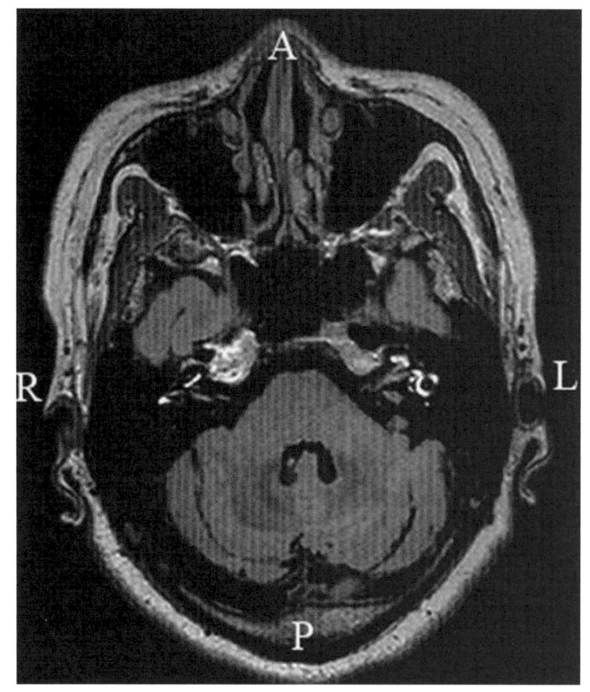

B. 前庭和半规管积水

图7-16　术前膜迷路钆造影MRI示右耳膜迷路积水

· 手术图解 ·

右侧迷路后径路前庭神经切断术图解见图7-17 ～图7-23。

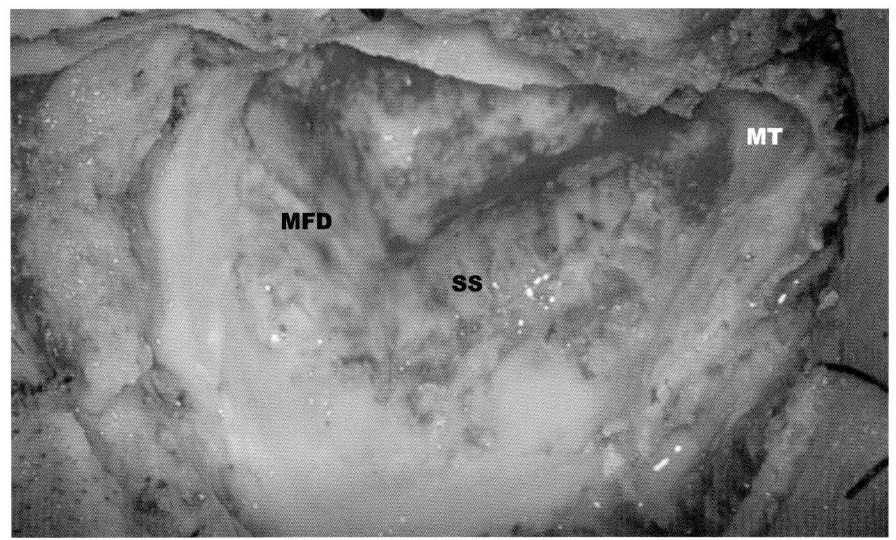

图7-17 进一步乳突轮廓化

MT，乳突尖；
MFD，颅中窝硬脑膜；
SS，乙状窦

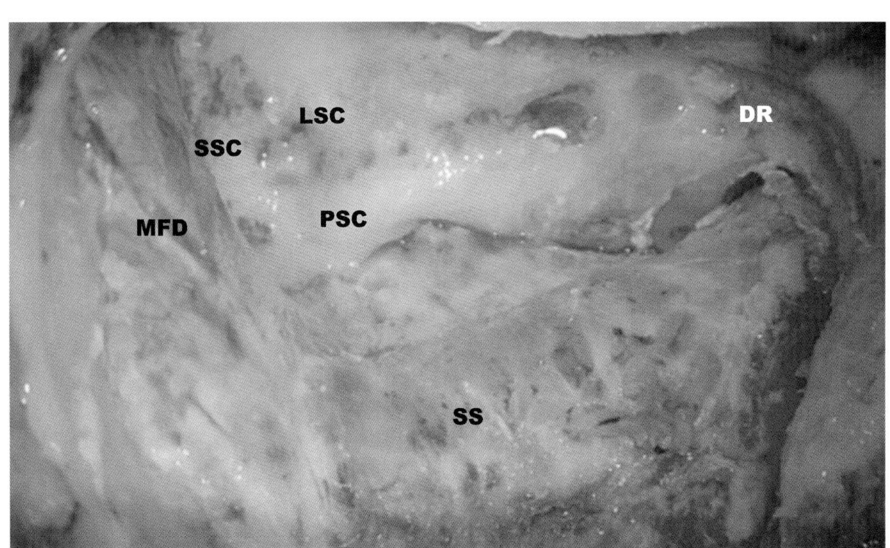

图7-18 显露乙状窦前方的硬脑膜，显露后半规管、半规管壶腹区及内淋巴囊

DR，二腹肌嵴；
MFD，颅中窝硬脑膜；
SS，乙状窦；
SSC，上半规管；
LSC，外半规管；
PSC，后半规管

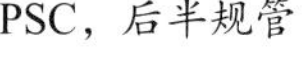

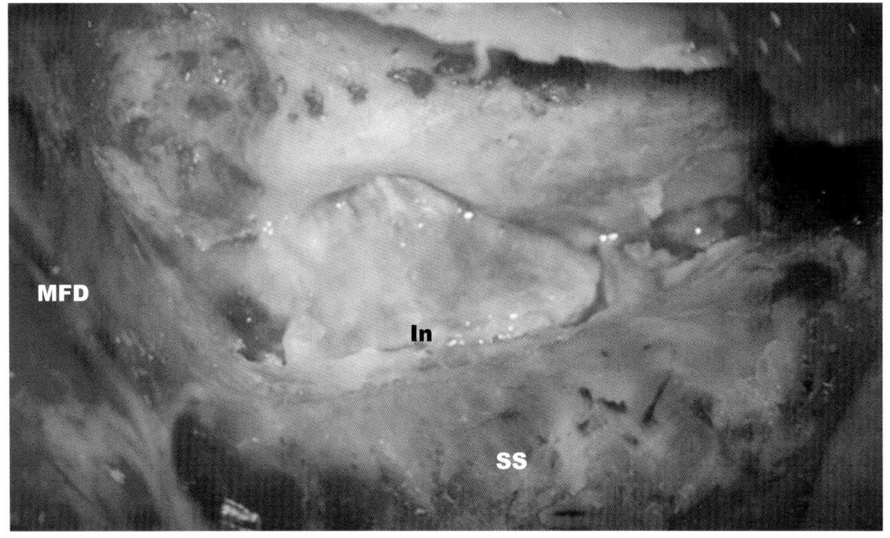

图7-19 切开硬脑膜

MFD，颅中窝硬脑膜；
SS，乙状窦；
In，切口

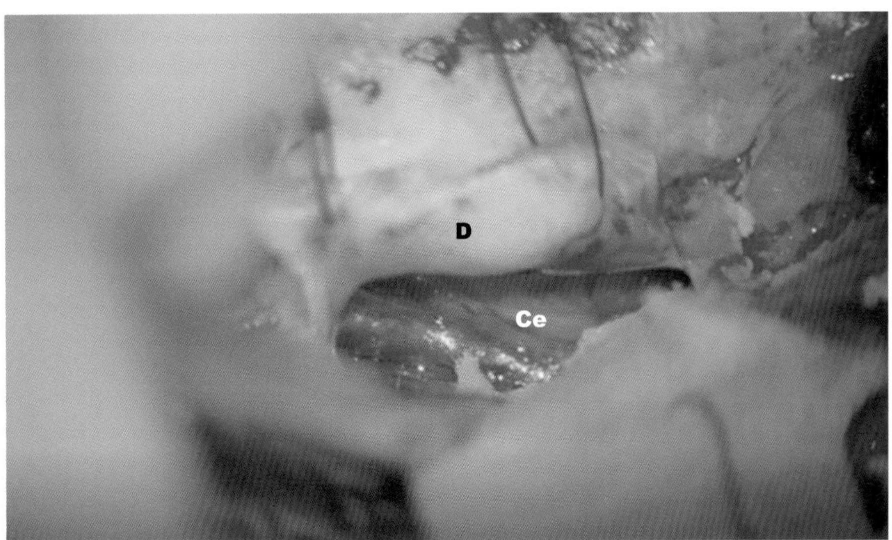

图7-20　打开硬脑膜，见小脑组织及血管

D，硬脑膜；
Ce，小脑

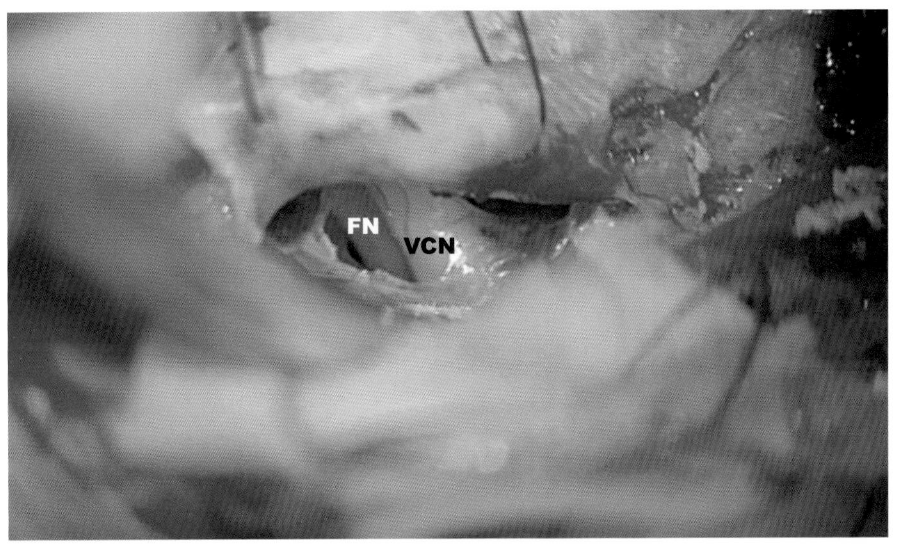

图7-21　进入桥小脑角，显露前庭蜗神经束

VCN，前庭蜗神经；
FN，面神经

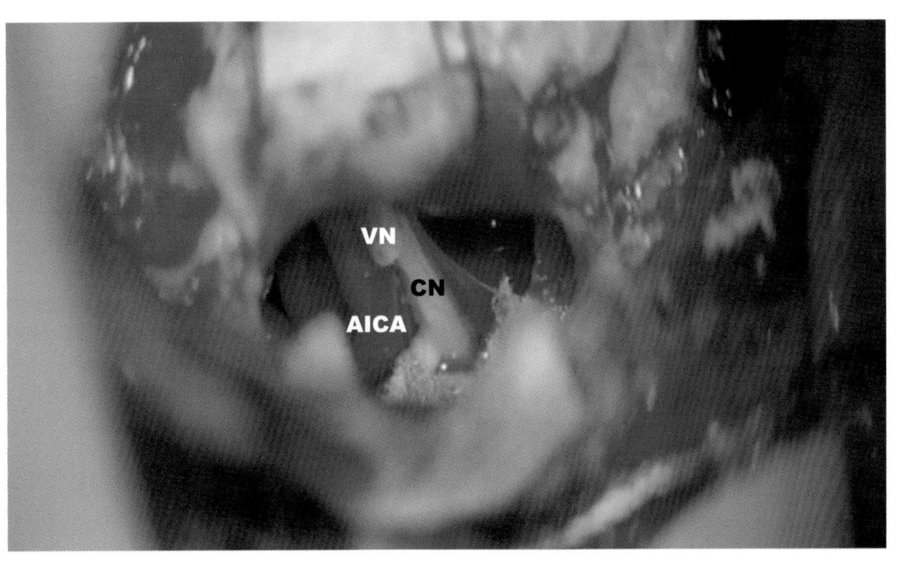

图7-22　分离前庭神经、蜗神经，切断上方的前庭神经

VN，前庭神经；
CN，蜗神经；
AICA，小脑下前动脉

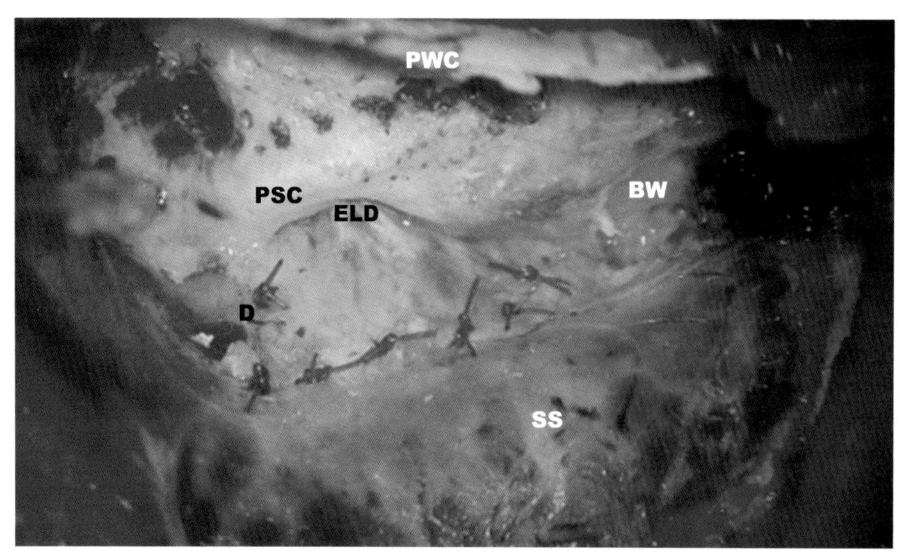

图7-23 缝合硬脑膜，用骨蜡封闭鼓窦入口

PWC，外耳道后壁；
BW，骨蜡；
PSC，后半规管；
ELD，内淋巴管；
D，硬脑膜；
SS，乙状窦

· 手术视频 ·

“第七章迷路后径路”
病例1手术视频

病例2：经迷路后径路面神经微血管减压术

· 病例摘要 ·

患者，女，65岁。右侧面肌抽动15年余。患者入院前15年前无明显诱因下出现右侧面肌抽动，加重2年，服药后不缓解，严重影响生活质量。伴右耳听力下降、耳鸣，但无耳流水流脓。患者11年前曾因“右耳鼓室硬化”行“右侧鼓室探查术+听骨链重建术+左侧鼓膜置管术”。

· 专科查体 ·

右耳鼓膜完整，内陷，标志清。右侧面肌阵发性不自主抽动。面神经功能HB-I级。

· 听力学检查 ·

纯音听力图见图7-24。

· 影像学检查 ·

颞骨CBCT示右耳中耳术后改变，见图7-25。内听道MRI示右侧桥小脑角面神经旁见血管影通过且关系密切，未见占位性病变，见图7-26。

· 诊断 ·

右侧半面痉挛。

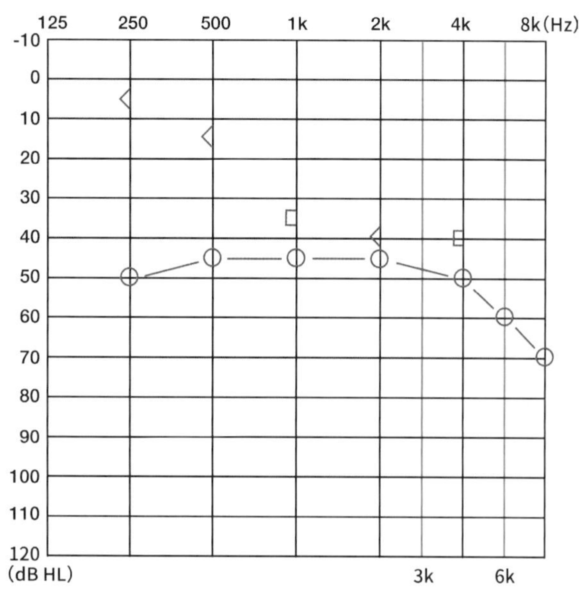

图7-24 纯音听力示右耳混合性听力下降

<表示未添加掩蔽时的右耳骨导阈值；[表示添加掩蔽时的右耳骨导阈值；O表示未添加掩蔽时的右耳气导阈值

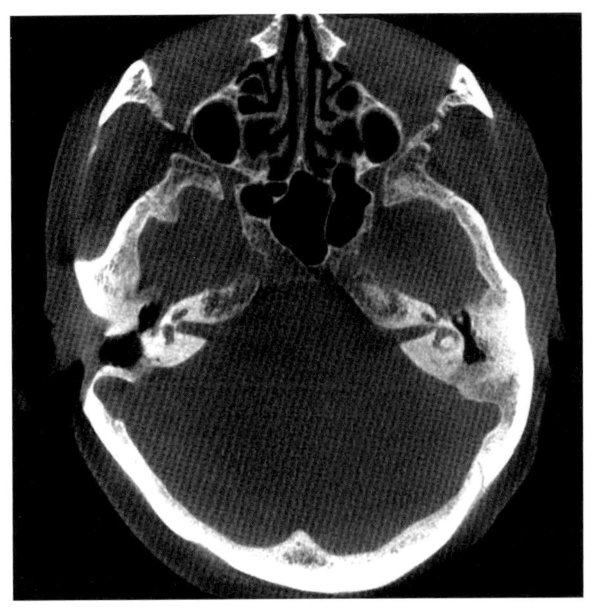

A. 轴位

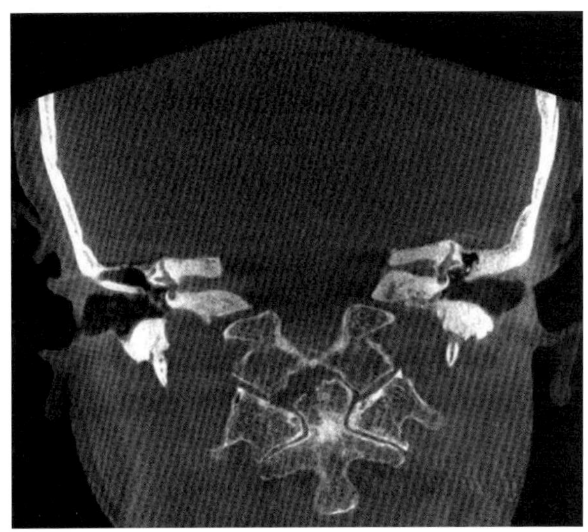

B. 冠状位

图7-25　颞骨CBCT示右耳中耳术后改变

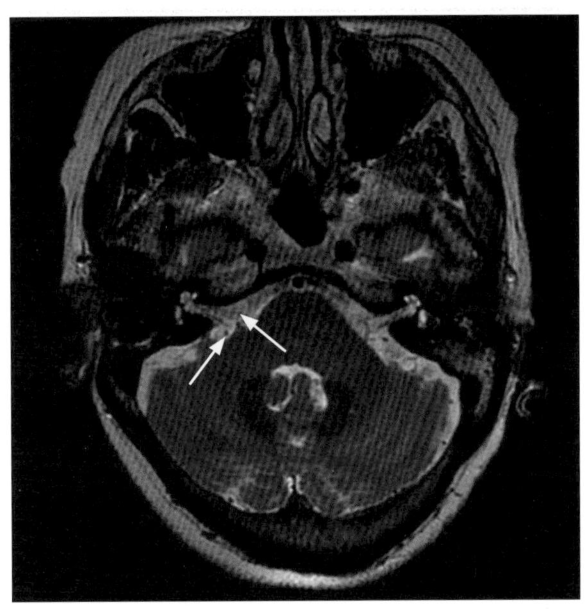

图7-26　内听道MRI示右侧桥小脑角面神经旁见血管影通过且关系密切（白色箭头）

· 手术图解 ·

右侧迷路后径路面神经微血管减压术图解见图7-27～图7-38。

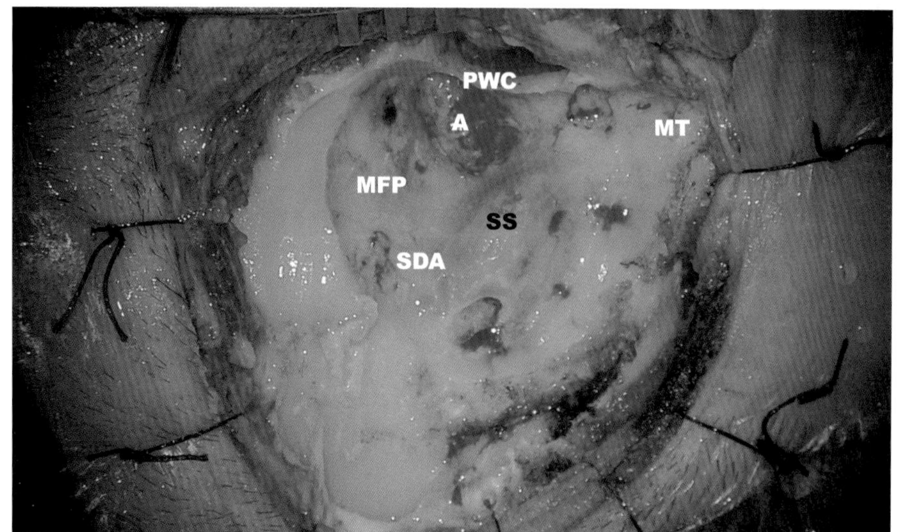

图7-27　开放乳突行轮廓化

PWC，外耳道后壁；
A，鼓窦；
MT，乳突尖；
MFP，颅中窝脑板；
SS，乙状窦；
SDA，窦脑膜角

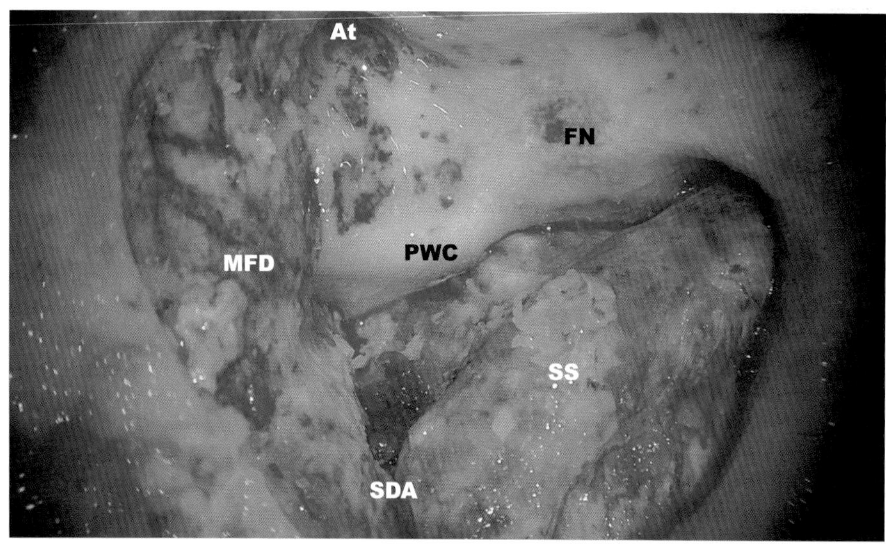

图7-28　暴露窦脑膜角，轮廓化后半规管

At，上鼓室；
FN，面神经；
MFD，颅中窝硬脑膜；
PWC，外耳道后壁；
SS，乙状窦；
SDA，窦脑膜角

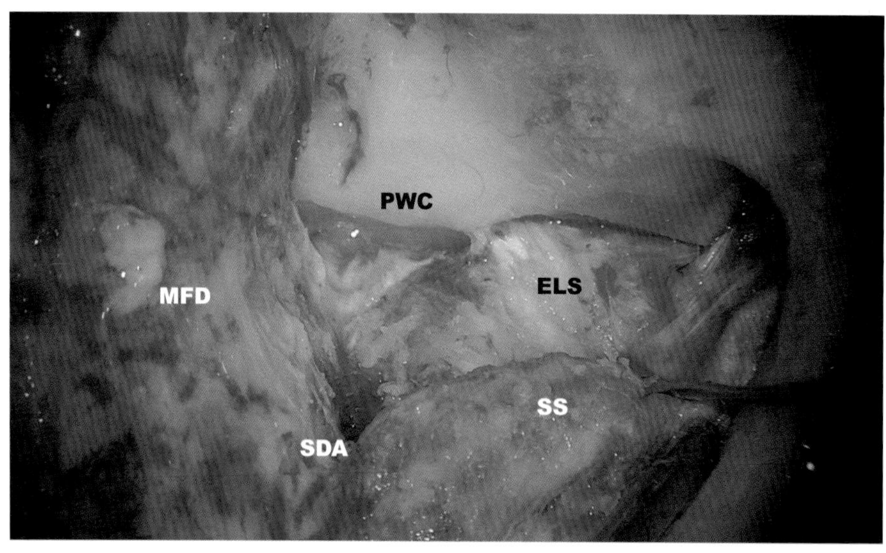

图7-29　继续轮廓化后半规管和面神经垂直段，显露迷路后径路手术区域

PWC，外耳道后壁；
ELS，内淋巴囊；
MFD，颅中窝硬脑膜；
SDA，窦脑膜角；
SS，乙状窦

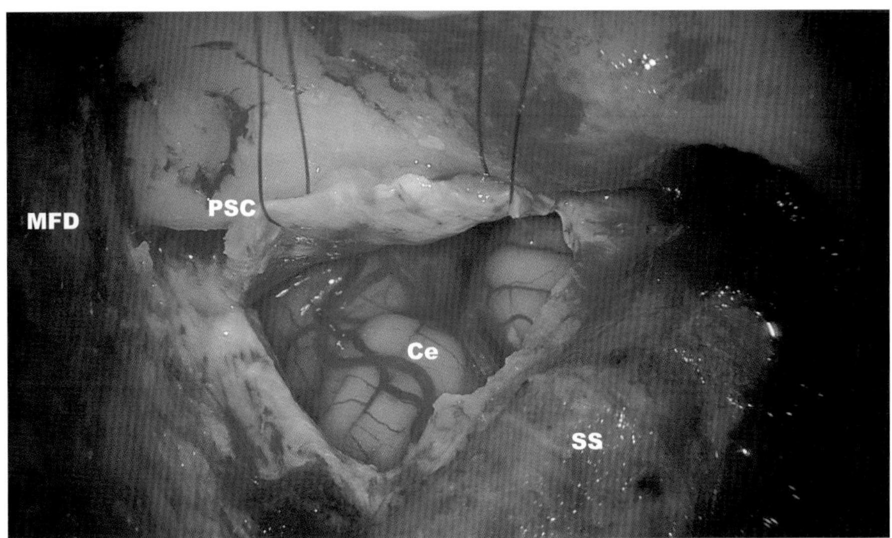

图7-30 切开硬脑膜，显露颅后窝和小脑半球

MFD，颅中窝硬脑膜；
PSC，后半规管；
SS，乙状窦；
Ce，小脑

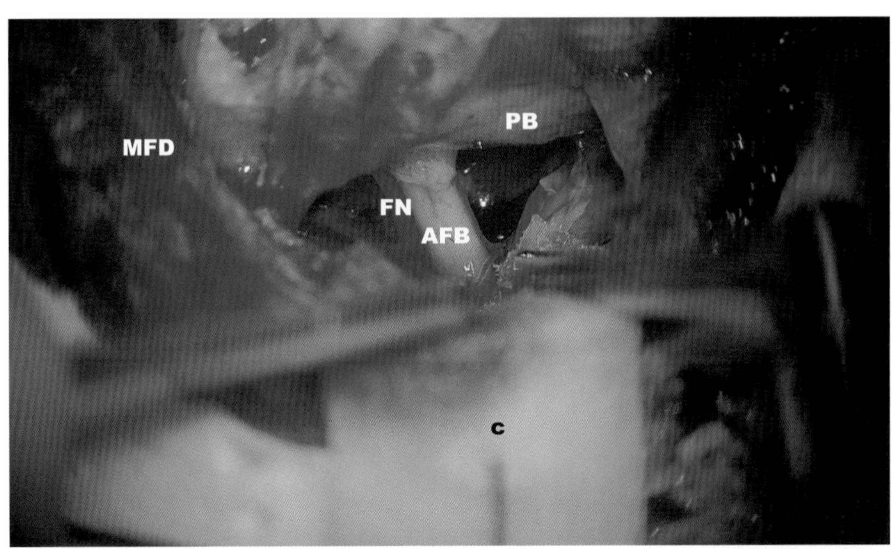

图7-31 吸除脑脊液，暴露桥小脑角区域听面神经束

MFD，颅中窝硬脑膜；
FN，面神经；
AFB，听面神经束；
c，脑棉；
PB，岩骨

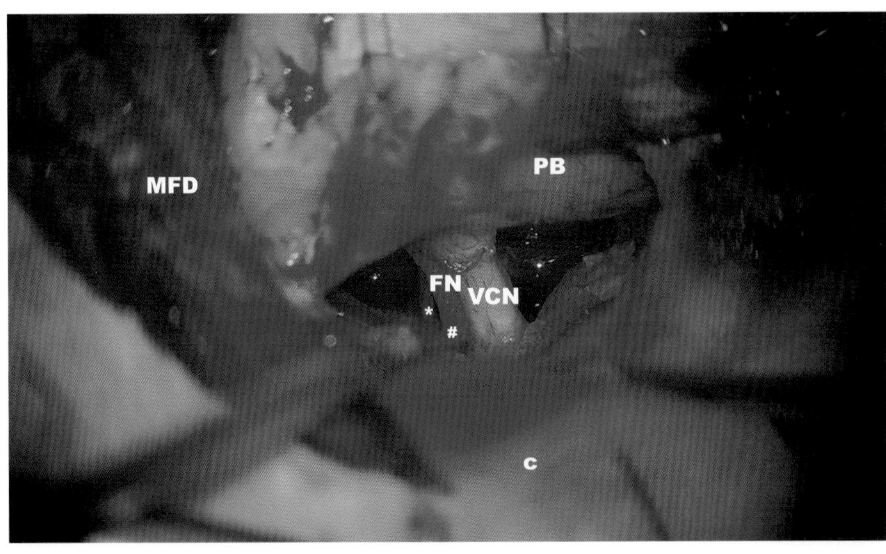

图7-32 进一步分离和显露面神经及其周围血管，确认造成压迫的责任血管

#示内听动脉；*示小脑下前动脉

MFD，颅中窝硬脑膜；
VCN，前庭蜗神经；
FN，面神经；
c，脑棉；
PB，岩骨

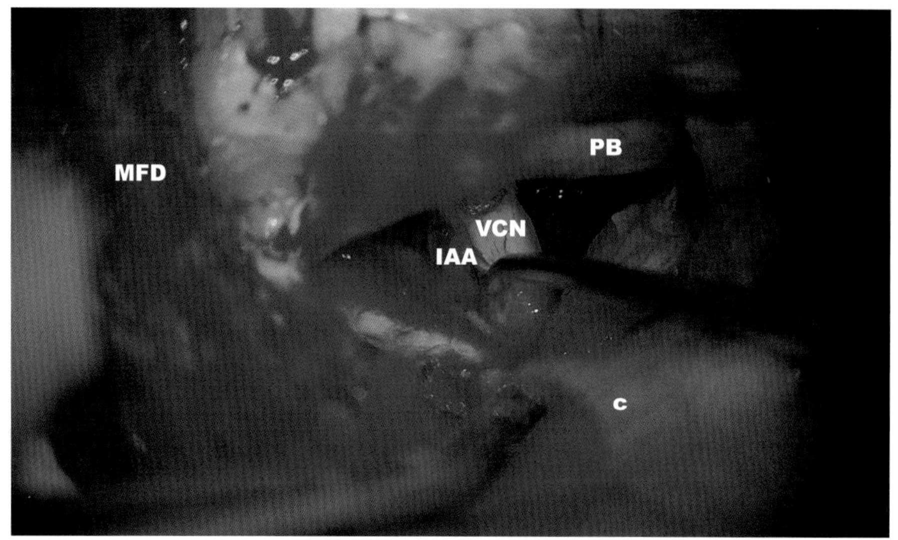

图7-33　进一步分离和显露面神经和小脑下前动脉

MFD，颅中窝硬脑膜；
VCN，前庭蜗神经；
IAA，内听动脉；
c，脑棉；
PB，岩骨

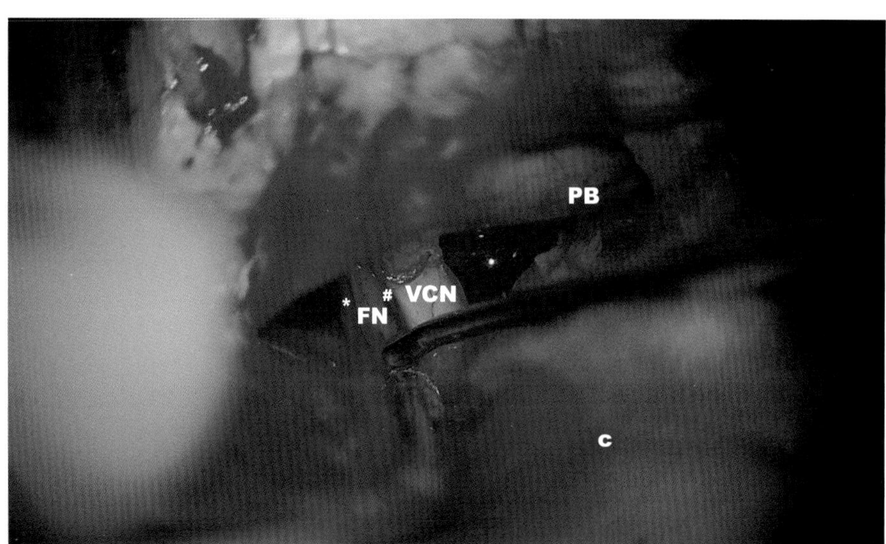

图7-34　分离面神经和小脑下前动脉之间的粘连组织

#示内听动脉；*示小脑下前动脉
FN，面神经；
VCN，前庭蜗神经；
c，脑棉；
PB，岩骨

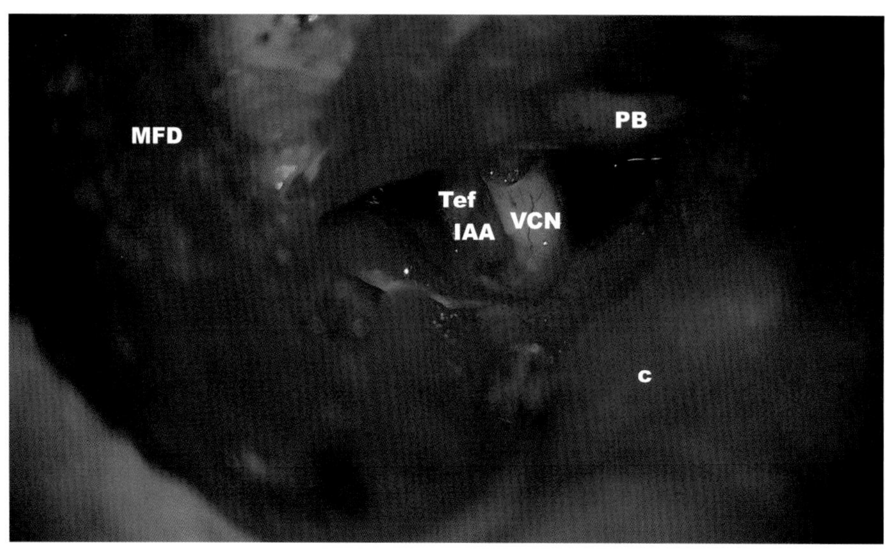

图7-35　使用特氟龙（teflon）材料隔离面神经和小脑下前动脉

MFD，颅中窝硬脑膜；
Tef，特氟龙材料；
VCN，前庭蜗神经；
IAA，内听动脉；
c，脑棉；
PB，岩骨

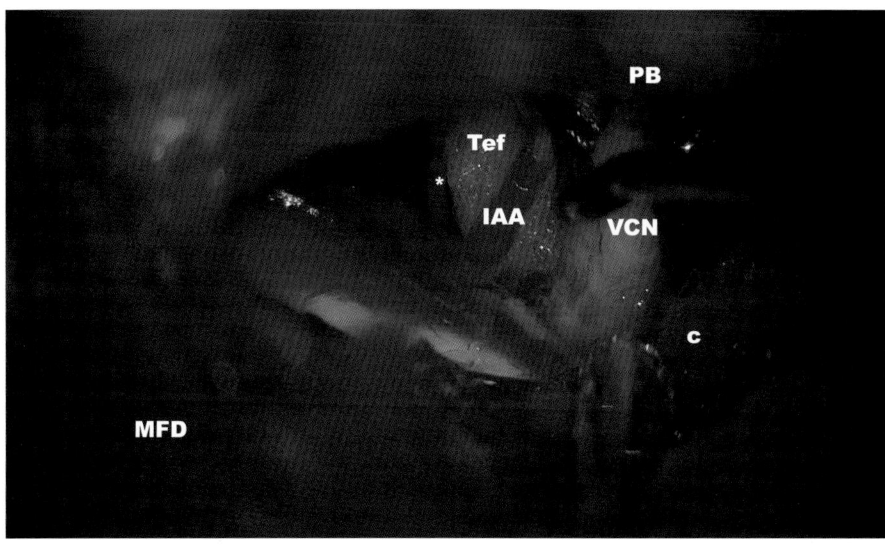

图7-36 使用特氟龙材料隔离面神经和小脑下前动脉

*示小脑下前动脉
MFD，颅中窝硬脑膜；
Tef，特氟龙材料；
VCN，前庭蜗神经；
IAA，内听动脉；
c，脑棉；
PB，岩骨

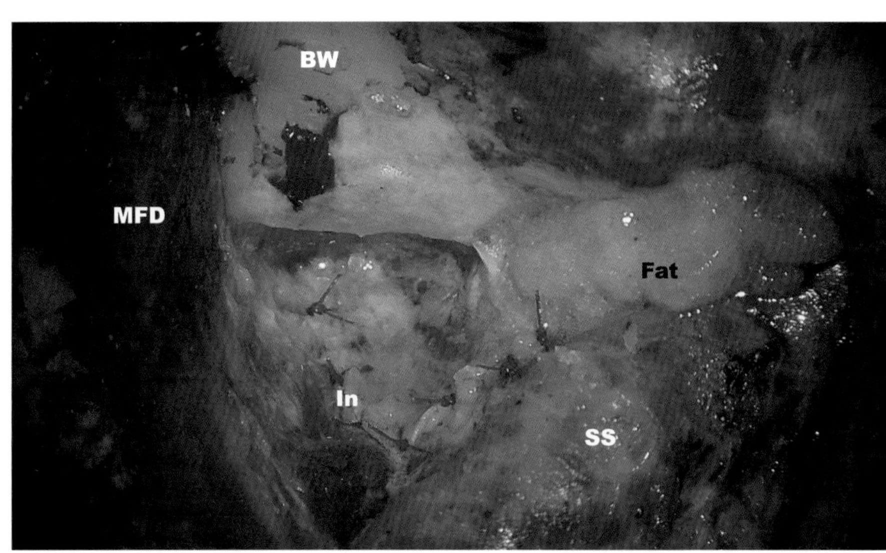

图7-37 鼓窦入口用骨蜡封闭，严密缝合硬脑膜使呈“水密封”状态

BW，骨蜡；
MFD，颅中窝硬脑膜；
In，切口；
SS，乙状窦；
Fat，脂肪（腹壁）

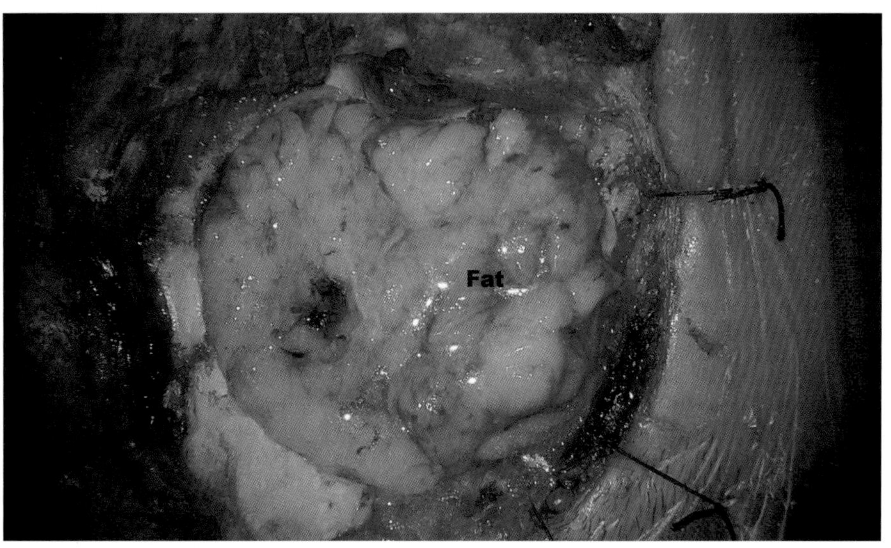

图7-38 腹壁脂肪填塞术腔，逐层缝合伤口

Fat，脂肪（腹壁）

· 文献回顾及讨论 ·

House教授和Fisch教授曾通过颅后窝径路在内听道辨认并切断前庭神经，但术后面瘫及听力损伤的风险较高。此后，乙状窦后径路被多数耳神经外科医生采纳，此术式虽更容易辨认前庭蜗神经，但手术路径较远，术后易出现头痛。W.赫森伯格（William Hitselberger）于20世纪70年代末期提出迷路后径路，用于选择性切断前庭神经。与乙状窦后径路相比，迷路后径路同样可以暴露桥小脑角及内听道，而到达桥小脑角区的路径更短、更直接。就前庭神经切断术和其他一些功能性颅神经手术而言，迷路后径路具备更多优势，被认为是一种理想的耳神经外科的径路，部分耳外科医生将此术式作为前庭神经切断术的专用径路。同样，这一手术方式也可以作为面神经微血管减压术的理想径路。

面肌痉挛是面神经的兴奋性功能障碍性疾病，典型临床表现为单侧面部表情肌的无痛性、间歇性和无意识的抽搐，通常起源于眼轮匝肌，随着病情的进展逐步累及由面神经支配的其他肌肉。面肌痉挛的发病原因，绝大多数由血管压迫面神经根部，占80%～90%，少数由桥小脑角区的肿瘤，如胆脂瘤、脑膜瘤、听神经瘤等引起。1967年P.简内达（Peter Jannetta）首次应用的微血管减压术已经成为治疗本病的最佳手段。微血管减压术通过移动与面神经关系紧密血管，释放被压迫的面神经，达到消除神经纤维异常冲动的目的，已有多项研究证实其治疗面肌痉挛的有效性。本例患者微血管减压术采用特氟龙棉将面神经和责任血管隔开。尽管特氟龙材料本身也会造成一定程度的面神经根压迫，但不会导致细胞膜离子通道的激活，从而阻挡生物电或者递质来缓解面肌痉挛的症状。

除了颅神经手术外，迷路后径路还可应用于切除桥小脑角的小听神经瘤、胆脂瘤、蛛网膜囊肿。其优势是径路直接、创伤小，缺陷是无法到达内听道底部。手术方式基本同前，但需扩大磨除迷路后气房，从而显露内听道区域的硬脑膜。随后开放硬脑膜，切除占位。总体来说，迷路后径路暴露的手术范围有限，仅适用于桥小脑角区较小范围病变的切除。

· 手术视频 ·

“第七章迷路后径路”
病例2手术视频

（张　青）

第八章　耳囊径路

耳囊径路的界限

前界：外侧为颞颌关节窝、咽鼓管鼓室口，内侧为颈内动脉垂直段、斜坡。

后界：乙状窦，以及乙状窦后方2 cm硬脑膜、乙状窦前方的颅后窝硬脑膜。

上界：颅中窝底硬脑膜。

下界：外侧为二腹肌嵴，内侧为颈静脉球。

耳囊径路的手术范围见图8-1。

手术适应证

（1）累及耳蜗、侵犯颞骨，以及复发、累及耳蜗前庭的听神经瘤。

（2）向前延伸的桥小脑角肿瘤。

（3）岩尖胆脂瘤。

（4）术前无面瘫。

手术禁忌证

（1）唯一听力耳。

（2）中耳乳突炎症活动期。

解剖步骤

（1）沿骨性外耳道后缘向前分离外耳道皮肤，切除皮肤、鼓膜和锤骨。

（2）乳突广泛切除、轮廓化。向上暴露颅中窝硬脑膜，向下至二腹肌嵴、颈静脉球，向

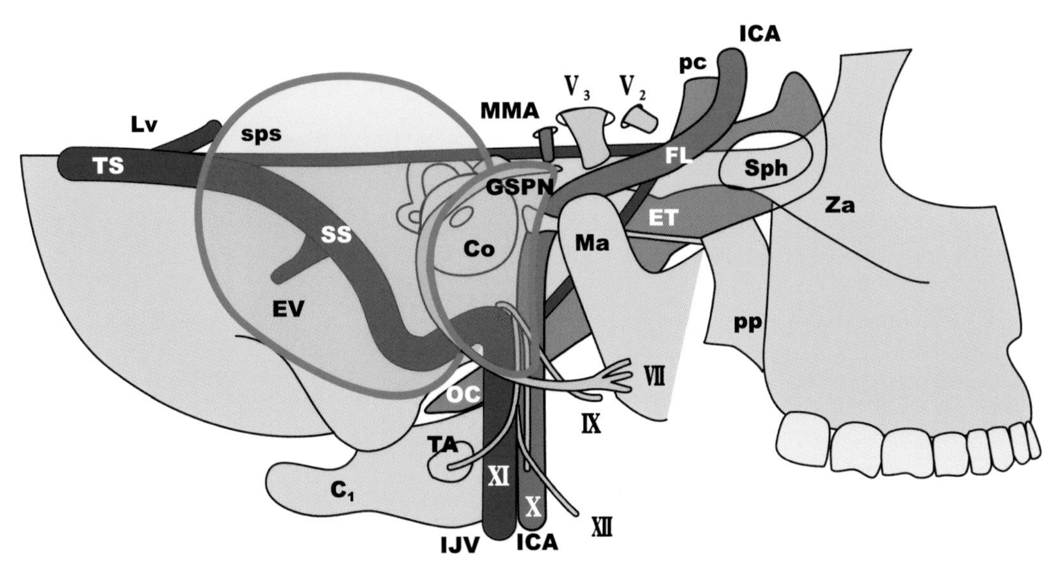

图8-1　耳囊径路的手术范围（改自Sanna M, Saleh E, Khrais T, et al., 2008）

FL，破裂孔；C_1，第一颈椎；Co，耳蜗；ET，咽鼓管；EV，导静脉；GSPN，岩浅大神经；ICA，颈内动脉；IJV，颈内静脉；Lv，拉贝静脉；Ma，下颌骨；MMA，脑膜中动脉；OC，枕骨髁突；pc，后床突；pp，翼突；Sph，蝶窦；sps，岩上窦；SS，乙状窦；TA，寰椎横突；TS，横窦；Za，颧弓；V_2，上颌神经；V_3，下颌神经；Ⅹ，迷走神经；Ⅺ，副神经；Ⅶ，面神经；Ⅸ，舌咽神经；Ⅻ，舌下神经

后达乙状窦及其后方1～2 cm颅后窝硬脑膜。

（3）切除外耳道后壁及上壁。去除砧骨和镫骨。

（4）面神经轮廓化。从茎乳孔到膝状神经节，将面神经骨管轮廓化，表面保留薄骨片，不暴露面神经。

（5）分别切除外半规管、后半规管、上半规管，到达前庭。轮廓化并开放内听道，显露内听道内的神经。

（6）切除耳蜗，同时逐渐显露颈内动脉垂直段。颈内动脉与咽鼓管之间的骨质有时缺如，所以在钻磨此处骨质时应用大号金刚钻，以防止损伤颈内动脉。

（7）钻磨耳蜗、颈内动脉垂直段内侧的岩尖骨质，到达斜坡。

（8）磨去内听道与颈静脉球之间的骨质，以及内听道下方、面神经骨管内侧的骨质。被轮廓化的面神经像“桥”一样位于术腔中央。

（9）根据手术需要可以继续切除岩尖骨质，直至到达颅后窝硬脑膜。

■ 解剖图解

耳囊径路的解剖（以右耳为例）见图8-2～图8-11。

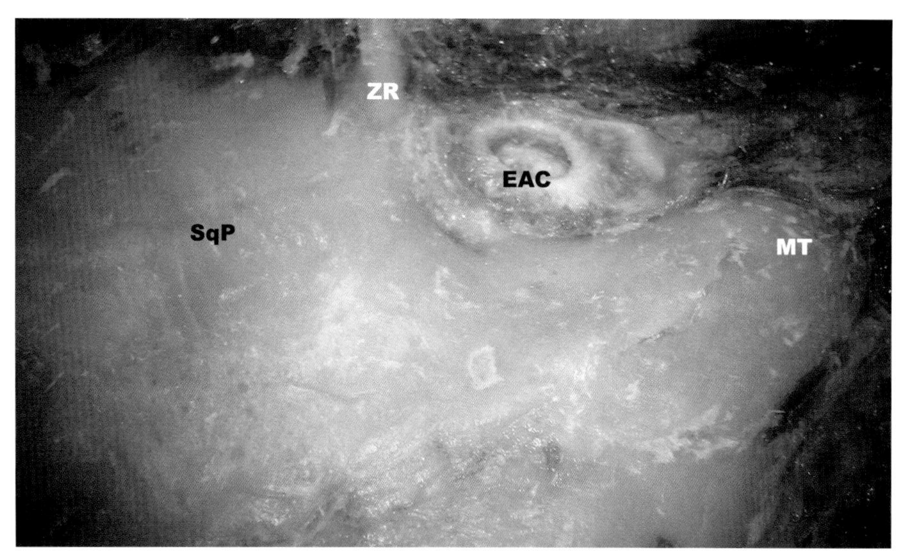

图8-2 去除耳郭及骨质表面软组织，充分显露解剖区域

SqP，颞骨鳞部；
ZR，颧弓根；
EAC，外耳道；
MT，乳突尖

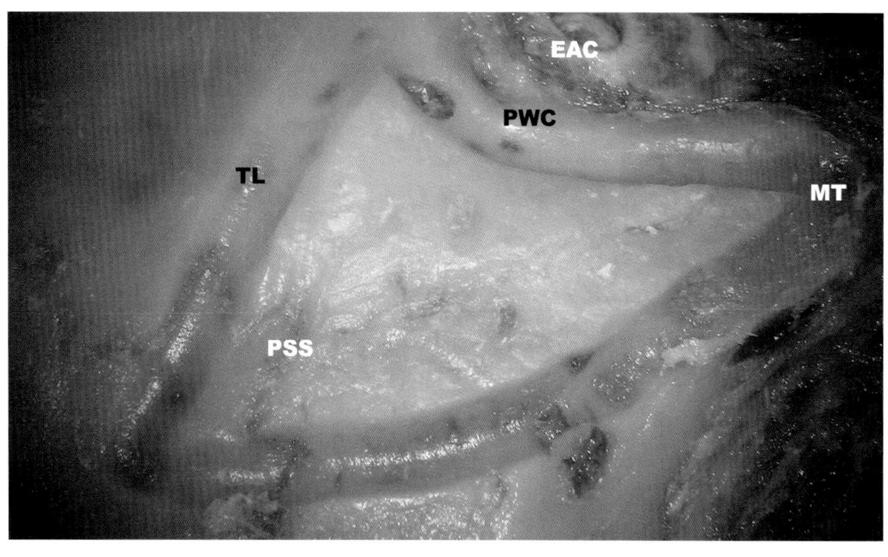

图8-3 显示乳突切除的范围

TL，颞线；
PSS，顶鳞缝；
PWC，外耳道后壁；
EAC，外耳道；
MT，乳突尖

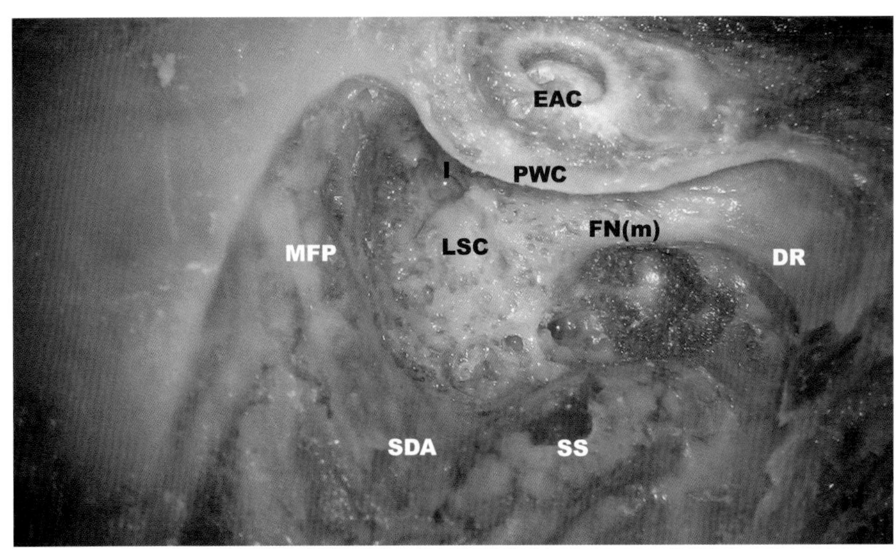

图8-4　乳突广泛切除、轮廓化

MFP，颅中窝脑板；
I，砧骨；
LSC，外半规管；
SDA，窦脑膜角；
EAC，外耳道；
PWC，外耳道后壁；
FN(m)，面神经乳突段；
SS，乙状窦；
DR，二腹肌嵴

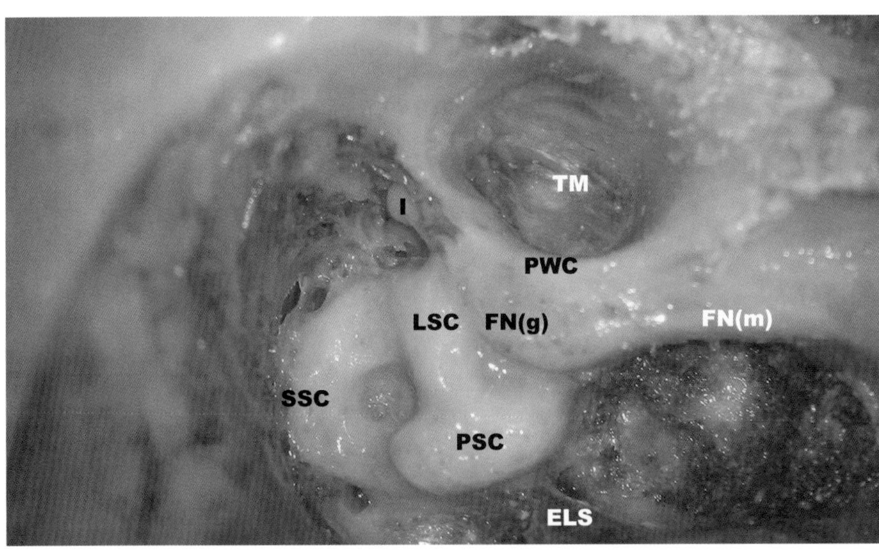

图8-5　切除外耳道皮肤，磨低外耳道后壁，暴露鼓膜；轮廓化三个半规管和面神经乳突段

SSC，上半规管；
LSC，外半规管；
PSC，后半规管；
I，砧骨；
PWC，外耳道后壁；
FN(g)，面神经膝；
FN(m)，面神经乳突段；
TM，鼓膜；
ELS，内淋巴管

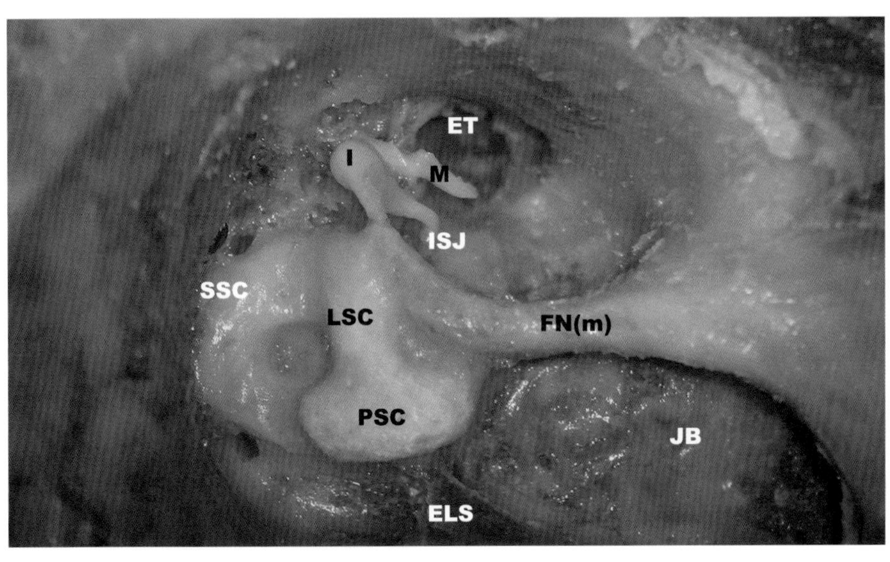

图8-6　切除鼓膜，显露听骨链；颈静脉球表面轮廓化，表面仅留薄层骨质

SSC，上半规管；
LSC，外半规管；
PSC，后半规管；
ET，咽鼓管；
M，锤骨柄；
I，砧骨；
ISJ，砧镫关节；
FN(m)，面神经乳突段；
ELS，内淋巴管；
JB，颈静脉球

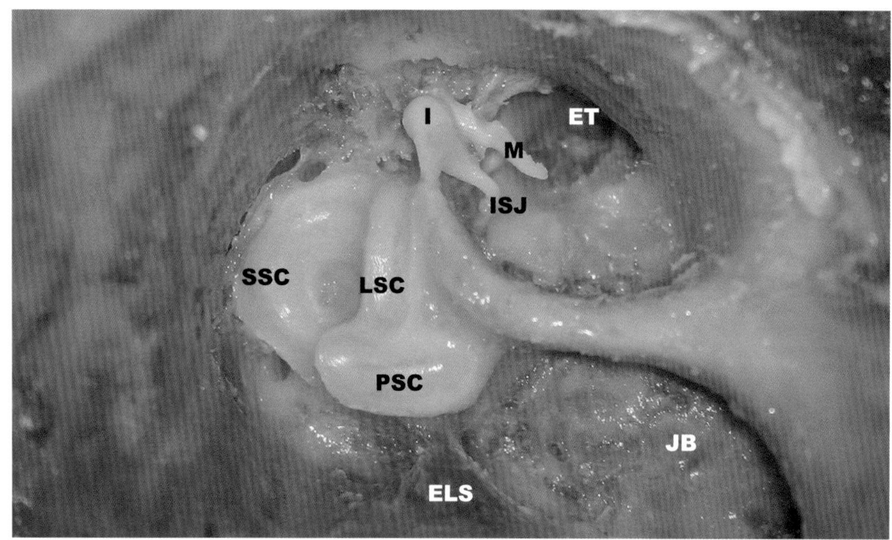

图8-7 进一步轮廓化三个半规管，显露蓝线

SSC，上半规管；
LSC，外半规管；
PSC，后半规管；
ET，咽鼓管；
M，锤骨柄；
I，砧骨；
ISJ，砧镫关节；
ELS，内淋巴管；
JB，颈静脉球

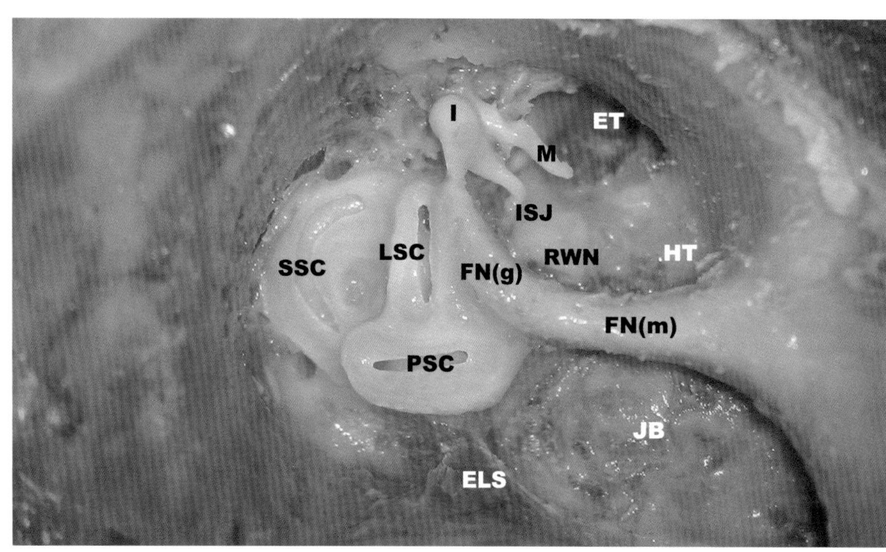

图8-8 开放三个半规管，显示半规管与面神经、内淋巴管之间的关系

SSC，上半规管；
LSC，外半规管；
PSC，后半规管；
ET，咽鼓管；
M，锤骨柄；
I，砧骨；
ISJ，砧镫关节；
RWN，圆窗龛；
FN(m)，面神经乳突段；
ELS，内淋巴管；
JB，颈静脉球；
HT，下鼓室；
FN(g)，面神经膝

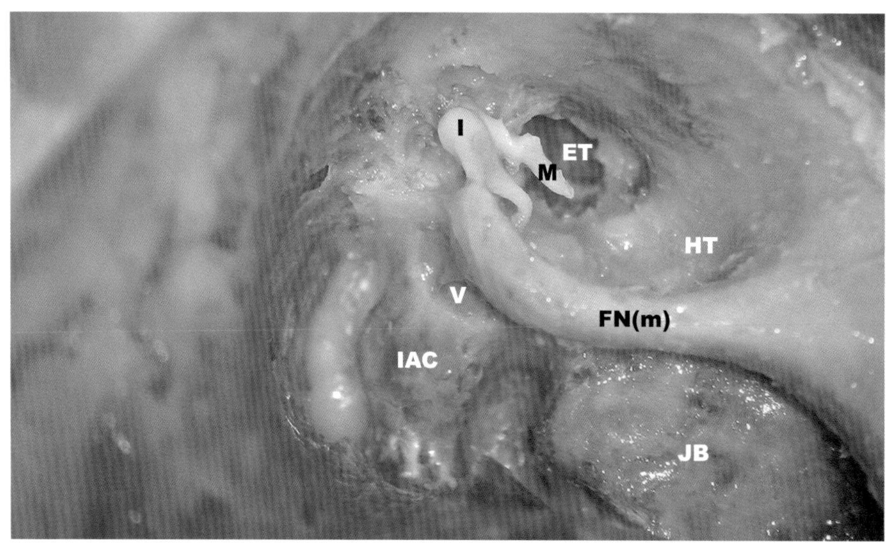

图8-9 切除迷路，暴露前庭；270°轮廓化内听道上壁、后壁及下壁

ET，咽鼓管；
M，锤骨柄；
I，砧骨；
V，前庭；
IAC，内听道；
HT，下鼓室；
FN(m)，面神经乳突段；
JB，颈静脉球

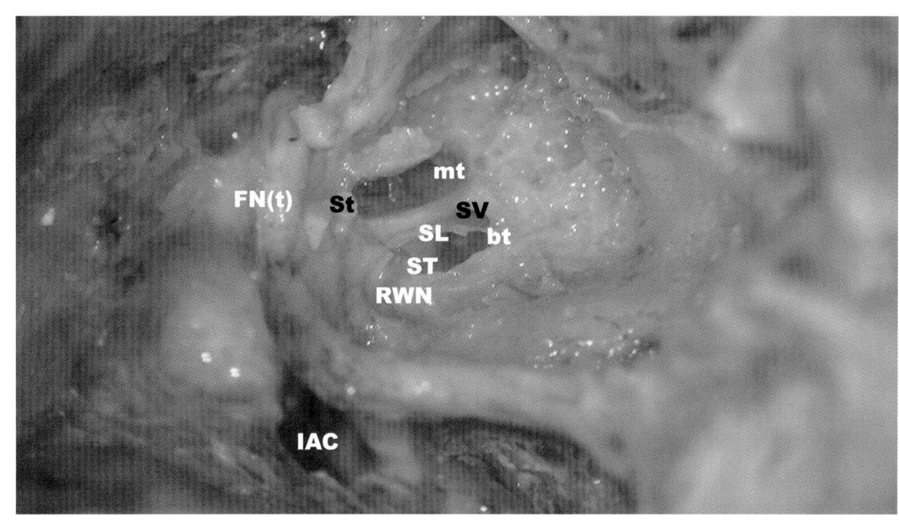

图8-10 开放内听道

磨开耳蜗，可见耳蜗底转、中圈

FN(t)，面神经鼓室段；
St，镫骨；
mt，耳蜗中转；
bt，耳蜗底转；
SV，前庭阶；
ST，鼓室阶；
RWN，圆窗龛；
SL，耳蜗骨螺旋板；
IAC，内听道

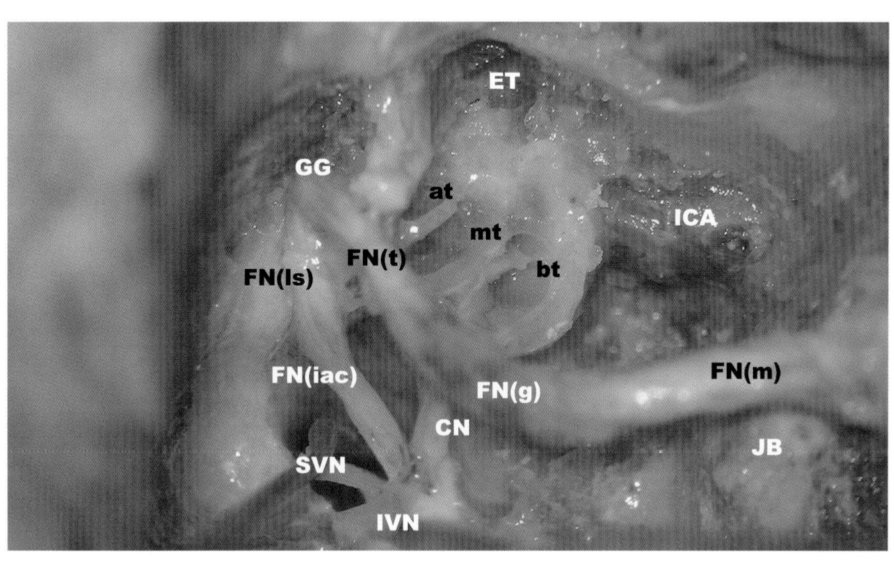

图8-11 面神经全程被游离

颈静脉球位于面神经垂直段深面，颈内动脉位于耳蜗前下方；根据手术需要可继续切除耳蜗和岩尖的骨质直达颅后窝硬脑膜

GG，面神经膝状神经节；
FN(ls)，面神经迷路段；
FN(iac)，面神经内听道段；
FN(t)，面神经鼓室段；
FN(g)，面神经膝；
FN(m)，面神经乳突段；
SVN，前庭上神经；
IVN，前庭下神经；
CN，蜗神经；
at，耳蜗顶转；
mt，耳蜗中转；
bt，耳蜗底转；
ET，咽鼓管；
JB，颈静脉球；
ICA，颈内动脉

病例1：经耳囊径路颞骨岩部胆脂瘤切除术

· 病例摘要 ·

患者，女，41岁。右耳听力下降1年，加重伴头晕半个月。从未有耳流脓。近半个月来，听力下降加重，伴恶心及头晕不适，在当地医院行CT检查发现颞骨病变。

· 专科查体 ·

右侧外耳道后壁膨隆，鼓膜松弛部膨隆暗黑，紧张部未见明显异常。

· 听力学检查 ·

右耳气导PTA 48 dB HL，言语识别率100%，言语识别阈57 dB HL。左耳气导PTA 15 dB HL，言语识别率100%，言语识别阈20 dB HL。click气导ABR 90 dB nHL，右耳Ⅲ波未见明显分化，Ⅰ、Ⅴ波分化尚可，潜伏期较左耳延长。

· 前庭功能检查 ·

cVEMP、oVEMP右侧未引出，左侧引出。变温试验右侧反应减弱。甩头试验：右侧外半规管功能测试存在扫视且60 ms增益减弱，右上半规管功能测试存在扫视且回归增益较左后减弱。

· 影像学检查 ·

术前颞骨CBCT示右侧颞骨广泛骨质破坏，累及乳突、迷路，见图8-12。术前颞骨MRI示右侧颞骨区域占位，侵犯右侧内耳、内听道、桥小脑角区、颈静脉孔区、颈动脉管区，考虑胆脂瘤，见图8-13。

· 诊断 ·

①右侧颞骨胆脂瘤（广泛型）；②右耳听力减退；③右侧前庭功能下降。

A. 胆脂瘤累及右耳乳突广泛区域，向内达颈内动脉水平段，外耳道后壁受压向前突出

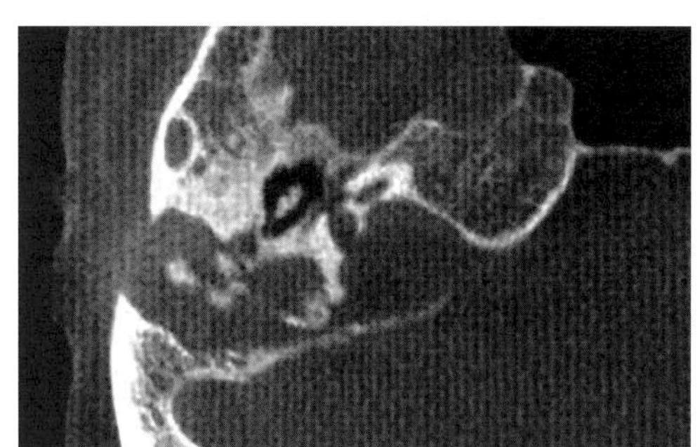

B. 向内侧达内听道

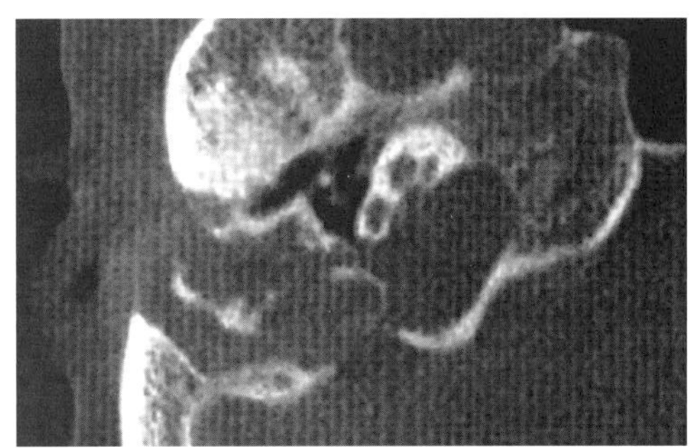

C. 侵犯岩尖部

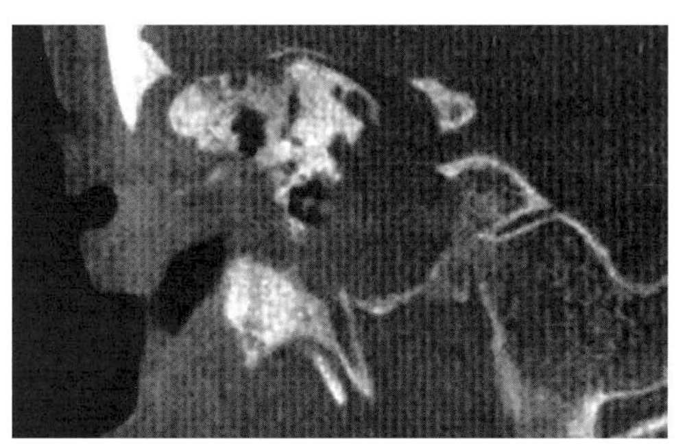

D. 向上累及颅中窝底，下达颈静脉球表面

图8-12　术前颞骨CBCT示右侧颞骨广泛骨质破坏，累及乳突、断路

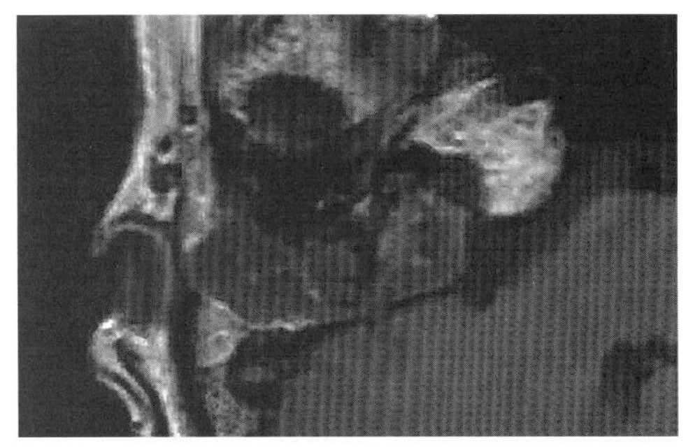

A. 占位性病变在T_1WI呈不均匀的低至等信号，病变组织累及右侧颞骨的广泛区域，向内达颈内动脉水平段

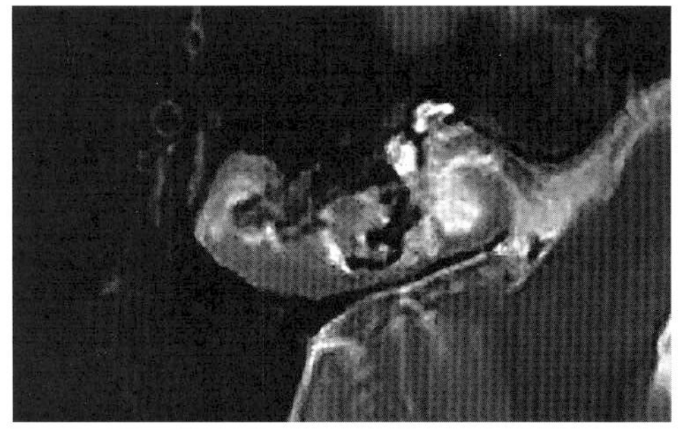

B. T_2WI呈不均匀高信号，病变向内侧累及内听道

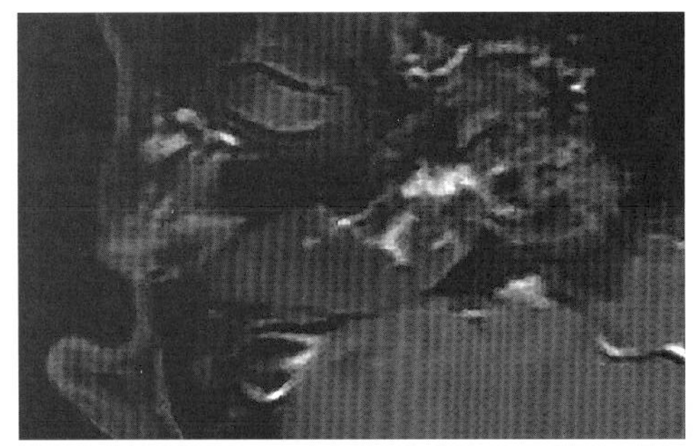

C. T_1WI增强示病变无明显强化

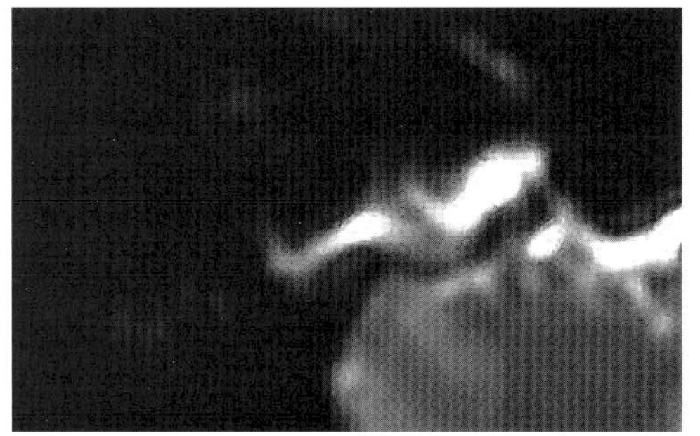

D. DWI示颞骨病变局部环形高信号

图8-13　术前颞骨MRI示右侧颞骨区域占位，病变向右侧累及内听道

· 手术图解 ·

右侧耳囊径路岩骨胆脂瘤切除术图解见图8-14～图8-25。

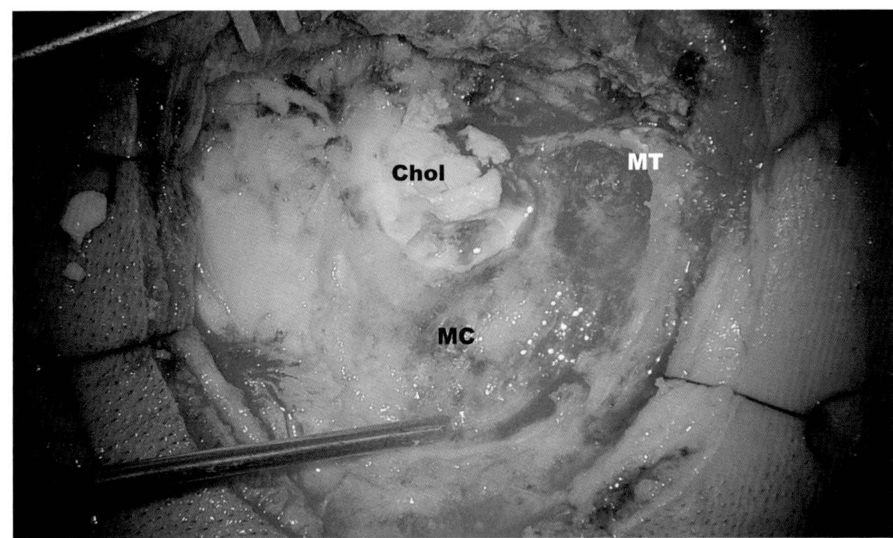

图8-14　乳突切开，可见胆脂瘤组织

MC，乳突腔；
MT，乳突尖；
Chol，胆脂瘤

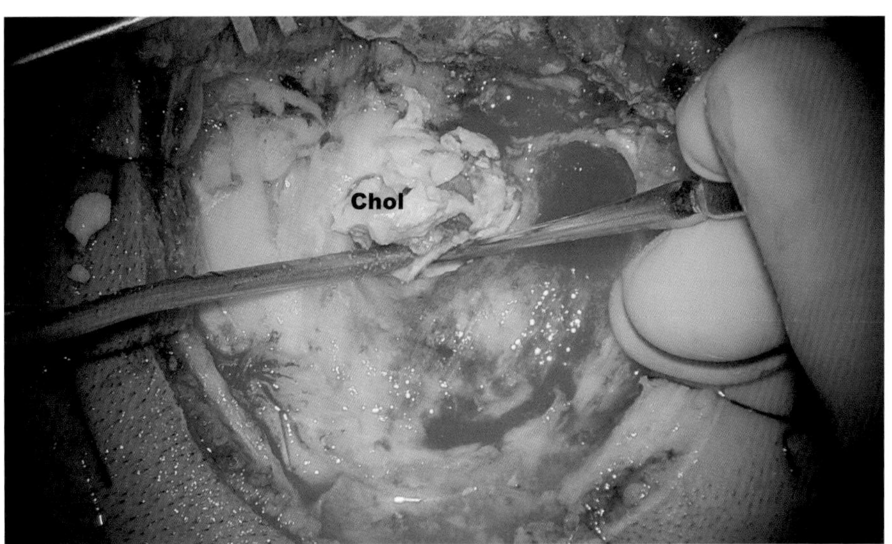

图8-15　逐步去除胆脂瘤组织

Chol，胆脂瘤

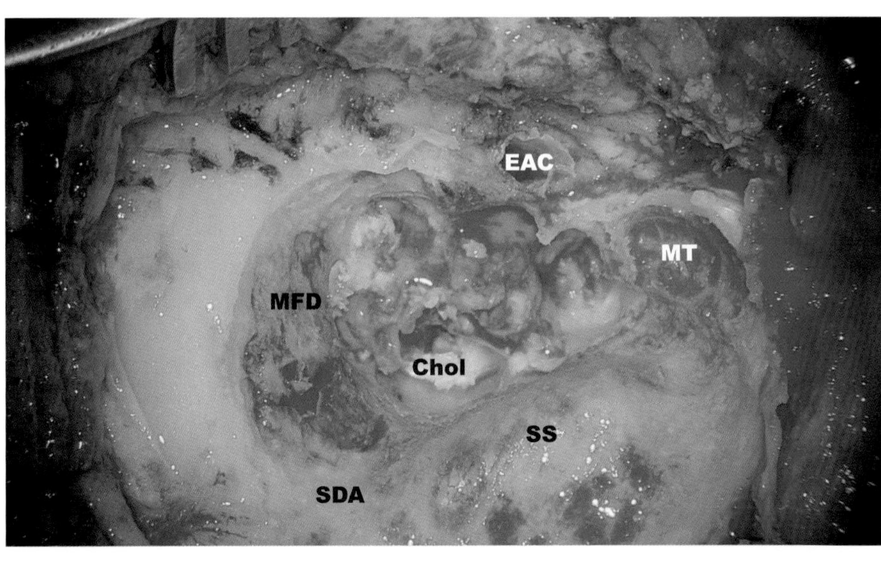

图8-16　进一步轮廓化乳突，上方暴露至颅中窝底硬脑膜，后方暴露乙状窦

MFD，颅中窝硬脑膜；
SS，乙状窦；
SDA，窦脑膜角；
Chol，胆脂瘤；
MT，乳突尖；
EAC，外耳道

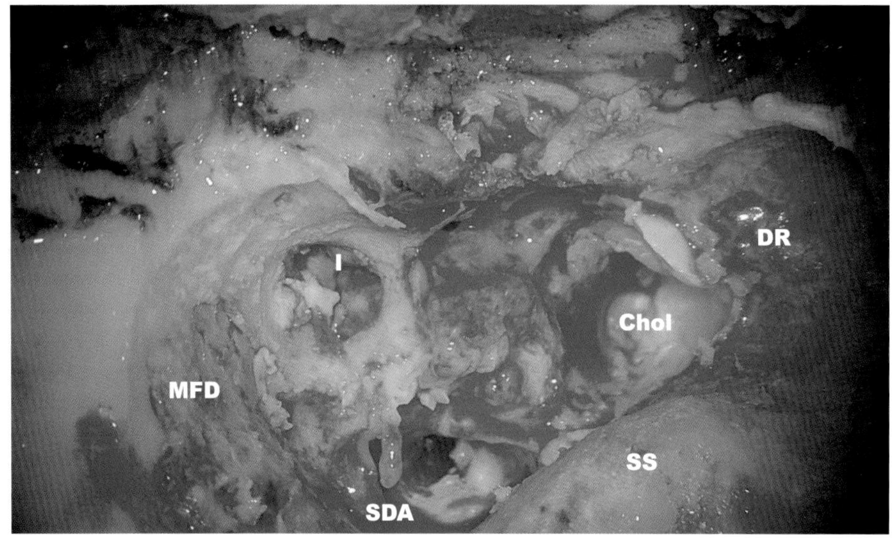

图8-17 暴露砧骨短脚，下方暴露二腹肌嵴以定位面神经乳突段

MFD，颅中窝硬脑膜；
SS，乙状窦；
SDA，窦脑膜角；
DR，二腹肌嵴；
Chol，胆脂瘤；
I，砧骨

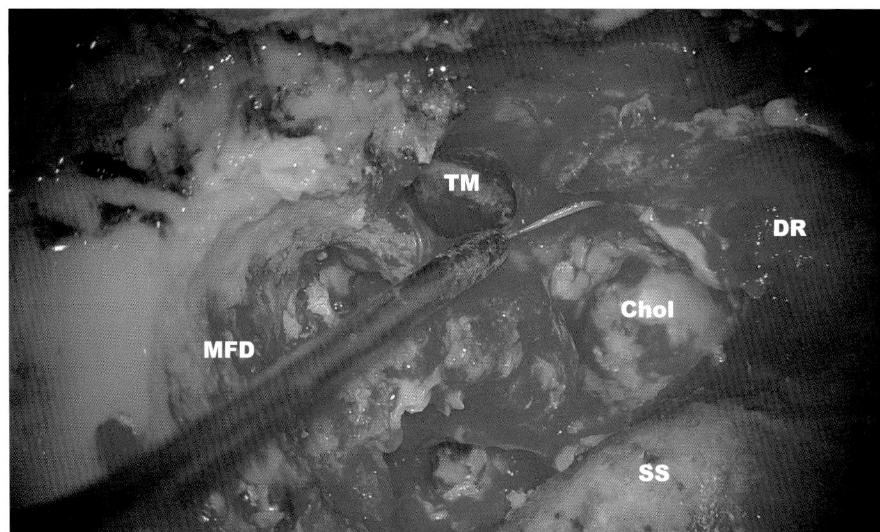

图8-18 磨低外耳道后壁，去除外耳道皮肤，见鼓膜完整

术腔可见胆脂瘤包绕面神经，侵及面神经后气房、后半规管、上半规管

MFD，颅中窝硬脑膜；
SS，乙状窦；
TM，鼓膜；
DR，二腹肌嵴；
Chol，胆脂瘤

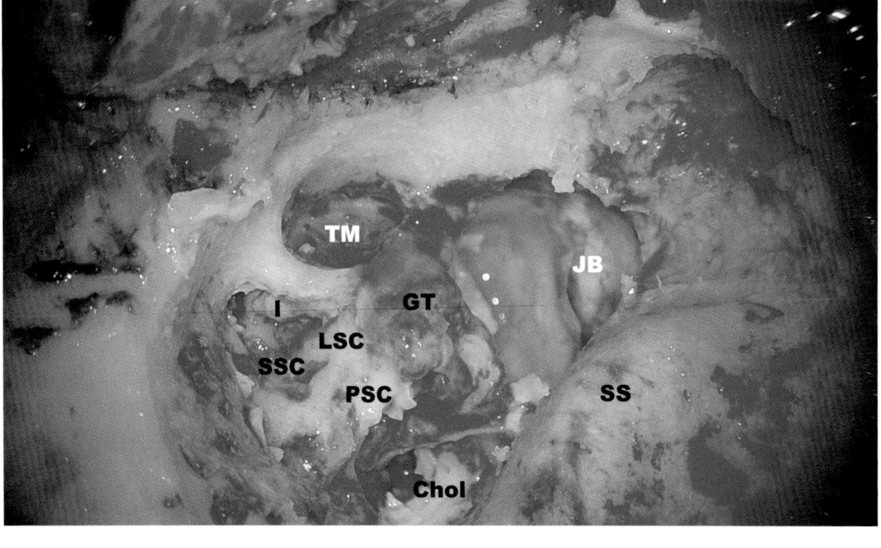

图8-19 后、上半规管骨质已被破坏

面神经垂直段被肉芽组织包绕

SS，乙状窦；
TM，鼓膜；
LSC，外半规管；
PSC，后半规管（部分已被破坏）；
SSC，上半规管；
JB，颈静脉球；
GT，肉芽组织；
I，砧骨

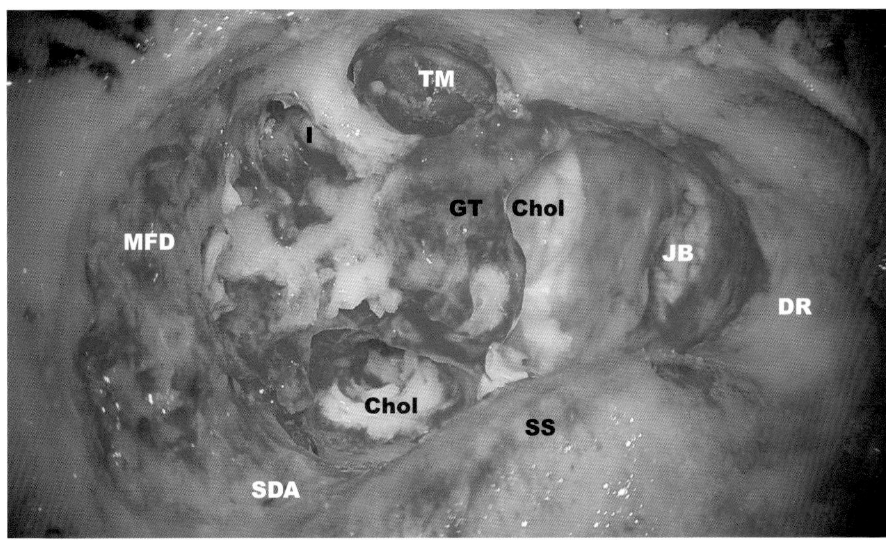

图8-20　内听道下方充满胆脂瘤，并沿迷路下向前上延伸至岩尖

二腹肌嵴下方见颈静脉球

MFD，颅中窝硬脑膜；
SS，乙状窦；
TM，鼓膜；
SDA，窦脑膜角；
JB，颈静脉球；
GT，肉芽组织；
Chol，胆脂瘤；
DR，二腹肌嵴；
I，砧骨

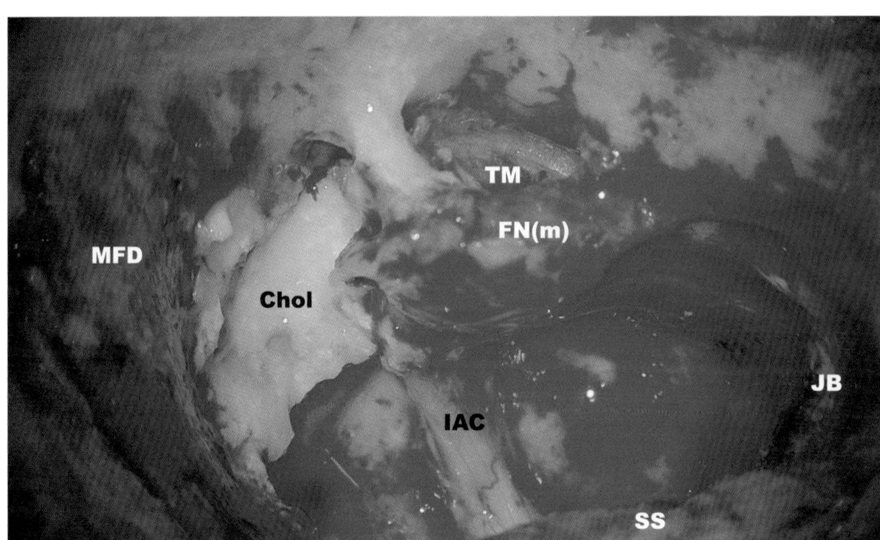

图8-21　保留面神经乳突段在原位，于其深面分离胆脂瘤并清理其基质；迷路上方、颅中窝底见大量胆脂瘤

MFD，颅中窝硬脑膜；
SS，乙状窦；
TM，鼓膜；
FN(m)，面神经乳突段；
JB，颈静脉球；
Chol，胆脂瘤；
IAC，内听道

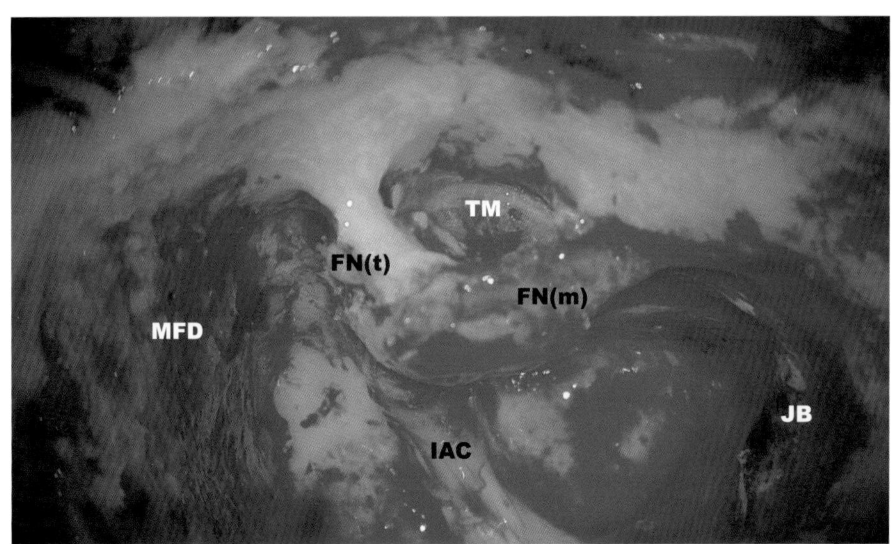

图8-22　内听道后壁骨质已被胆脂瘤破坏，呈180°开放，硬脑膜尚完整，胆脂瘤未侵入内听道内

MFD，颅中窝硬脑膜；
TM，鼓膜；
FN(m)，面神经乳突段；
FN(t)，面神经鼓室段；
JB，颈静脉球；
IAC，内听道

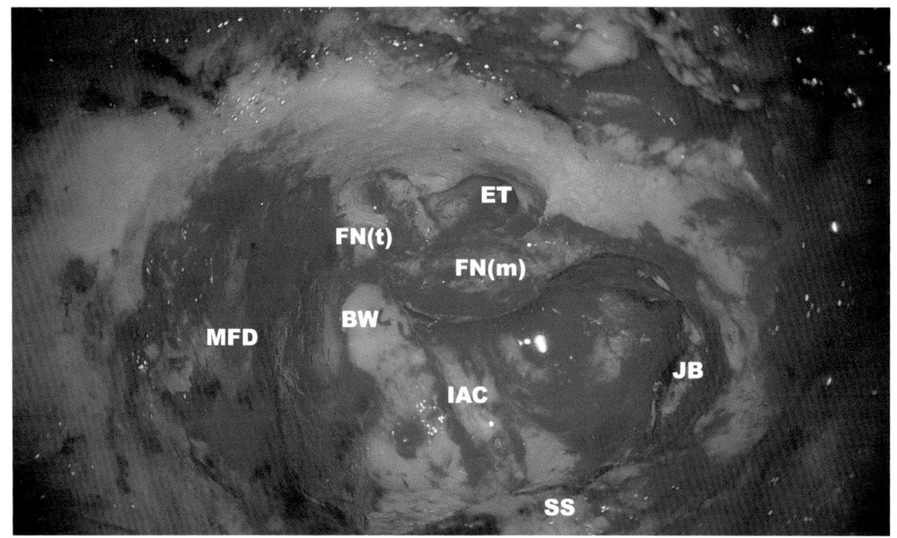

图8-23　面神经迷路段外侧有胆脂瘤上皮包绕

去除鼓膜及鼓室内容物，见上鼓室、面神经鼓室段深面亦有胆脂瘤上皮

MFD，颅中窝硬脑膜；
SS，乙状窦；
FN（m），面神经乳突段；
FN（t），面神经鼓室段；
JB，颈静脉球；
IAC，内听道；
ET，咽鼓管；
BW，骨蜡

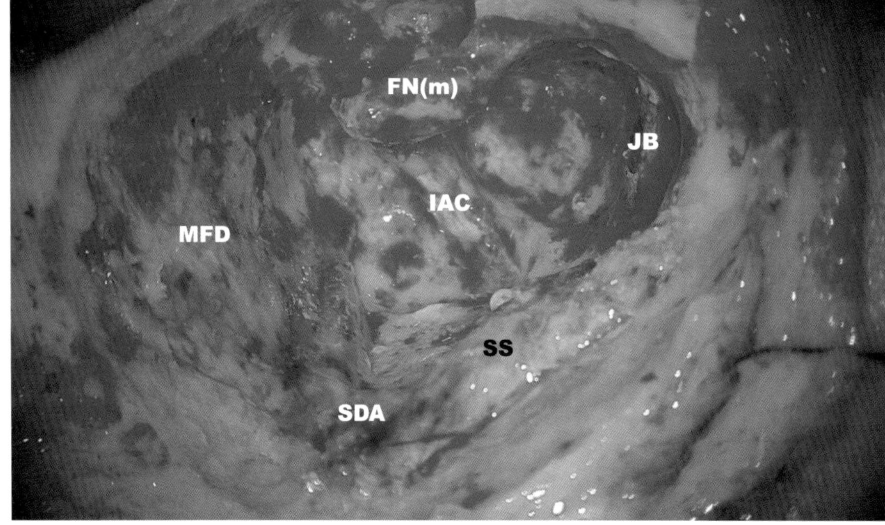

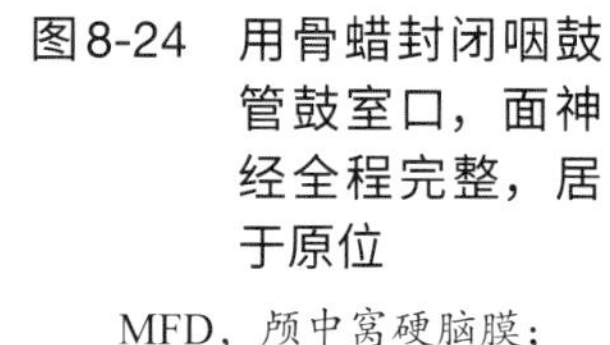

图8-24　用骨蜡封闭咽鼓管鼓室口，面神经全程完整，居于原位

MFD，颅中窝硬脑膜；
SS，乙状窦；
FN（m），面神经乳突段；
SDA，窦脑膜角；
JB，颈静脉球；
IAC，内听道

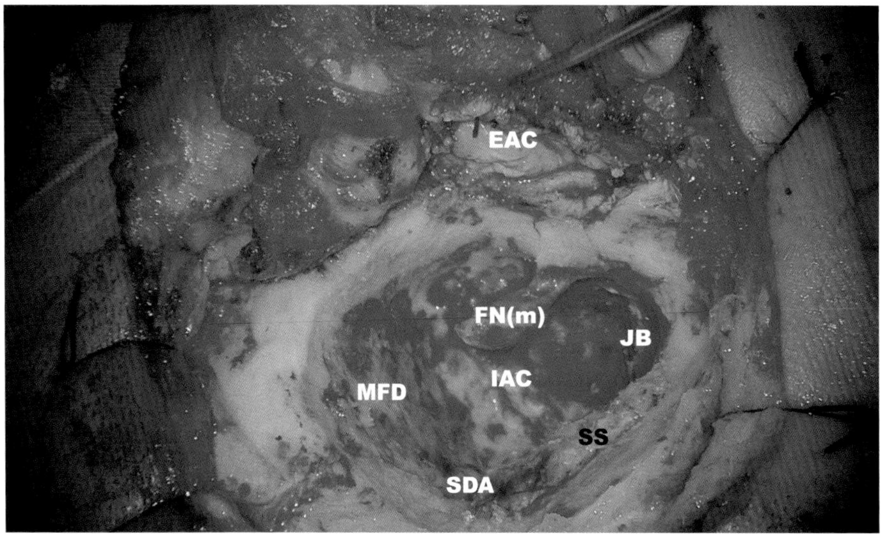

图8-25　术野全貌；“Blind Sac”技术封闭外耳道

术腔以腹壁脂肪填塞，耳后肌骨膜瓣对位缝合，分层关闭皮肤切口

MFD，颅中窝硬脑膜；
SS，乙状窦；
FN（m），面神经乳突段；
SDA，窦脑膜角；
JB，颈静脉球；
IAC，内听道；
EAC，外耳道

· 文献回顾及讨论 ·

Ugo Fisch于1978年创立了耳囊径路。耳囊径路是在迷路径路的基础上向前扩展，在很多情况下需要牺牲耳蜗结构而不移位面神经。此径路的要点通过暴露上至岩上窦、下至颈静脉球、前至颈内动脉、后至乙状窦之间的颞骨内侧壁，最大限度地显露桥小脑角外侧壁；面神经鼓室段及乳突段骨管保留在原位呈骨桥状。对于肿瘤起源于内听道底者选择经耳囊径路可以为肿瘤的暴露创造更大的空间，有利于肿瘤的全切和面神经的保留。此外，对于颅中窝底硬脑膜低位、乙状窦前移、颈静脉球高位的患者，经耳囊径路具有更大的优势。与迷路径路相比，耳囊径路能较好地暴露前至颈内动脉和岩尖的病变；其术野较迷路径路更宽广，可观察桥小脑角前方，从而暴露肿瘤前方区域，切除较大的听神经瘤及切除侵及耳蜗的肿瘤。在耳囊径路中，面神经像一座“桥”横在径路中央，一定程度上阻碍了操作。手术时应注意操作，避免损伤。

本例为岩骨胆脂瘤，病变范围广泛，累及迷路上、迷路后、迷路下的广泛区域，并破坏外半规管、后半规管骨质以及内听道周围骨质，属于广泛型病变。根据病变的程度和范围，我们采用耳囊径路切除。术中彻底清除颞骨胆脂瘤病变，保留了相对正常的耳蜗结构，并用骨蜡封闭咽鼓管鼓室口，采用腹壁脂肪填塞术腔。本例的难点是在术中既要彻底清除病变组织，又要保持面神经处于原位。保留在原位的面神经乳突段会对手术区域的显露造成一定的影响，必要时通过调整体位、联合使用内镜和显微镜来达到显露和清除胆脂瘤组织的目的。

· 手术视频 ·

“第八章耳囊径路”
病例1手术视频

病例2：经耳囊径路听神经瘤切除术

· 病例摘要 ·

患者，女，50岁。左耳耳鸣伴听力下降20余年，4年前及1年前于当地医院行“听神经瘤微创手术”，具体不详。1年前起出现持续性左耳刺痛，伴头晕恶心，无耳流脓，无面部麻木、声音嘶哑、吞咽呛咳等。

· 专科查体 ·

左侧外耳道软组织团块，未能窥及鼓膜。左侧面神经功能HB-Ⅰ级。

· 听力学检查 ·

纯音测听：左侧极重度感音神经性耳聋，言语识别率0%。

· 影像学检查 ·

术前颞骨CBCT示内听道明显扩大，与耳蜗相通；中耳乳突软组织阴影，并向外耳道延伸，见图8-26。术前内听道MRI示桥小脑角、内听道、鼓室、耳蜗内占位，明显强化；桥小脑角区肿瘤最大径3.3 cm，向前延伸，见图8-27。术后桥小脑角区MRI影像见图8-28。

· 诊断 ·

①左侧听神经瘤；②左侧极重度感音神经性耳聋。

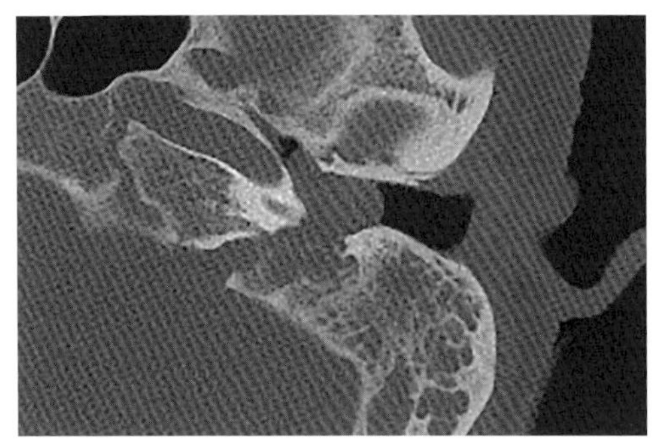

A. 中耳乳突软组织阴影，并向外耳道延伸

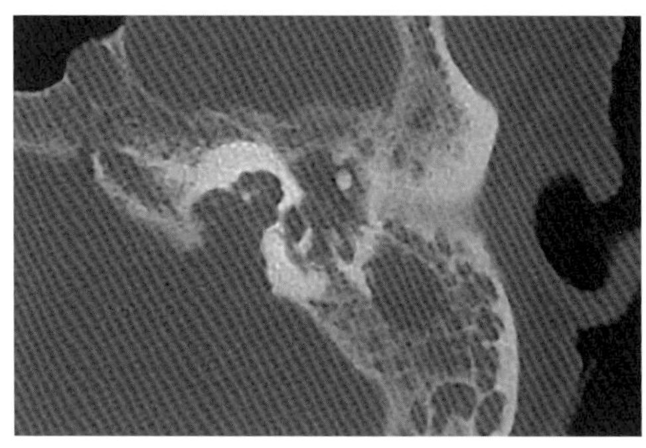

B. 内听道扩大，并与耳蜗相通

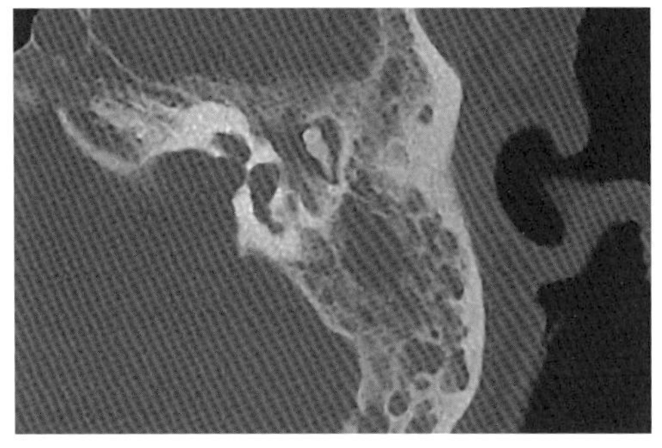

C. 内听道明显扩大，上鼓室、鼓窦软组织阴影

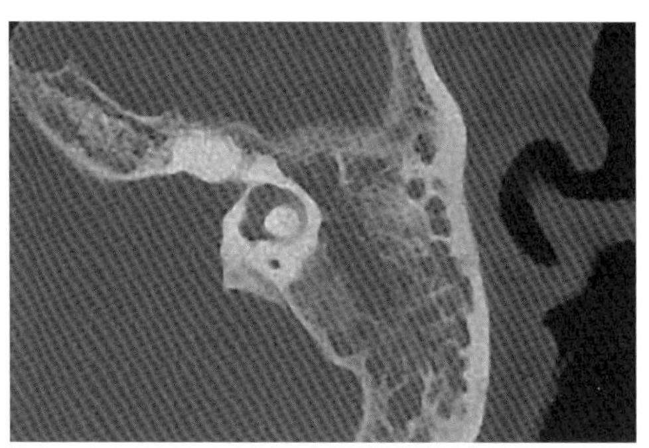

D. 内听道明显扩大，前庭、外半规管骨性结构正常

图8-26　术前颞骨CBCT示内听道明显扩大，与耳蜗相通

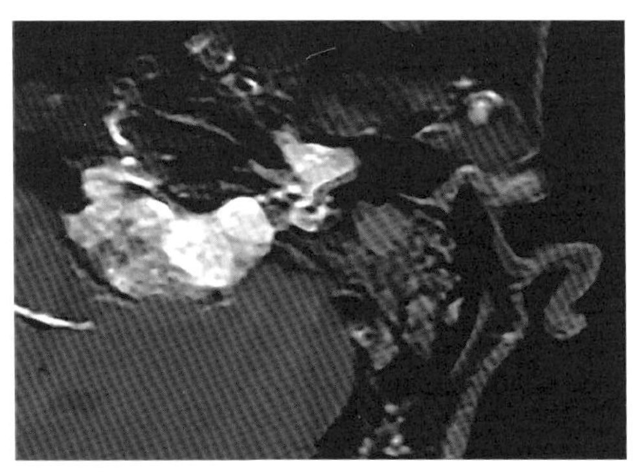

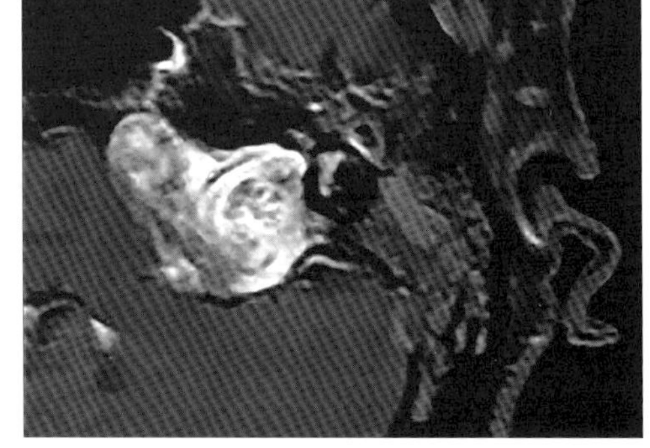

A. 桥小脑角、内听道、鼓室、耳蜗内占位，明显强化（水平位）

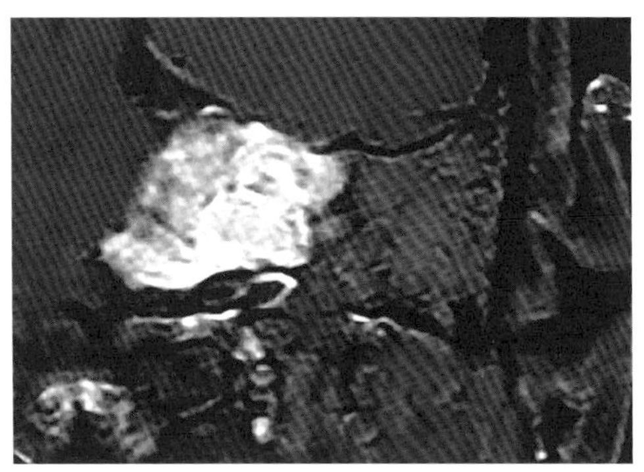

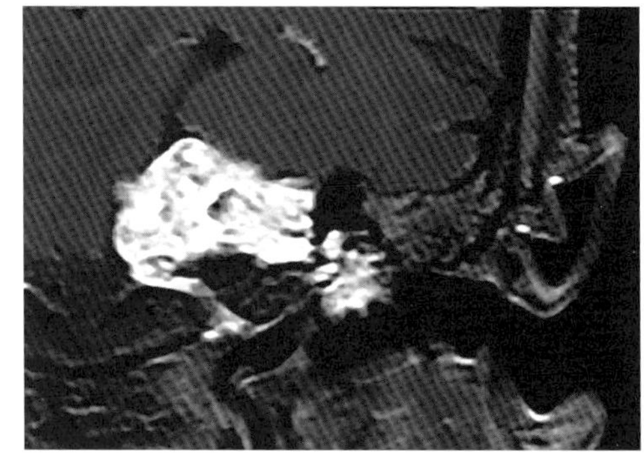

B. 桥小脑角占位，向前延伸，形态不规则（冠状位）

图8-27　术前内听道MRI示桥小脑角、内听道、鼓室、耳蜗内占位，明显强化；桥小脑角区肿瘤占位，向前延伸

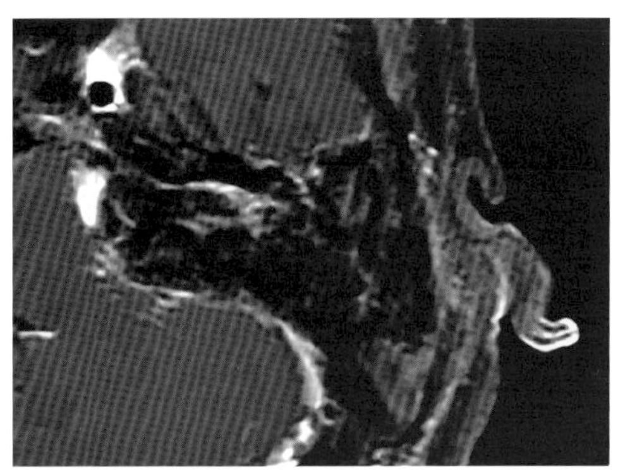
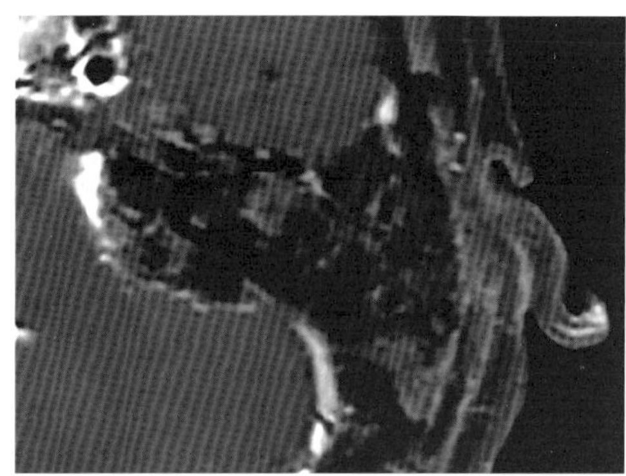

A. 水平位

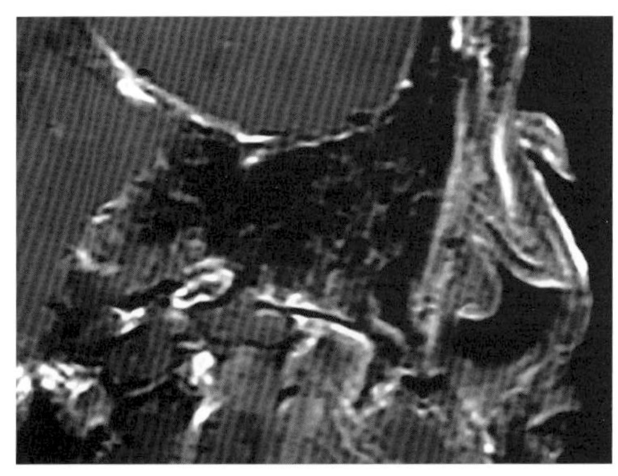
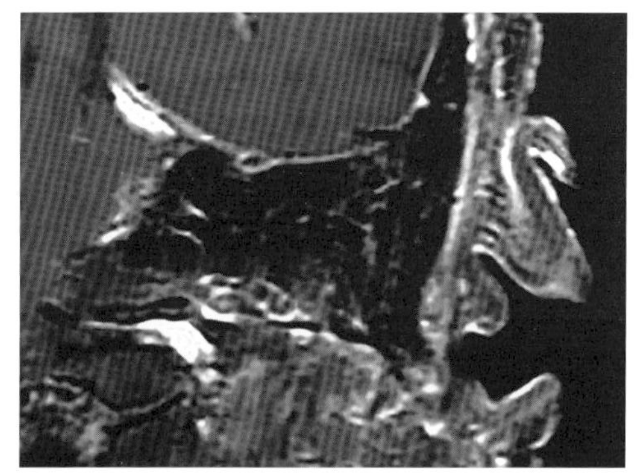

B. 冠状位

图8-28　术后桥小脑角区MRI示桥小脑角区肿瘤已被完全切除

·手术图解·

左侧耳囊径路听神经瘤切除术图解见图8-29～图8-39。

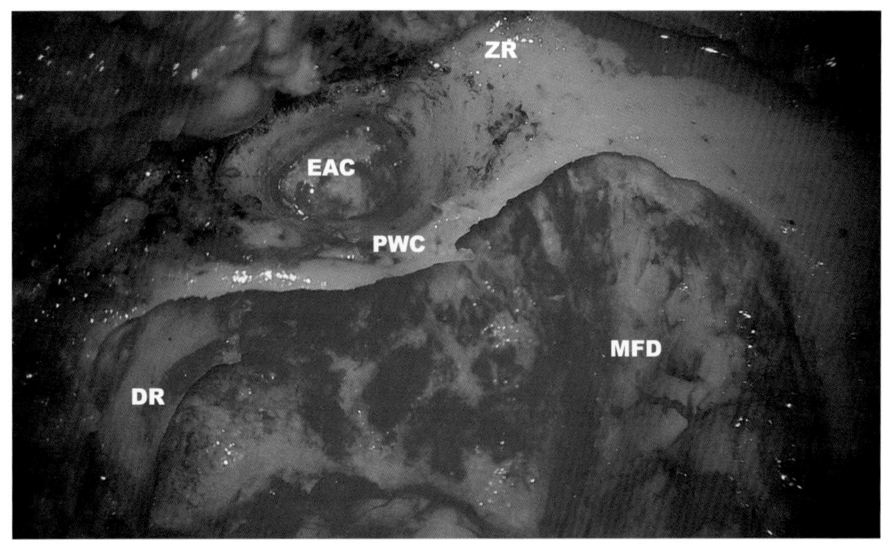

图8-29　乳突轮廓化，离断外耳道并且去除外耳道皮肤、鼓膜和听骨链

EAC，外耳道；
ZR，颧弓根；
PWC，外耳道后壁；
DR，二腹肌嵴；
MFD，颅中窝硬脑膜

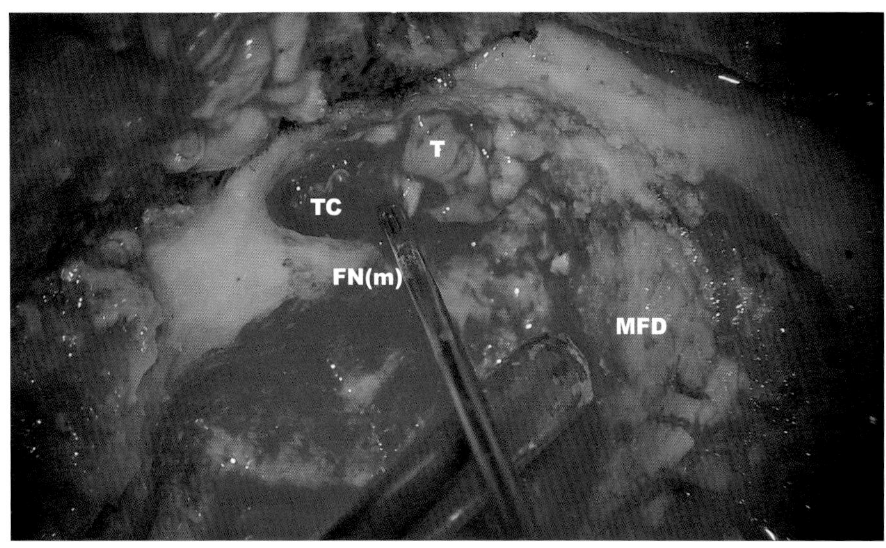

图8-30 切除鼓室内大量肿瘤组织，送冰冻活检，提示听神经瘤

TC，鼓室；
FN(m)，面神经乳突段；
T，肿瘤；
MFD，颅中窝硬脑膜

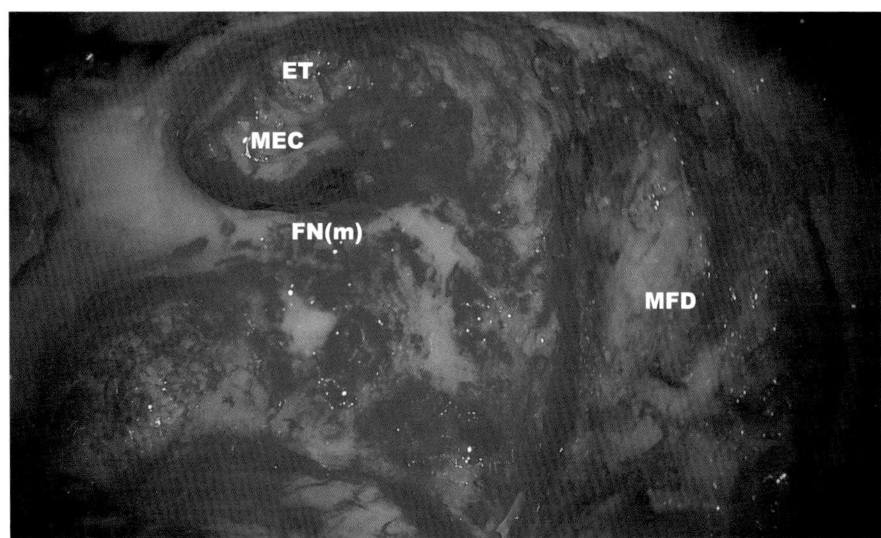

图8-31 切除鼓室内肿瘤组织，封闭咽鼓管

ET，咽鼓管；
MEC，中鼓室；
FN(m)，面神经乳突段；
MFD，颅中窝硬脑膜

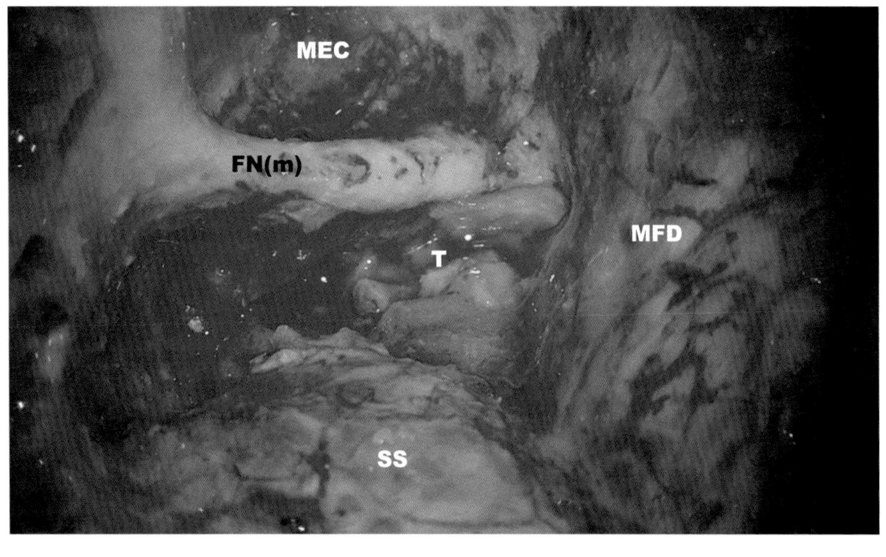

图8-32 定位面神经鼓室段和乳突段，切除桥小脑角区骨性结构

MEC，中鼓室；
FN(m)，面神经乳突段；
T，肿瘤；
MFD，颅中窝硬脑膜；
SS，乙状窦

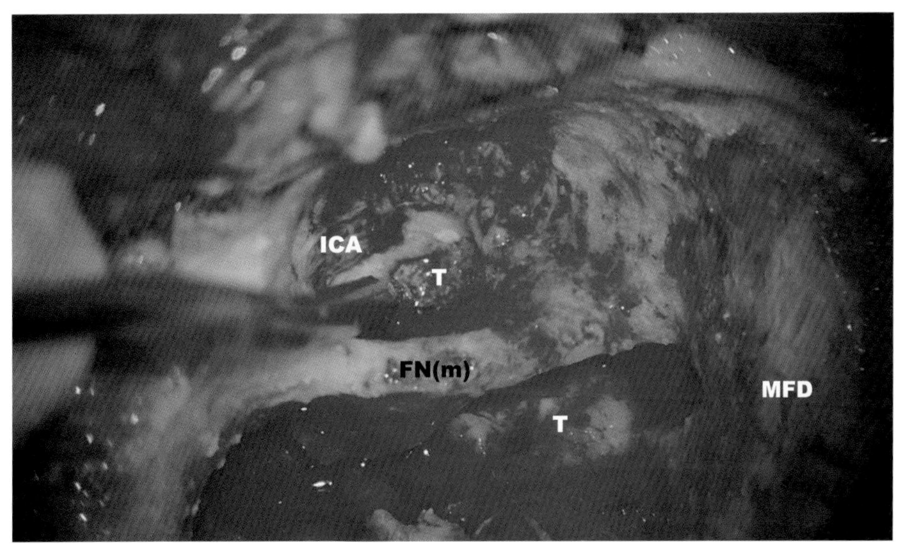

图8-33　探查发现耳蜗内多量肿瘤组织，予以切除，中耳腔前下区域显示颈内动脉

FN（m），面神经乳突段；
T，肿瘤；
MFD，颅中窝硬脑膜；
ICA，颈内动脉

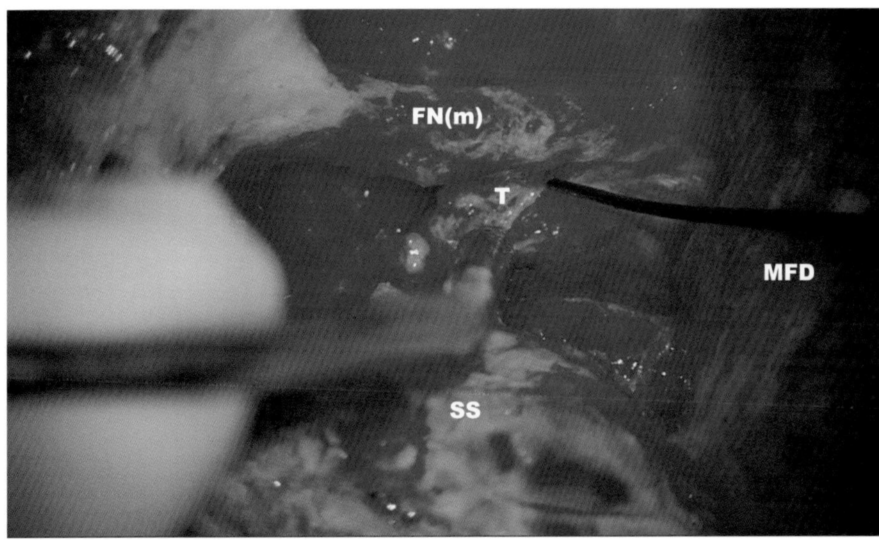

图8-34　切除面神经乳突段深面骨质，切除半规管和部分内耳结构，面神经呈“桥”样居于原位

面神经刺激仪监测显示面神经并不位于肿瘤表面
FN（m），面神经乳突段；
T，肿瘤；
MFD，颅中窝硬脑膜；
SS，乙状窦

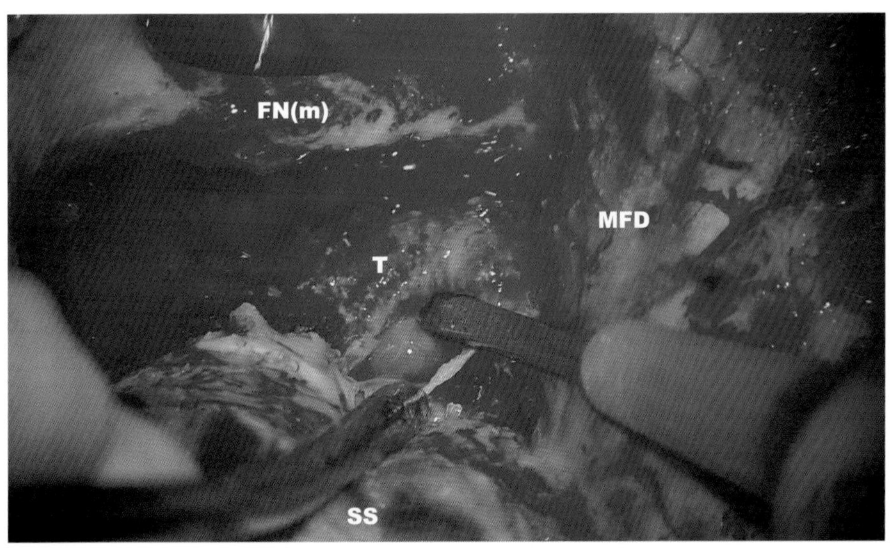

图8-35　肿瘤组织占据桥小脑角区，以超声吸引装置先行肿瘤组织囊内切除

T，肿瘤；
FN（m），面神经乳突段；
MFD，颅中窝硬脑膜；
SS，乙状窦

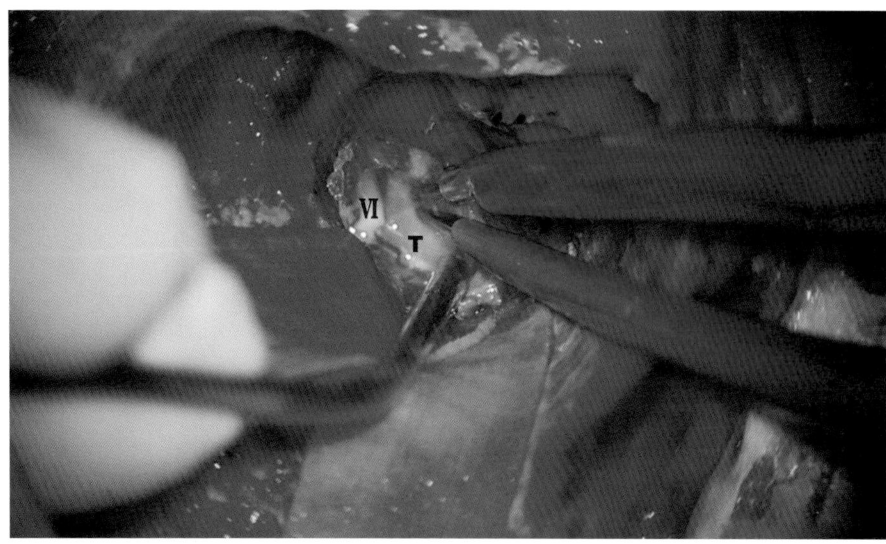

图8-36 逐步切除肿瘤组织，见肿瘤前下方的展神经

Ⅵ，展神经；
T，肿瘤

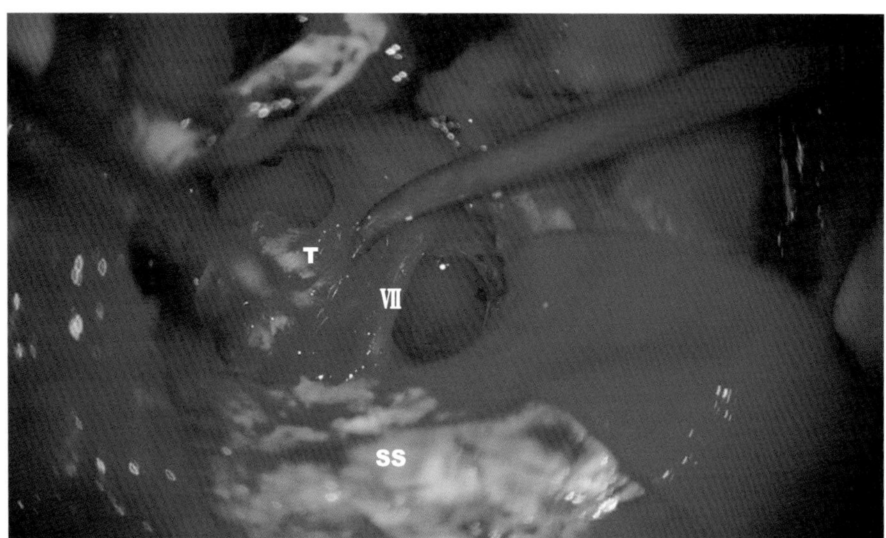

图8-37 定位面神经内听道段和颅内段，仔细分离保护面神经并逐步切除肿瘤组织

T，肿瘤；
Ⅶ，面神经；
SS，乙状窦

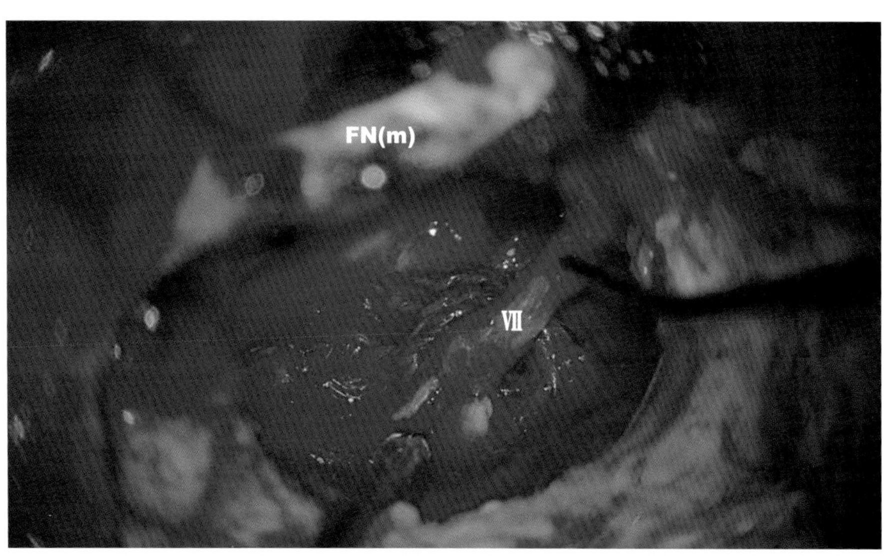

图8-38 显示听神经肿瘤组织已被完全切除，面神经解剖保留完好；半规管、前庭、耳蜗被切除，面神经居于原位

FN(m)，面神经乳突段；
Ⅶ，面神经

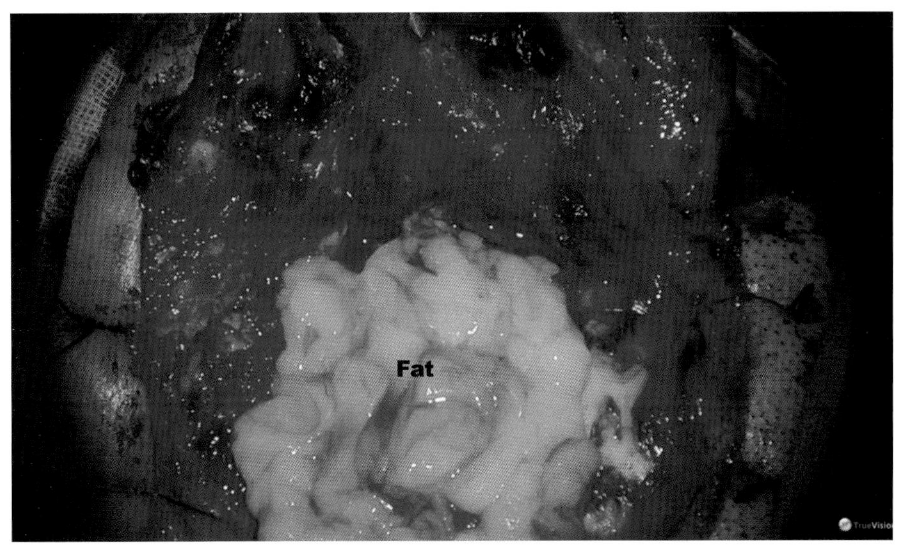

图8-39　术腔填塞腹壁脂肪；“Blind Sac”技术封闭外耳道，逐层缝合切口

Fat，腹壁脂肪

· 文献回顾及讨论 ·

本例是一例听神经瘤病例。由于术前影像学评估显示耳蜗内肿瘤组织侵犯、肿瘤于桥小脑角向前延伸，是耳囊径路的手术适应证。由于肿瘤体积较大且向桥小脑角前方突出，耳囊径路能够提供更好的桥小脑角前方的视野（无外耳道后壁遮挡、无耳蜗结构遮挡），有利于肿瘤的暴露及面神经桥小脑角段的辨认。由于术中涉及颈内动脉的显露以及面神经管的轮廓化，耳囊径路相较于迷路径路，需要术者有更高的手术技巧。本例患者术中面神经保留完整，术后出院时面神经功能HB-Ⅳ级，远期面神经功能恢复情况仍在随访中。

· 手术视频 ·

“第八章耳囊径路”
病例2手术视频

（张　青）

第九章 耳蜗径路

■ 耳蜗径路的界限

前界：外侧为外耳道前壁、颞颌关节窝，内侧为岩骨内颈内动脉垂直段。

后界：乙状窦，以及乙状窦后方1～2 cm硬脑膜、乙状窦前方的颅后窝硬脑膜。

上界：颅中窝硬脑膜。

下界：外侧为二腹肌嵴，内侧为颈静脉球、耳蜗导水管。

耳蜗径路的手术范围见图9-1。

■ 手术适应证

（1）岩尖斜坡区病变（脑膜瘤、胆脂瘤等）。

（2）复发的听神经瘤。

（3）术前已有面瘫。

■ 手术禁忌证

（1）术前面神经功能正常者。

（2）唯一听力耳。

（3）中耳乳突炎症活动期。

■ 解剖步骤

（1）耳后大“C”形切口，向前翻起皮瓣，横断并封闭外耳道。

（2）磨除乳突骨皮质，行乳突扩大切除，

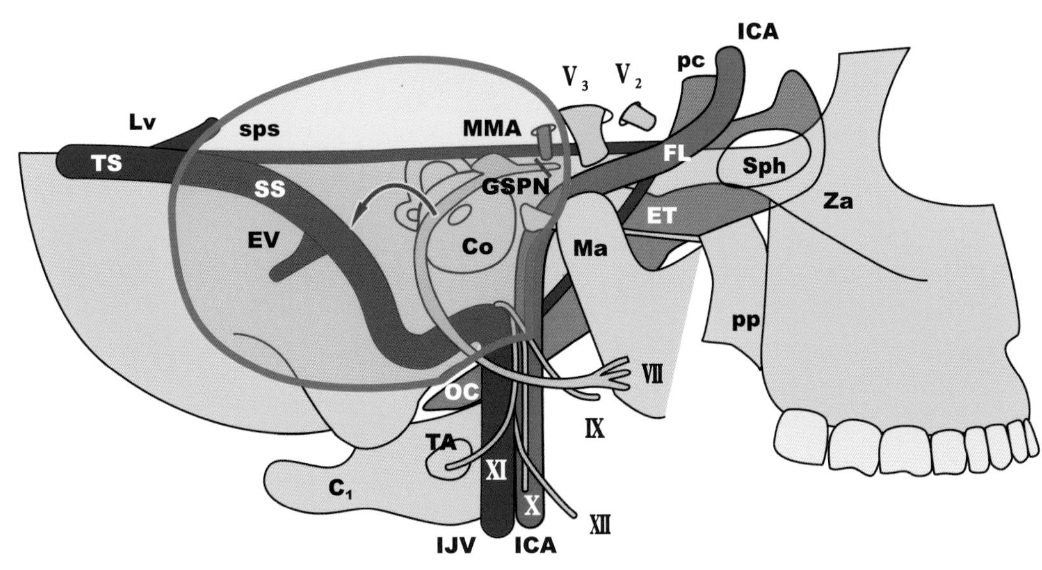

图9-1　耳蜗径路的手术范围（改自Sanna M, Saleh E, Khrais T, et al., 2008）

FL，破裂孔；C_1，第一颈椎；Co，耳蜗；ET，咽鼓管；EV，导静脉；GSPN，岩浅大神经；ICA，颈内动脉；IJV，颈内静脉；Lv，拉贝静脉；Ma，下颌骨；MMA，脑膜中动脉；OC，枕骨髁突；pc，后床突；pp，翼突；Sph，蝶窦；sps，岩上窦；SS，乙状窦；TA，寰椎横突；TS，横窦；Za，颧弓；V_2，上颌神经；V_3，下颌神经；Ⅶ，面神经；Ⅸ，舌咽神经；Ⅹ，迷走神经；Ⅺ，副神经；Ⅻ，舌下神经

颅中窝底及乙状窦表面保留薄层骨质，充分磨低外耳道后壁。

（3）轮廓化面神经骨管，定位面神经，显露三个半规管。

（4）去除颅中窝底及乙状窦表面骨质，依次磨除三个半规管，开放前庭，行迷路切除。

（5）充分270°轮廓化内听道上壁、后壁及下壁。

（6）去除听骨链，开放耳蜗。

（7）解剖膝状神经节，显露并切断岩浅大神经。

（8）开放内听道，显露面神经全程，将面神经向后移位。

（9）切除岩尖、斜坡区的占位。

■ 解剖图解

乳突切除、面神经轮廓化、迷路切除部分详见本书“第六章迷路径路”相关内容。

耳蜗径路的解剖（以右耳为例）见图9-2～图9-8。

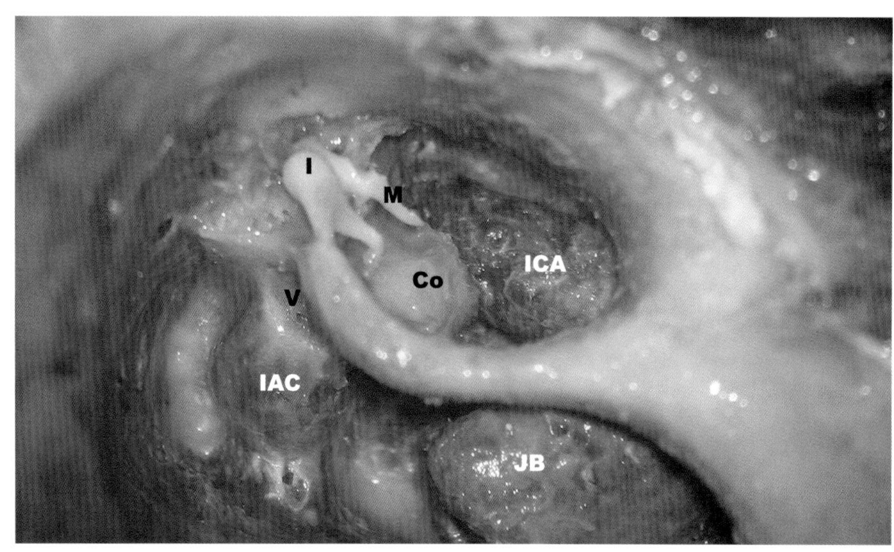

图9-2 迷路切除，显露内听道、颈内动脉、颈内静脉，听骨链未去除

Co，耳蜗；
I，砧骨；
IAC，内听道；
ICA，颈内动脉；
JB，颈静脉球；
M，锤骨柄；
V，前庭

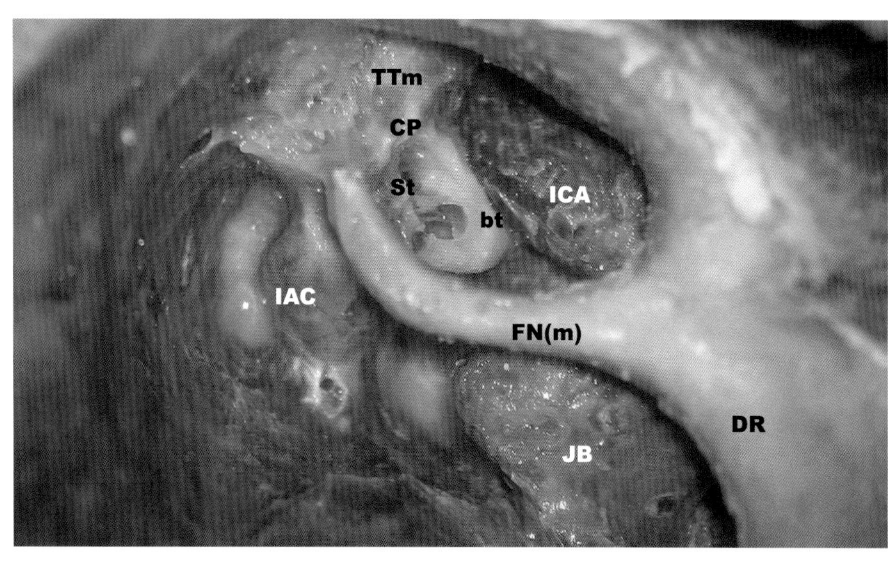

图9-3 去除听骨链，开放耳蜗

bt，耳蜗底转；
DR，二腹肌嵴；
FN(m)，面神经乳突段；
IAC，内听道；
ICA，颈内动脉；
JB，颈静脉球；
St，镫骨；
TTm，鼓膜张肌；
CP，匙突

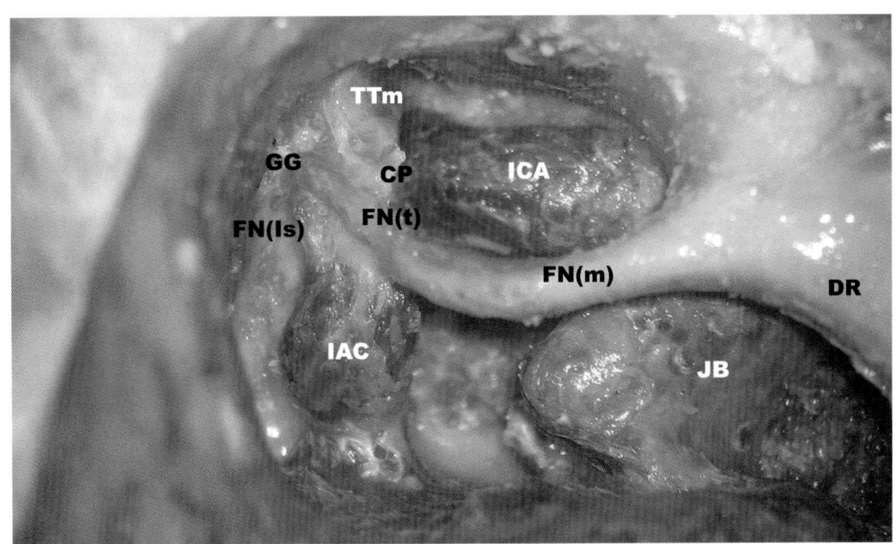

图9-4　磨除耳蜗，去除膝状神经节表面骨质

CP，匙突；
DR，二腹肌嵴；
FN(ls)，面神经迷路段；
FN(m)，面神经乳突段；
FN(t)，面神经鼓室段；
GG，膝状神经节；
IAC，内听道；
ICA，颈内动脉；
JB，颈静脉球；
TTm，鼓膜张肌

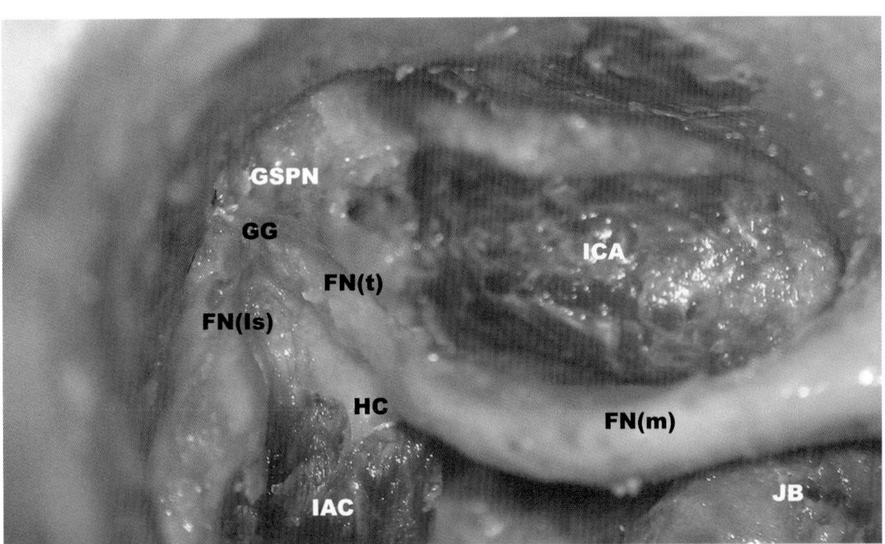

图9-5　显露膝状神经节及岩浅大神经

FN(ls)，面神经迷路段；
FN(m)，面神经乳突段；
FN(t)，面神经鼓室段；
GG，膝状神经节；
GSPN，岩浅大神经；
HC，横嵴；
IAC，内听道；
ICA，颈内动脉；
JB，颈静脉球

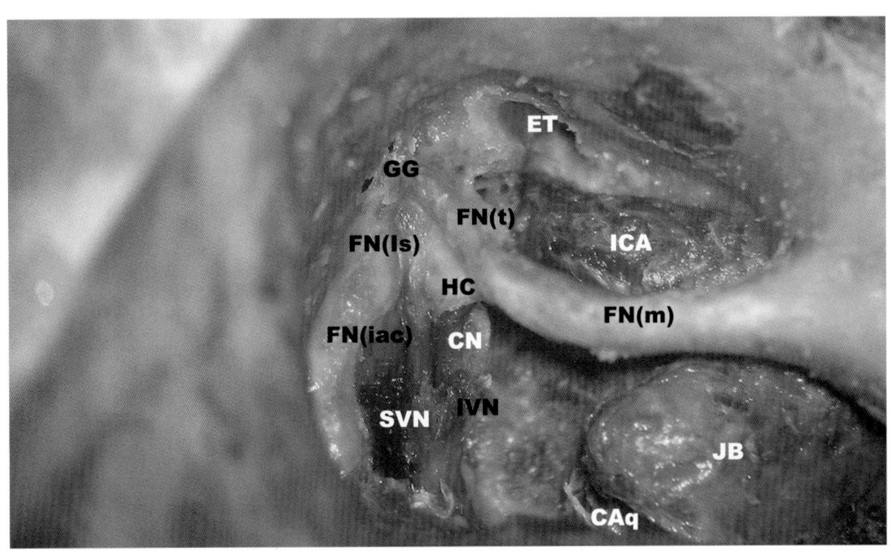

图9-6　开放内听道，显示内听道内各神经的走行及解剖位置关系

CAq，耳蜗导水管；
CN，蜗神经；
ET，咽鼓管；
FN(iac)，面神经内听道段；
FN(ls)，面神经迷路段；
FN(m)，面神经乳突段；
FN(t)，面神经鼓室段；
GG，膝状神经节；
HC，水平嵴；
ICA，颈内动脉；
IVN，前庭下神经；
JB，颈静脉球；
SVN，前庭上神经

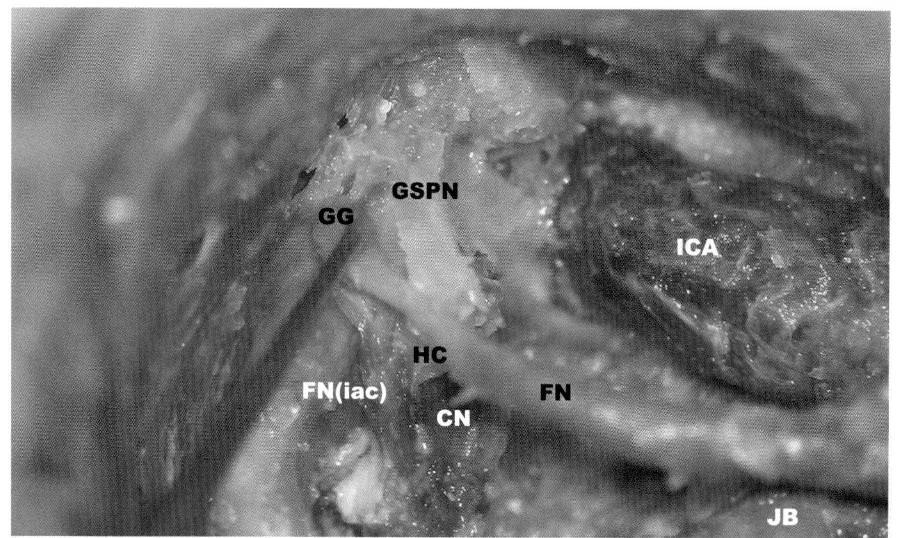

图9-7　切断岩浅大神经，将面神经向后移位

CN，耳蜗神经；
FN，面神经；
FN(iac)，面神经内听道段；
GG，膝状神经节；
GSPN，岩浅大神经；
HC，水平嵴；
ICA，颈内动脉；
JB，颈静脉球

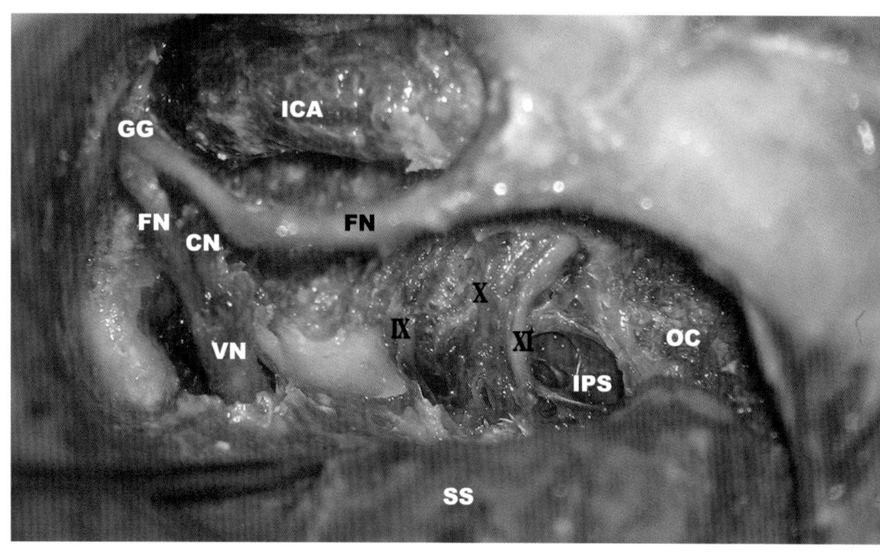

图9-8　切除颈静脉球，显露后组颅神经，显示面神经全程以及后组颅神经的解剖关系

CN，蜗神经；
FN，面神经；
GG，膝状神经节；
ICA，颈内动脉；
IPS，岩下窦；
SS，乙状窦；
VN，前庭神经；
Ⅸ，舌咽神经；
Ⅹ，迷走神经；
Ⅺ，副神经；
OC，枕骨髁突

■ 病例：经耳蜗径路颞骨岩部巨大胆脂瘤切除术

·病例摘要·

患者，女，14岁。高热、左耳流脓9天。当地医院颅脑MRI检查提示左侧外耳道肿块，颞骨骨质破坏，考虑左侧颞骨胆脂瘤、脑膜炎。乳突切开引流术后仍高热持续，体温高达39.5℃，遂转至上海交通大学医学院附属新华医院。

·专科查体·

左耳敷料加压包扎，左侧眼睑用力后可闭合，左侧口角歪斜。面神经功能HB-Ⅲ级。

·听力学检查·

纯音测听示左耳全聋，右耳听力正常。

·影像学检查·

术前颞骨CBCT示左侧中耳乳突术后，左侧中耳乳突、迷路、岩尖大片骨质破坏，见图9-9。术前颞骨MRI示左侧颞骨岩部T_2WI高信号，未见明显强化，见图9-10。术后颞骨CBCT影像见图9-11。术后颞骨MRI影像见图9-12。

·诊断·

①左侧颞骨岩部胆脂瘤（广泛型）；②左侧周围性面神经麻痹；③左耳全聋。

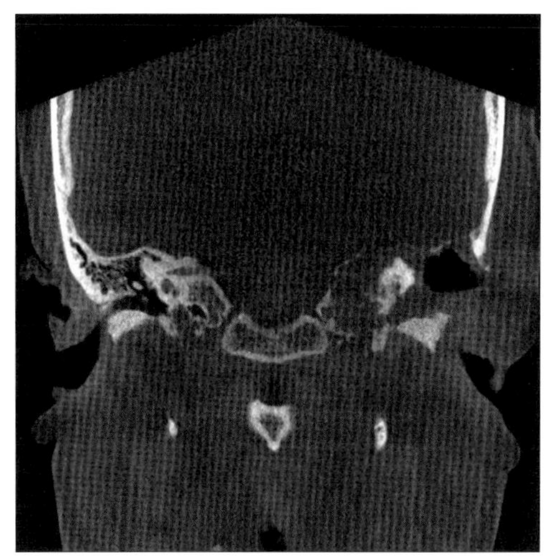

A. 冠状位

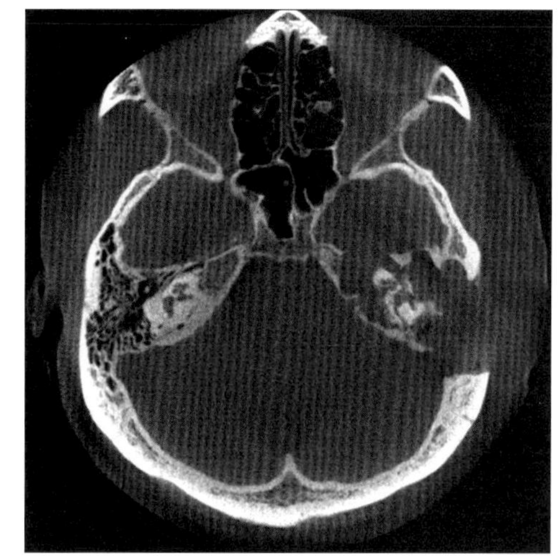

B. 水平位

图9-9　术前颞骨CBCT示左侧中耳乳突、迷路、岩尖大片骨质破坏，骨质密度不均匀

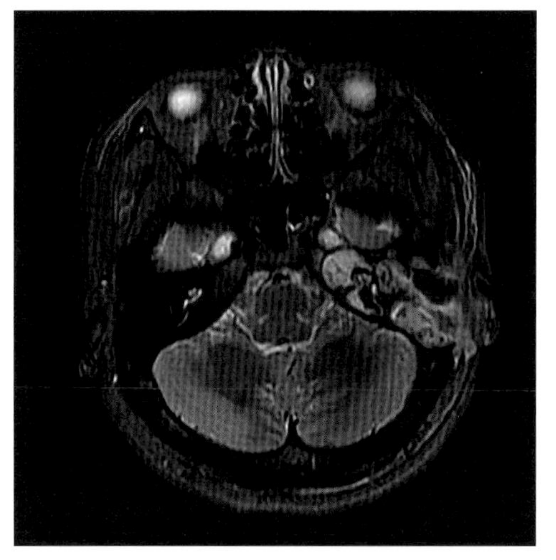

A. 左侧颞骨岩部T_2WI高信号

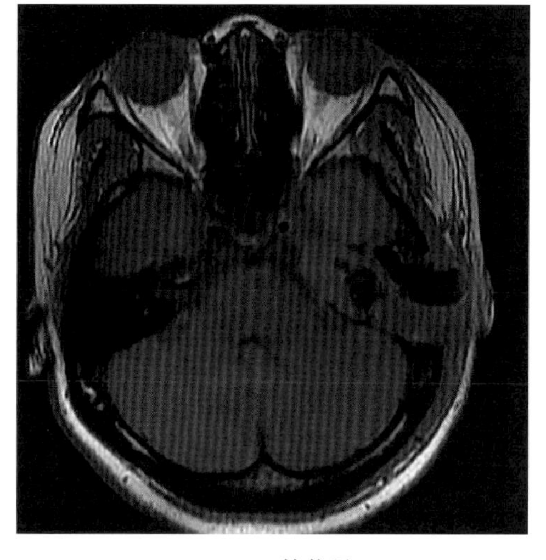

B. T_1WI等信号

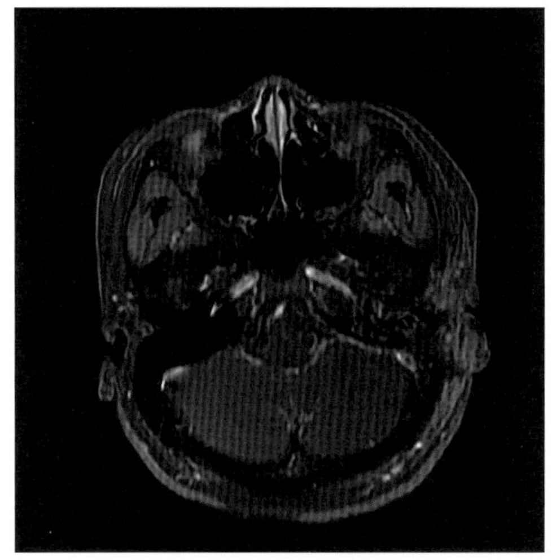

C. T_1WI无强化（颈内动脉层面）

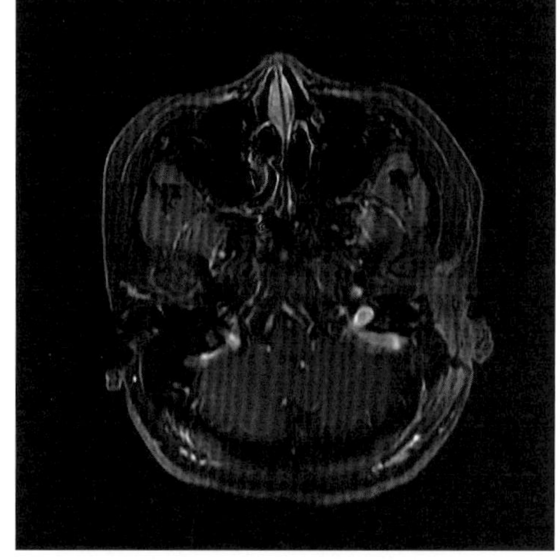

D. T_1WI无强化（颈静脉球层面）

图9-10　颞骨MRI水平位示左侧颞骨岩部T_2WI高信号，T_1WI等信号，无强化

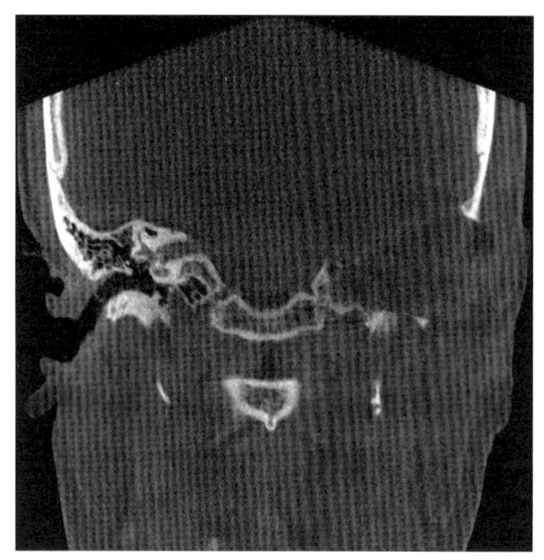

A. 冠状位

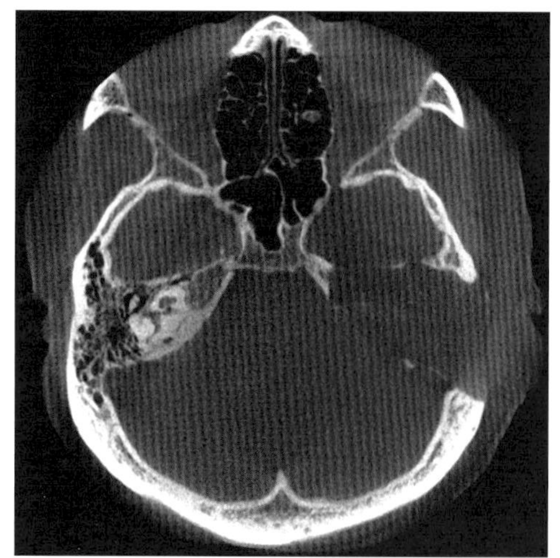

B. 水平位

图9-11 术后颞骨CBCT示左侧颞骨胆脂瘤术后改变，术区病变骨质被切除

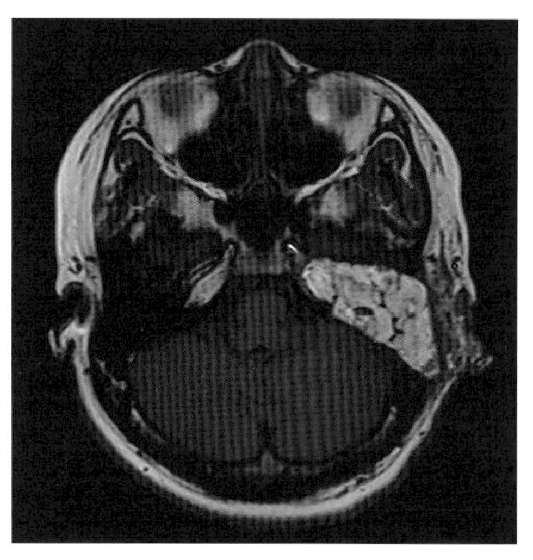

A. 左侧颞骨T_1WI高信号为填塞的脂肪

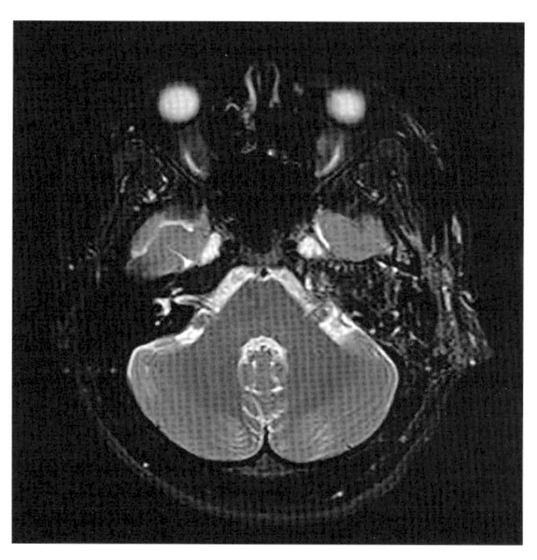

B. T_2WI低高信号混杂

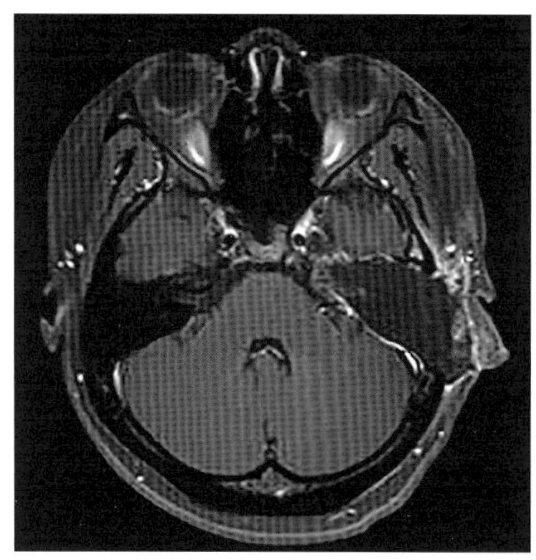

C. T_1WI无强化

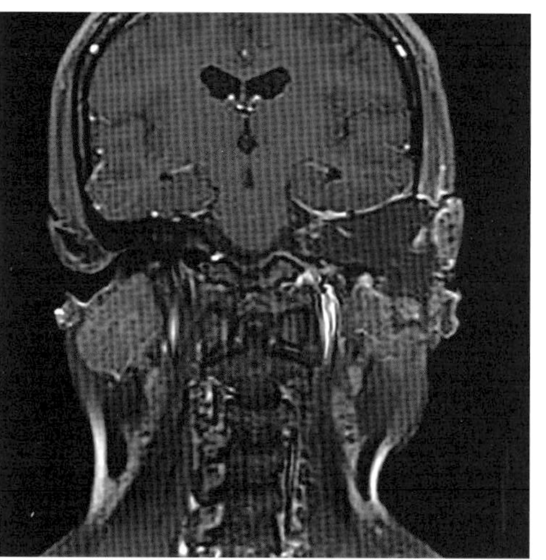

D. 冠状位

图9-12 术后颞骨MRI水平位、冠状位示左侧颞骨术后改变，术区见脂肪信号影

· 手术图解 ·

左侧耳蜗径路颞骨胆脂瘤切除术，图解见图9-13 ～图9-25。

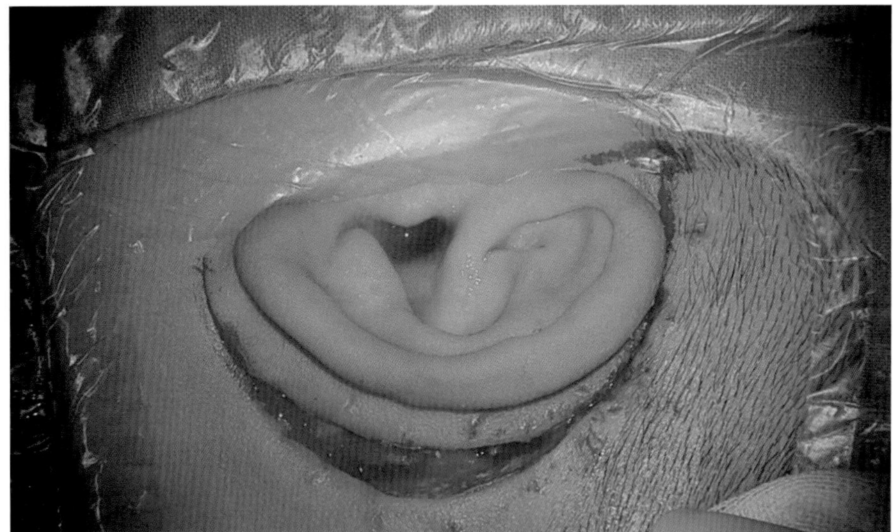

图9-13　耳后“C”形切口

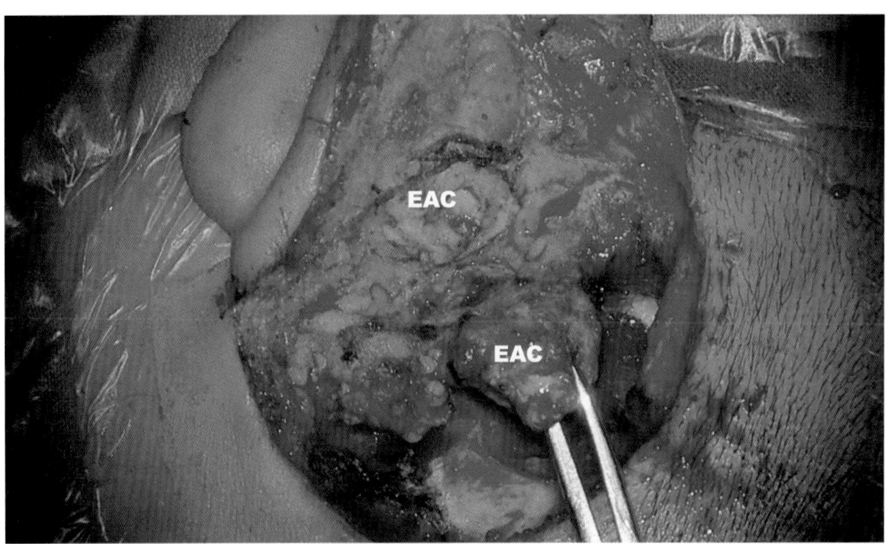

图9-14　横断外耳道，“Blind Sac”技术封闭外耳道（内侧面）

EAC，外耳道

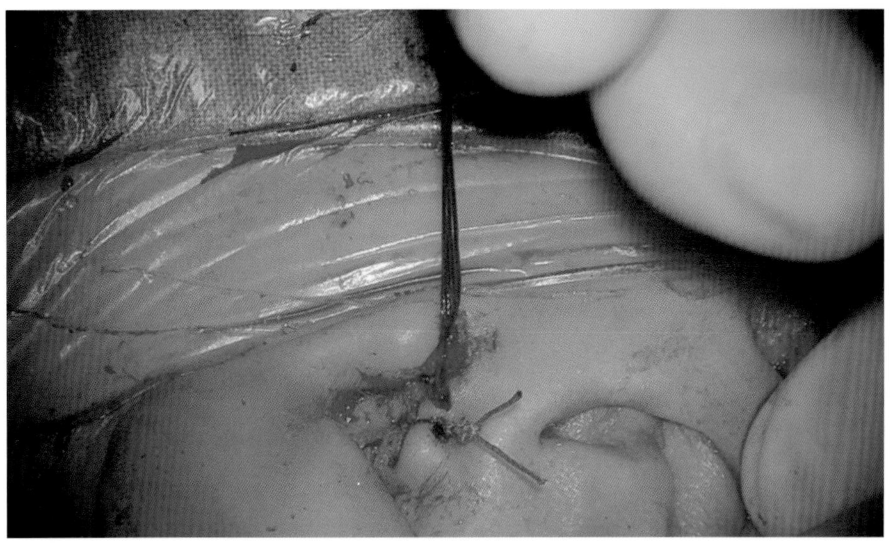

图9-15　“Blind Sac”技术封闭外耳道（外耳道口）

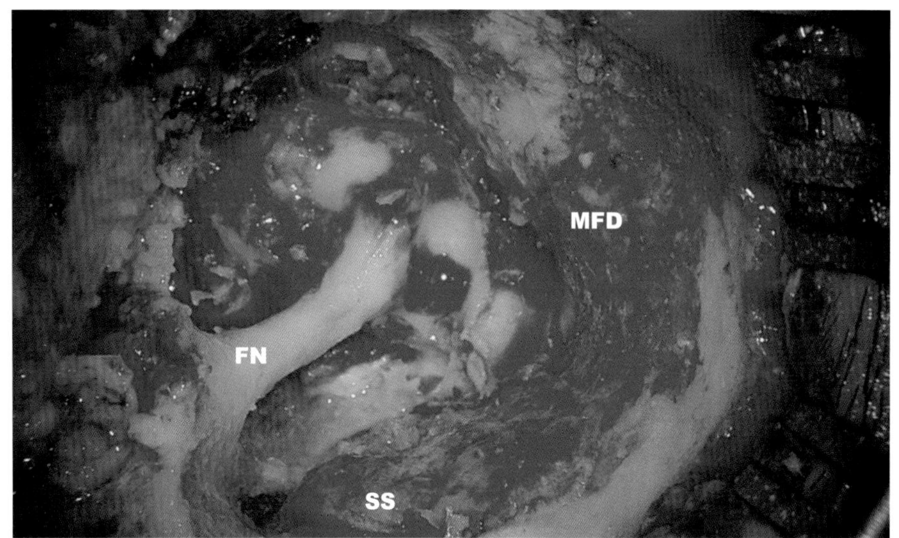

图9-16 乳突扩大切除，面神经乳突段轮廓化

FN，面神经；
MFD，颅中窝硬脑膜；
SS，乙状窦

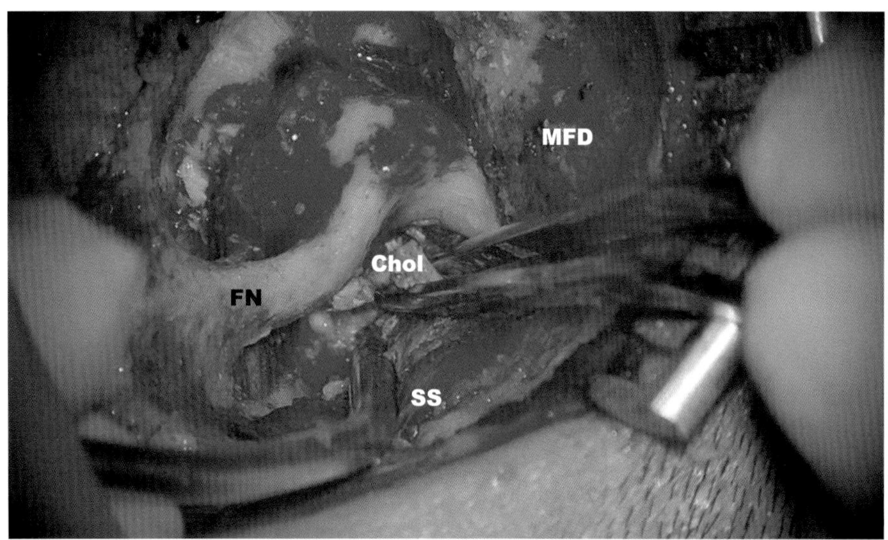

图9-17 暴露颅中窝、乙状窦及颅后窝硬脑膜；显露半规管，行迷路切除

迷路骨质大部分已被胆脂瘤侵蚀，前庭内有胆脂瘤上皮

Chol，胆脂瘤；
FN，面神经；
MFD，颅中窝硬脑膜；
SS，乙状窦

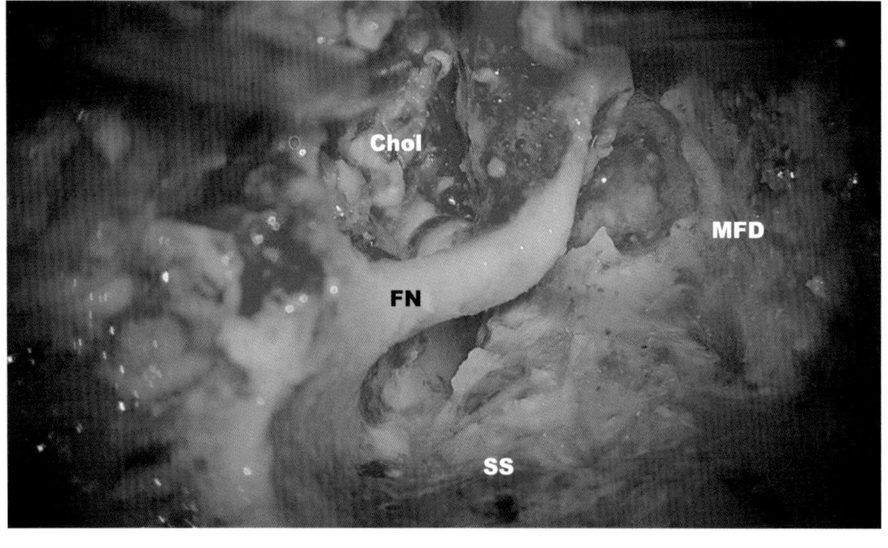

图9-18 切除半规管、前庭、耳蜗骨质

耳蜗内有胆脂瘤上皮；颈内动脉被胆脂瘤上皮包绕

Chol，胆脂瘤；
FN，面神经；
MFD，颅中窝硬脑膜；
SS，乙状窦

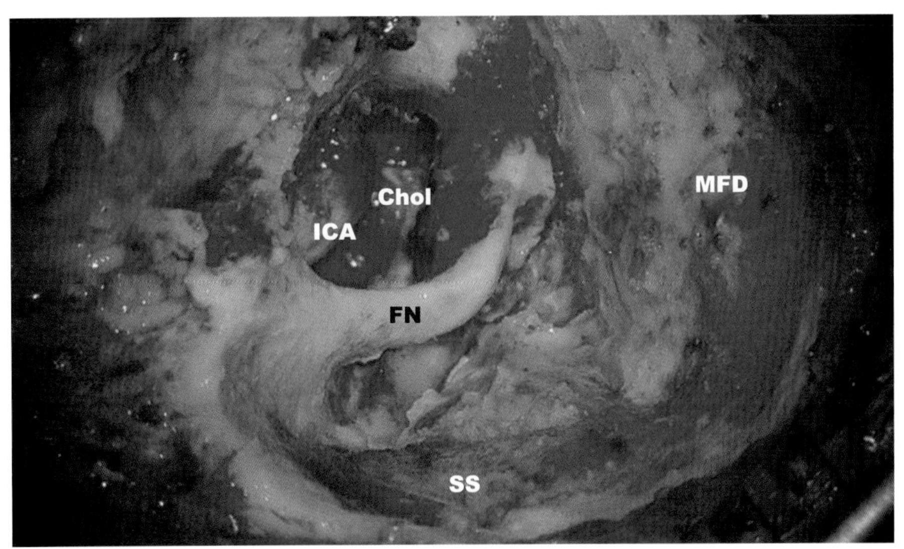

图9-19　颈内动脉垂直段及膝部已暴露，可见岩尖胆脂瘤上皮

Chol，胆脂瘤；
FN，面神经；
ICA，颈内动脉；
MFD，颅中窝硬脑膜；
SS，乙状窦

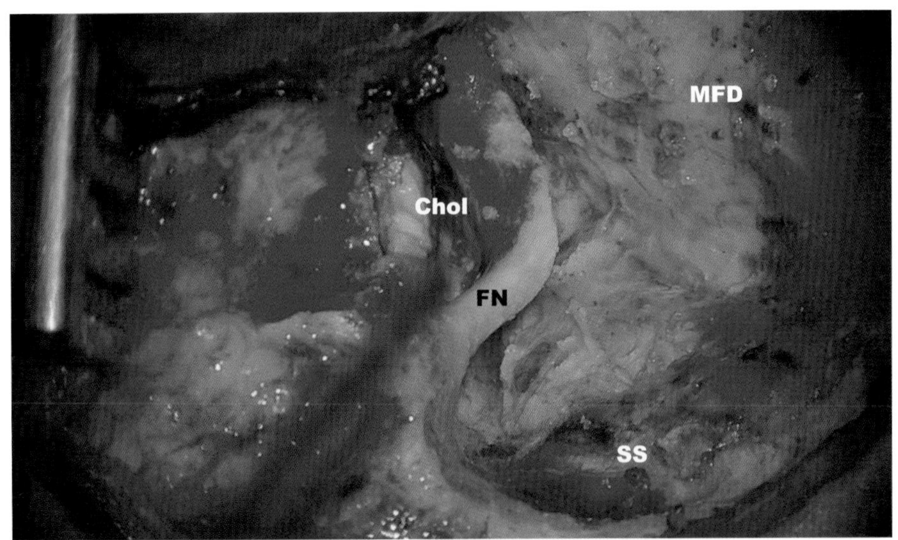

图9-20　清理岩尖部胆脂瘤

Chol，胆脂瘤；
FN，面神经；
MFD，颅中窝硬脑膜；
SS，乙状窦

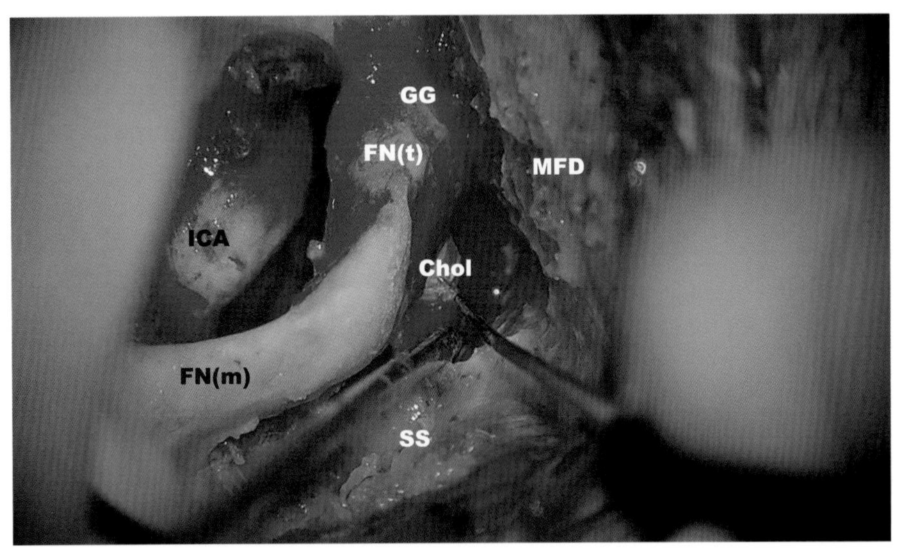

图9-21　清理面神经迷路段上的胆脂瘤上皮

Chol，胆脂瘤；
ICA，颈内动脉；
FN(m)，面神经乳突段；
FN(t)，面神经鼓室段；
GG，膝状神经节；
MFD，颅中窝硬脑膜；
SS，乙状窦

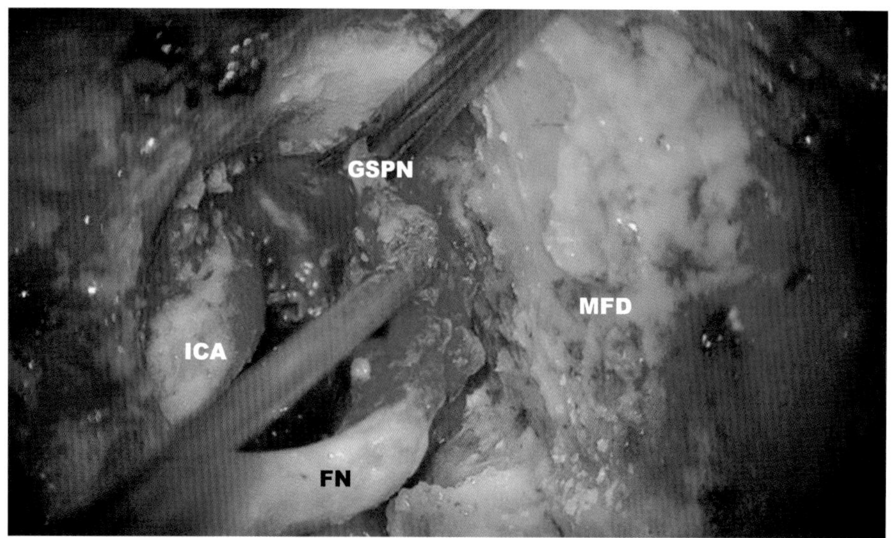

图9-22 去除膝状神经节表面骨质，解剖并切断岩浅大神经

ICA，颈内动脉；
FN，面神经；
GSPN，岩浅大神经；
MFD，颅中窝硬脑膜

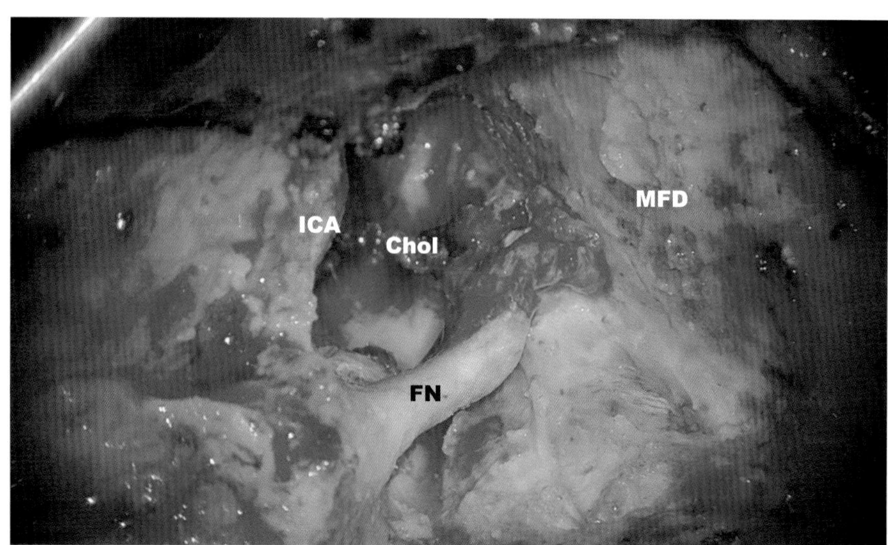

图9-23 将面神经向后移位，清理前方岩尖（近内听道底）的胆脂瘤

Chol，胆脂瘤；
ICA，颈内动脉；
FN，面神经；
MFD，颅中窝硬脑膜

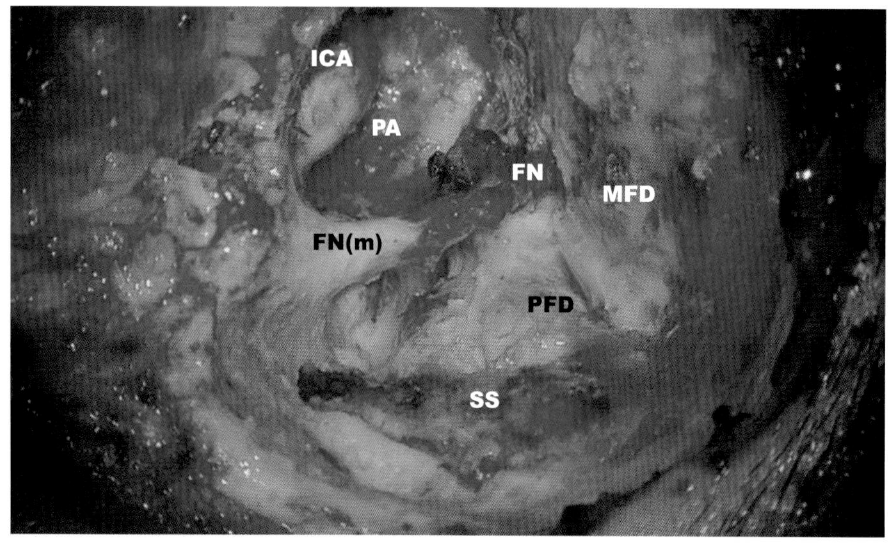

图9-24 胆脂瘤被彻底清理干净，面神经保留完整

FN，面神经；
FN(m)，面神经乳突段；
ICA，颈内动脉；
PA，岩尖；
MFD，颅中窝硬脑膜；
SS，乙状窦；
PFD，颅后窝硬脑膜

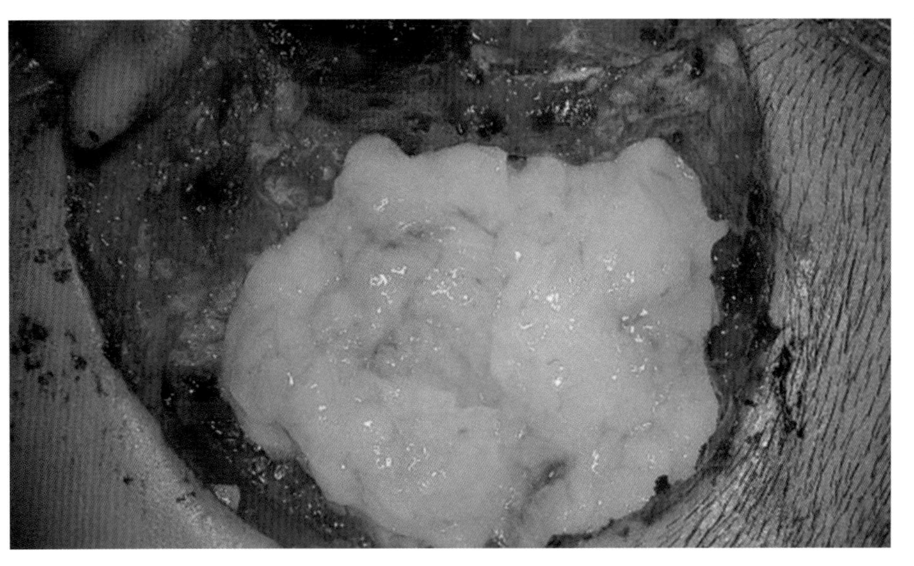

图9-25　取腹壁脂肪填塞术腔，逐层缝合切口

· 文献回顾及讨论 ·

耳蜗径路是在迷路径路基础上扩展而来，最早由House和Hitselberger在20世纪70年代早期提出。该径路通过扩大的乳突切除以及半规管、耳蜗切除，将面神经完全轮廓化，切断岩浅大神经以及鼓索神经，将面神经从骨管内游离并向后移位，暴露岩骨段颈内动脉区域，不需要牵拉脑组织即可处理斜坡病变和侵犯内听道前部的桥小脑角病变。该径路在切除岩尖部病变时可以广泛显露中线区域，控制颈内动脉，从而能够完全切除该区域的肿瘤。其缺点是需要牺牲残余听力及可能造成的面神经损伤，可以通过术中持续面神经监测、谨慎操作减轻面神经移位引起的面神经损伤。采用经耳蜗径路，能够通过切除颞骨的内侧部分，显露从颅中窝至颈静脉、颈内动脉至乙状窦的区域，对脑组织无牵拉侵扰。在充分显露胆脂瘤病变范围的同时，又能避免重要血管神经的损伤。

按照意大利Sanna教授创立的颞骨岩部胆脂瘤分型标准，本例患者为广泛型，在颞骨胆脂瘤类型中占不到5%。胆脂瘤毗邻颈内动脉、面神经、耳蜗等重要血管、神经、结构，手术难度较大。

· 手术视频 ·

“第九章耳蜗径路”
病例手术视频

（郑贵亮）

第十章　乙状窦后径路

■ 乙状窦后径路的界限

前界：外侧为乳突气房、乙状窦前缘，内侧（颅内）为内听道后壁。

后界：外侧为乙状窦后方4～5 cm颅后窝硬脑膜，内侧（颅内）为小脑。

上界：外侧为横窦上缘，内侧（颅内）为小脑幕。

下界：外侧为二腹肌、枕骨，内侧（颅内）为颅后窝底。

乙状窦后径路的手术范围见图10-1。

■ 手术适应证

（1）未累及内听道底、有实用听力、桥小脑角最大径<1.5 cm的听神经瘤。

（2）主体位于内听道后方或以内听道为中心的颅后窝病变，如脑膜瘤、表皮样囊肿等。

（3）颅神经手术，如前庭神经切断术、面神经微血管减压术、三叉神经手术、舌咽神经切断术等。

（4）听觉脑干植入。

■ 手术禁忌证

（1）无实用听力、累及内听道底的听神经瘤。

（2）内听道前方的颅后窝病变，或侵犯

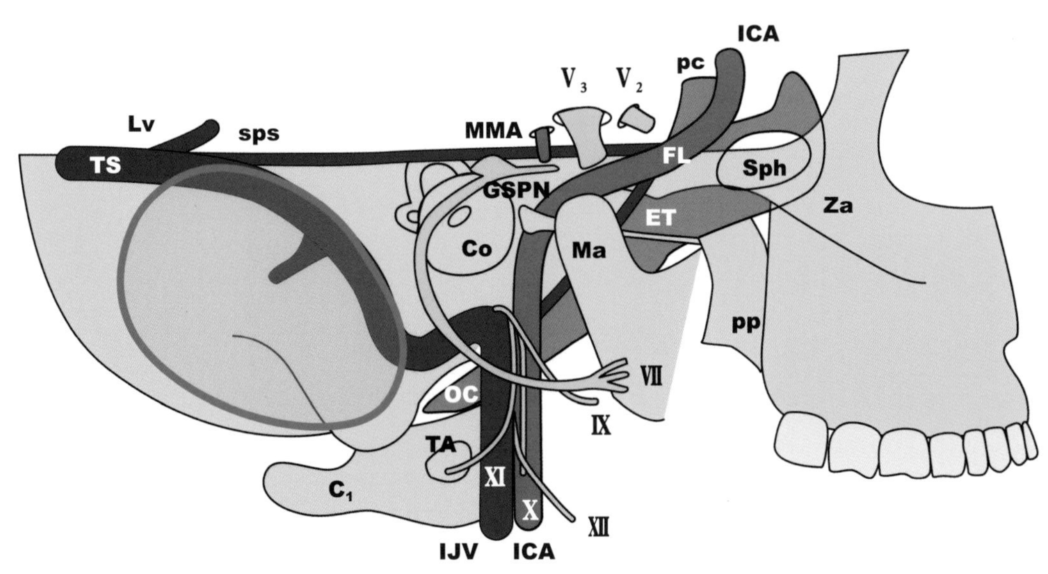

图10-1　乙状窦后径路的手术范围（改自Sanna M, Saleh E, Khrais T, et al., 2008）

FL，破裂孔；C_1，第一颈椎；Co，耳蜗；ET，咽鼓管；GSPN，岩浅大神经；ICA，颈内动脉；IJV，颈内静脉；Lv，拉贝静脉；Ma，下颌骨；MMA，脑膜中动脉；OC，枕骨髁突；pc，后床突；pp，翼突；Sph，蝶窦；sps，岩上窦；SS，乙状窦；TA，寰椎横突；TS，横窦；Za，颧弓；V_2，上颌神经；V_3，下颌神经；Ⅶ，面神经；Ⅸ，舌咽神经；Ⅹ，副神经；Ⅺ，副神经；Ⅻ，舌下神经内听道底的其他病变。

（3）颈静脉球高位，超过内听道下界。

■ 解剖步骤

（1）耳后“S”形切口，自平耳郭附着处弧形向后，距耳后沟约4 cm，向下到乳突尖，然后向后下方弧形切开。

（2）制作蒂在前方的皮瓣及肌骨膜瓣。

（3）在乳突后缘、枕骨前缘、顶骨下方磨开4 cm×4 cm大小圆形骨窗，显露颅后窝硬脑膜。骨窗前界为乙状窦前缘，上界为横窦上缘。

（4）距乙状窦后缘、横窦下缘0.5 cm切开颅后窝硬脑膜。

（5）丝线穿过乙状窦后缘硬脑膜，向前悬吊乙状窦以扩大切口。用脑棉轻压小脑组织，切开蛛网膜，显露桥小脑角结构。

（6）“工”字形切开内听道后壁硬脑膜，暴露并磨除内听道后壁骨质，直至显露内听道硬脑膜。

（7）注意保护内听道外侧的总脚、内淋巴囊及下方高位的颈静脉球等结构。

■ 解剖图解

乙状窦后径路的解剖（以右耳为例），见图10-2～图10-15。

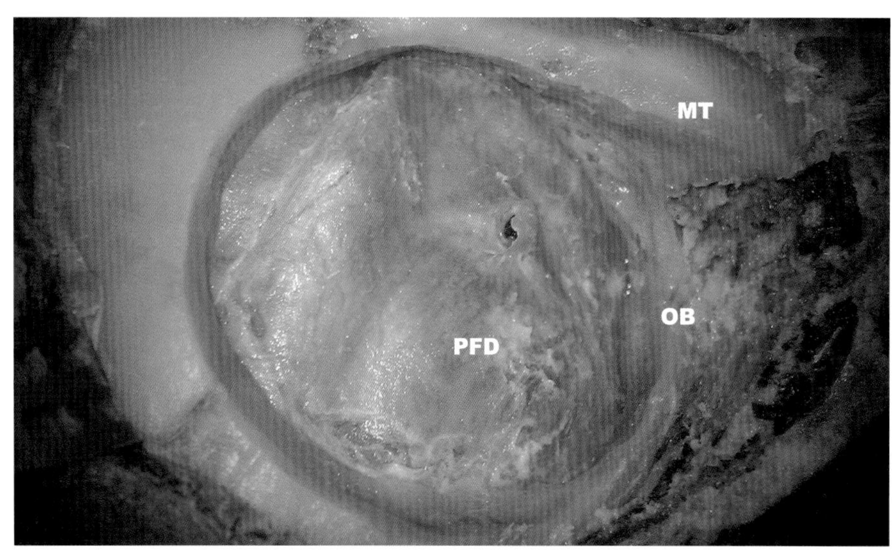

图10-2 磨开乙状窦后及枕下4 cm×4 cm骨质，形成骨窗

MT，乳突尖；
PFD，颅后窝硬脑膜；
OB，枕骨

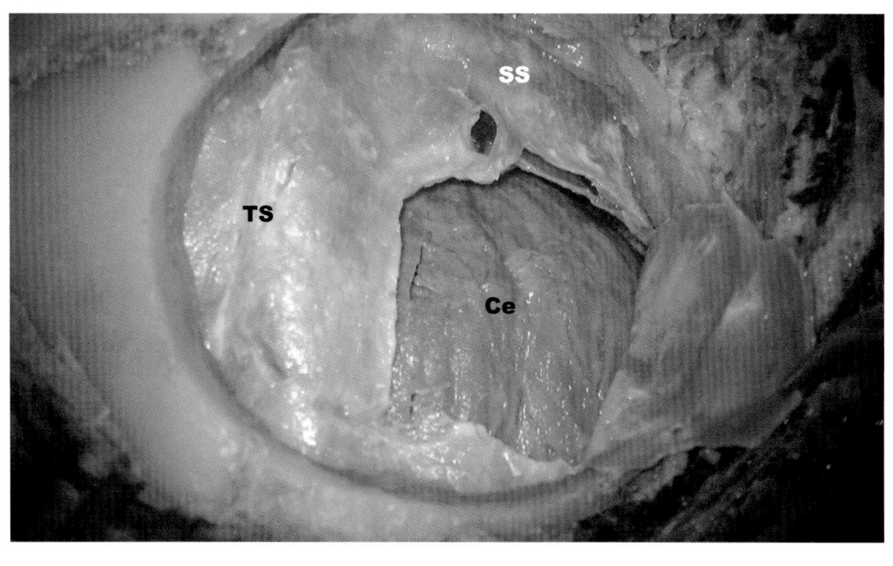

图10-3 切开颅后窝硬脑膜

SS，乙状窦；
TS，横窦；
Ce，小脑

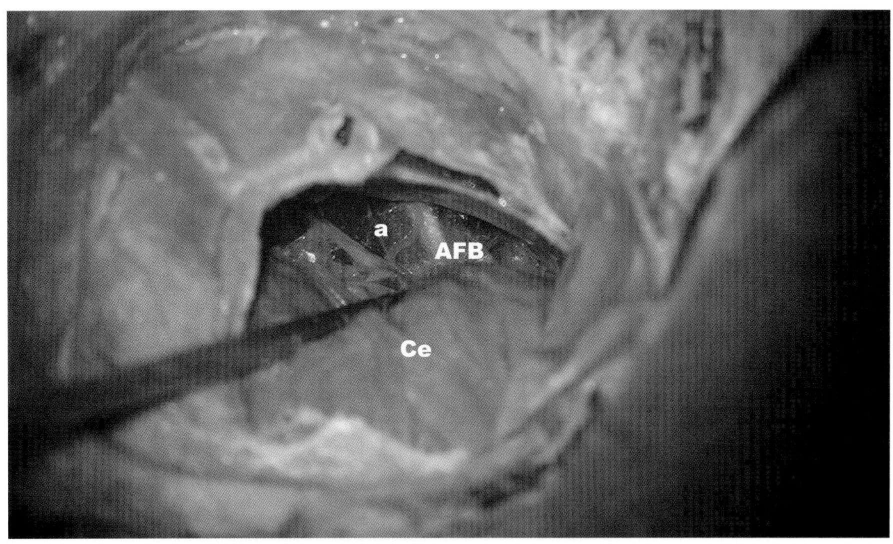

图10-4　轻轻下压小脑，可显露蛛网膜、听面神经束

a，蛛网膜；
AFB，听面神经束；
Ce，小脑

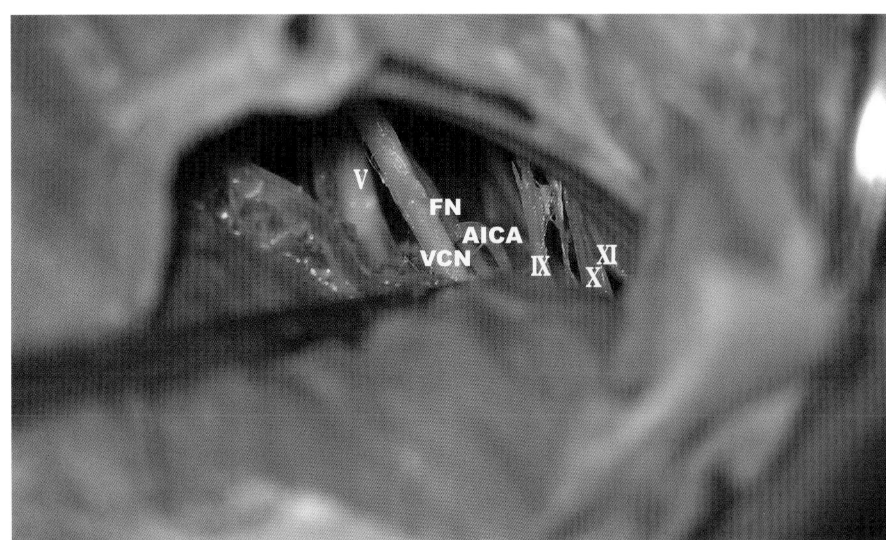

图10-5　切开蛛网膜，从上向下充分显露三叉神经、听面神经束、舌咽神经、迷走神经及副神经

Ⅴ，三叉神经；
VCN，前庭蜗神经；
FN，面神经；
Ⅸ，舌咽神经；
Ⅹ，迷走神经；
Ⅺ，副神经；
AICA，小脑下前动脉

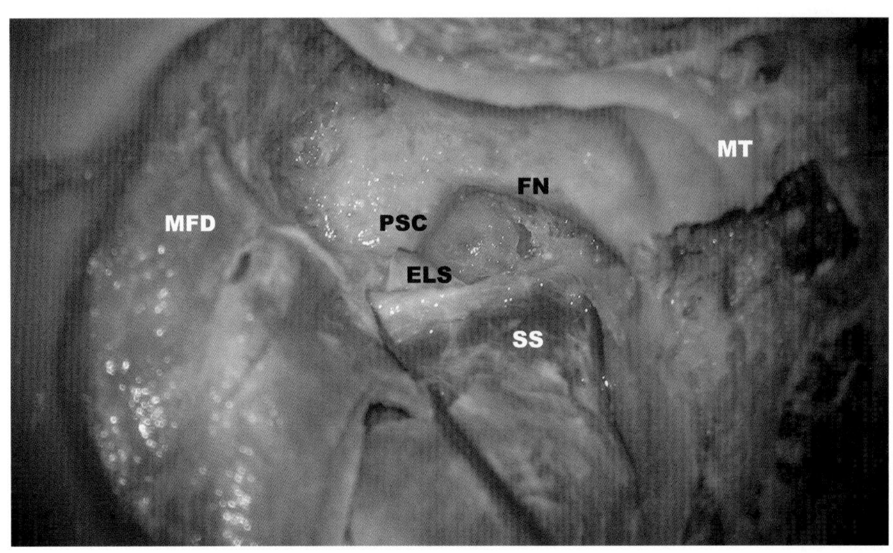

图10-6　为显示迷路后结构，向前磨除乳突，可见乙状窦前方的内淋巴囊

MFD，颅中窝硬脑膜；
ELS，内淋巴囊；
FN，面神经；
SS，乙状窦；
MT，乳突尖；
PSC，后半规管

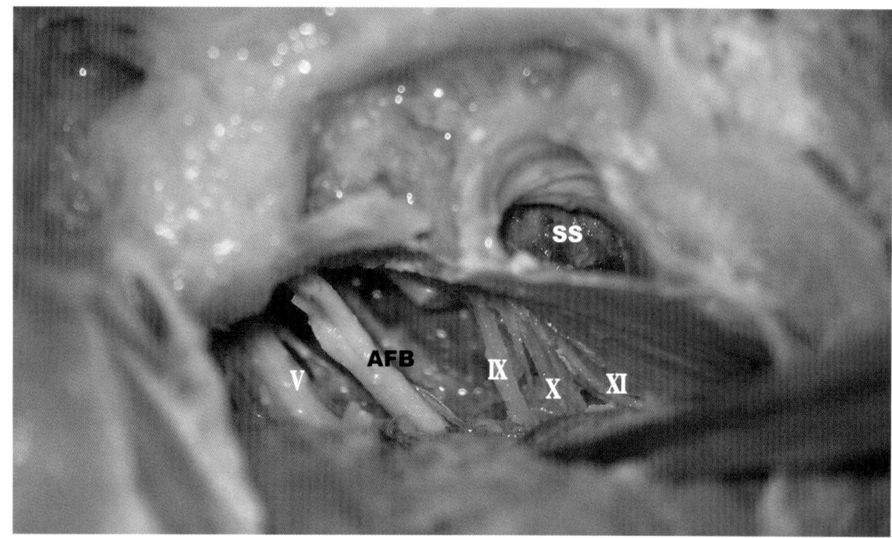

图10-7 切断乙状窦，并在迷路后切开颅后窝硬脑膜，充分显露三叉神经、听面神经束、舌咽神经、迷走神经及副神经

V，三叉神经；
AFB，听面神经束；
IX，舌咽神经；
X，迷走神经；
XI，副神经；
SS，乙状窦

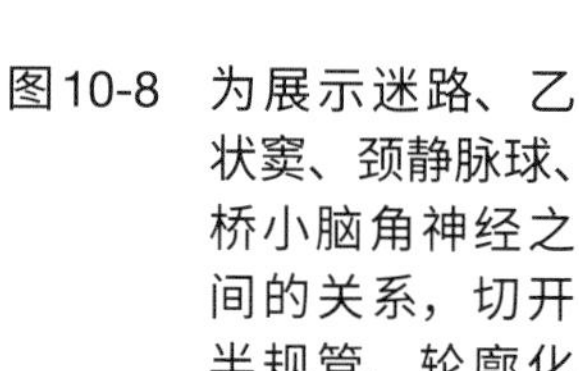

图10-8 为展示迷路、乙状窦、颈静脉球、桥小脑角神经之间的关系，切开半规管、轮廓化颈静脉球

V，三叉神经；
AFB，听面神经束；
SS，乙状窦；
JB，颈静脉球；
FN，面神经；
SSC，上半规管；
PSC，后半规管；
MFD，颅中窝硬脑膜；
I，砧骨

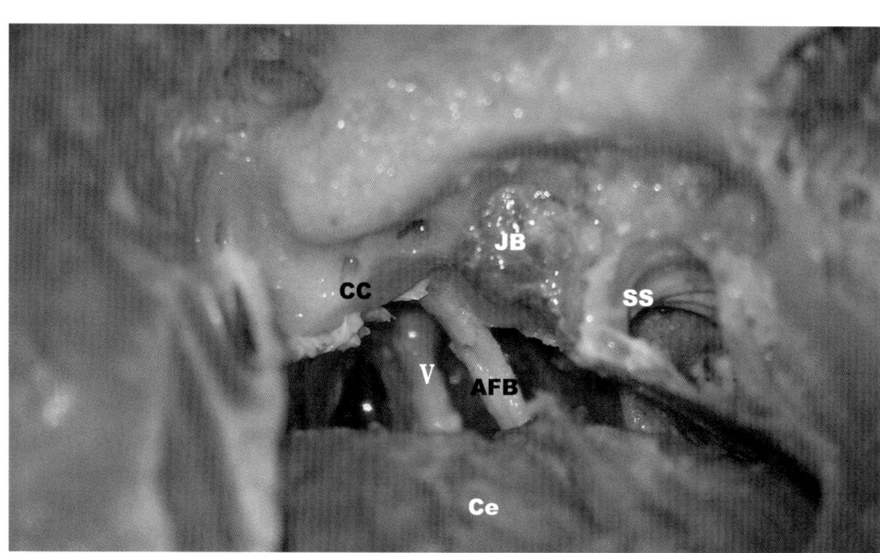

图10-9 继续切除上半规管及后半规管，可见总脚

CC，总脚；
V，三叉神经；
AFB，听面神经束；
SS，乙状窦；
JB，颈静脉球；
Ce，小脑

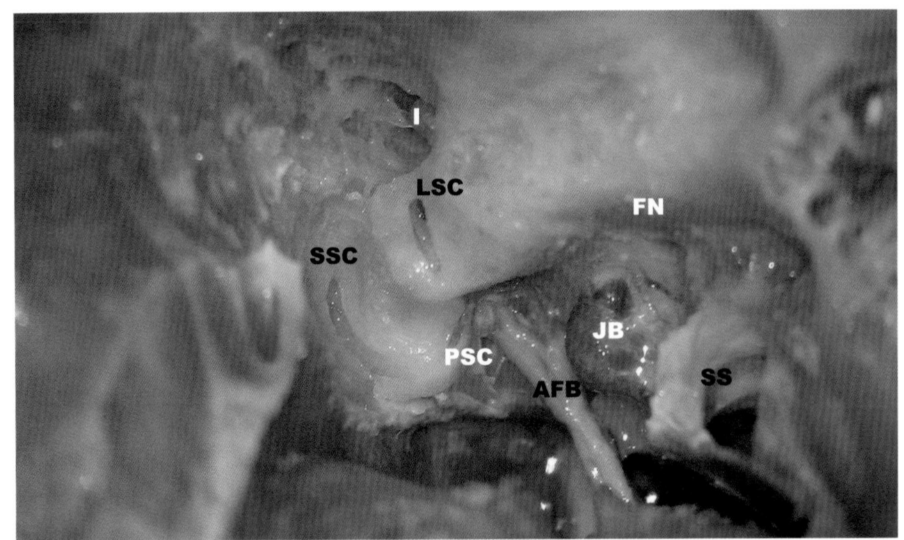

图10-10 继续切开外半规管，切除后半规管下脚

AFB，听面神经束；
SS，乙状窦；
JB，颈静脉球；
FN，面神经；
SSC，上半规管；
PSC，后半规管；
LSC，外半规管；
I，砧骨

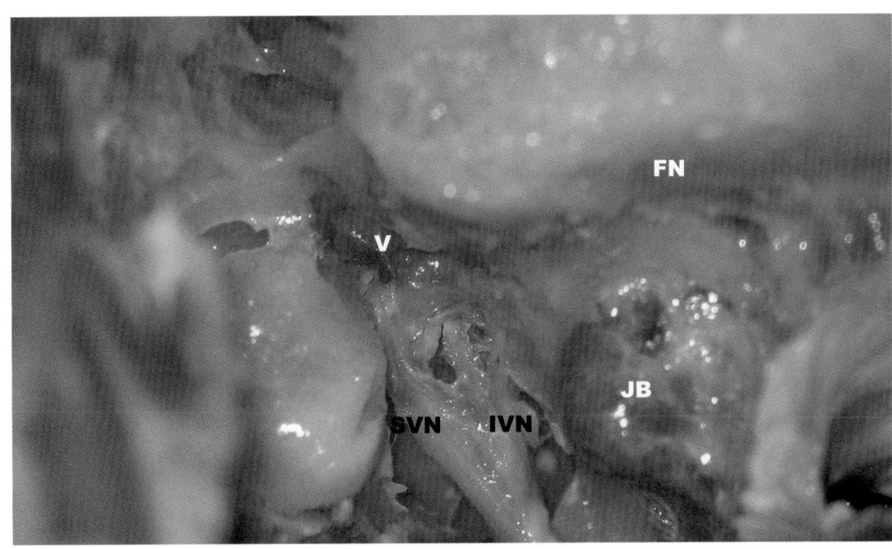

图10-11 打开前庭可见前庭上神经及前庭下神经

V，前庭；
SVN，前庭上神经；
IVN，前庭下神经；
JB，颈静脉球；
FN，面神经

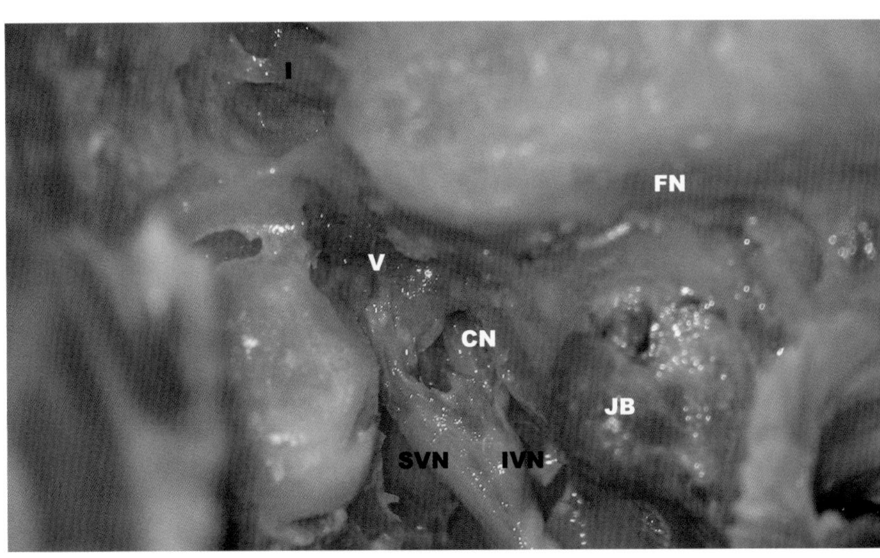

图10-12 切断前庭下神经，显露前方蜗神经

V，前庭；
SVN，前庭上神经；
IVN，前庭下神经；
JB，颈静脉球；
CN，蜗神经；
FN，面神经；
I，砧骨

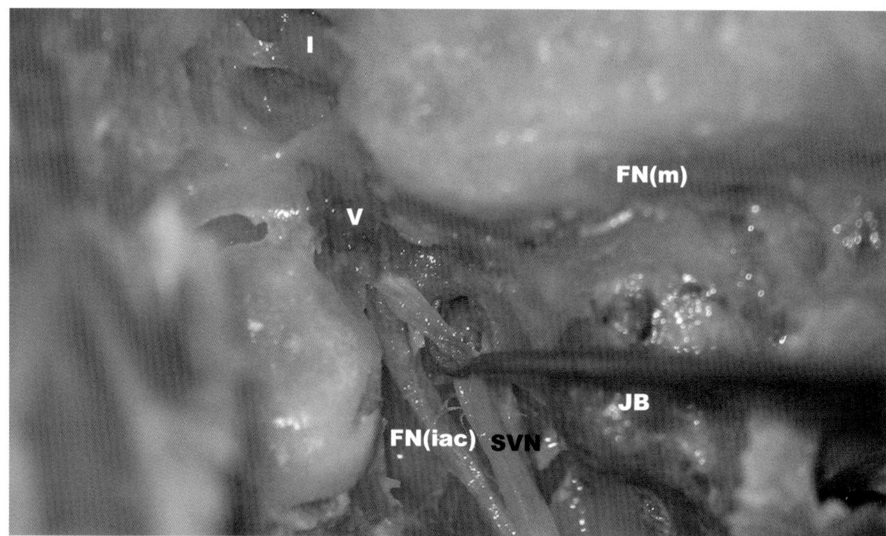

图10-13　向下牵拉前庭上神经，可见前方内听道段面神经

V，前庭；
SVN，前庭上神经；
JB，颈静脉球；
FN(iac)，面神经内听道段；
FN(m)，面神经乳突段；
I，砧骨

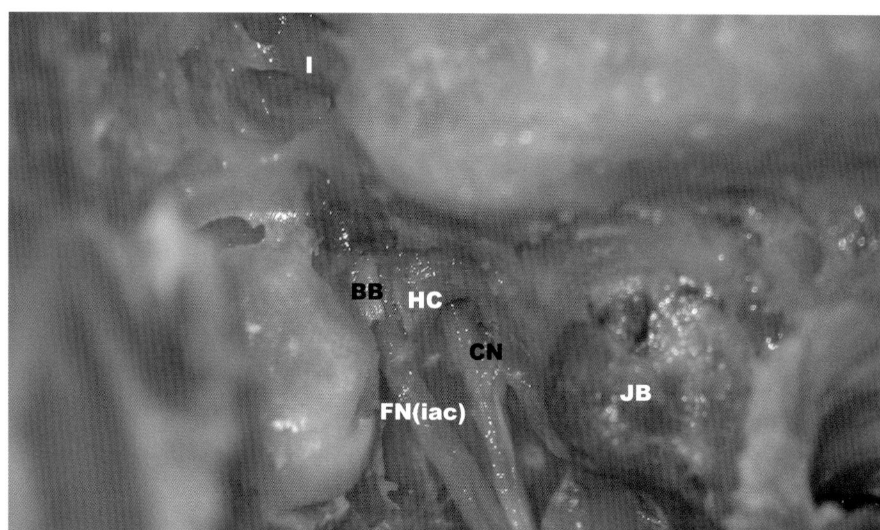

图10-14　去除前庭上神经和前庭下神经，可充分显露面神经内听道段、蜗神经及水平嵴

FN(iac)，面神经内听道段；
CN，蜗神经；
HC，水平嵴；
BB，垂直嵴；
JB，颈静脉球；
I，砧骨

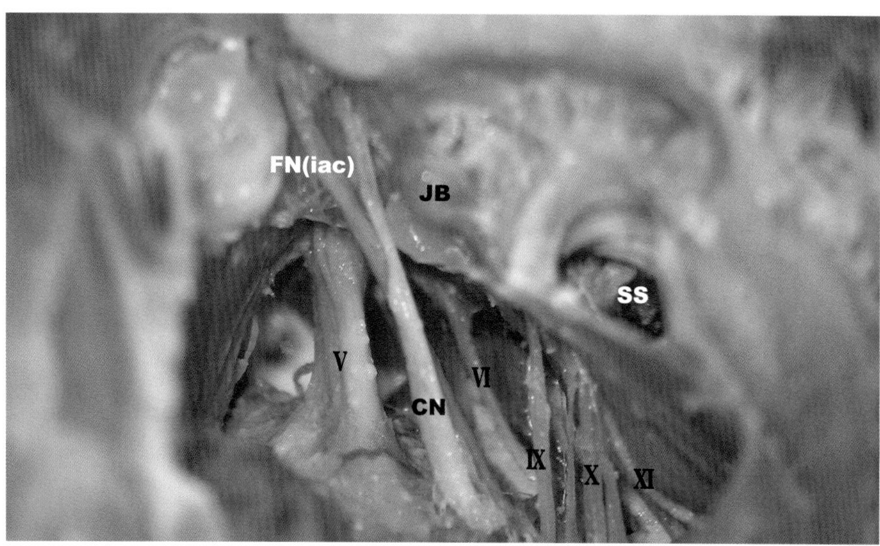

图10-15　下压小脑，显露脑干及三叉神经、蜗神经、面神经、展神经、舌咽神经、迷走神经、副神经

FN(iac)，面神经内听道段；
CN，蜗神经；
Ⅴ，三叉神经；
Ⅵ，展神经；
Ⅸ，舌咽神经；
Ⅹ，迷走神经；
Ⅺ，副神经；
JB，颈静脉球；
SS，乙状窦

■ 病例1：经乙状窦后径路桥小脑角胆脂瘤切除术

· 病例摘要 ·

患者，女，23岁。左眼不能闭全5年伴左耳听力下降1年。口角歪斜、面部感觉下降，偶发面部抽搐。左耳听力下降伴耳鸣。走路不稳，向左偏倒。

· 专科查体 ·

三叉神经：左侧面部感觉减弱，左侧角膜反射减弱。面神经：左侧额纹消失，左眼睑闭合露白，左侧鼻唇沟变浅，鼓腮漏气，嘴角向右侧歪斜。面神经功能HB-Ⅳ级。听神经：左侧听力下降。舌下神经：伸舌舌尖左偏斜。

· 影像学检查 ·

术前颞骨CBCT示左侧内听道较右侧略增宽，左侧内听道后唇变钝，见图10-16。术前内听道MRI增强示左侧桥小脑角区、内听道口见类圆形异常信号，大小约2.5 cm × 2.4 cm，T_1WI低信号、T_2WI高信号，T_1WI增强后未见明显强化；内听道内见脑脊液充盈，见图10-17。术后颞骨CBCT影像见图10-18。术后内听道MRI影像见图10-19。

· 听力学检查 ·

左耳PTA 57dB HL，左耳言语识别率为0。

· 前庭功能检查 ·

甩头测试示左侧各半规管功能测试均存

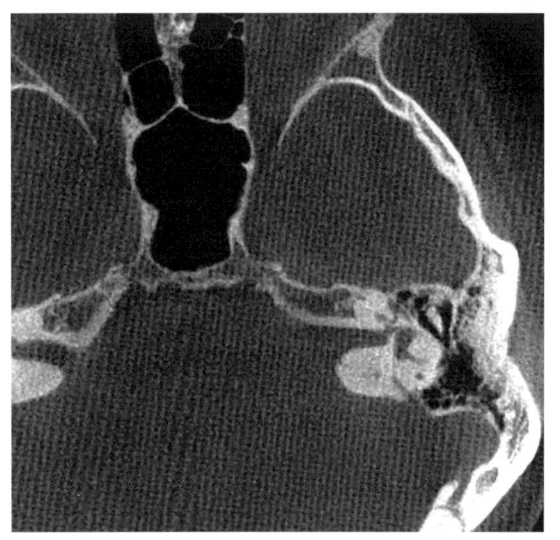

图10-16　术前颞骨CBCT示左侧内听道较右侧略增宽，左侧内听道后唇变钝

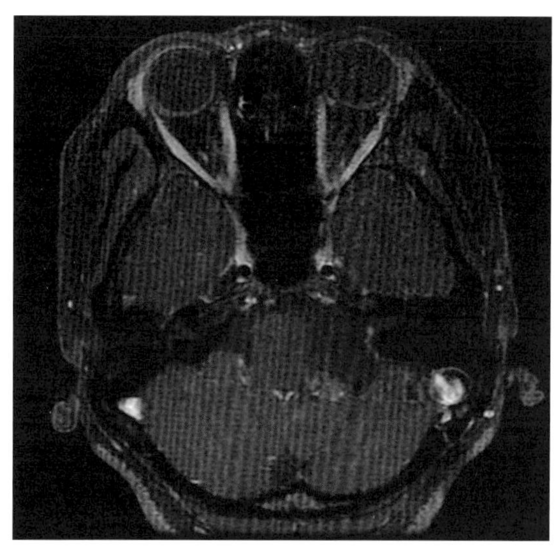

A. T_1WI低信号

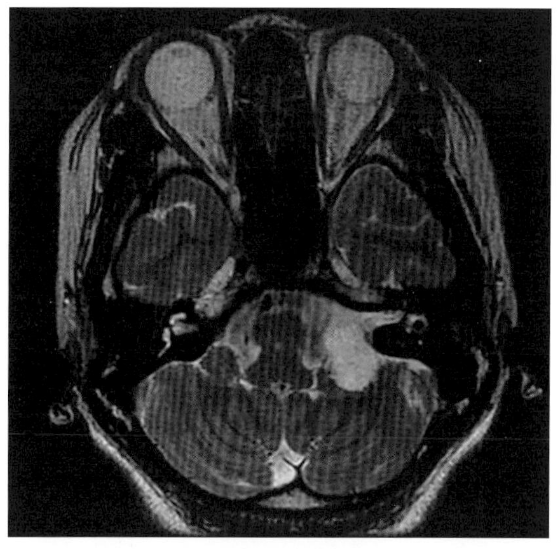

B. T_2WI高信号

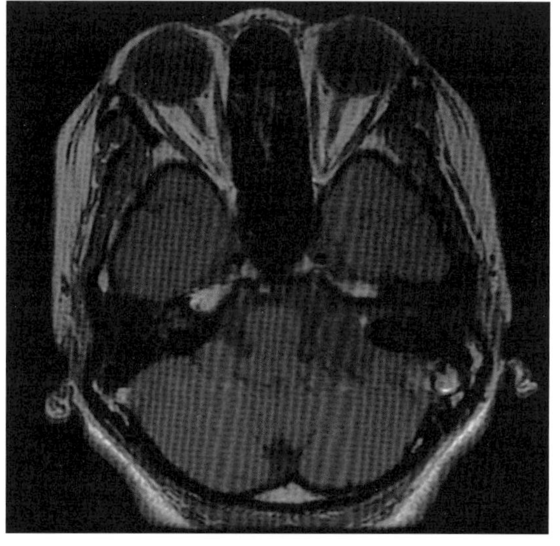

C. T_1WI增强无强化

图10-17　术前MRI增强示左侧桥小脑角区、内听道口见类圆形异常信号

在扫视，左水平半规管60 ms增益减弱，左后半规管回归增益较右侧减弱。cVEMP、oVEMP 90 dB nHL左侧未引出，右侧引出。

· 诊断 ·

①左侧周围性面瘫（面神经功能HB-Ⅳ级）；②左侧桥小脑角胆脂瘤；③左侧感音神经性听力下降（中－重度蜗后聋）；④左侧前庭功能减退。

· 手术图解 ·

左侧乙状窦后径路桥小脑角胆脂瘤切除术图解，见图10-20～图10-26。

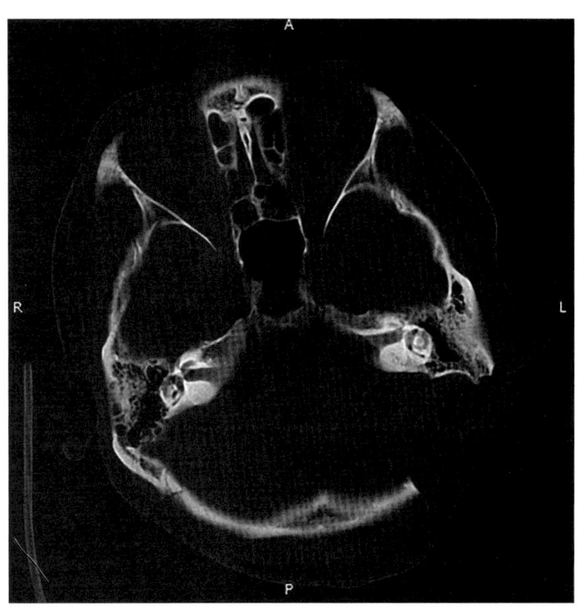

图10-18 术后颞骨CBCT示术后改变，枕骨部分缺如

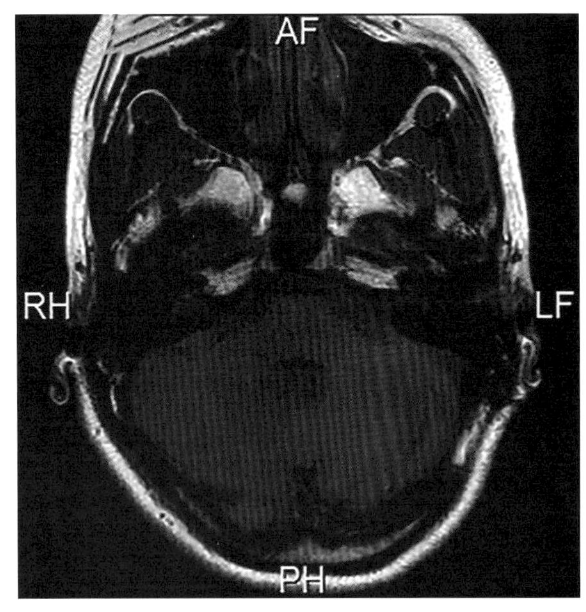

A. T_1WI低信号

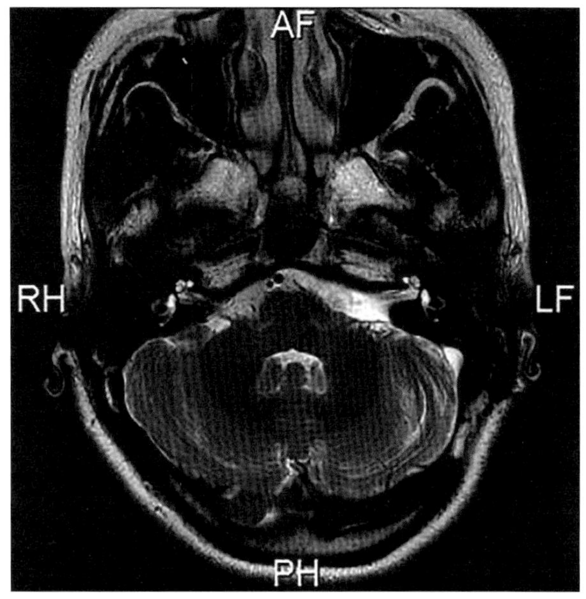

B. T_2WI高信号

图10-19 术后MRI示左侧桥小脑角信号正常，增强后未见异常

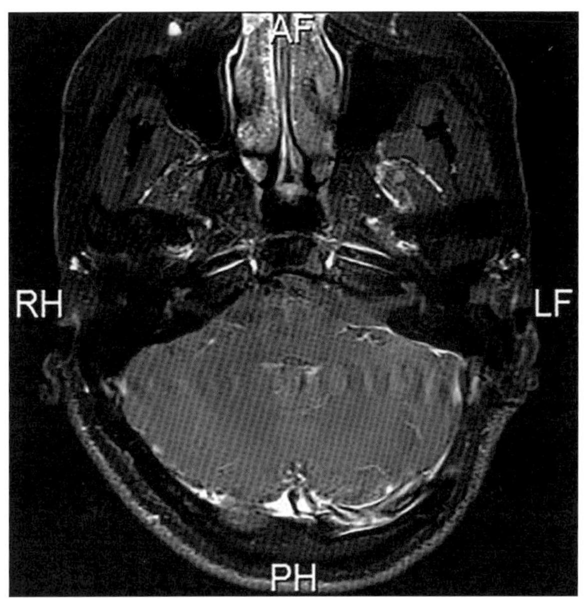

C. T_1WI增强无强化（水平位）

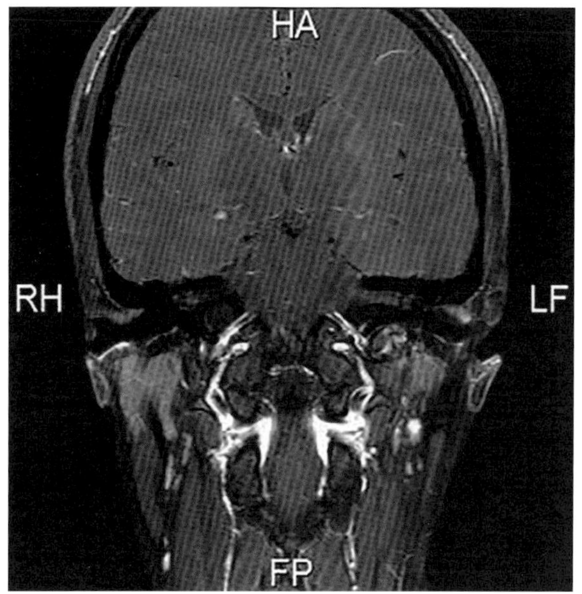

D. T_1WI增强无强化（冠状位）

图10-19　术后MRI示左侧桥小脑角信号正常，增强后未见异常（续）

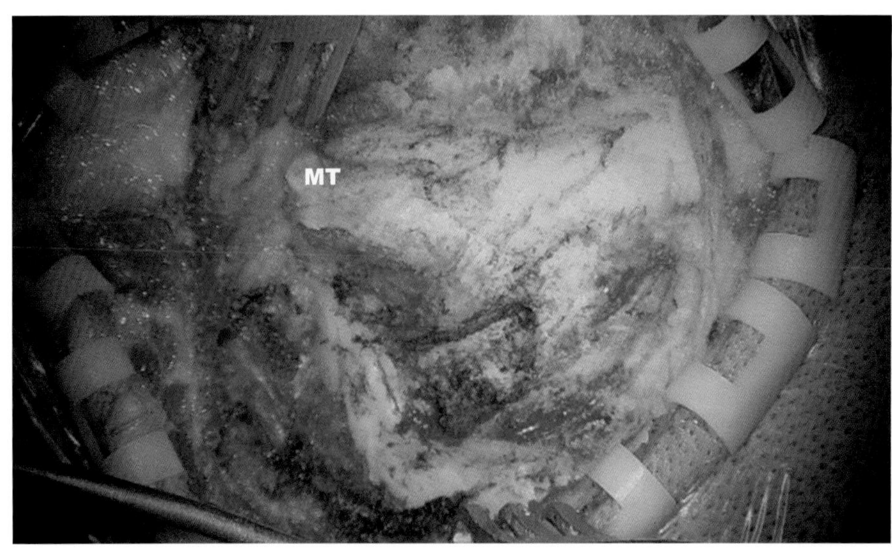

图10-20　充分显露乙状窦后、枕部手术范围

MT，乳突尖

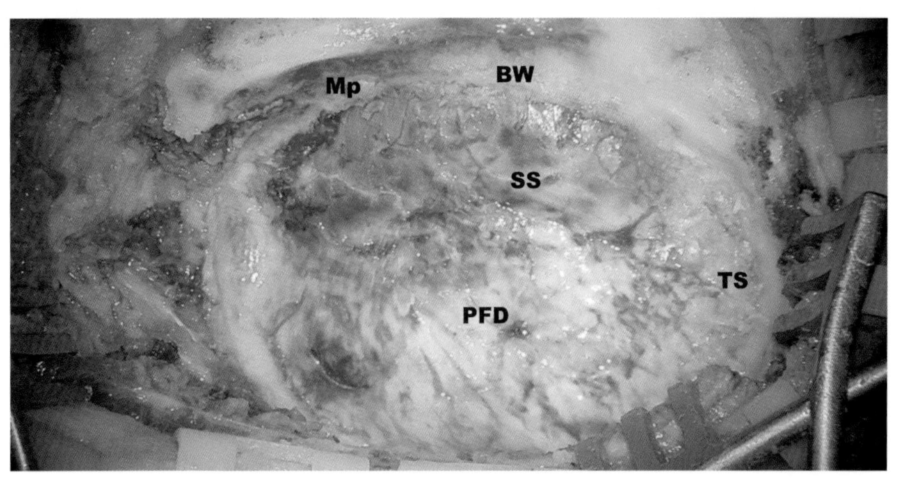

图10-21　磨除枕部骨质，形成一个4 cm×4 cm的骨窗，显露乙状窦、横窦及颅后窝硬脑膜；用骨蜡封闭乳突气房

SS，乙状窦；
TS，横窦；
PFD，颅后窝硬脑膜；
Mp，乳突；
BW，骨蜡

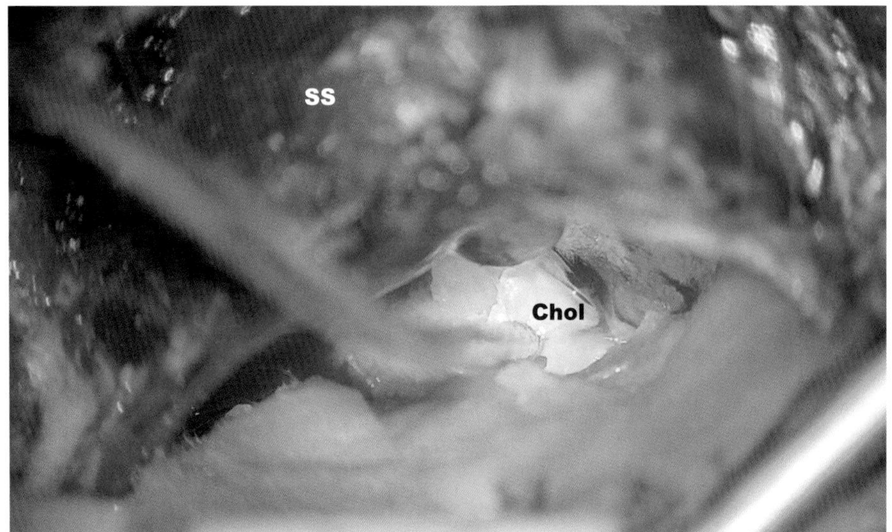

图10-22 切开颅后窝硬脑膜，引流脑脊液，下压小脑，显露桥小脑角胆脂瘤

SS，乙状窦；
Chol，胆脂瘤

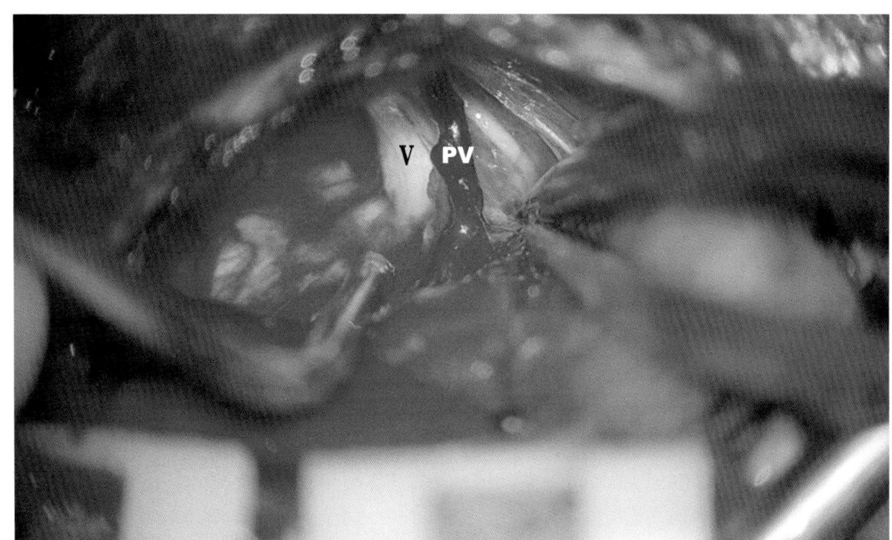

图10-23 去除胆脂瘤后，可见三叉神经和岩静脉

Ⅴ，三叉神经；
PV，岩静脉

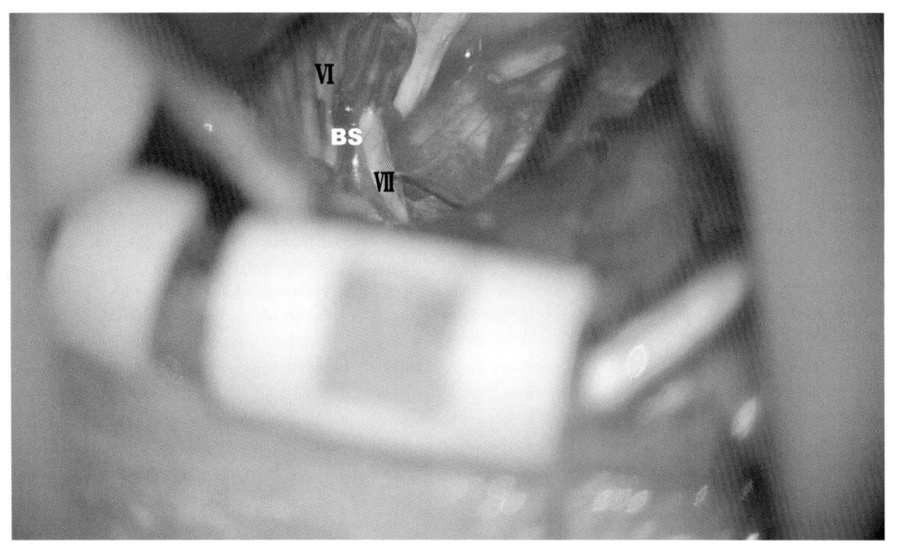

图10-24 术中可见面神经及展神经

Ⅶ，面神经；
Ⅵ，展神经；
BS，脑干

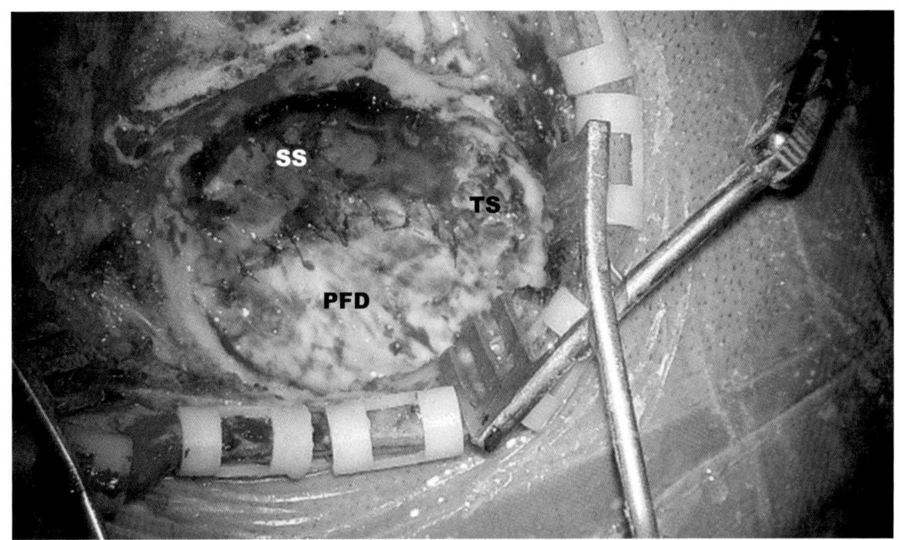

图10-25　水密缝合颅后窝硬脑膜

SS，乙状窦；
TS，横窦；
PFD，颅后窝硬脑膜

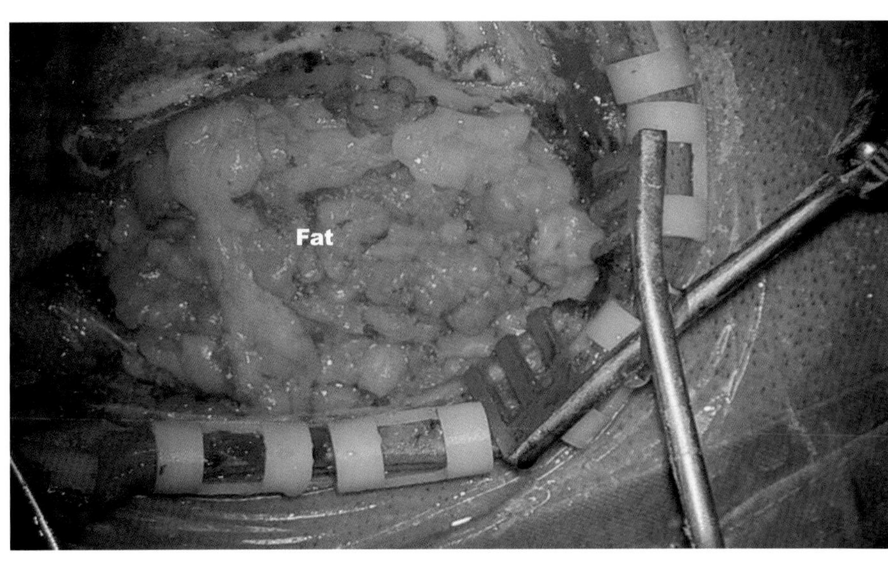

图10-26　将腹壁脂肪剪成条状，填塞于骨窗

Fat，脂肪

· 文献回顾及讨论 ·

颅内胆脂瘤亦称为颅内表皮样囊肿或珍珠瘤，为良性肿瘤。由胚胎神经管发育过程中残留的上皮组织发展而成的肿瘤，是桥小脑角区第三类常见肿瘤。由于胆脂瘤具有生长缓慢、且多发生在脑底部蛛网膜下腔等特点，因此早期临床症状隐匿且不典型。晚期可表现为桥小脑角综合征，即由于病变累及第Ⅴ、Ⅶ、Ⅷ对颅神经引起，并出现颅神经受损或小脑、脑干受压症状。

本病诊断主要依赖CT和MRI等影像学检查。CT表现为边界清楚、形态多不规则的低密度影，密度值较脑脊液略高。MRI表现为T_2WI高信号，与脑脊液相似，T_1WI信号低或不均匀。病灶形态不规则，占位效应小，边界清楚。病变沿蛛网膜下腔扩展，范围较广，可包埋颅底血管，无强化。

手术切除是桥小脑角胆脂瘤唯一有效的治疗手段。手术主要有4种径路：①乙状窦后径路，主体在桥小脑角区且内听道受累少多选用此径路，优点在于对脑实质创伤小，但显露范围较小，适用于中小型肿瘤切除；②颞枕经小脑幕径路，适用于病变侵犯岩尖斜坡区及幕上鞍区的肿瘤，可获得充分的暴露；③经岩骨乙状窦前幕上、下联合径路，适用于病变同时累及颅中窝、颅后窝者；④扩大迷路径路，适用于任何大小的肿瘤，但迷路切除后听力无法保留。本例患者胆脂瘤仅至内听道口，大小约2.5 cm × 2.4 cm，故采用乙状窦后径路。

桥小脑角胆脂瘤切除有别于其他肿瘤，胆脂瘤边界清楚，切除时无出血。手术中需耐心轻柔分离，注意保护周围重要组织和结构，如小脑、脑干、面神经、前庭蜗神经、三叉神经、后组颅神经、岩静脉及其分支、内听动脉等。本例患者已为蜗后性听力丧失、前庭功能明显减弱，术中见前庭蜗神经已无神经形态，故未保留。

· 手术视频 ·

"第十章乙状窦后径路"
病例1手术视频

■ 病例2：经乙状窦后径路听神经瘤切除术

· 病例摘要 ·

患者，男，53岁。左耳听力下降2月余。外院MRI发现左侧桥小脑角区占位。

· 专科查体 ·

双侧外耳道通畅，鼓膜正常。

· 听力学检查 ·

术前右耳PTA 16 dB HL，言语识别率100%，左耳气导PTA 40 dB HL，骨导PTA 38 dB HL，言语识别率100%。术后听力学检查示左耳PTA 43 dB HL。

· 影像学检查 ·

术前内听道MRI示左侧内听道增宽、左侧桥小脑角见异常信号结节与增粗听神经相连，呈T_1WI低信号及T_2WI高信号，病灶内伴囊变，增强后明显不均匀强化，病灶大小约2.0 cm × 2.1 cm，见图10-27。术后颞骨CBCT影像见图10-28，术后内听道MRI影像见图10-29。

· 诊断 ·

①左侧听神经瘤；②左耳感音神经性听力减退。

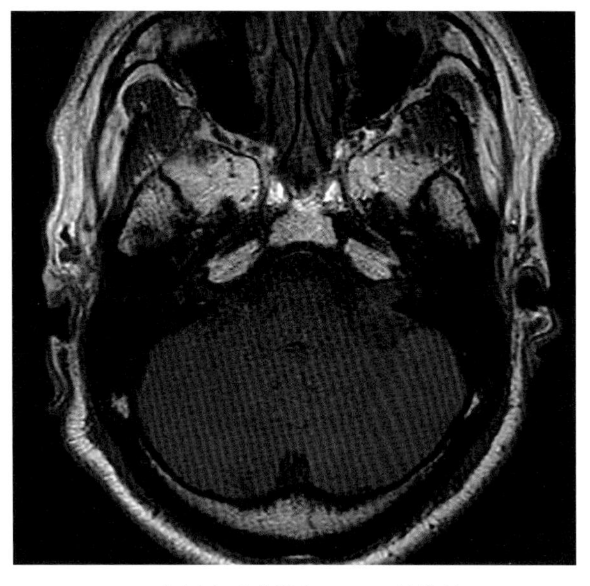

A. 左侧内听道增宽，T_1WI低信号

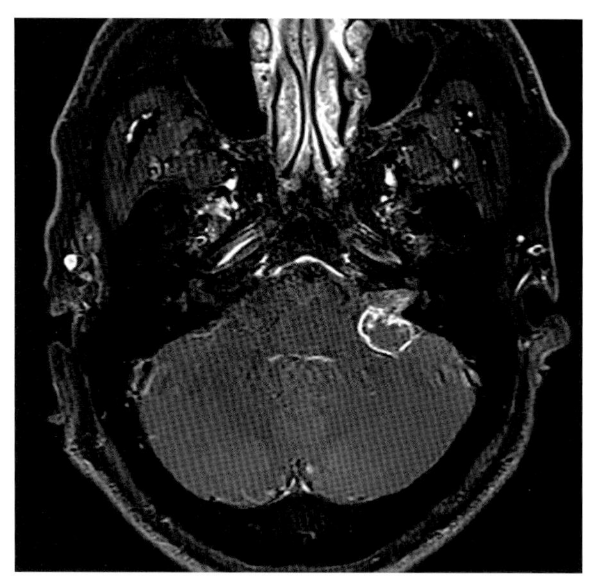

B. 不均匀强化

图10-27　术前内听道MRI示左侧内听道及桥小脑角占位，不均匀强化

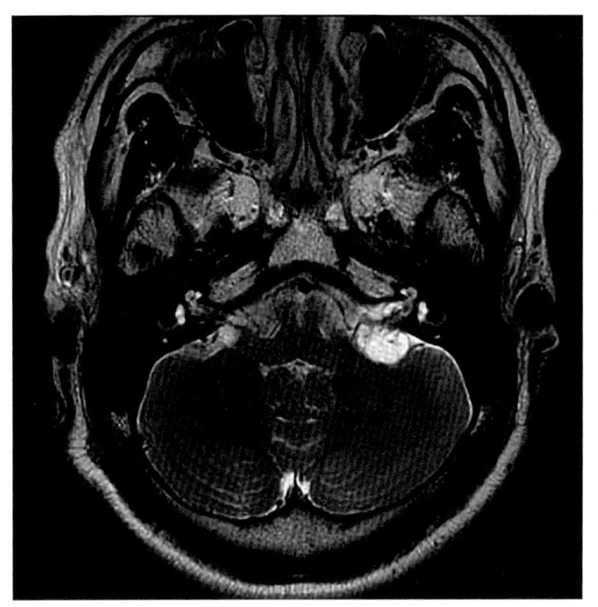

C. T_2WI高信号，伴囊变

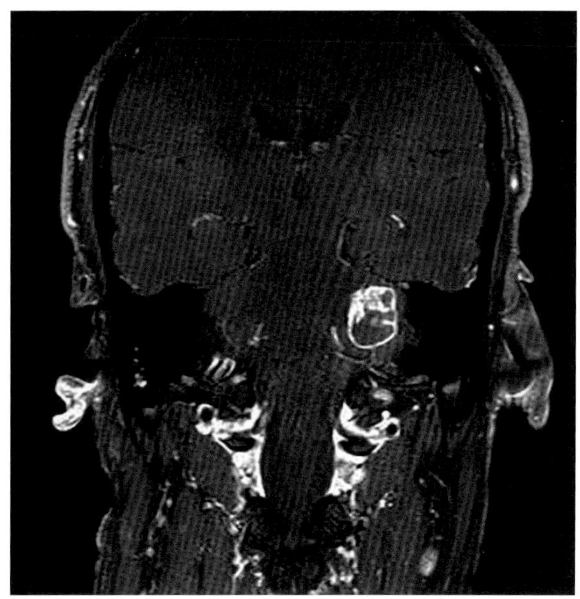

D. 左侧桥小脑角不均匀强化的占位（冠状位）

图10-27　术前内听道MRI示左侧内听道及桥小脑角占位，不均匀强化（续）

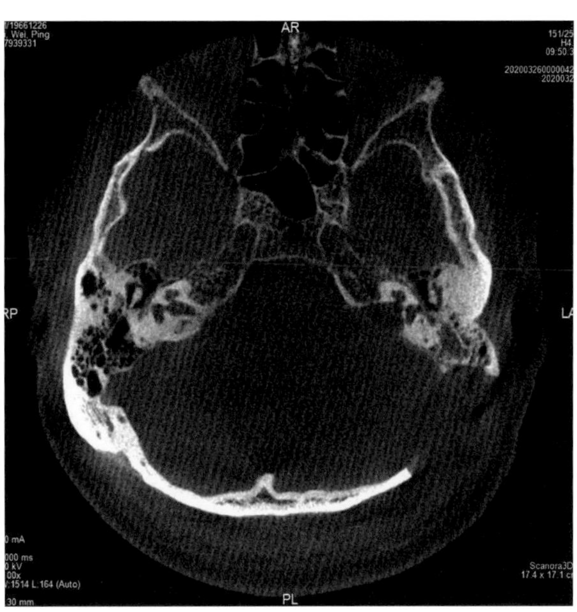

图10-28　术后颞骨CBCT示内听道改变

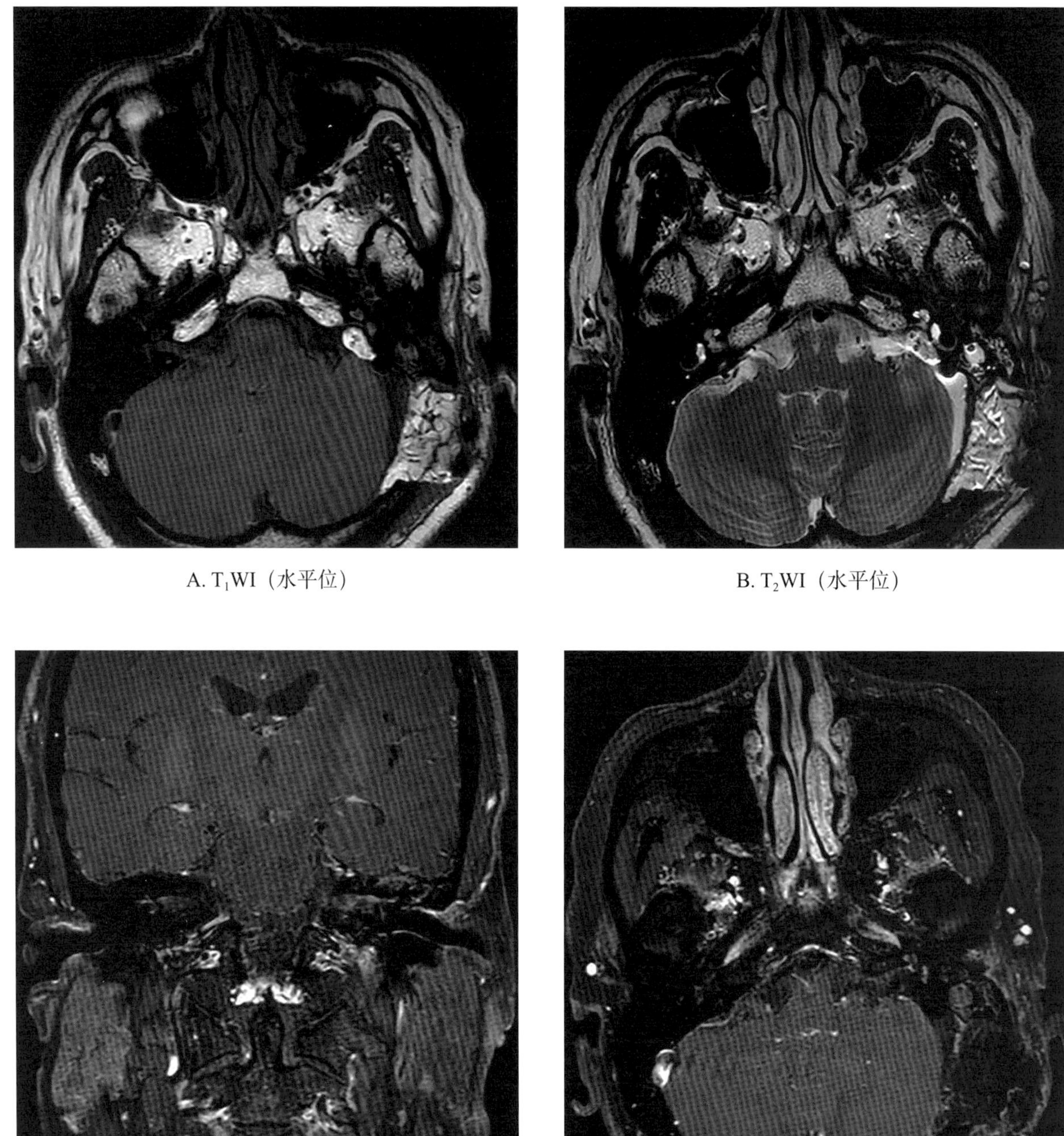

A. T_1WI（水平位）

B. T_2WI（水平位）

C. T_1WI增强（冠状位）

D. T_1WI增强（水平位）

图10-29　术后内听道MRI示肿瘤已被摘除

· 手术图解 ·

左侧乙状窦后径路听神经瘤切除术图解，见图10-30 ～图10-43。

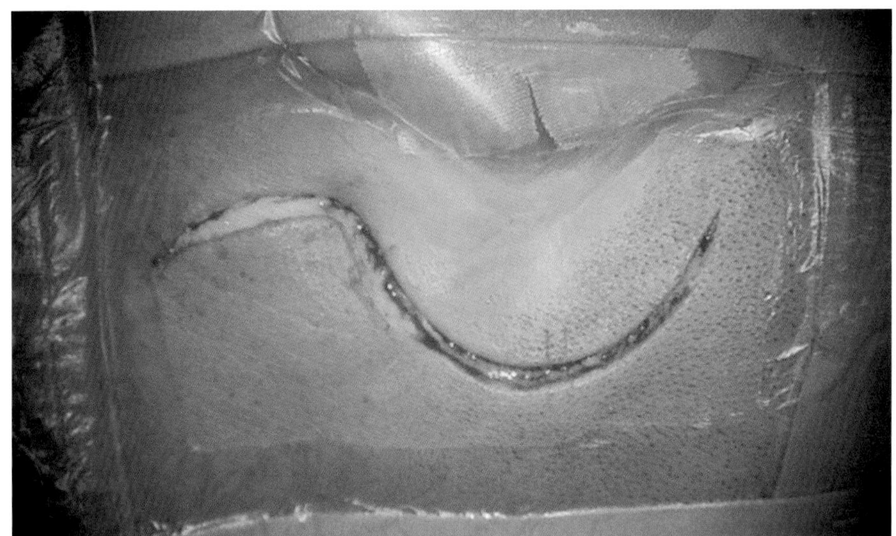
图10-30　耳后做“S”形切口

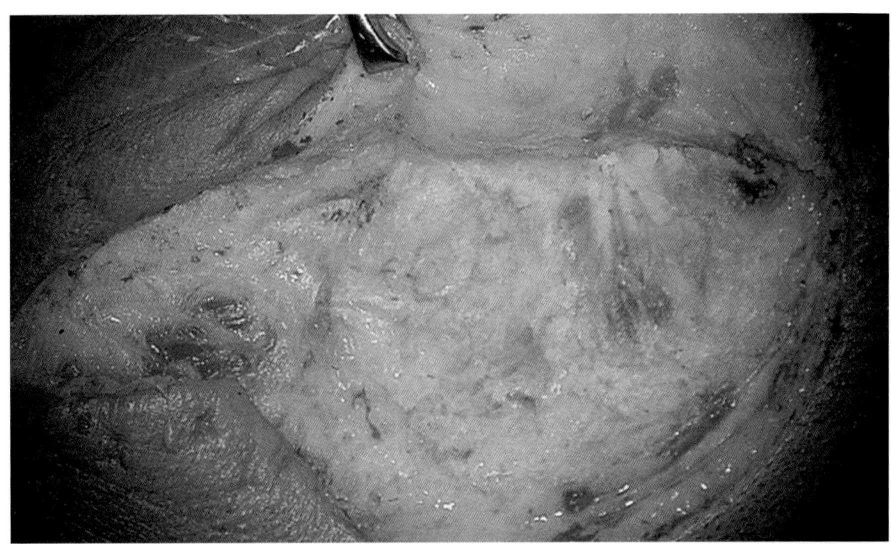
图10-31　向前翻起皮瓣

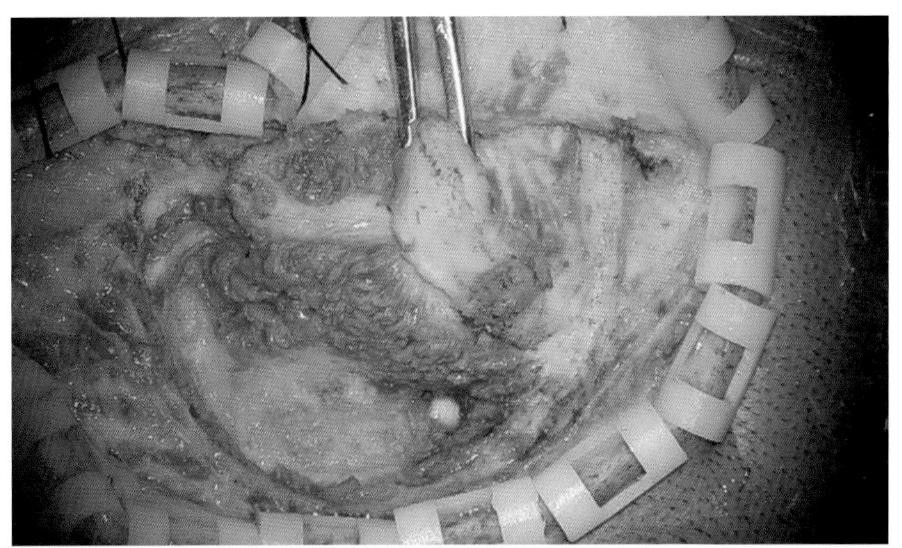
图10-32　制作带在前方的“C”形肌骨膜瓣

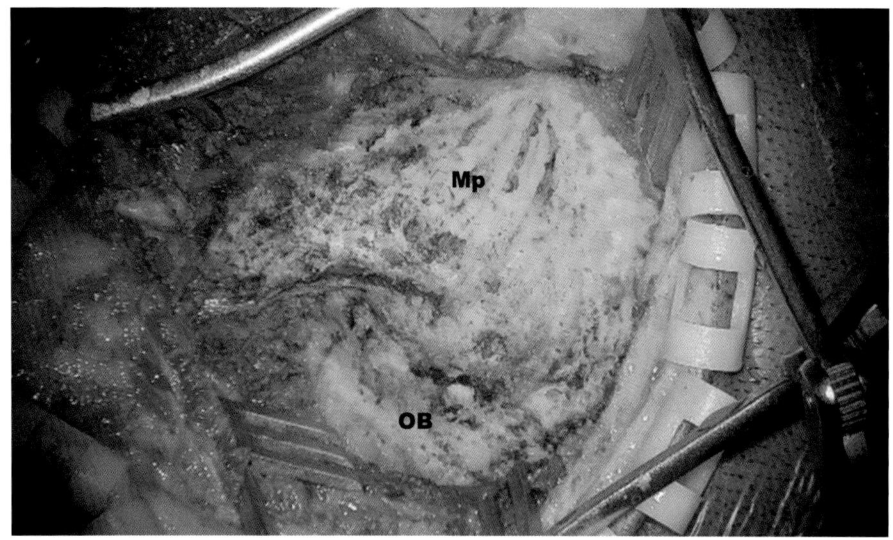

图10-33　向前翻起肌骨膜瓣，充分显露乳突和枕骨区

Mp，乳突；
OB，枕骨

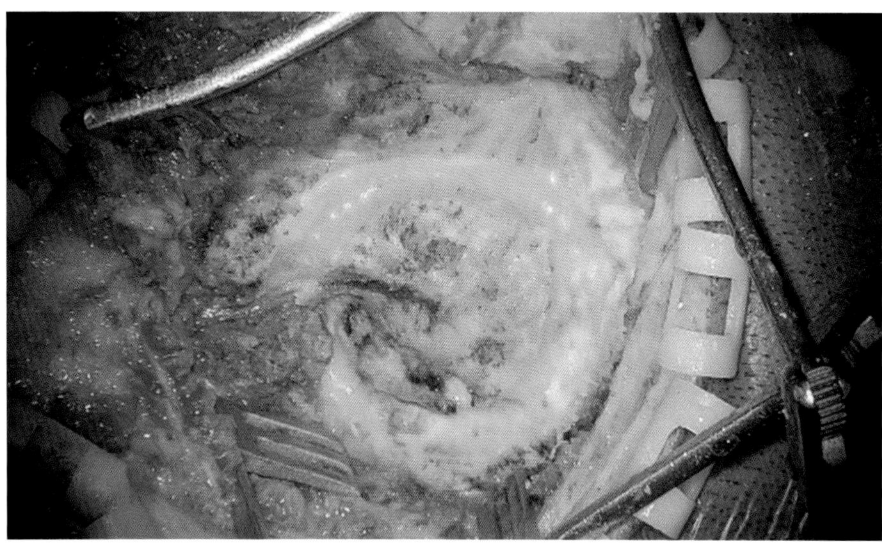

图10-34　磨开约4 cm×4 cm骨窗

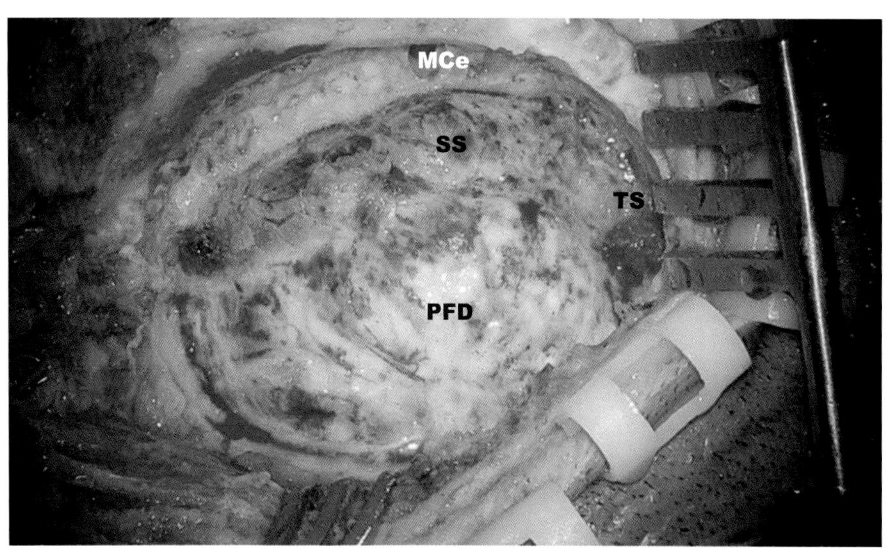

图10-35　显露乙状窦、横窦、颅后窝硬脑膜；用骨蜡封闭乳突气房

SS，乙状窦；
PFD，颅后窝硬脑膜；
TS，横窦；
MCe，乳突气房

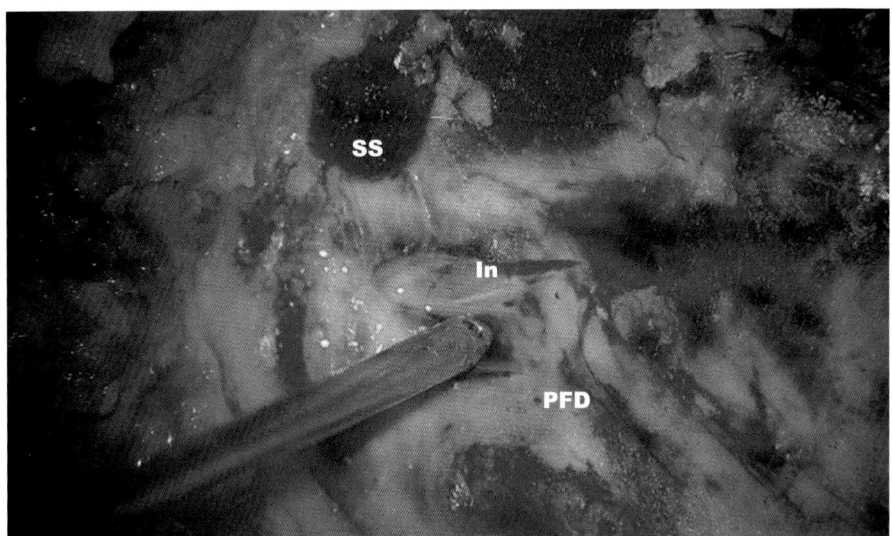

图10-36　距乙状窦后缘0.5 cm切开颅后窝硬脑膜

SS，乙状窦；
In，切口；
PFD，颅后窝硬脑膜

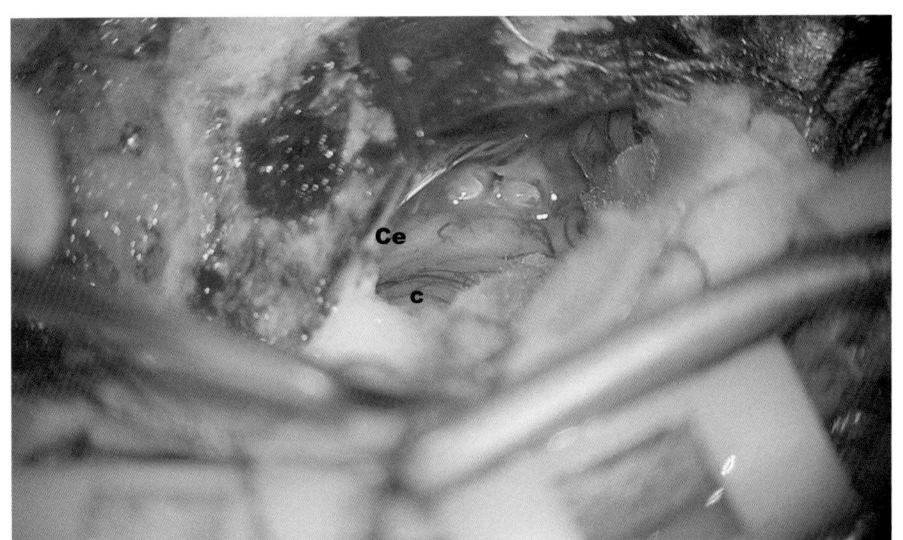

图10-37　悬吊颅后窝硬脑膜，小脑表面放置脑棉，下压小脑，显露桥小脑角

Ce，小脑；
c，脑棉

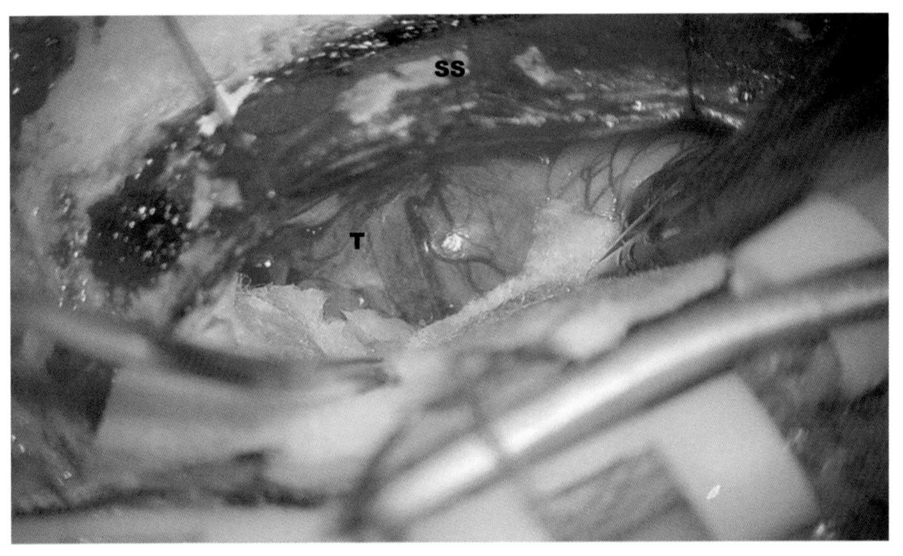

图10-38　打开桥小脑角蛛网膜，显露桥脑角肿瘤

SS，乙状窦；
T，肿瘤

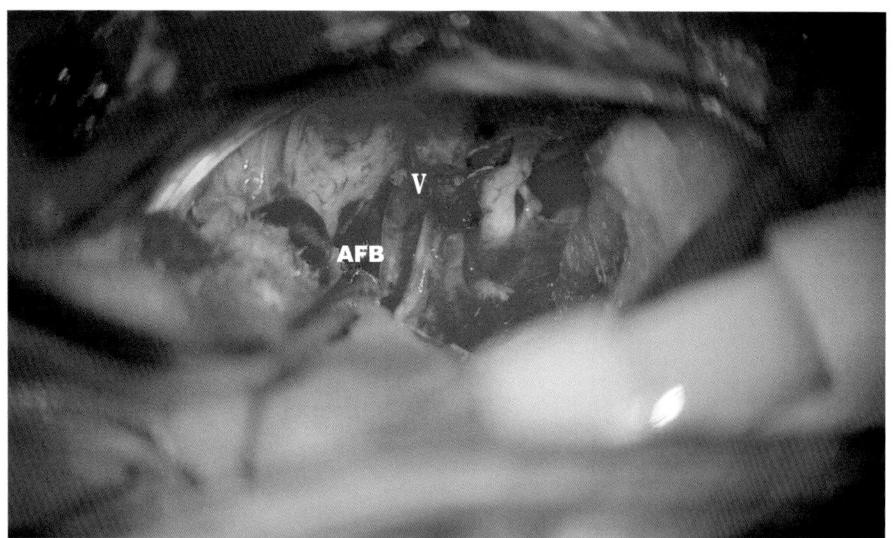

图10-39 切除桥小脑角肿瘤，可见三叉神经及听面神经束

V，三叉神经；
AFB，听面神经束

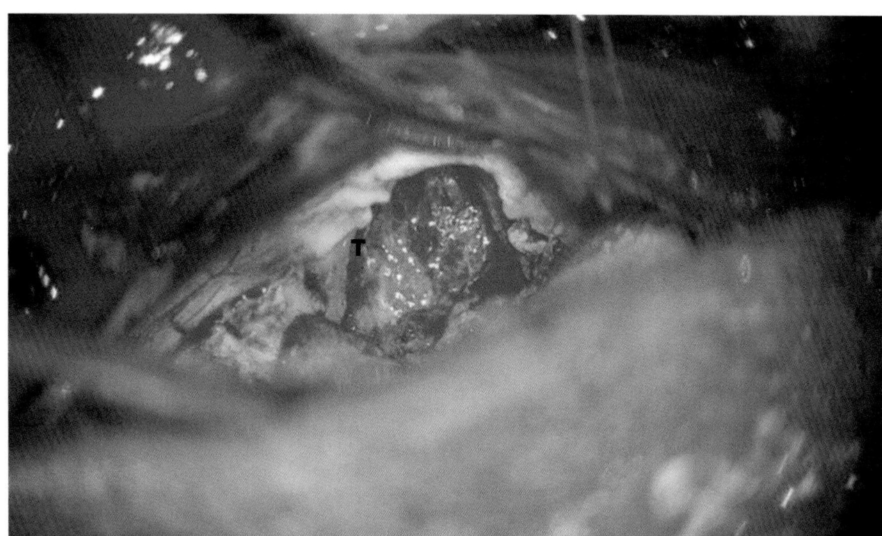

图10-40 切除桥脑角肿瘤后，磨开内听道后壁，充分显露内听道内肿瘤

T，肿瘤

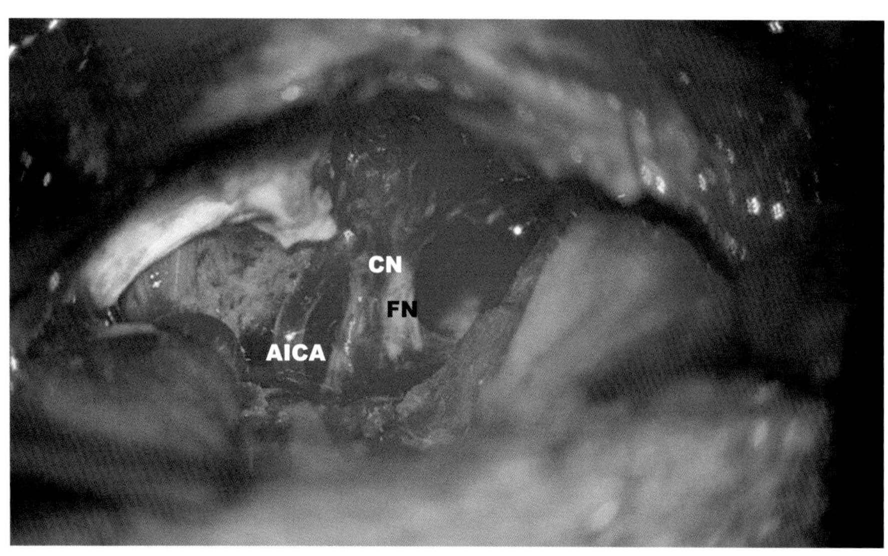

图10-41 切除肿瘤后，可见蜗神经、面神经及小脑前下动脉

CN，蜗神经；
FN，面神经；
AICA，小脑下前动脉

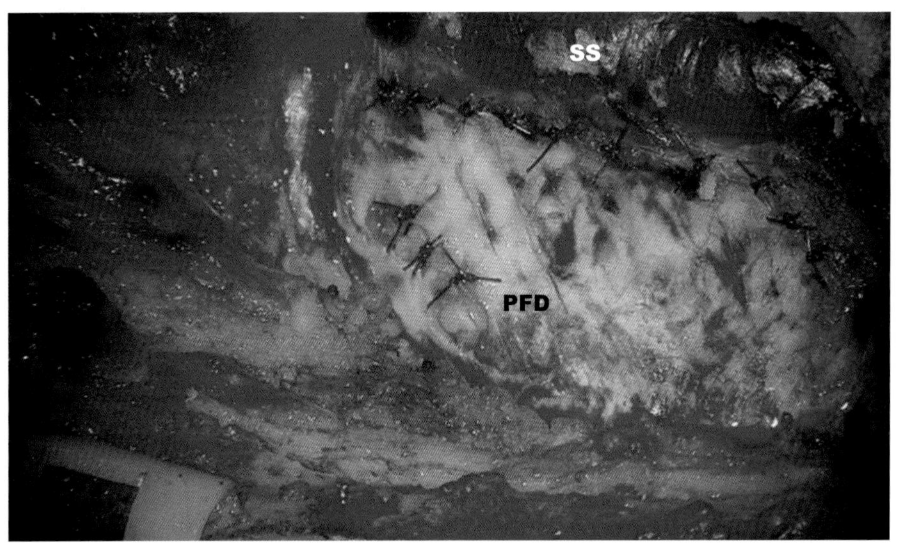

图10-42　严密缝合颅后窝硬脑膜

SS，乙状窦；
PFD，颅后窝硬脑膜

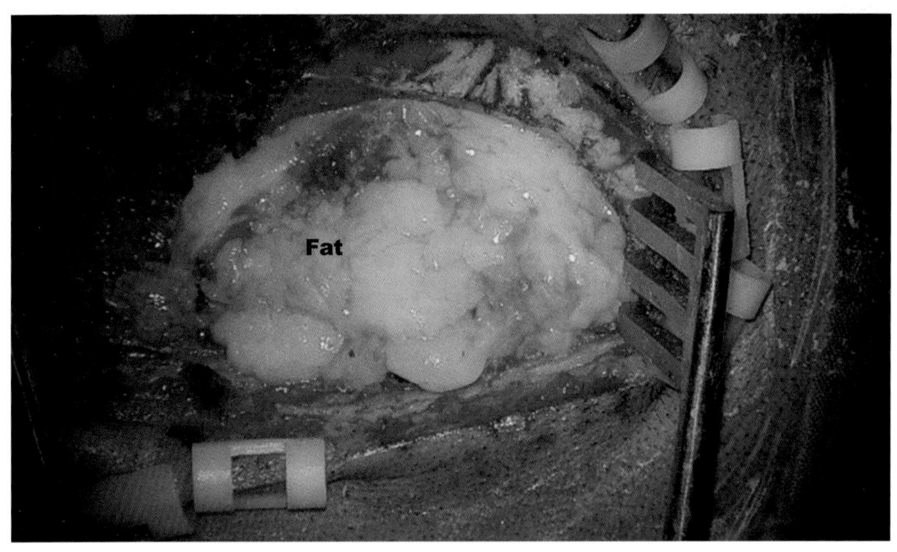

图10-43　术腔填塞脂肪，并逐层对位缝合

Fat，脂肪

· 文献回顾及讨论 ·

听神经瘤是来源于内听道内前庭神经施旺细胞的良性肿瘤，约占成人桥小脑角肿瘤90%、颅内肿瘤8%，是内听道、桥小脑角区域最为常见的良性肿瘤。因其位于内听道及桥小脑角区域，随着肿瘤生长，逐渐压迫周围重要组织，可出现严重症状，甚至威胁患者生命，需要采取合理的处理策略。

近年来，随着对听神经瘤诊疗水平的提高，听神经瘤的治疗目标正进一步转向神经功能完整保留、提高生活质量等方面。目前国际上主要听神经瘤中心手术死亡率降至0～0.1%，术后面瘫发生率降低至20%，实用听力保留率达到50%左右。治疗方法综合了显微外科手术、立体定向放射外科、随访观察等多种手段，处理策略也倾向于个体化和多学科协作。同时，还充分利用各种基于电生理和影像的检测技术，提高听神经瘤的诊断准确性、重要解剖结构的可辨识性、神经功能的准确评估，从而实现个体化手术方式的制订。

乙状窦后径路适用于未达到内听道底的任意大小的听神经瘤，其优势是能够保护听力，可以处理肿瘤与脑干的粘连，暴露肿瘤所需时间较短。不足之处是术后颅内血肿、梗死发生率高于经迷路径路。结合本例患者肿瘤大小和年龄等因素综合考虑，选择了保留听力的乙状窦后径路，术后听力完全保留。

······ • 手术视频 • ······

“第十章乙状窦后径路”
病例2手术视频

（何景春　张天洋）

第十一章　颅中窝径路

颅中窝径路的界限

前界：脑膜中动脉、下颌神经。

后界：弓状隆起。

上界：颅中窝径路的骨窗边缘，颧弓根附着处。

下界：内听道上壁及颅后窝硬脑膜。

颅中窝径路的手术范围见图11-1。

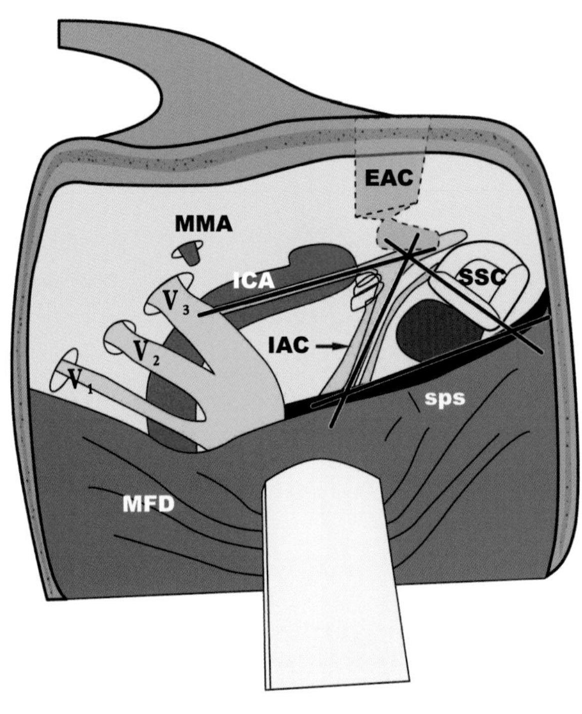

图11-1　颅中窝径路的手术范围（改自Sanna M, Saleh E, Khrais T, et al., 2008）

EAC，外耳道；IAC，内听道；SSC，上半规管；sps，岩上窦；MMA，脑膜中动脉；V_1，眼神经；V_3，下颌神经；V_2，上颌神经；ICA，颈内动脉；MFD，颅中窝硬脑膜

手术适应证

（1）周围性面瘫经颅中窝面神经减压术。

（2）术前有实用听力的内听道肿瘤，瘤体超出内听道口<0.5 cm。

（3）位于迷路上或岩尖的胆脂瘤、胆固醇肉芽肿。

（4）膝状神经节、迷路段及内听道段面神经肿瘤。

（5）颅中窝部位脑膜脑膨出或脑脊液耳漏。

（6）上半规管裂综合征。

手术禁忌证

无实用听力或内听道占位超出内听道口>0.5 cm的颅后窝病变。

解剖步骤

（1）切口呈问号形，自耳前向上延伸7～8 cm，切口先向后，再转向前。

（2）分离皮肤，切开颞肌，制作4 cm×5 cm矩形骨瓣。骨瓣下缘位于颧弓根上缘水平，且前2/3位于外耳道口前方，后1/3位于外耳道口后方。

（3）用剥离子分离骨瓣与其内侧的硬脑膜，取下骨瓣。

（4）将颅中窝硬脑膜与颅中窝底上表面分离。硬脑膜自后向前分离硬脑膜，避免牵拉损伤岩浅大神经及面神经膝状神经节。硬脑膜分离的范围向内达岩上窦，向后达弓状隆起，向前达下颌神经。

（5）颅中窝撑开器牵开硬脑膜，识别内听道。内听道大致位于弓状隆起与岩浅大神经所成夹角的平分线上（Fisch法）。先自内侧岩上窦水平磨除颞骨上表面骨质以确认内听道口，然后将内听道周围骨质进一步磨除，向后达颅后窝硬脑膜。

（6）将内听道内侧周边270°轮廓化，内听道底处周边显露180°，仅保留内听道表面一薄层骨质。

（7）根据病变范围可向前进一步磨除内听道前方岩尖菱形区域，显露颈内动脉水平段、破裂孔段及岩下窦。

（8）将硬脑膜切开，切除内听道内的肿瘤。

■ 解剖图解

颅中窝径路的解剖（以左耳为例），见图11-2～图11-12。

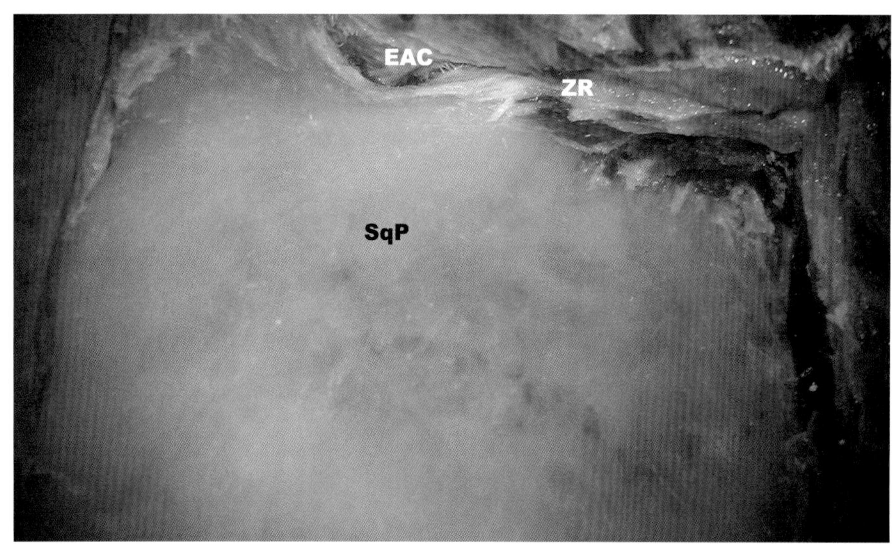

图11-2 去除颞区骨质表面软组织，充分显露解剖区域

EAC，外耳道；
ZR，颧弓根；
SqP，颞骨鳞部

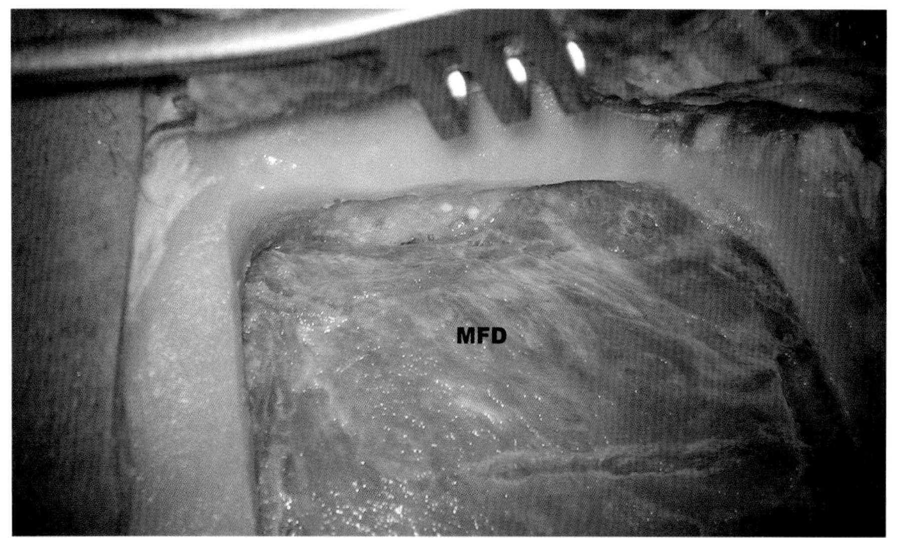

图11-3 于颧弓根上方去除颞部4 cm×5 cm大小骨瓣

MFD，颅中窝硬脑膜

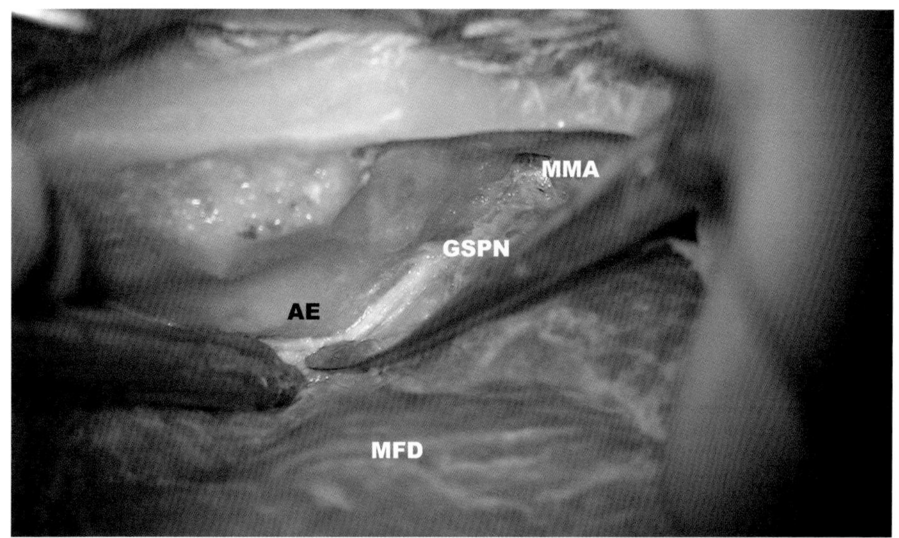

图11-4　掀起颅中窝硬脑膜，从后向前依次可见弓状隆起、岩浅大神经及脑膜中动脉

AE，弓状隆起；
GSPN，岩浅大神经；
MMA，脑膜中动脉；
MFD，颅中窝硬脑膜

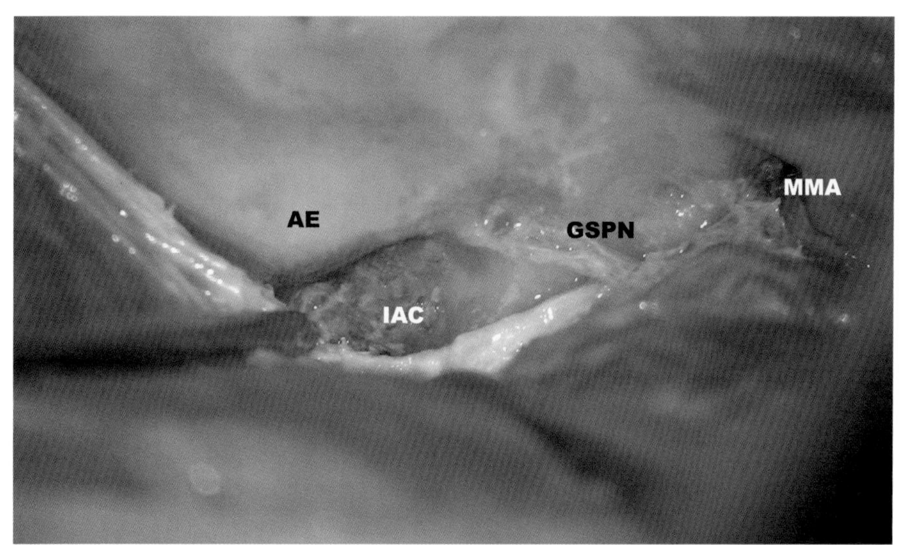

图11-5　磨除弓状隆起和岩浅大神经之间交角的内耳道骨质，显露内听道硬脑膜

AE，弓状隆起；
GSPN，岩浅大神经；
MMA，脑膜中动脉；
IAC，内听道

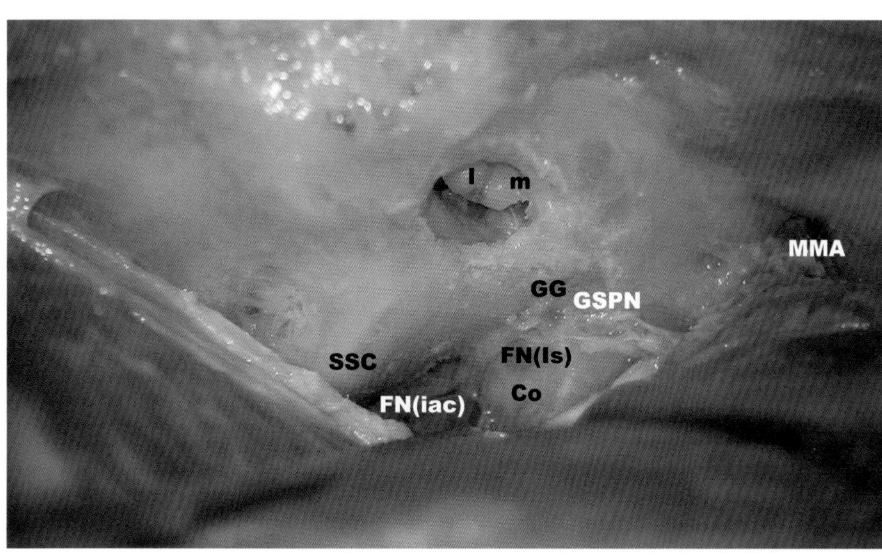

图11-6　为显露上鼓室与内听道底之间的关系，打开鼓室天盖，显露锤骨头及砧骨体

SSC，上半规管；
GSPN，岩浅大神经；
GG，膝状神经节；
FN(iac)，面神经内听道段；
FN(ls)，面神经迷路段；
MMA，脑膜中动脉；
I，砧骨；
m，锤骨；
Co，耳蜗

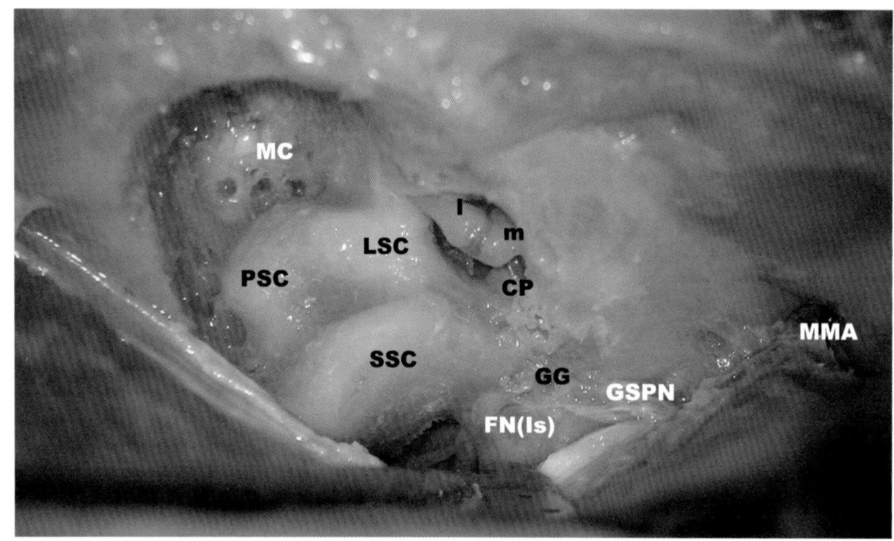

图11-7 打开鼓室天盖及颅中窝脑板

LSC，外半规管；
PSC，后半规管；
SSC，上半规管；
GSPN，岩浅大神经；
GG，膝状神经节；
CP，匙突；
FN(ls)，面神经迷路段；
MMA，脑膜中动脉；
I，砧骨；
m，锤骨；
MC，乳突腔

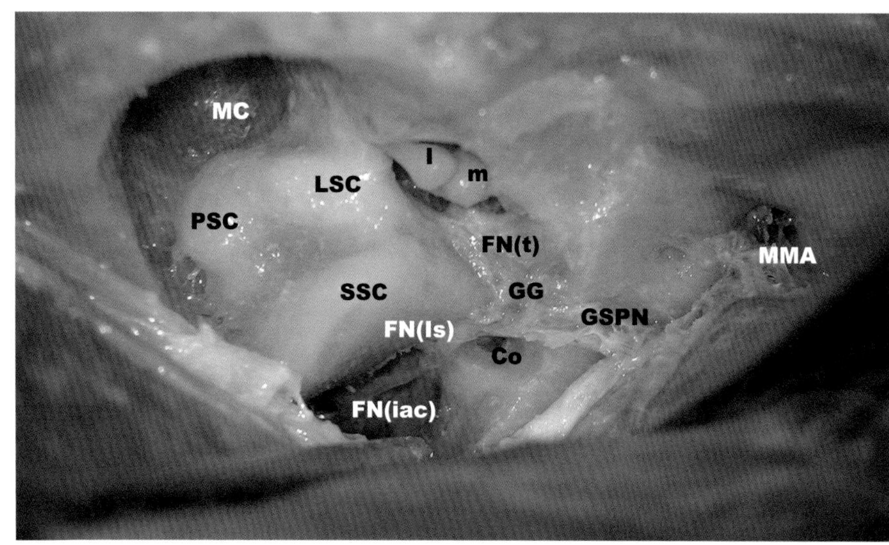

图11-8 显露面神经内听道段、迷路段、膝状神经节及水平段

LSC，外半规管；
PSC，后半规管；
SSC，上半规管；
GSPN，岩浅大神经；
GG，膝状神经节；
FN(iac)，面神经内听道段；
FN(ls)，面神经迷路段；
FN(t)，面神经鼓室段；
MMA，脑膜中动脉；
I，砧骨；
m，锤骨；
Co，耳蜗；
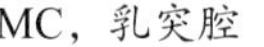
MC，乳突腔

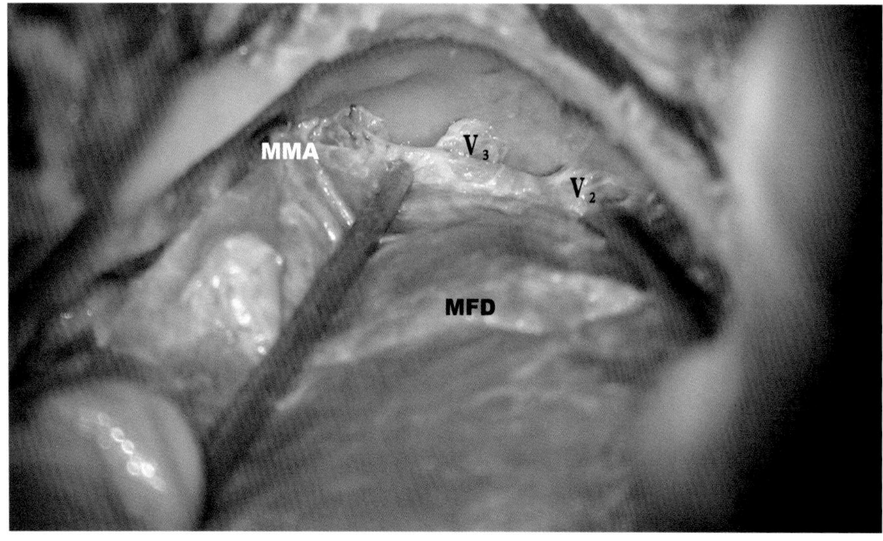

图11-9 向前显露三叉神经第三支下颌神经及第二支上颌神经

MMA，脑膜中动脉；
MFD，颅中窝硬脑膜；
V_2，上颌神经；
V_3，下颌神经

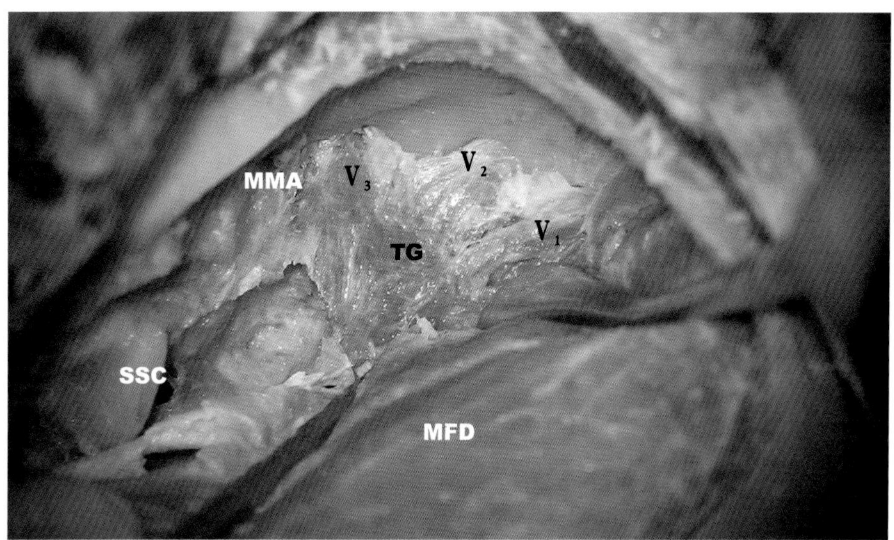

图11-10　剥离颅中窝硬脑膜显露三叉神经第一支眼神经

MMA，脑膜中动脉；
MFD，颅中窝硬脑膜；
V_1，眼神经；
V_2，上颌神经；
V_3，下颌神经；
TG，三叉神经节；
SSC，上半规管

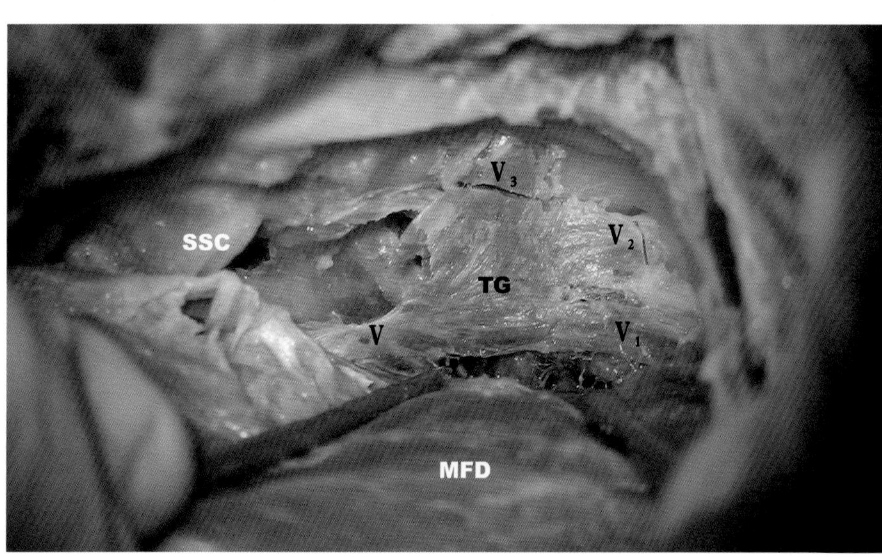

图11-11　显露三叉神经、三叉神经节、下颌神经、上颌神经及眼神经关系

MFD，颅中窝硬脑膜；
V，三叉神经；
V_1，眼神经；
V_2，上颌神经；
V_3，下颌神经；
TG，三叉神经节；
SSC，上半规管

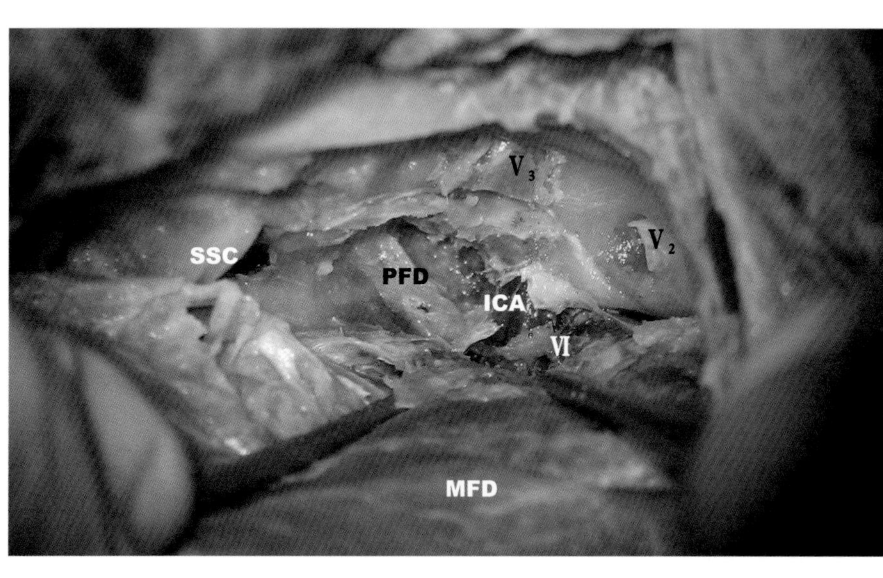

图11-12　切断下颌神经及上颌神经，显示展神经及破裂孔段颈内动脉

MFD，颅中窝硬脑膜；
PFD，颅后窝硬脑膜；
V_2，上颌神经；
V_3，下颌神经；
Ⅵ，展神经；
ICA，颈内动脉；
SSC，上半规管

■ 病例1：经颅中窝径路面神经及肿瘤减压术治疗唯一听力耳面神经鞘膜瘤

· 病例摘要 ·

患者，女，52岁。右眼闭合不全伴口角歪斜4月余。

· 专科查体 ·

右侧鼓膜未见异常。左侧鼓膜充血，标志不清，与鼓岬粘连，表面有潮湿分泌物。右侧面神经功能HB-Ⅴ级。

· 听力学检查 ·

术前右耳气导PTA 30 dB HL，骨导PTA 18 dB HL。右耳镫骨肌反射消失。左耳气导70 dB HL，骨导28 dB HL。术后10天纯音听阈：右耳气导PTA 35 dB HL，骨导PTA 25 dB HL。

· 影像学检查 ·

术前颞骨CBCT及内听道MRI平扫及增强示以膝状神经节为中心的边界光滑的增强的软组织影，面神经迷路段及内听道段受累，鼓室天盖破坏，面神经迷路段骨管扩大，肿瘤侵犯鼓室，听小骨局部破坏，见图11-13、图11-14。术后颞骨CBCT示右侧内听道上壁已被磨除，见图11-15。

· 诊断 ·

①右侧面神经鞘膜瘤；②左侧传导性听力下降。

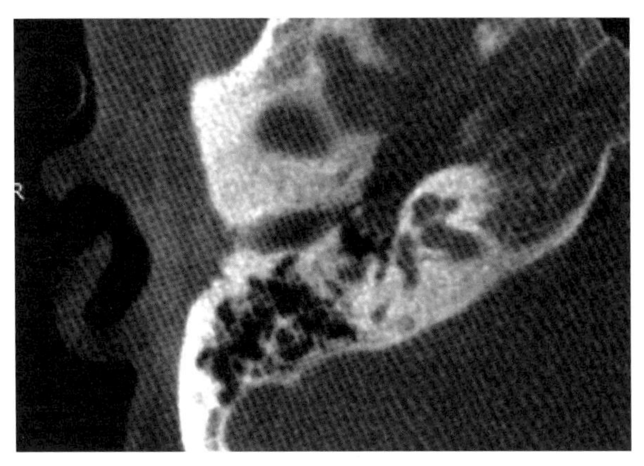

A. 鼓室天盖破坏，侵入鼓室

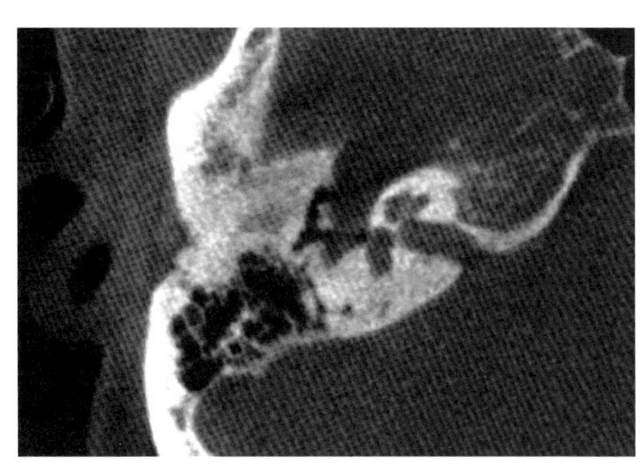

B. 膝状神经节膨大

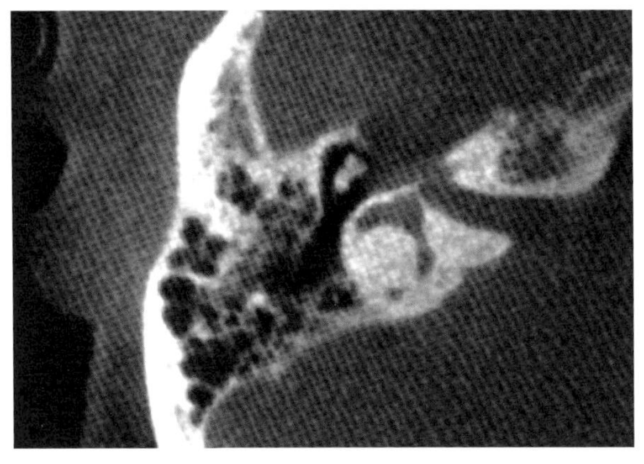

C. 面神经迷路段骨管扩大

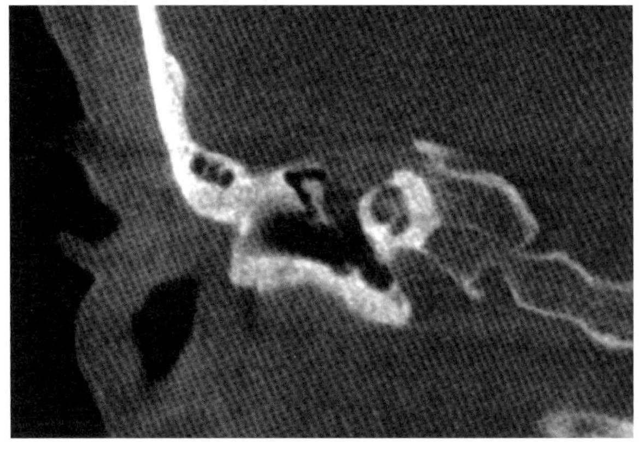

D. 鼓室天盖破坏，锤骨受挤压

图11-13　术前颞骨CBCT示鼓室天盖破坏，面神经迷路段骨管扩大

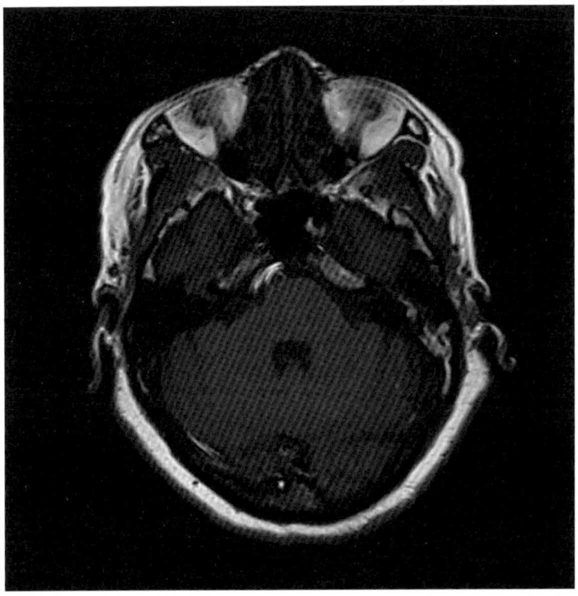

A. T_1WI示右侧膝状神经节、面神经迷路段等信号影

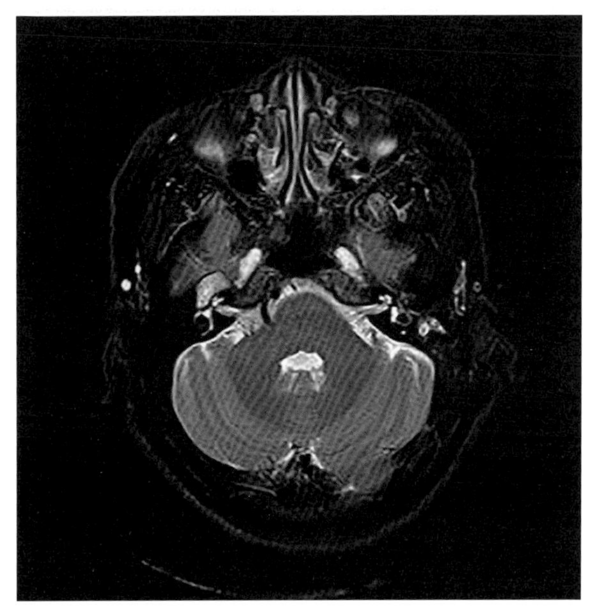

B. T_2WI膝状神经节高信号影

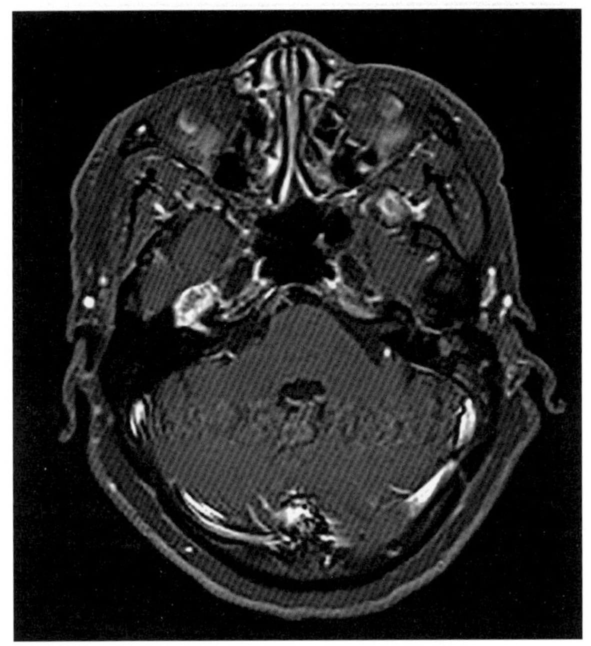

C. 膝状神经节、面神经迷路段增强明显

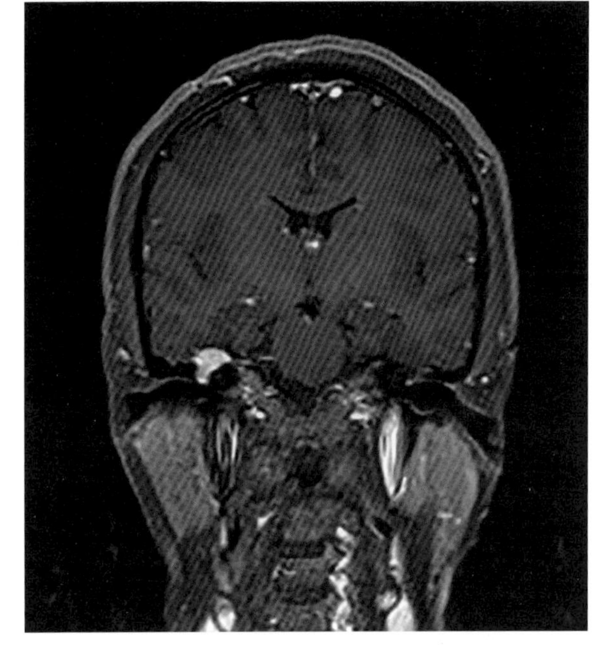

D. 位于颅中窝底的膝状神经节（冠状位）

图11-14　术前内听道MRI平扫及增强示以膝状神经节、面神经迷路段等信号影，增强后强化明显

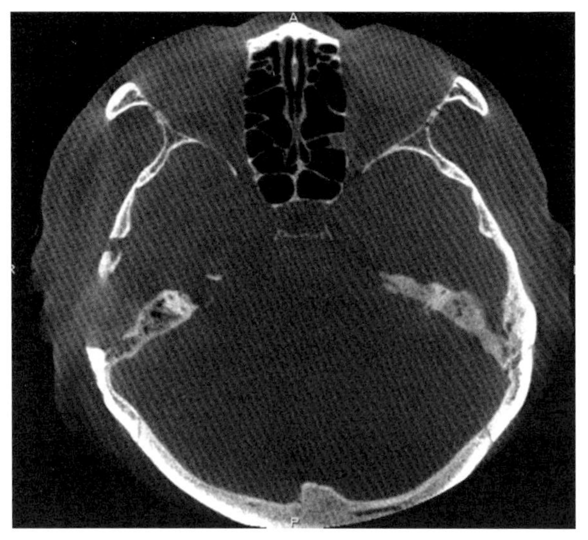

A. 水平位

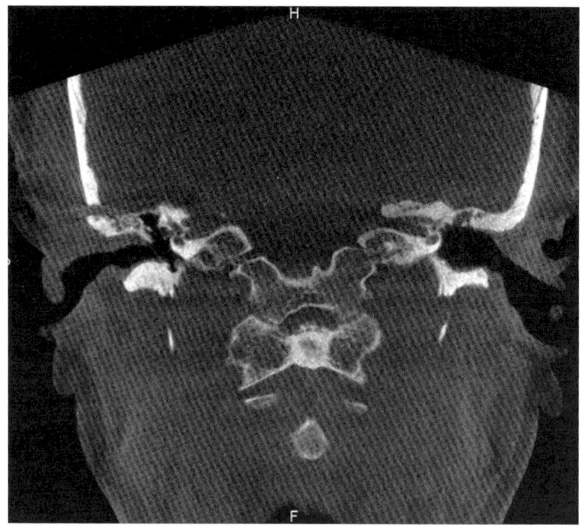

B. 冠状位

图11-15　术后颞骨CBCT示右侧内听道上壁已被磨除

· 手术图解 ·

右侧颅中窝径路面神经及肿瘤减压术图解，见图11-16 ～图11-25。

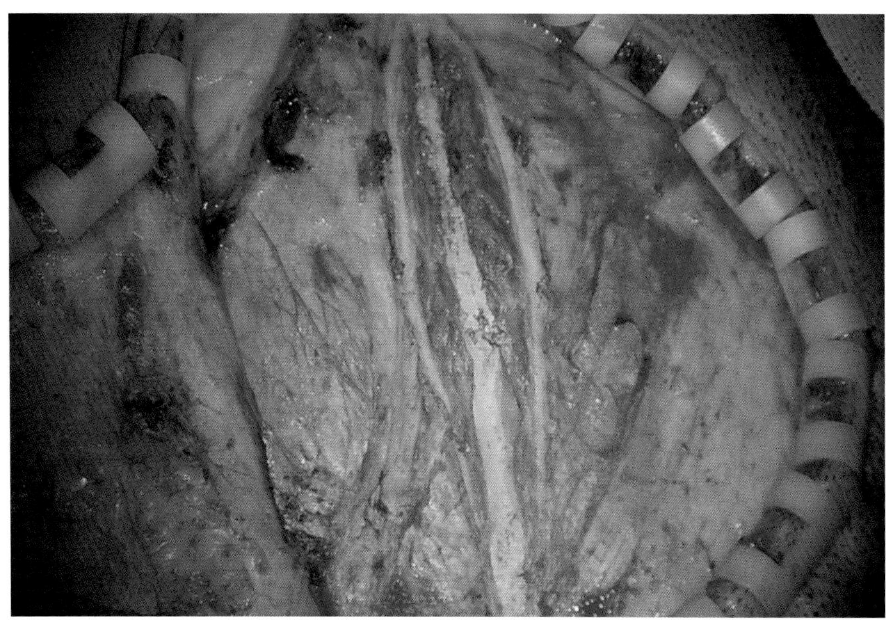

图11-16　翻好皮瓣后切开颞肌

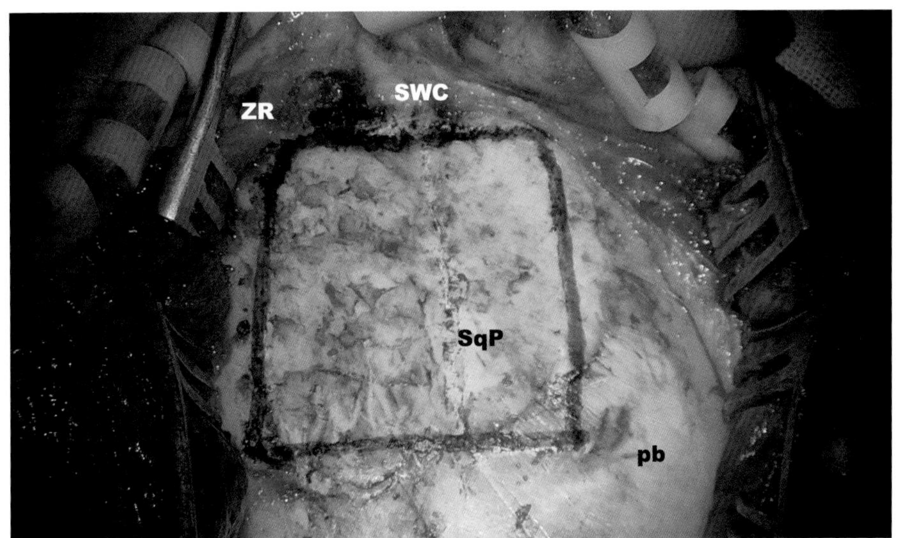

图11-17 分离颞肌后，标识骨瓣的大小

ZR，颧弓根；
SWC，外耳道顶壁；
SqP，颞骨鳞部；
pb，顶骨

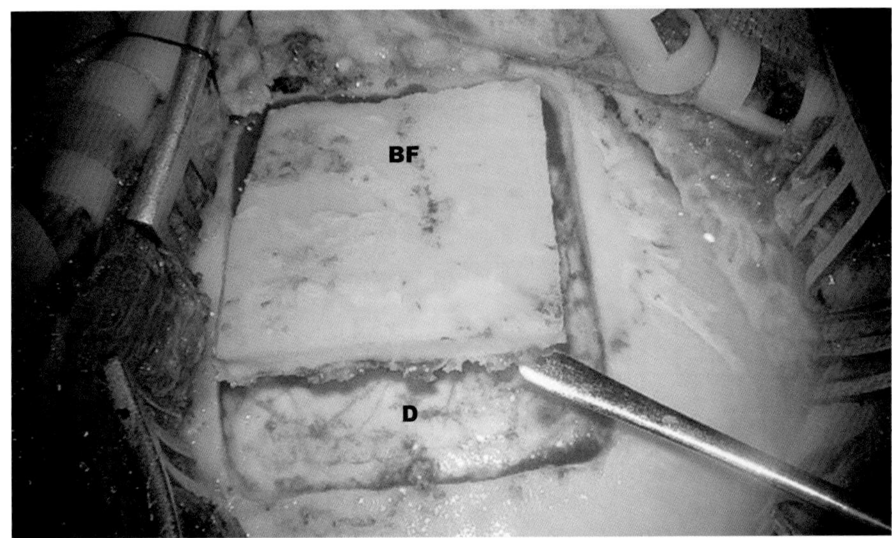

图11-18 制作颞骨瓣

BF，骨瓣；
D，硬脑膜

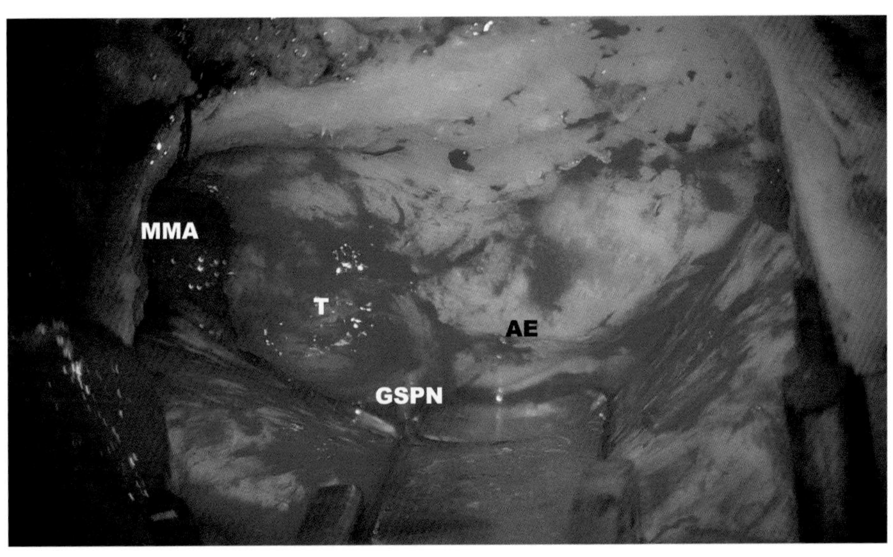

图11-19 自颅底剥离颅中窝硬脑膜，可见脑膜中动脉、弓状隆起、岩浅大神经及面神经肿瘤

MMA，脑膜中动脉；
T，肿瘤；
AE，弓状隆起；
GSPN，岩浅大神经

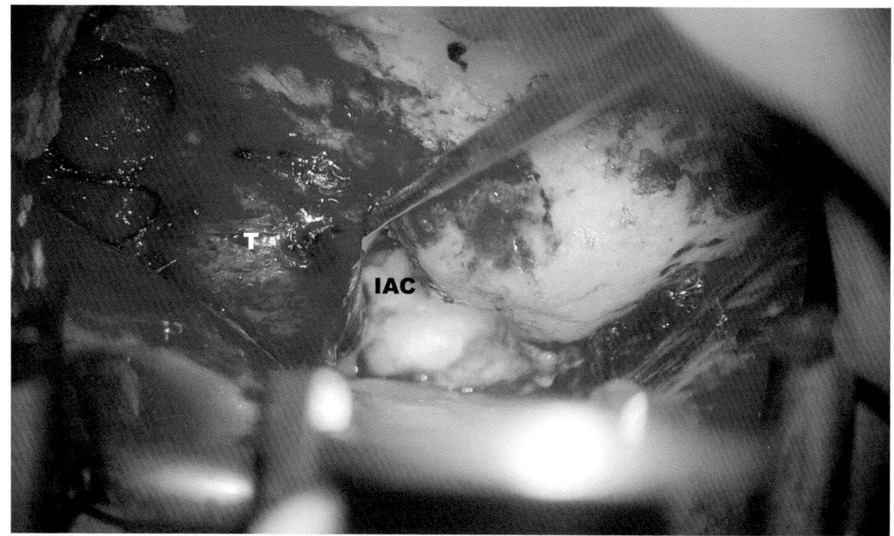

图11-20　磨除内听道顶壁骨质

T，肿瘤；
IAC，内听道

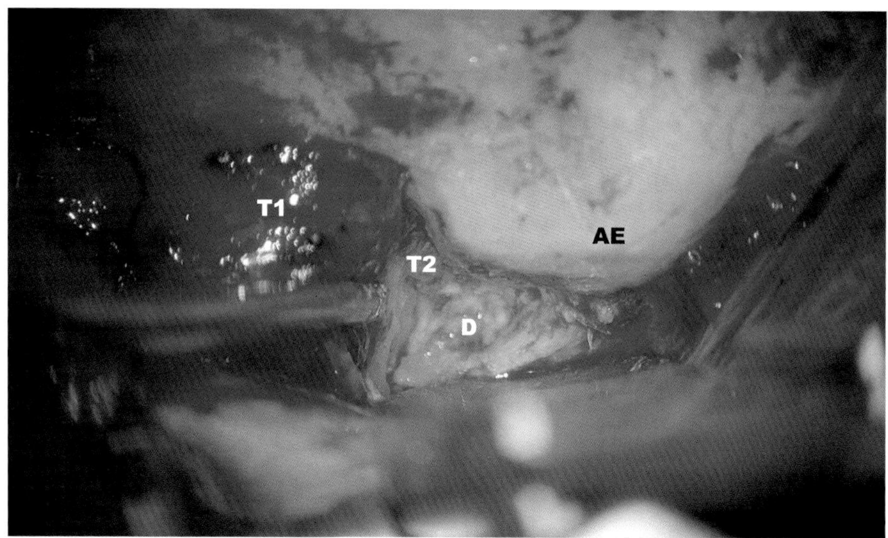

图11-21　显露面神经迷路段及内听道硬脑膜，可见迷路段面神经瘤化增粗

AE，弓状隆起；
T1，肿瘤（面神经）；
T2，肿瘤（面神经迷路段）；
D，硬脑膜（内听道）

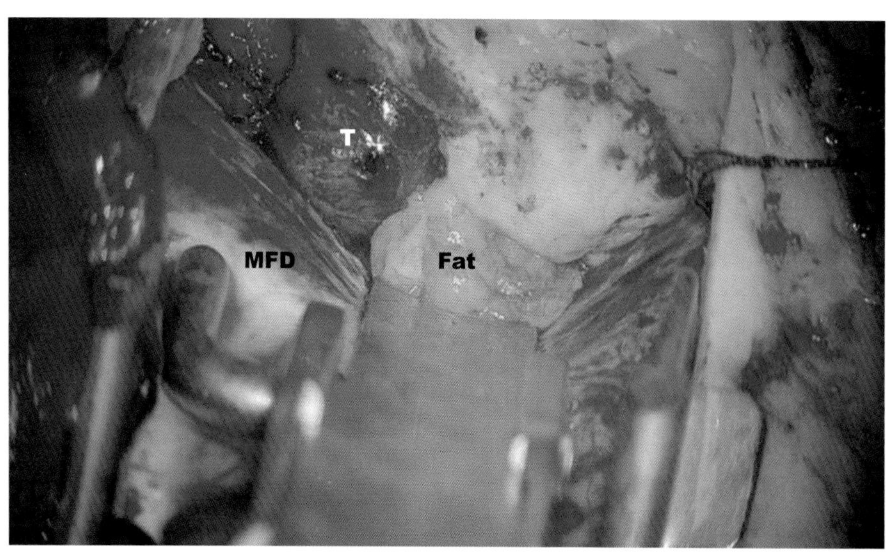

图11-22　将面神经及肿瘤充分减压后，脂肪填塞于开放的内听道

T，肿瘤；
Fat，腹壁脂肪；
MFD，颅中窝硬脑膜

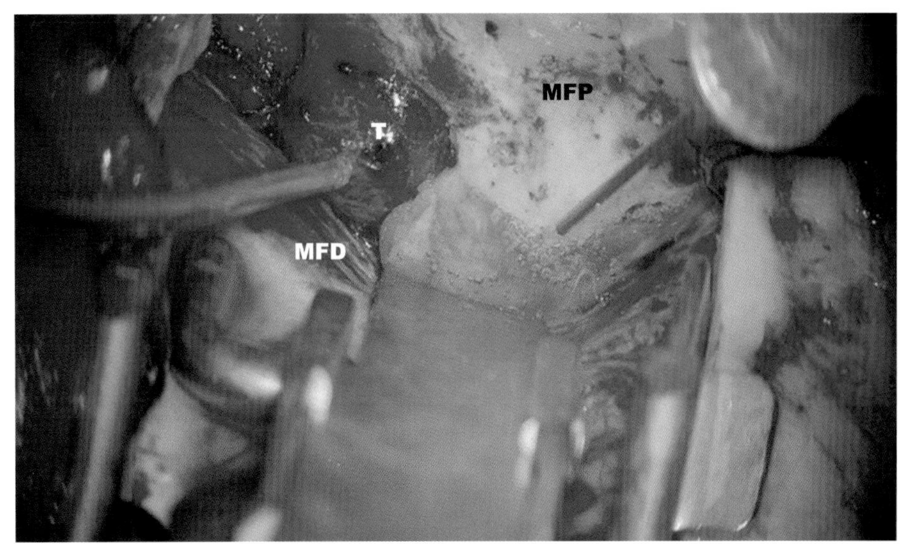

图11-23　进一步注射生物蛋白胶加固

MFP，颅中窝脑板；
T，肿瘤；
MFD，颅中窝硬脑膜

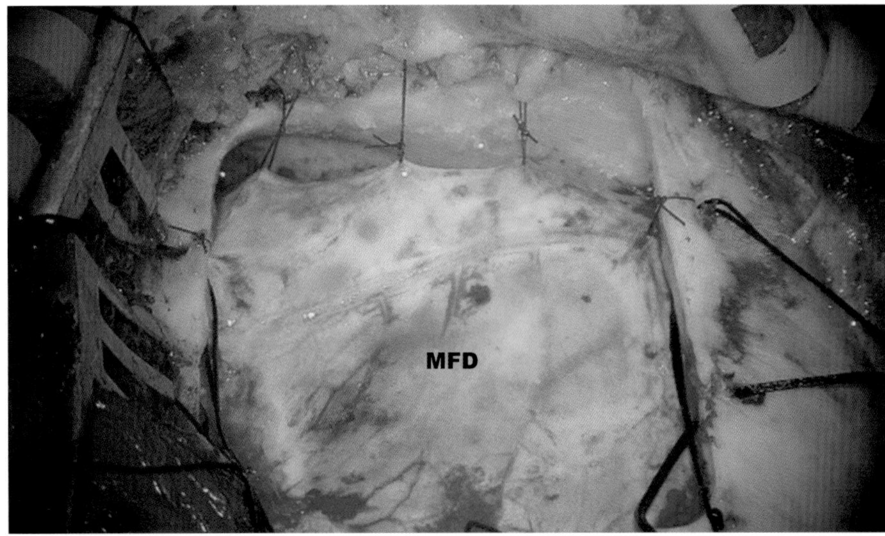

图11-24　悬吊颅中窝硬脑膜于骨窗边缘

MFD，颅中窝硬脑膜

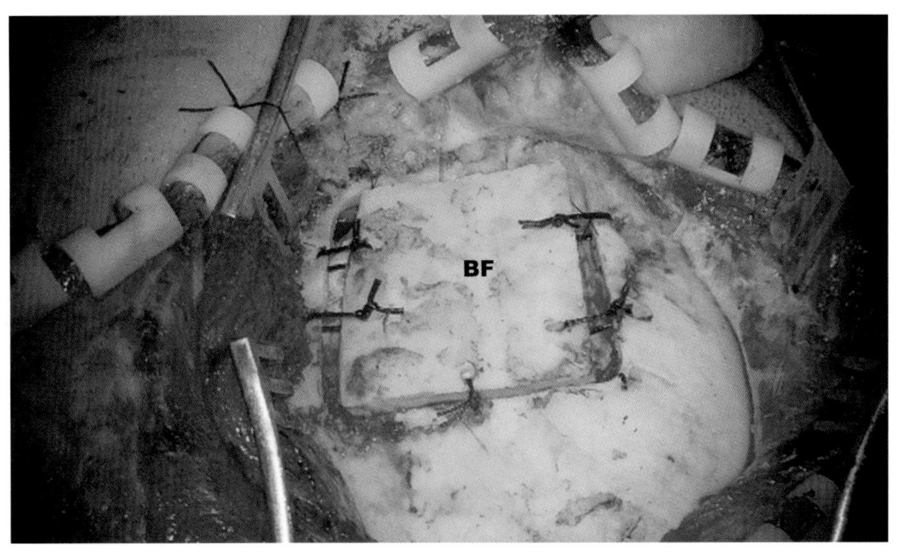

图11-25　复位骨瓣并用缝线固定

BF，骨瓣

· 文献回顾及讨论 ·

面神经鞘膜瘤是一种少见的、生长缓慢的良性肿瘤，在面瘫患者中约有5%是由本病引起。面神经鞘膜瘤最常累及膝状神经节和鼓室段。临床表现以进行性周围性面瘫及面部抽搐、面部麻木等较为常见，也可出现听力下降、耳鸣、耳痛等。面神经鞘瘤的CT及MRI特点如下：①病变常累及两段及两段以上神经，尤以膝状神经节和鼓室段居多；②CT示颞骨内软组织肿块伴面神经管扩大，密度多不均匀，边界清楚；③MRI显示瘤体信号不均匀，呈等长T_1、等长T_2改变，MRI增强呈明显不均匀强化。面神经鞘膜瘤的治疗根据面瘫的程度、听力状况、患者年龄等选择观察、手术切除或者立体定位放射治疗。

本例患者的特殊之处在于患者虽面神经功能HB-Ⅴ级，已经有面神经鞘膜瘤的手术指征，但患耳为唯一听力耳，且有实用听力。虽然有经颅中窝径路切除肿瘤保留听力的可能，但面神经重建较困难。如果行右侧迷路径路面神经瘤切除+神经移植术，术后佩戴骨导助听器，这样在完整切除肿瘤、重建面神经的同时，骨导助听器能够改善患者听力状况，提高生活质量，但患者受经济条件所限不愿佩戴助听器。因此综合考虑后施行经颅中窝径路面神经及肿瘤减压术，保留患耳听力的同时，可延缓面神经鞘膜瘤导致的面瘫进一步加重。目前正在随访中。

· 手术视频 ·

“第十一章颅中窝径路”
病例1手术视频

病例2：经颅中窝径路听神经瘤切除

· 病例摘要 ·

患者，男，38岁。头晕、走路不稳1个月。头晕感持续时间长短不一，头重脚轻感，自述走路向左侧倾斜。

· 专科查体 ·

外中耳检查未见异常。床旁甩头试验右侧外半规管扫视，加强龙贝格征（Romberg sign，又称闭目难立征）向左侧倾倒。

· 听力学检查 ·

术前纯音听阈示PTA 右耳气导20 dB HL，骨导20 dB HL，左耳气导18 dB HL，16 dB骨导HL，言语识别率均为100%。术后纯音听阈示PTA右耳气导45 dB HL，骨导35 dB HL，言语识别率90%。

· 前庭功能检查 ·

变温试验右侧反应较左侧减弱。甩头试验右侧水平及后半规管功能测试均存在扫视；右水平60 ms增益较左侧减弱。气导cVEMP双侧波幅基本对称，气导oVEMP右侧波幅较左侧减弱。

· 影像学检查 ·

术前颞骨CBCT示右侧内听道扩大，见图11-26。术前内听道MRI示右侧内听道占位，见图11-27。术后MRI影像见图11-28。

· 诊断 ·

①右侧听神经瘤（A期）；②右侧前庭功能减退。

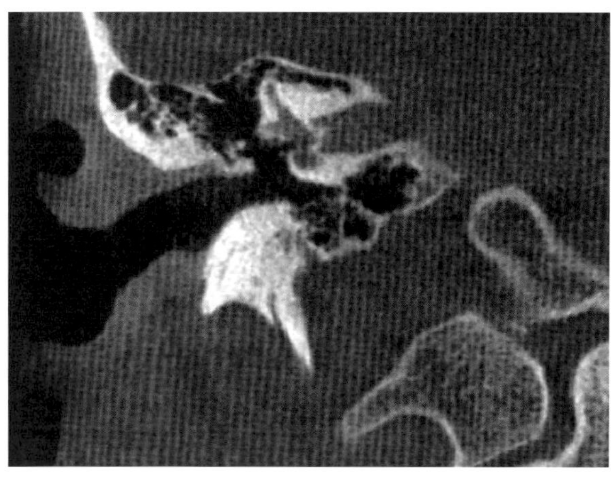

A. 冠状位

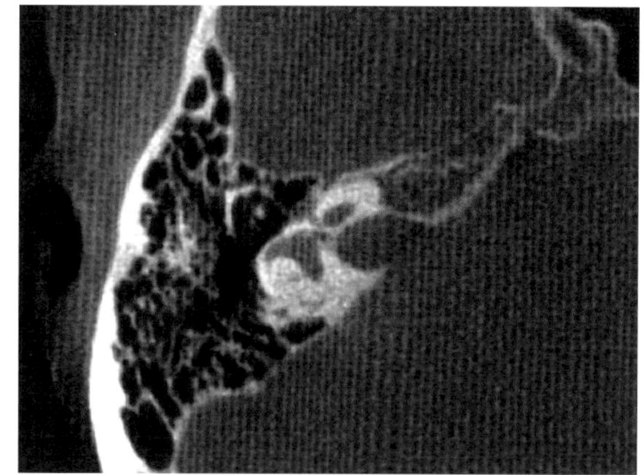

B. 水平位

图11-26　术前颞骨CBCT示右侧内听道扩大

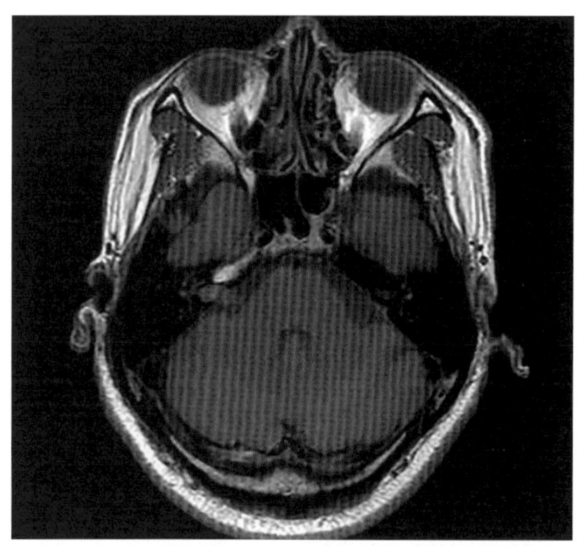

A. T_1WI等信号

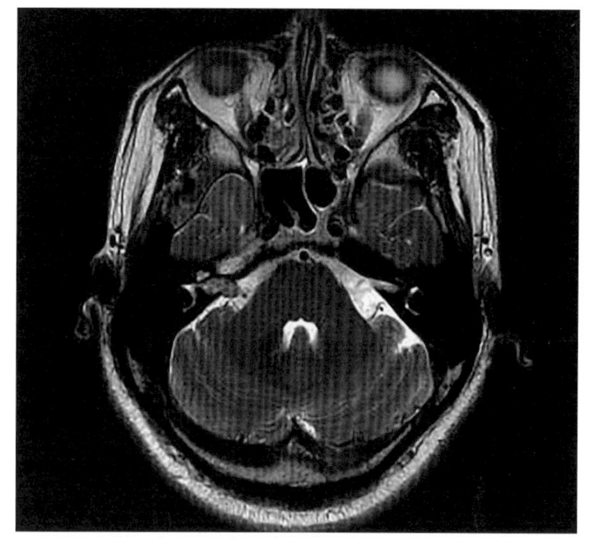

B. T_2WI等信号

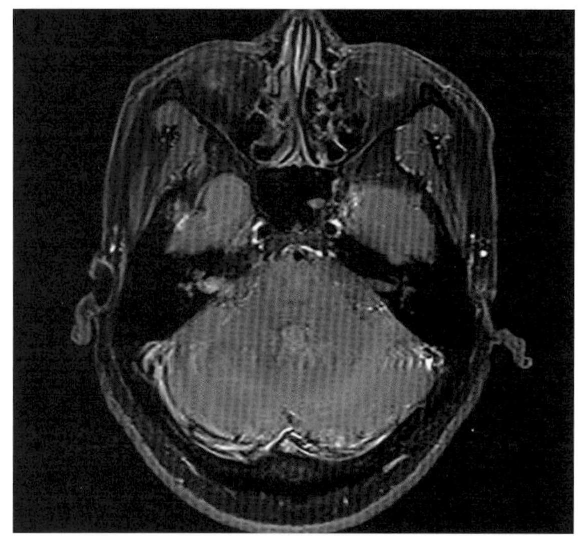

C. 结节影增强

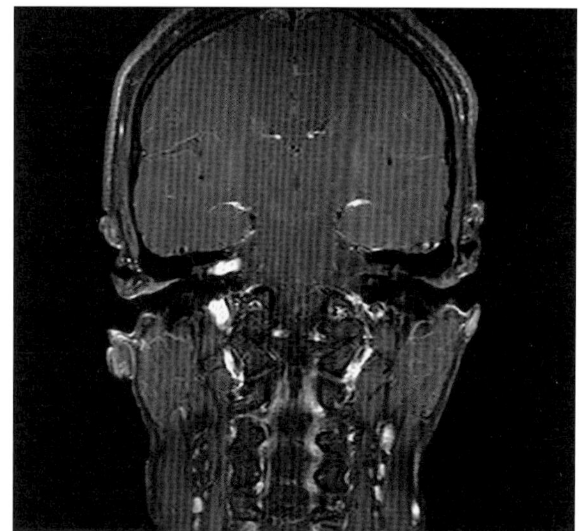

D. 强化明显（冠状位）

图11-27　术前内听道MRI平扫和增强示右侧内听道占位

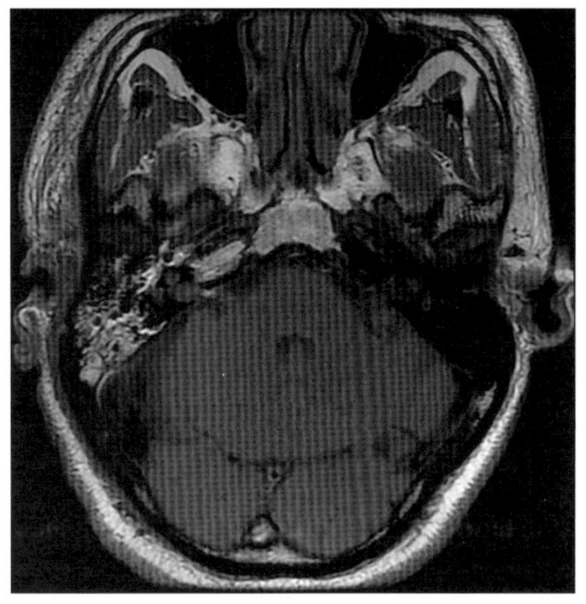

A. T_1WI内听道等信号

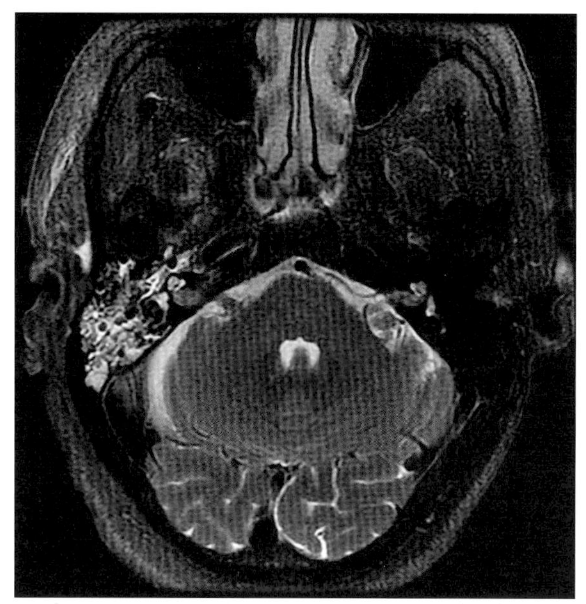

B. T_2WI内听道等信号

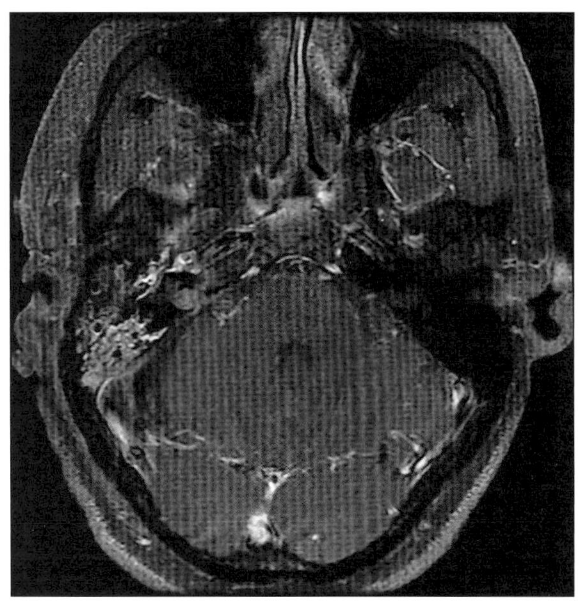

C. 无明显强化

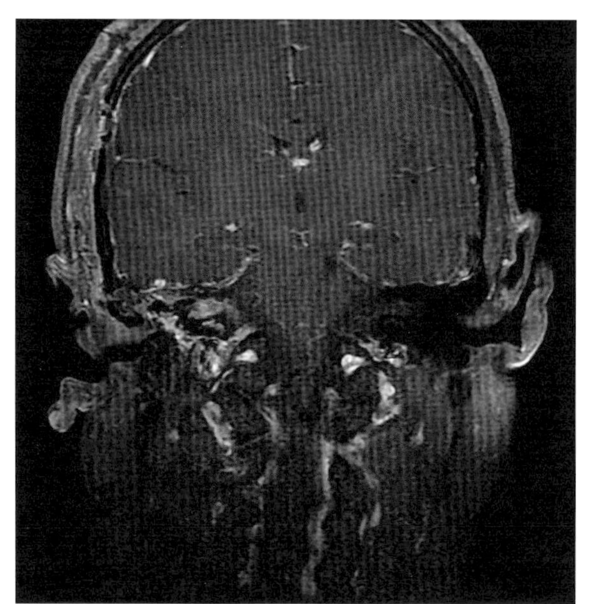

D. 冠状位

图11-28　术后MRI示右侧内听道未见肿瘤影，乳突区积液（血）

· 手术图解 ·

右侧颅中窝径路听神经瘤切除术图解，见图11-29～图11-42。

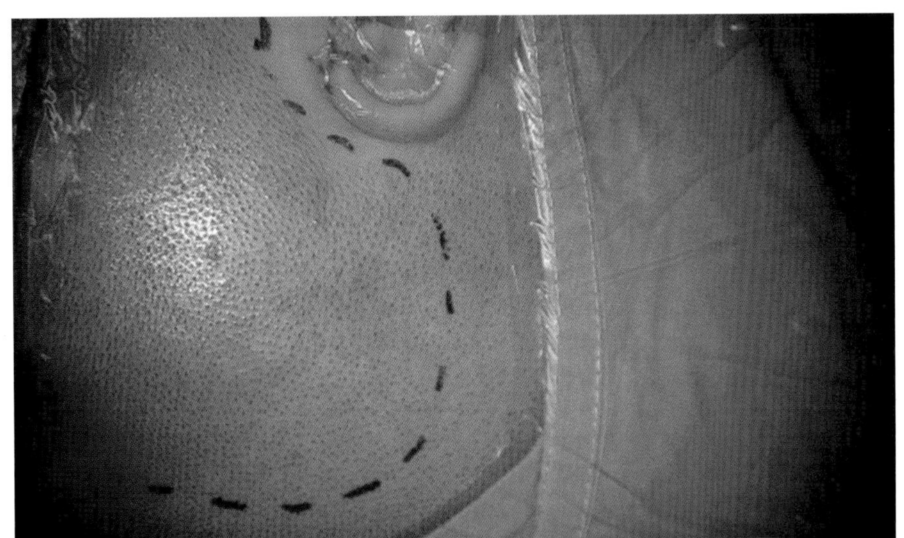

图11-29　切口呈反问号形

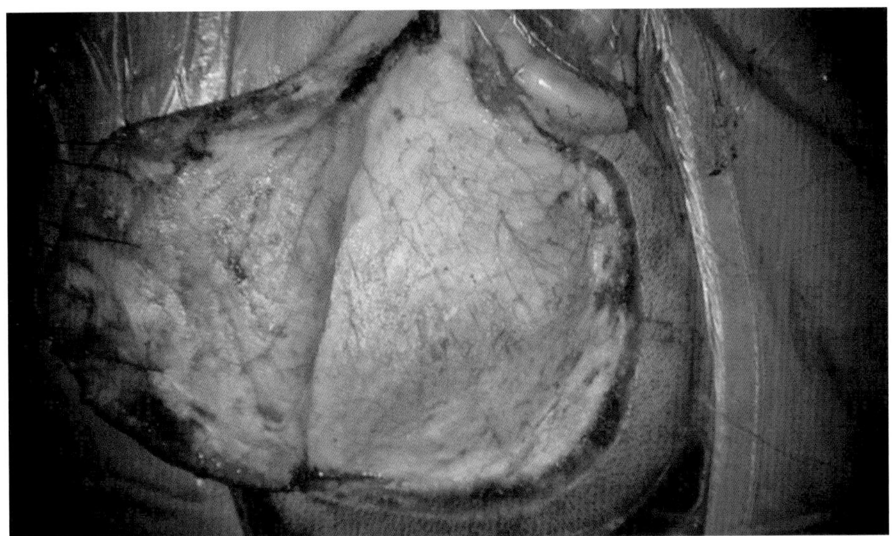

图11-30　向前翻起皮瓣

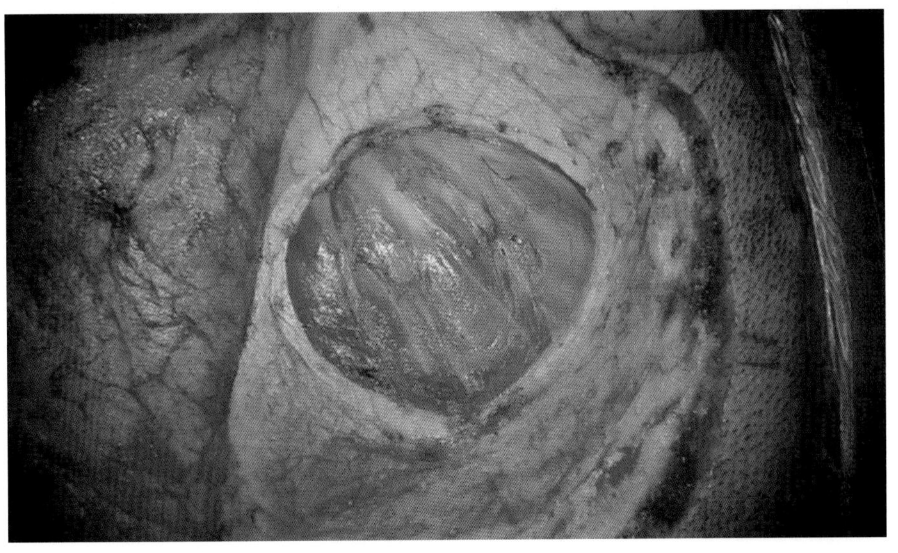

图11-31　切取颞肌筋膜备用，用于修复颅底

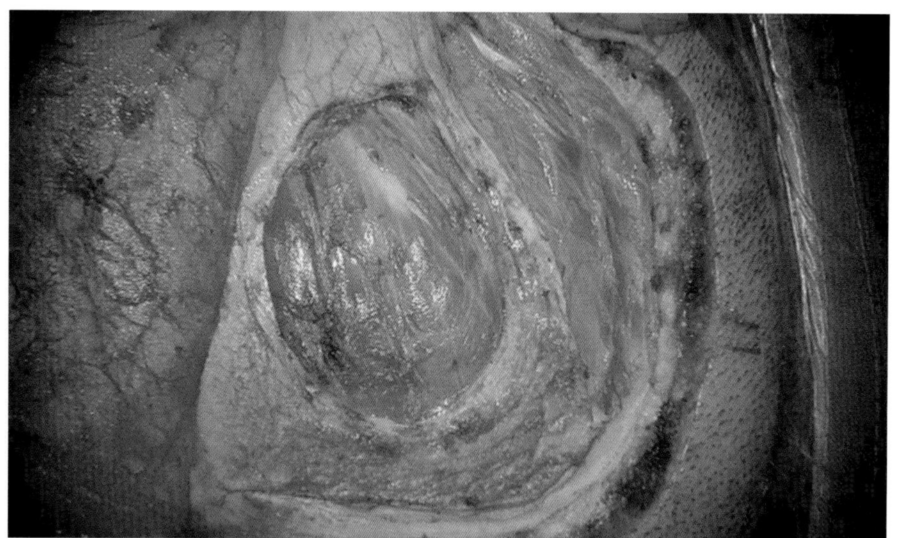

图11-32 切开颞肌

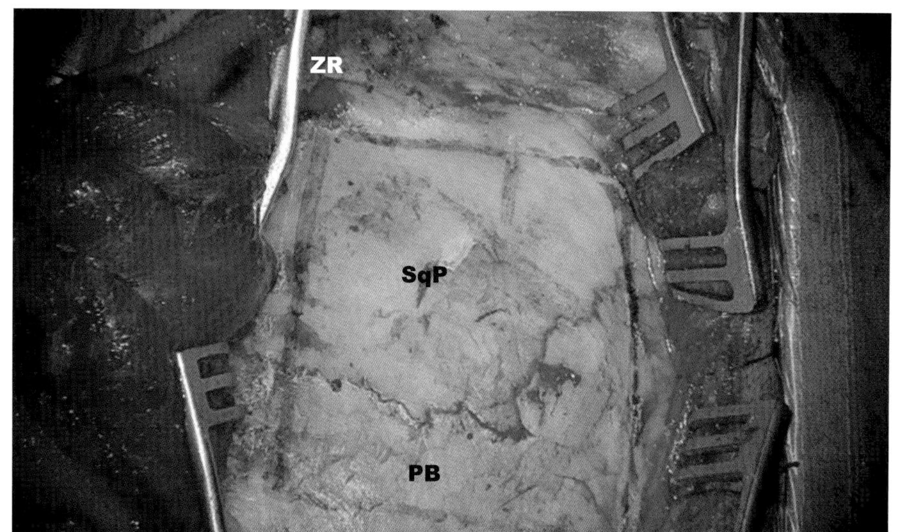

图11-33 暴露颞骨鳞部和部分顶骨，标识骨瓣大小

ZR，颧弓根；
SqP，颞骨鳞部；
PB，顶骨

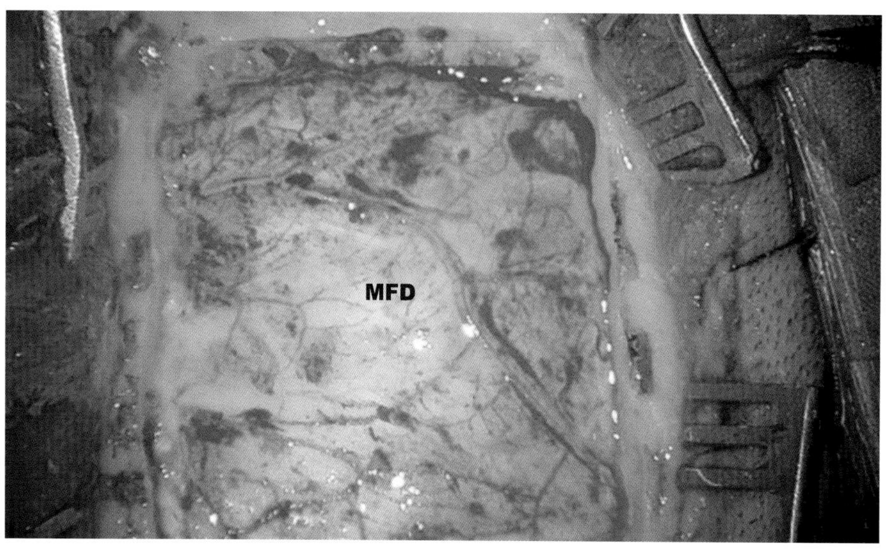

图11-34 揭开骨瓣，显露颅中窝硬脑膜

MFD，颅中窝硬脑膜

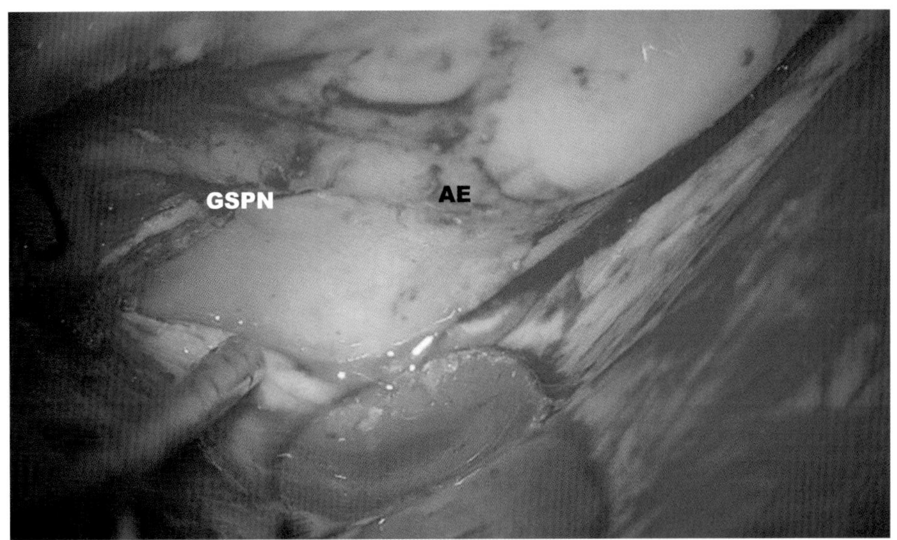

图11-35　显露颅中窝底，确认岩浅大神经及弓状隆起，定位内听道

GSPN，岩浅大神经；
AE，弓状隆起

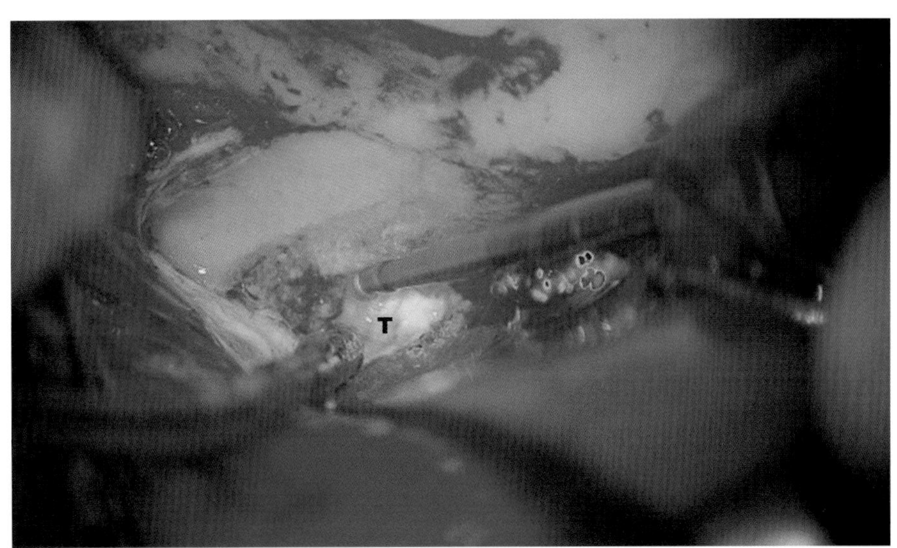

图11-36　定位内听道后，磨除内听道上壁骨质，可见内听道内肿瘤

T，肿瘤

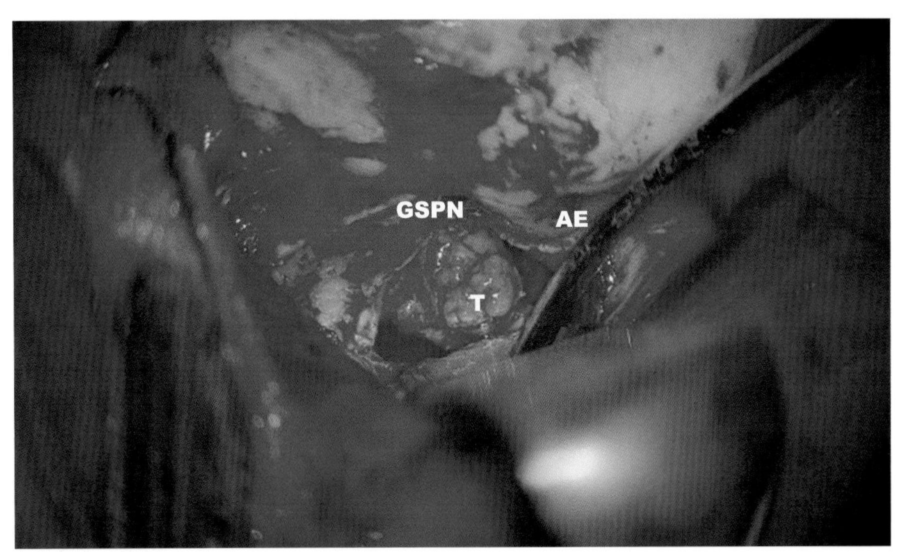

图11-37　充分去除内听道上壁，清楚显露内听道内肿瘤

GSPN，膝状神经节；
T，肿瘤；
AE，弓状隆起

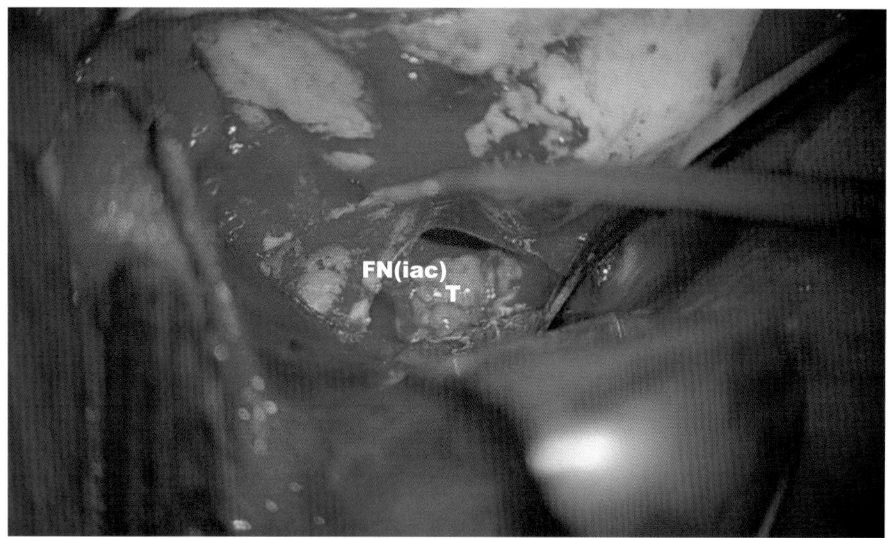

图11-38 使用面神经探针确认内听道段面神经后，逐步切除肿瘤

T，肿瘤；
FN(iac)，面神经内听道段

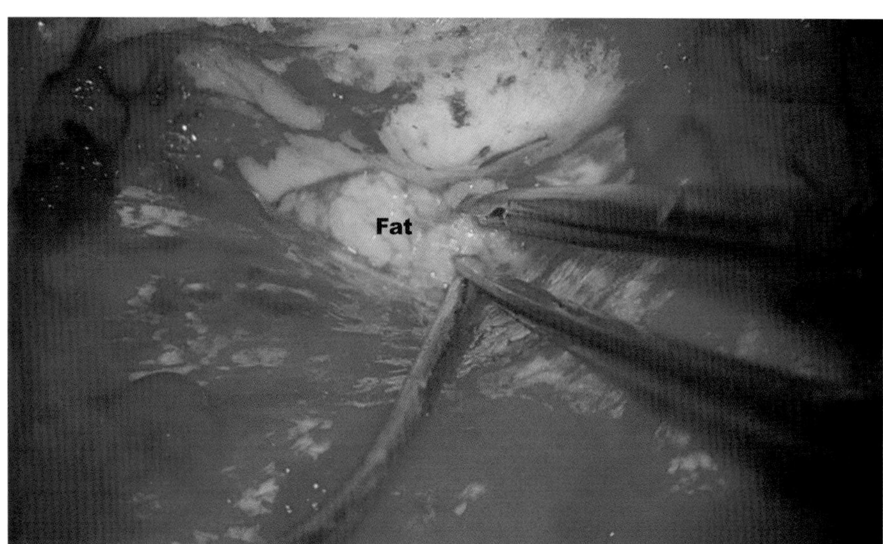

图11-39 完整切除肿瘤后，将小块腹壁脂肪填塞于内听道，然后覆盖颞肌筋膜

Fat，脂肪

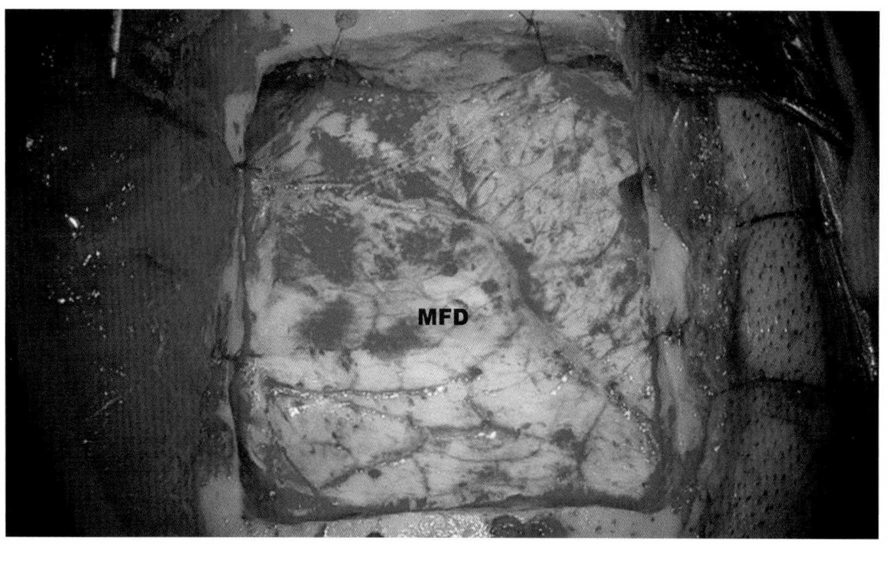

图11-40 为预防术后硬膜外血肿，将硬脑膜悬吊于骨窗边缘

MFD，颅中窝硬脑膜

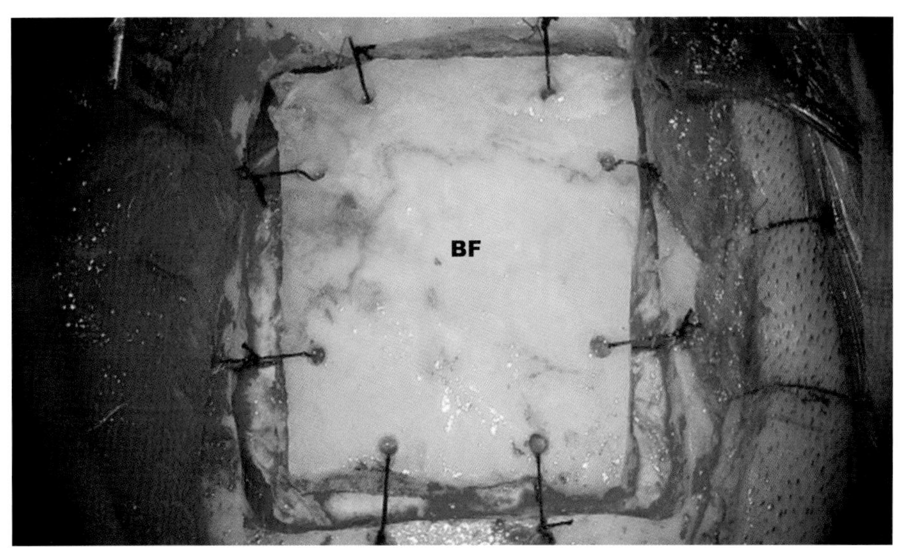

图11-41　用缝线固定骨瓣
BF，骨瓣

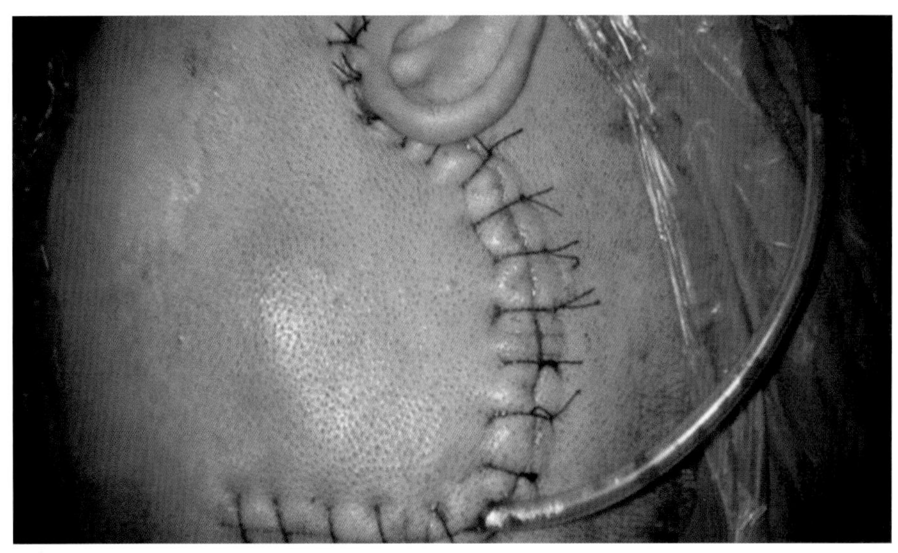

图11-42　切口对位缝合，皮下放置无负压引流

·文献回顾及讨论·

颅中窝径路由帕里（Parry）于1904年首次报道，应用于前庭神经切断术。1961年House教授对此径路作了重大改进应用于听神经瘤切除术。目前认为颅中窝径路主要适合位于内听道或突入桥小脑角小于0.5 cm的小听神经瘤且听力良好的患者。由于内听道隐蔽而狭小，内听道及毗邻结构复杂而繁多，颅中窝底解剖结构又极易变异，术中容易损伤耳蜗、半规管及面神经，导致感音性听力下降及面瘫。因此，颅中窝径路时准确定位内听道非常重要，临床常使用的方法主要有：①House定位法，首先确认岩浅大神经，再沿岩浅大神经暴露出膝状神经节和面神经迷路段，最后达内听道。②Fisch定位法，首先在弓状隆起处磨出上半规管蓝线，然后在其前端向前内画一条与蓝线长轴成60°角的虚线，此线即为内听道的长轴。③加西亚-伊巴涅斯（Garcia-Ibanez）定位法，首先确认岩浅大神经和弓状隆起，两者的延长线相交成一角度，其角平分线即为内听道的长轴。④Sanna定位法，在Garcia-Ibanez定位法基础上更广泛地磨除岩浅大神经和弓状隆起之间的骨质，从而使内听道完全显露。本例患者的肿瘤主要位于内听道，而且听力在正常范围内，因此选择了保留听力的颅中窝径路切除肿瘤。

·手术视频·

“第十一章颅中窝径路”
病例2手术视频

（何景春）

第十二章　颞下窝A型径路

■ 颞下窝A型径路的界限

前界：外侧为外耳道前壁，内侧为岩骨内颈内动脉垂直段。

后界：乙状窦后2～3 cm。

上界：颅中窝脑板/硬脑膜。

下界：颈总动脉分叉（颈部舌骨水平）。

颞下窝A型径路的手术范围见图12-1。

■ 手术适应证

（1）颈静脉孔区病变，如颈静脉副神经节瘤（C型和D型）、后组颅神经鞘膜瘤或脑膜瘤。

（2）迷路下区以及岩尖病变，如迷路下及部分岩尖胆脂瘤、斜坡下部脊索瘤、巨大面神经鞘瘤等。

■ 手术禁忌证

（1）部分颈静脉孔区神经鞘瘤等血供不丰富占位或部分颈静脉副神经节瘤可选择不移位面神经的径路，如岩枕跨乙状窦径路，减少术后面瘫的发生（相对禁忌证）。

（2）年龄较大或身体状态不能耐受手术者。

■ 解剖步骤

（1）耳后颅颞颈联合切口，切口下缘至乳突尖并延伸至颈部。

（2）向前翻起皮瓣，“T”形切开肌骨膜瓣，

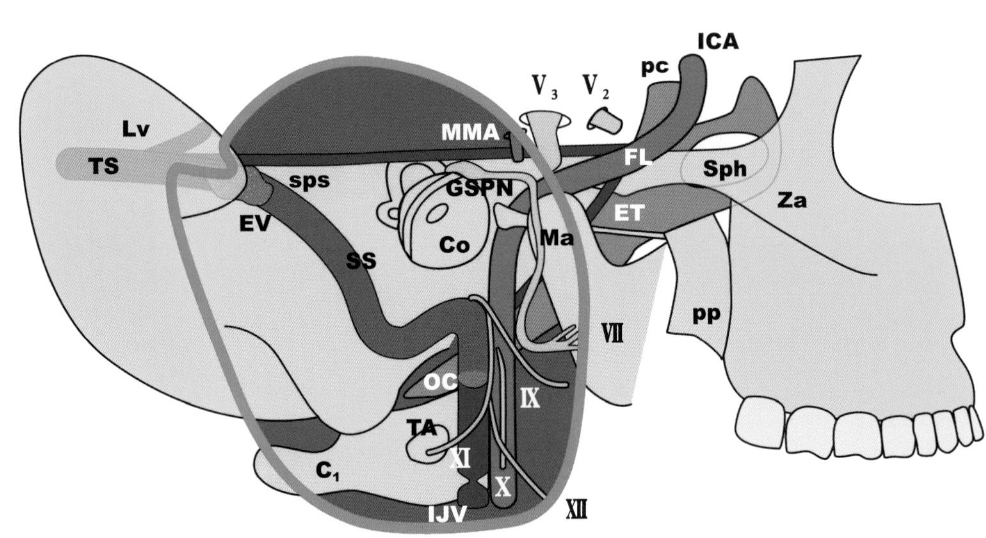

图12-1　颞下窝A型径路的手术范围（改自Sanna M, Saleh E, Khrais T, et al., 2008）

FL，破裂孔；C_1，第一颈椎；Co，耳蜗；ET，咽鼓管；EV，导静脉；GSPN，岩浅大神经；ICA，颈内动脉；IJV，颈内静脉；Lv，拉贝静脉；Ma，下颌骨；MMA，脑膜中动脉；OC，枕骨髁突；pc，后床突；pp，翼突；Sph，蝶窦；sps，岩上窦；SS，乙状窦；TA，寰椎横突；TS，横窦；Za，颧弓；V_2，上颌神经；V_3，下颌神经；Ⅸ，舌咽神经；Ⅹ，迷走神经；Ⅺ，副神经；Ⅻ，舌下神经；Ⅶ，面神经

制备蒂在下方的肌骨膜瓣并延续至胸锁乳突肌。

(3) 用撑开器向后撑开胸锁乳突肌，显露二腹肌后腹。

(4) 离断二腹肌后腹并向前下翻转，于颈部识别颈内静脉、颈外动脉和颈内动脉及后组颅神经，并用血管带标记。

(5) 水平切断外耳道并外翻封闭外耳道。

(6) 切除外耳道皮肤、鼓膜、锤骨及砧骨。

(7) 行岩骨次全切除术。

(8) 自膝状神经节至茎乳孔轮廓化面神经。

(9) 咬骨钳咬除乳突尖。在颧弓根咽鼓管上方磨出新面神经骨槽。

(10) 用尖刀或剪刀锐性切断面神经与骨管之间的纤维结缔组织，游离面神经，并将面神经向前改道，在附近软组织上缝合固定。

(11) 进一步磨除外耳道前壁和鼓室内侧壁骨质，显露岩骨段颈内动脉。

(12) 彻底显露乙状窦，使用止血纱布腔外压迫封闭乙状窦。

(13) 切断附着于茎突的肌肉，并切断茎突，进一步切除鼓骨。

(14) 双重结扎颈内静脉后切断，将结扎的颈内静脉向上翻起。

(15) 切开颈静脉球外侧壁，此时可见开口于颈静脉球内侧壁的岩下窦和髁导静脉出血，可用可吸收止血纱布填塞止血。

(16) 肌肉和骨蜡封闭咽鼓管鼓口，术腔脂肪填塞，复位肌骨膜瓣，分层对位缝合。

■ 解剖图解

颞下窝径路的解剖（以右耳为例），见图12-2～图12-22。

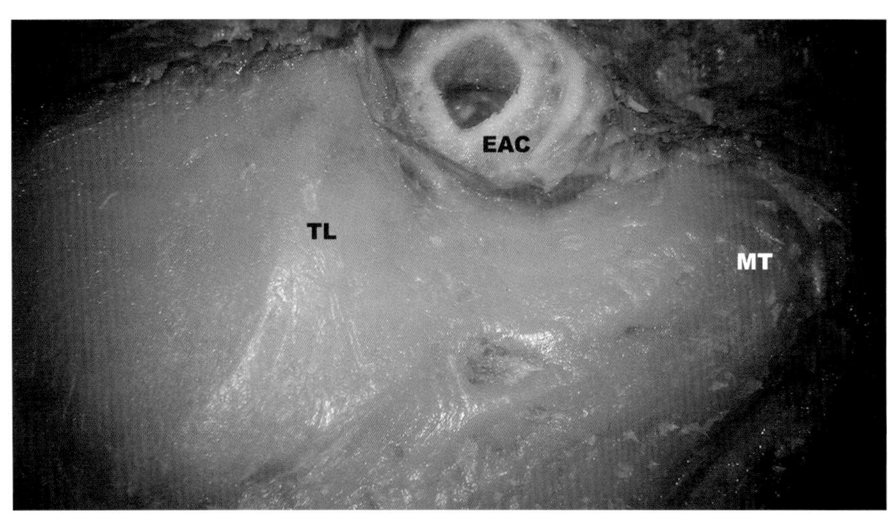

图12-2 横断外耳道，显露术区骨质

EAC，外耳道；
TL，颞线；
MT，乳突尖

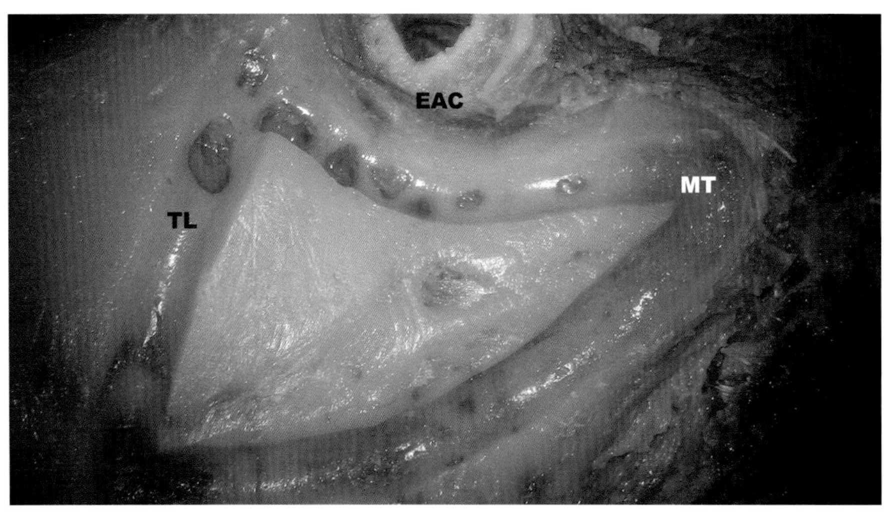

图12-3 乳突切开的范围

EAC，外耳道；
TL，颞线；
MT，乳突尖

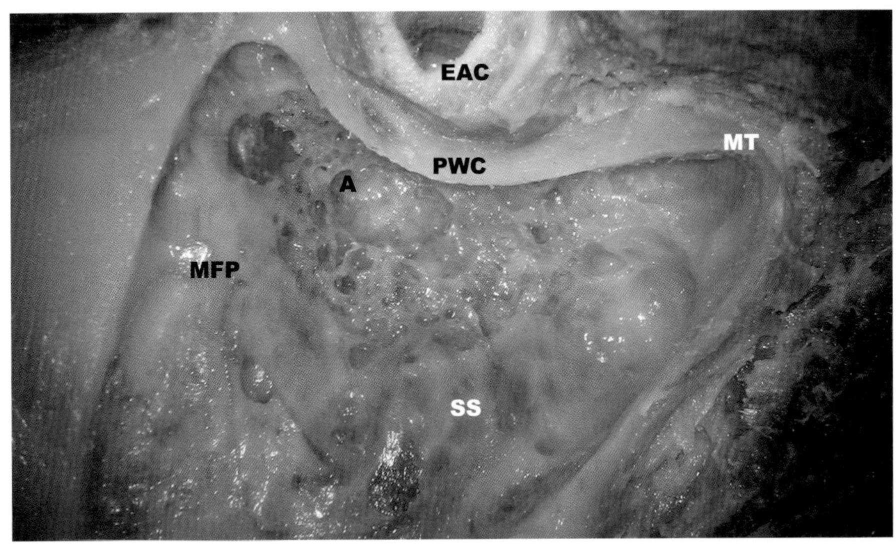

图12-4　乳突切开

MFP，颅中窝脑板；
A，鼓窦；
EAC，外耳道；
PWC，外耳道后壁；
MT，乳突尖；
SS，乙状窦

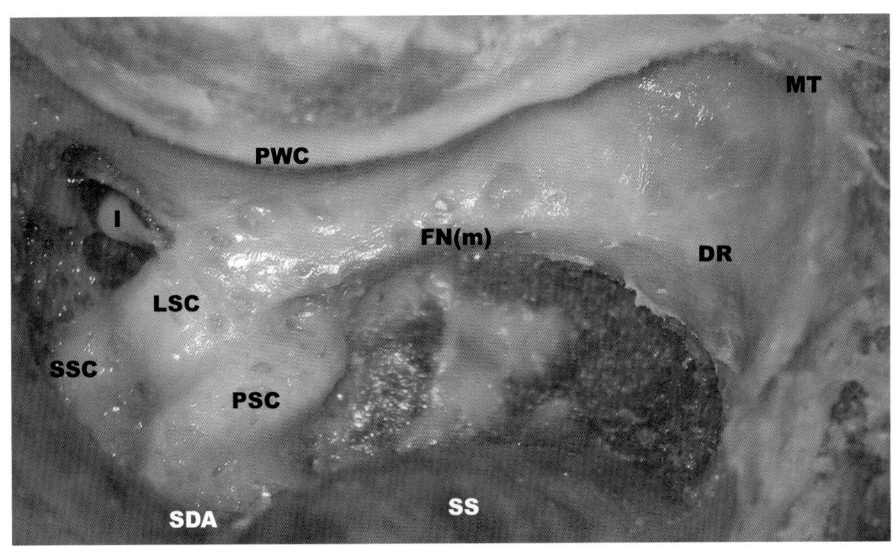

图12-5　乳突切除，通过二腹肌嵴，辨认、轮廓化面神经乳突段

SSC，上半规管；
PSC，后半规管；
LSC，外半规管；
SDA，窦脑膜角；
I，砧骨；
PWC，外耳道后壁；
FN(m)，面神经乳突段；
MT，乳突尖；
DR，二腹肌嵴；
SS，乙状窦

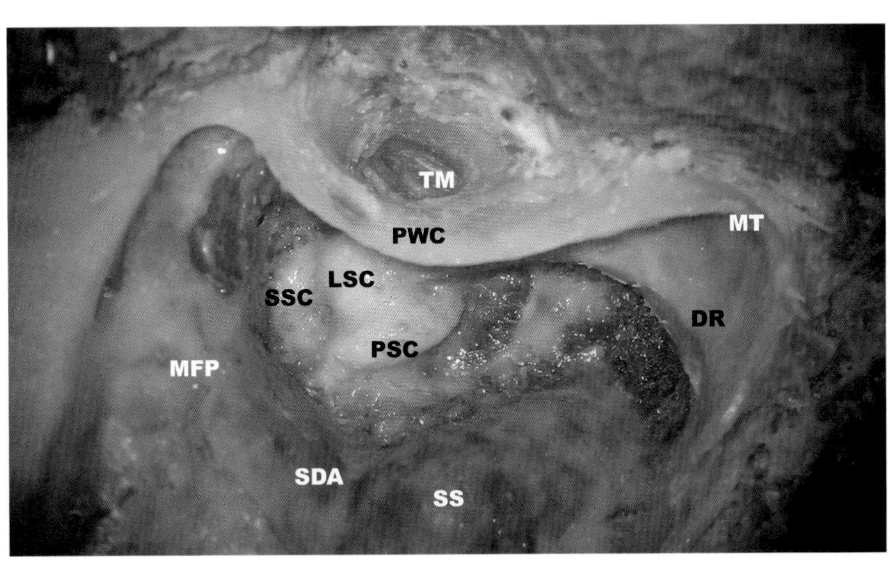

图12-6　环形切除外耳道皮肤及软组织

SSC，上半规管；
PSC，后半规管；
LSC，外半规管；
SDA，窦脑膜角；
PWC，外耳道后壁；
MT，乳突尖；
DR，二腹肌嵴；
SS，乙状窦；
TM，鼓膜；
MFP，颅中窝脑板

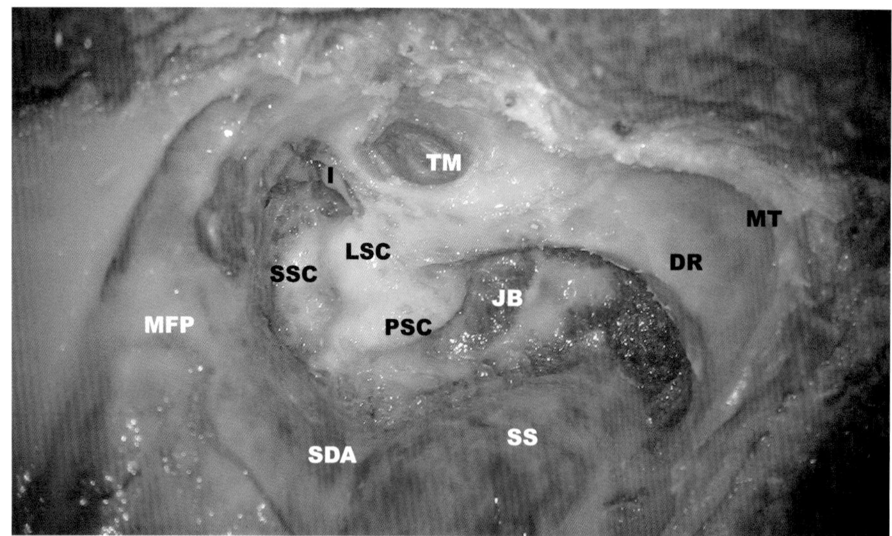

图12-7　切除外耳道后壁

SSC，上半规管；
PSC，后半规管；
LSC，外半规管；
SDA，窦脑膜角；
I，砧骨；
MT，乳突尖；
DR，二腹肌嵴；
SS，乙状窦；
JB，颈静脉球；
MFP，颅中窝脑板；
TM，鼓膜

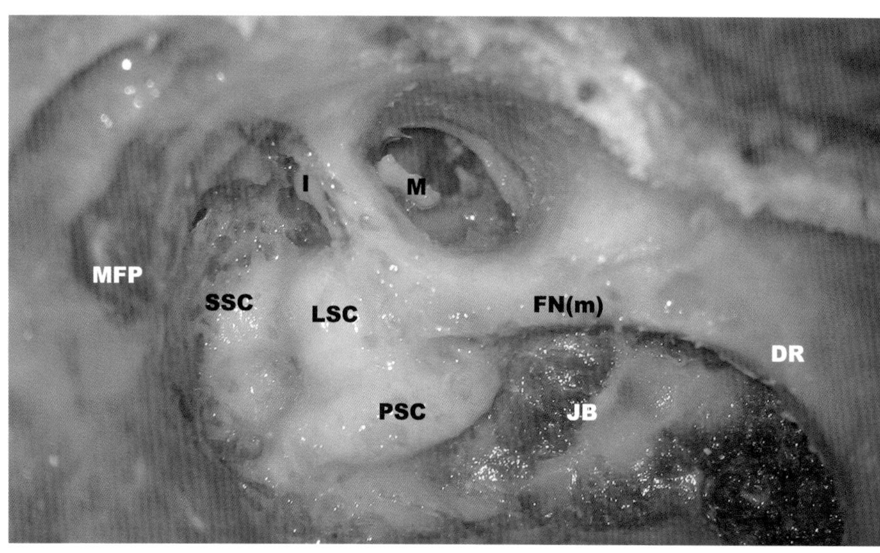

图12-8　切除鼓膜

SSC，上半规管；
PSC，后半规管；
LSC，外半规管；
MFP，颅中窝脑板；
I，砧骨；
FN(m)，面神经乳突段；
DR，二腹肌嵴；
M，锤骨柄；
JB，颈静脉球

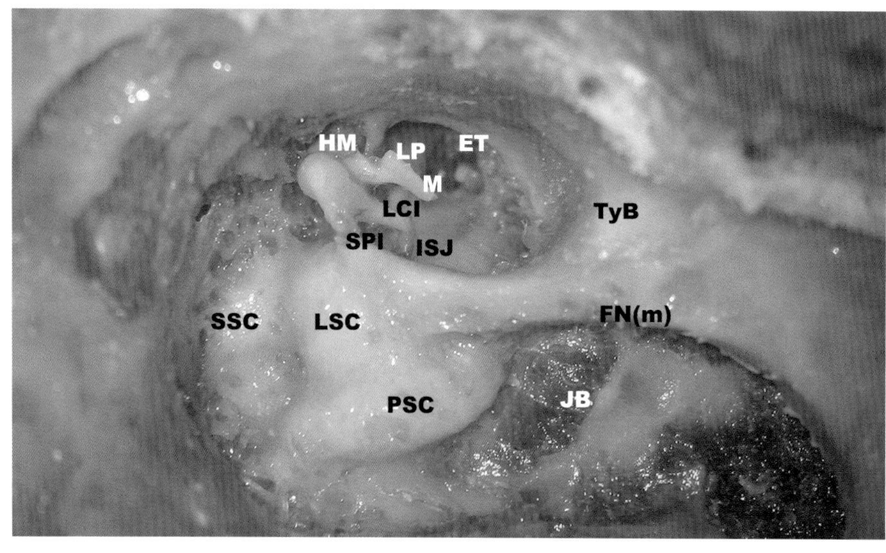

图12-9　切除上鼓室外侧壁，充分显露听小骨

SSC，上半规管；
PSC，后半规管；
LSC，外半规管；
FN(m)，面神经乳突段；
JB，颈静脉球；
HM，锤骨头；
LP，短突；
M，锤骨柄；
SPI，砧骨短脚；
LCI，砧骨长脚；
ISJ，砧镫关节；
ET，咽鼓管；
TyB，颞骨鼓部

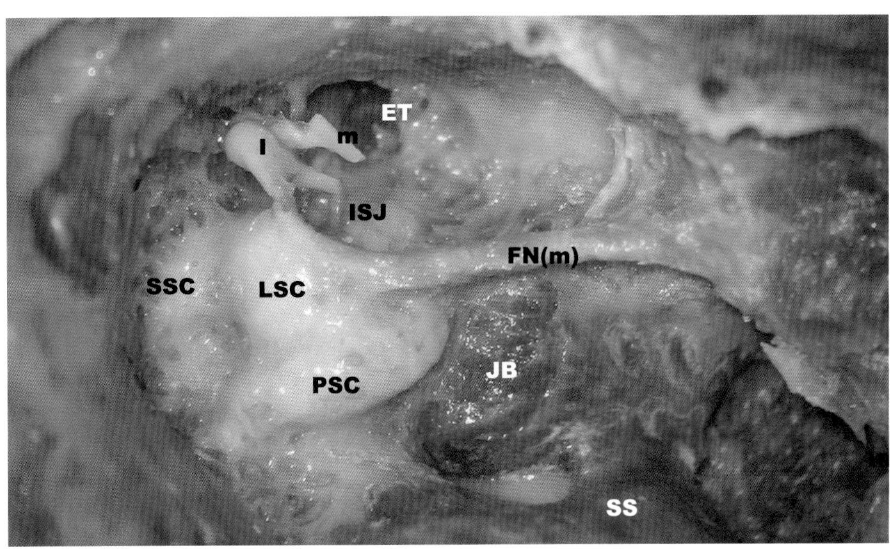

图12-10　切除颞骨鼓部，轮廓化面神经乳突段，充分显露颈静脉球

SSC，上半规管；
PSC，后半规管；
LSC，外半规管；
FN(m)，面神经乳突段；
JB，颈静脉球；
I，砧骨；
m，锤骨；
ISJ，砧镫关节；
ET，咽鼓管；
SS，乙状窦

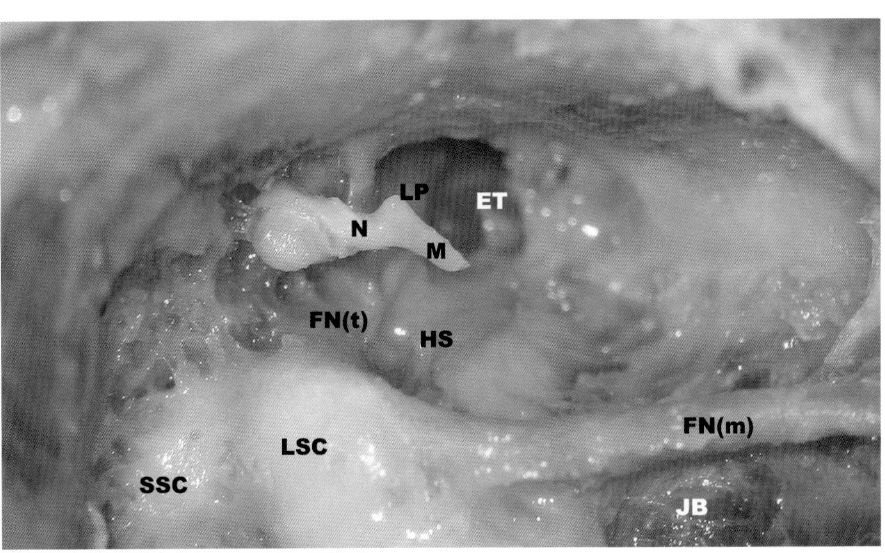

图12-11　去除砧骨，清楚显露面神经鼓室段

SSC，上半规管；
LSC，外半规管；
FN(t)，面神经鼓室段；
FN(m)，面神经乳突段；
JB，颈静脉球；
HS，镫骨头；
N，锤骨颈；
M，锤骨柄；
LP，镫骨短突；
ET，咽鼓管

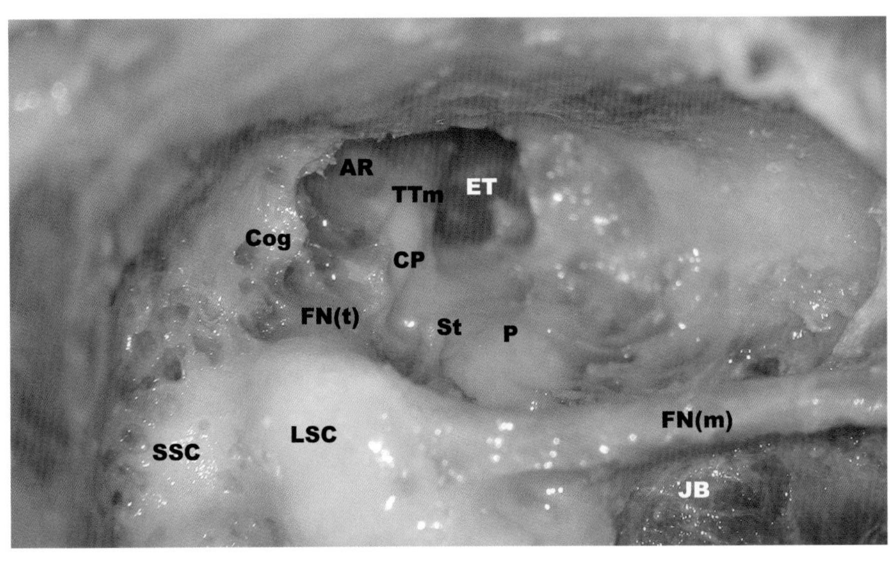

图12-12　剪断匙突，去除锤骨

SSC，上半规管；
LSC，外半规管；
FN(t)，面神经鼓室段；
FN(m)，面神经乳突段；
JB，颈静脉球；
P，鼓岬；
Cog，齿突；
CP，匙突；
St，镫骨；
TTm，鼓膜张肌；
ET，咽鼓管；
AR，上鼓室前隐窝

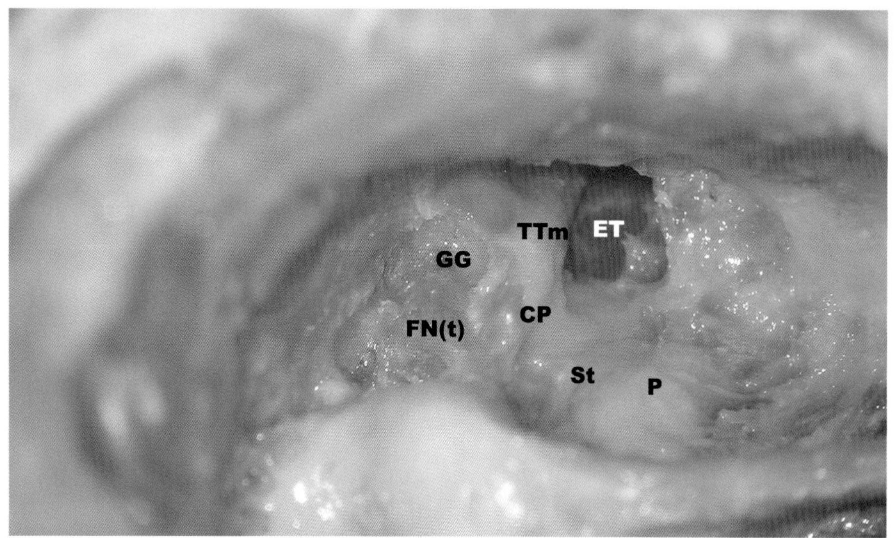

图12-13 轮廓化面神经鼓室段至膝状神经节，然后去除表面骨质

GG，膝状神经节；
FN(t)，面神经鼓室段；
St，镫骨；
P，鼓岬；
CP，匙突；
TTm，鼓膜张肌；
ET，咽鼓管

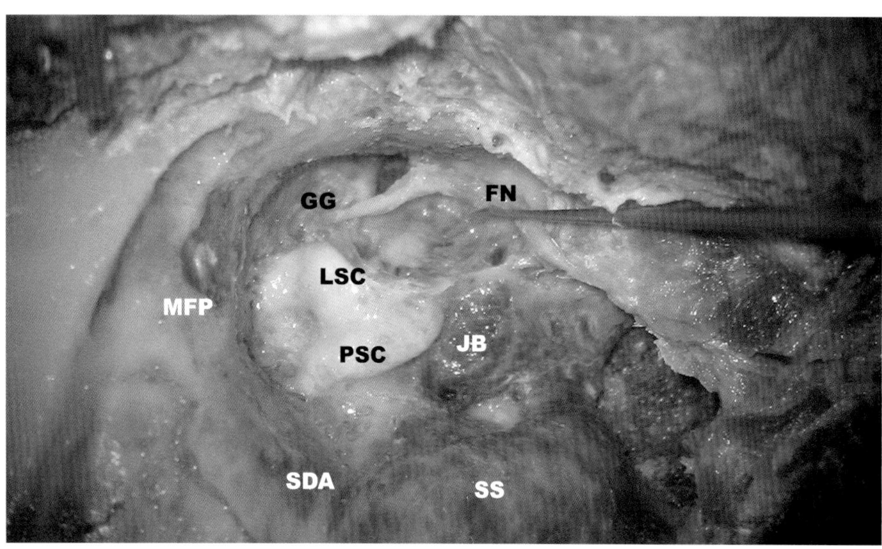

图12-14 游离面神经鼓室段、乳突段，然后将面神经向前移位

PSC，后半规管；
LSC，外半规管；
FN，面神经；
JB，颈静脉球；
MFP，颅中窝脑板；
GG，膝状神经节；
SDA，窦脑膜角；
SS，乙状窦

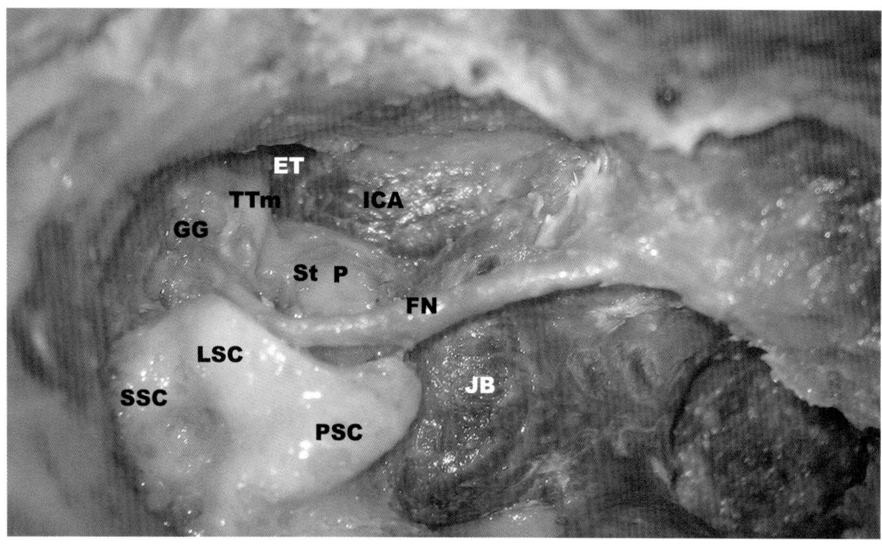

图12-15 轮廓化颈内动脉垂直段

SSC，上半规管；
PSC，后半规管；
LSC，外半规管；
FN，面神经；
JB，颈静脉球；
GG，膝状神经节；
St，镫骨；
P，鼓岬；
ICA，颈内动脉；
ET，咽鼓管；
TTm，鼓膜张肌

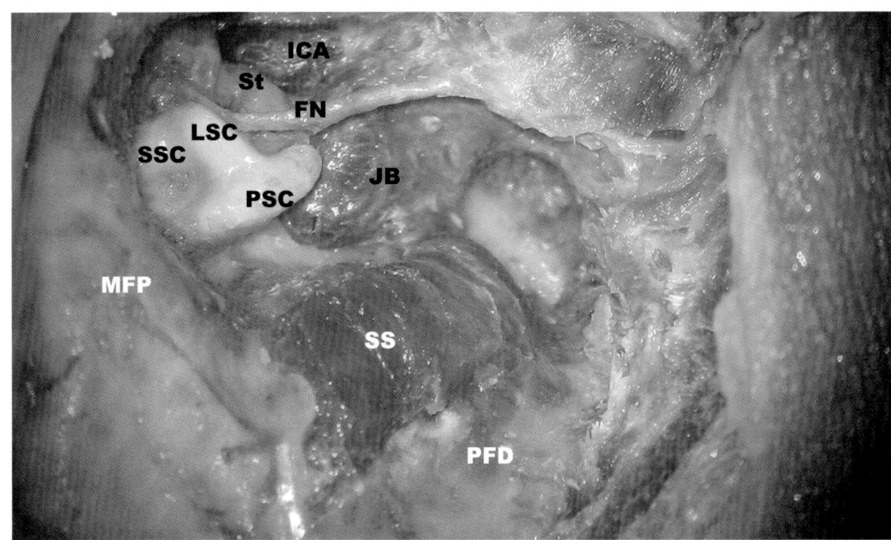

图12-16　颈动脉垂直段、颈静脉球、面神经、耳蜗、半规管之间的关系

SSC，上半规管；
PSC，后半规管；
LSC，外半规管；
FN，面神经；
JB，颈静脉球；
St，镫骨；
ICA，颈内动脉；
SS，乙状窦；
PFD，颅后窝硬脑膜；
MFP，颅中窝脑板

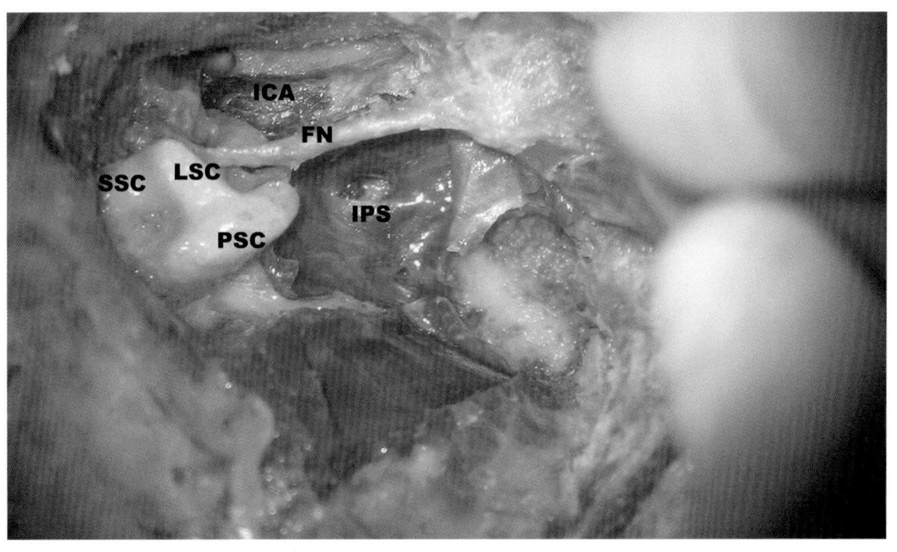

图12-17　切除乙状窦及颈静脉球外侧壁

SSC，上半规管；
PSC，后半规管；
LSC，外半规管；
FN，面神经；
ICA，颈内动脉；
IPS，岩下窦

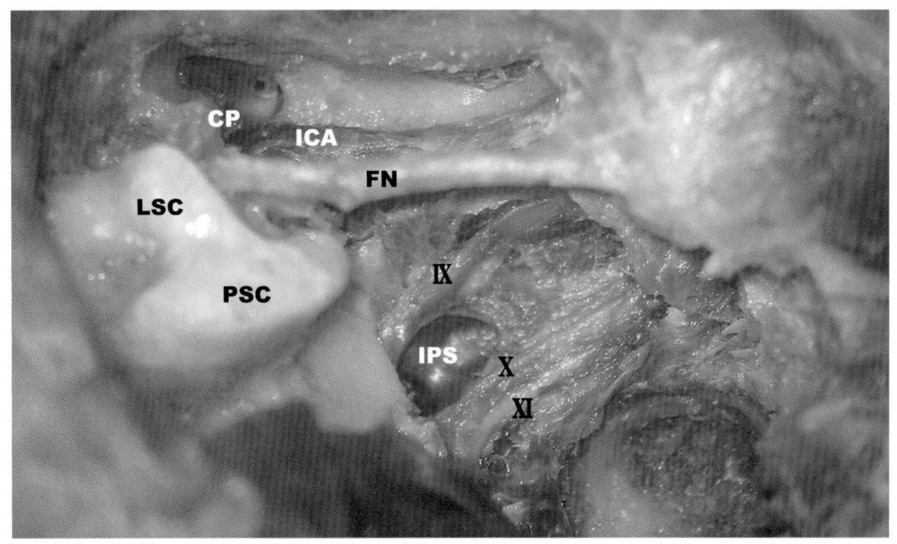

图12-18　切除颈静脉球内侧壁

CP，匙突；
PSC，后半规管；
LSC，外半规管；
FN，面神经；
ICA，颈内动脉；
IPS，岩下窦；
Ⅸ，舌咽神经；
Ⅹ，迷走神经；
Ⅺ，副神经

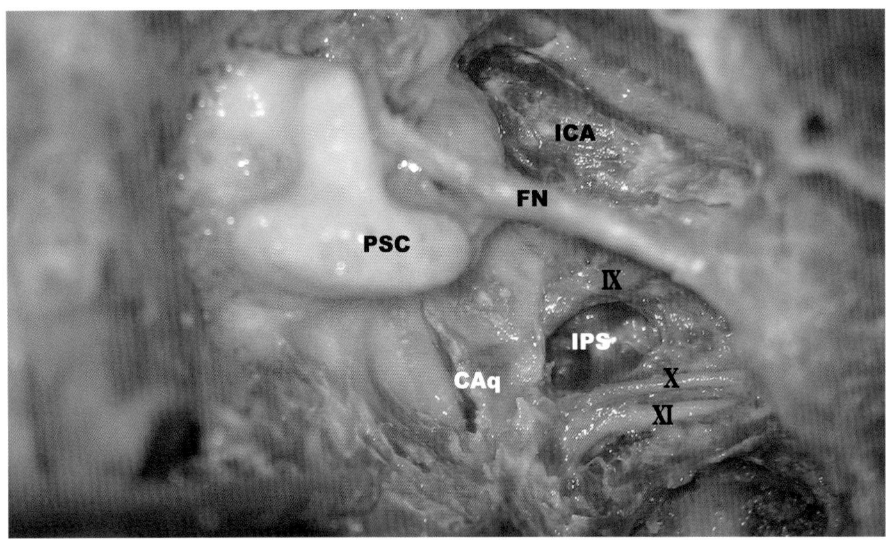

图12-19 继续向内听道方向钻磨，显露耳蜗导水管

CAq，耳蜗导水管；
PSC，后半规管；
FN，面神经；
ICA，颈内动脉；
IPS，岩下窦；
Ⅸ，舌咽神经；
Ⅹ，迷走神经；
Ⅺ，副神经

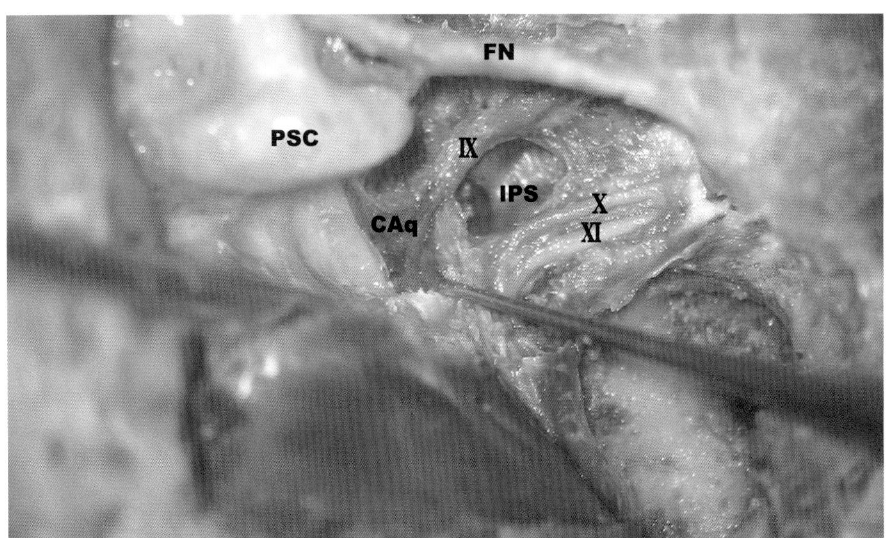

图12-20 充分解剖耳蜗导水管，可见其与舌咽神经关系

CAq，耳蜗导水管；
PSC，后半规管；
FN，面神经；
IPS，岩下窦；
Ⅸ，舌咽神经；
Ⅹ，迷走神经；
Ⅺ，副神经

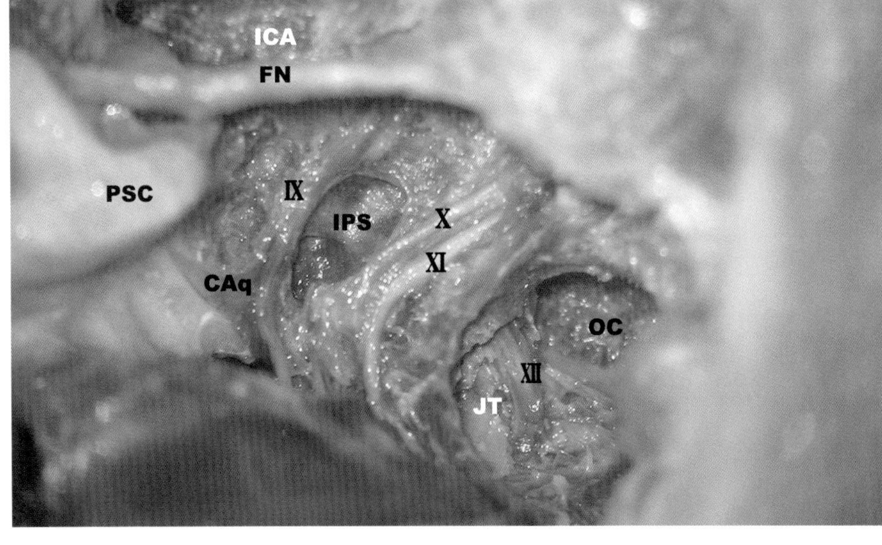

图12-21 继续向枕骨髁方向钻磨，可显露颈静脉结节、枕骨髁及舌下神经

CAq，耳蜗导水管；
PSC，后半规管；
FN，面神经；
ICA，颈内动脉；
IPS，岩下窦；
Ⅸ，舌咽神经；
Ⅹ，迷走神经；
Ⅺ，副神经；
Ⅻ，舌下神经；
JT，颈静脉结节；
OC，枕骨髁突

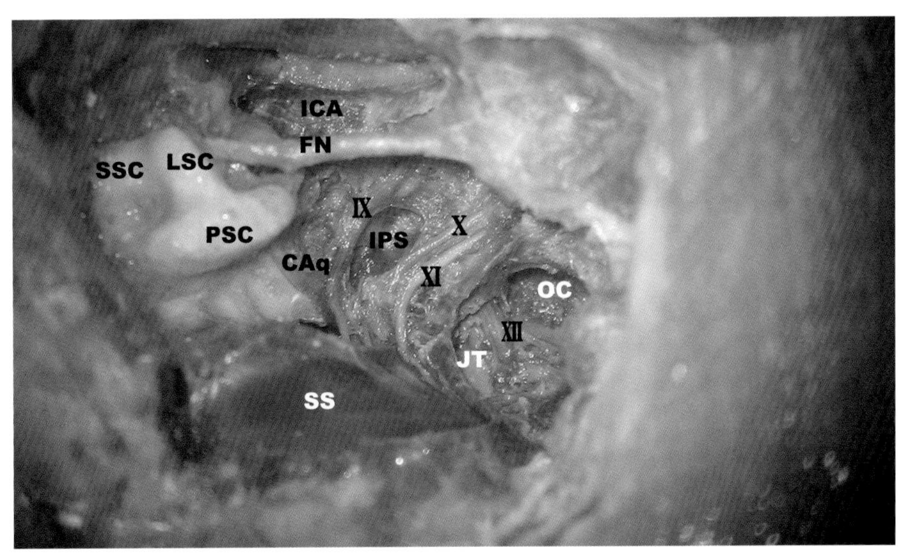

图12-22　颞下窝A型径路耳部解剖全貌

CAq，耳蜗导水管；
PSC，后半规管；
LSC，外半规管；
SSC，上半规管；
FN，面神经；
ICA，颈内动脉；
IPS，岩下窦；
Ⅸ，舌咽神经；
Ⅹ，迷走神经；
Ⅺ，副神经；
Ⅻ，舌下神经；
JT，颈静脉结节；
OC，枕骨髁突；
SS，乙状窦

■ 病例1：经面神经不移位的颞下窝A型径路颈静脉副神经节瘤切除术

· 病例摘要 ·

患者，女，37岁。左耳流水伴听力下降、搏动性耳鸣3个月。

· 专科查体 ·

左外耳道内见粉红色样肿物膨出，表面血痂，肿物表面有搏动。左侧面神经功能HB-Ⅴ级。双侧软腭抬举对称，伸舌无偏斜，双侧声带活动对称。

· 听力学检查 ·

左耳气导PTA 58 dB HL，骨导20 dB HL。左耳声导抗B型曲线。

· 影像学检查 ·

术前颞骨CBCT示左侧颈静脉孔区扩大，周围骨质吸收、破坏，见图12-23。术前颅底MRI示左侧颈静脉孔区扩大；左侧颈内静脉远端、静脉孔段及乙状窦区域间条片状、结节状不均匀信号影，呈长短T_1高低FLAIR信号；部分向左侧中耳延伸，与左侧舌咽、迷走神经分界欠清，见图12-24。术前数字减影血管造影（digital subtraction angiography，DSA）示左侧颈外动脉正侧位造影可见病灶局部肿瘤染色，肿瘤血供丰富，咽升动脉、枕动脉及上颌动脉均有分支参与供血，颈内外动脉分叉处另见一肿瘤染色，见图12-25。以560 μm、710 μm明胶海绵行病灶肿瘤血管栓塞术，栓塞后左侧颈外动脉造影显示栓塞效果满意，左侧颈内动脉暂时性球囊闭塞试验阴性见图12-26。术后颞骨CBCT影像见图12-27。术后颅底MRI影像见图12-28。

· 诊断 ·

①左侧颈静脉球副神经节瘤；②左侧周围性面瘫（HB-Ⅴ级）；③左侧颈动脉体瘤；④左耳传导性听力减退。

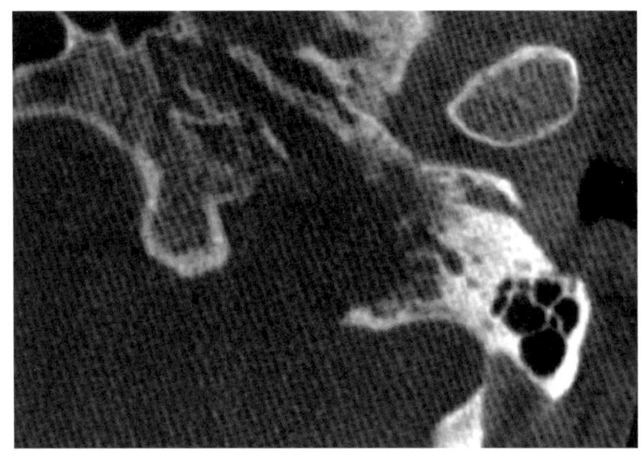

A. 颈静脉孔区扩大（水平位）

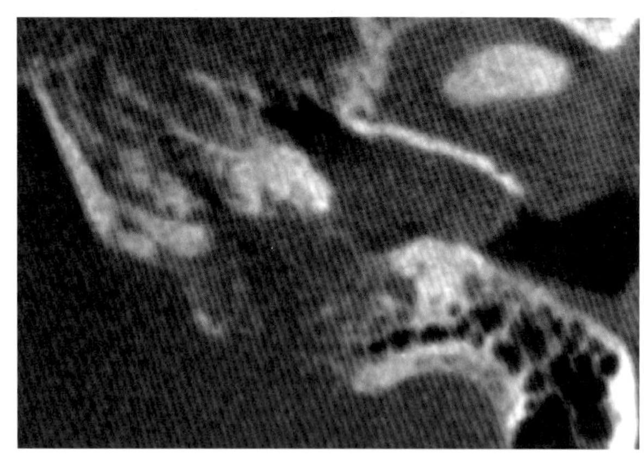

B. 鼓室及外耳道低密度影（水平位）

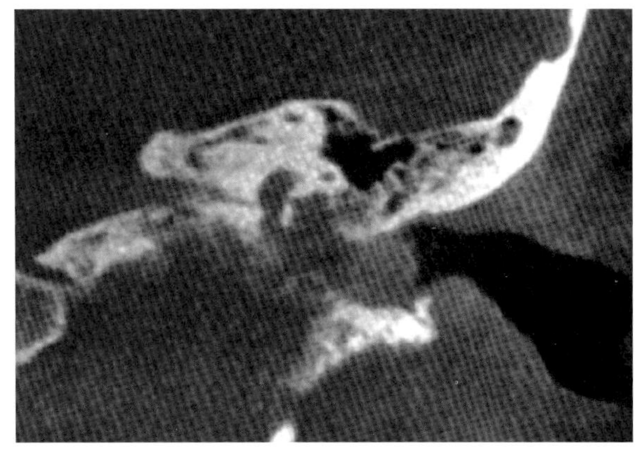

C. 颈静脉孔区与下鼓室相通（冠状位）

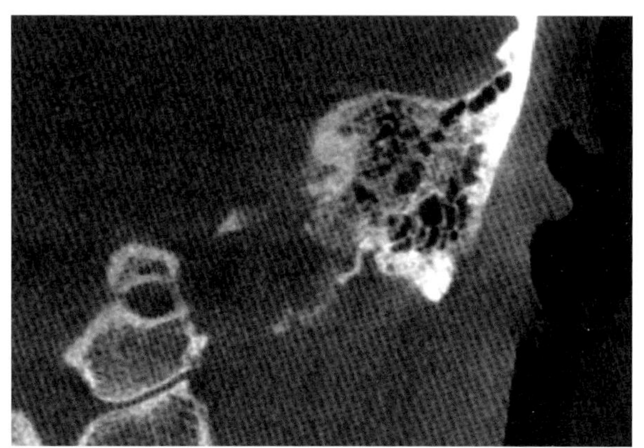

D. 骨质呈虫蚀样改变（冠状位）

图12-23 术前颞骨CBCT示左侧颈静脉孔区明显扩大，周边骨质虫蚀样改变，鼓室及外耳道低密度影

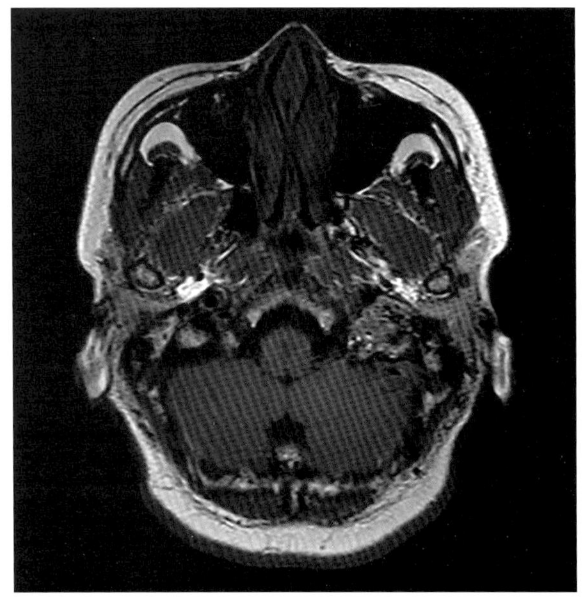

A. T_1颈静脉孔区等信号，呈盐和胡椒征（水平位）

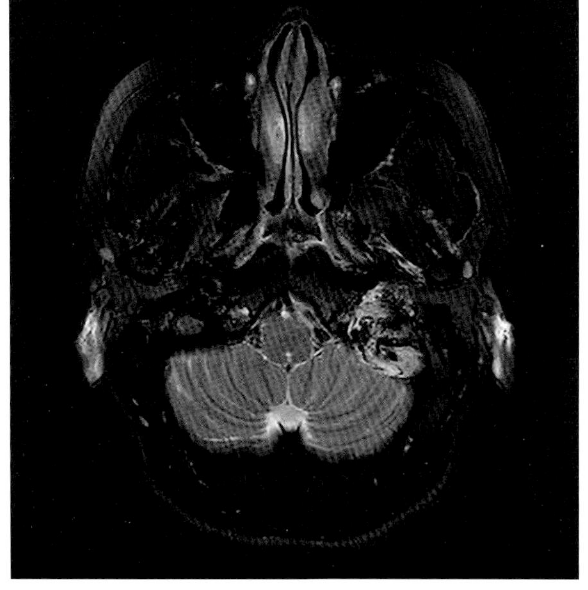

B. T_2颈静脉孔区不均匀混杂高信号

图12-24 术前颅底MRI示颈静脉孔区扩大；左侧颈内静脉远端、静脉孔段及乙状窦区域间条片状、结节状不均匀信号影，强化明显

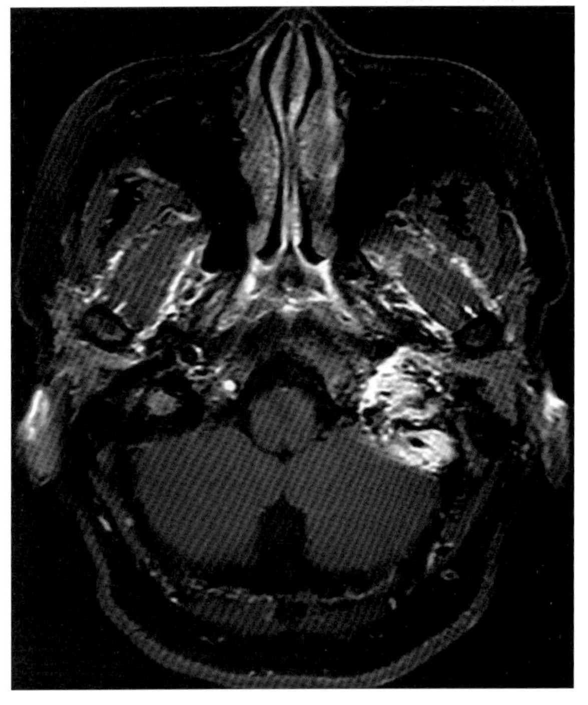

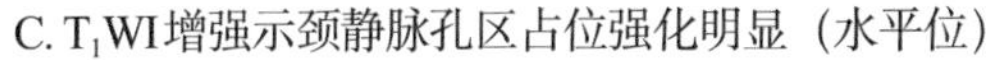

C. T_1WI增强示颈静脉孔区占位强化明显（水平位）

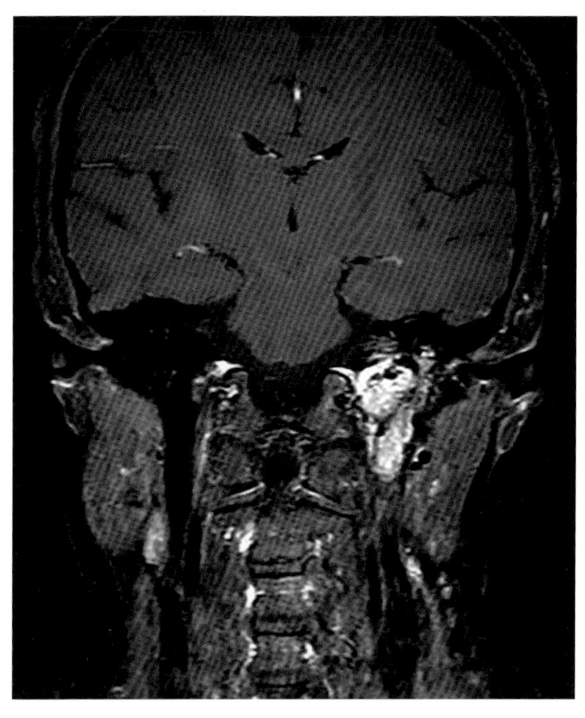

D. 颈静脉孔区占位强化明显（冠状位）

图12-24　术前颅底MRI示颈静脉孔区扩大；左侧颈内静脉远端、静脉孔段及乙状窦区域间条片状、结节状不均匀信号影，强化明显（续）

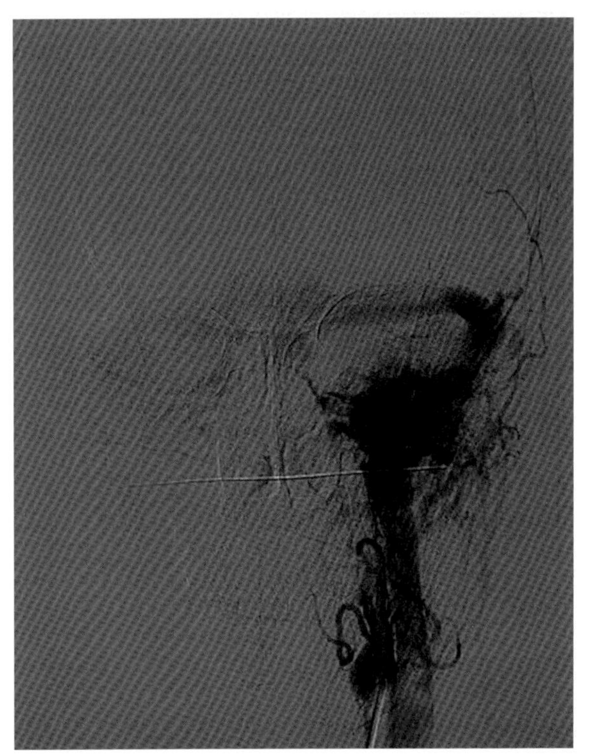

图12-25　术前DSA示左侧颈外动脉正侧位造影可见病灶局部肿瘤染色，颈内外动脉分叉处另见一肿瘤染色

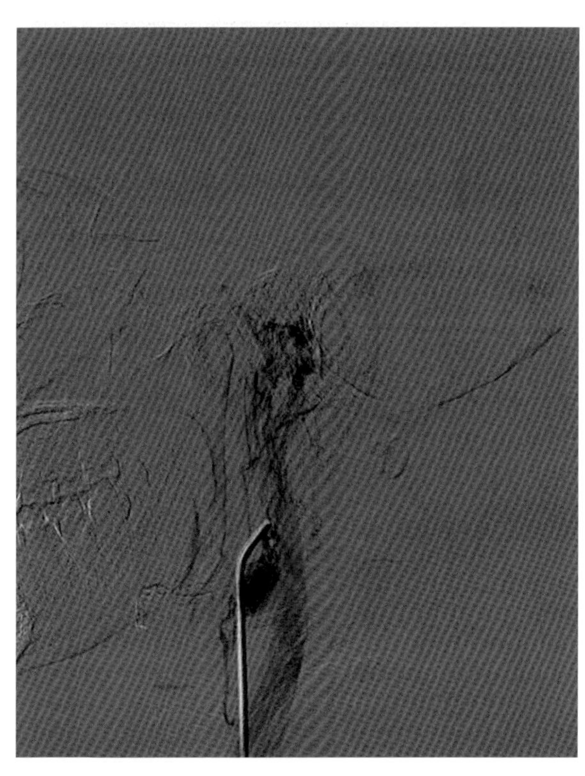

图12-26　DSA病灶肿瘤血管栓塞术后示肿瘤血供明显减少

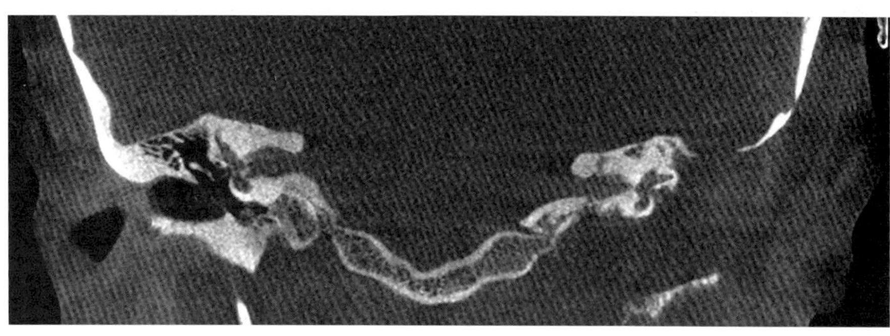

图12-27 术后颞骨CBCT示颈静脉球周围骨质已被磨除

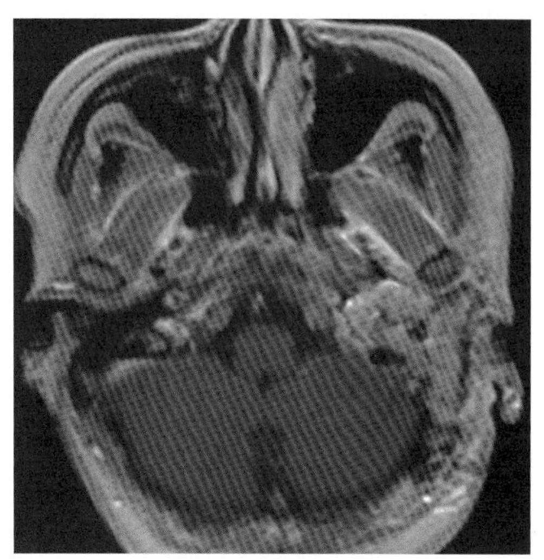

A. 水平位

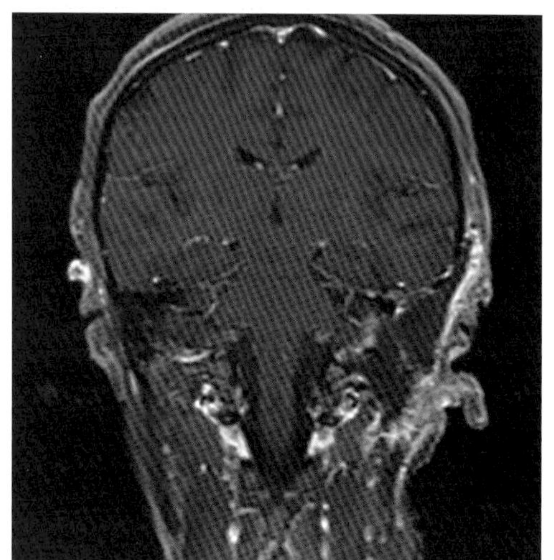

B. 冠状位

图12-28 术后颅底MRI示术腔T_1高信号，为脂肪填塞后影像学表现

· 手术图解 ·

左侧面神经不移位的颞下窝A型径路颈静脉副神经节瘤切除术图解，见图12-29～图12-39。

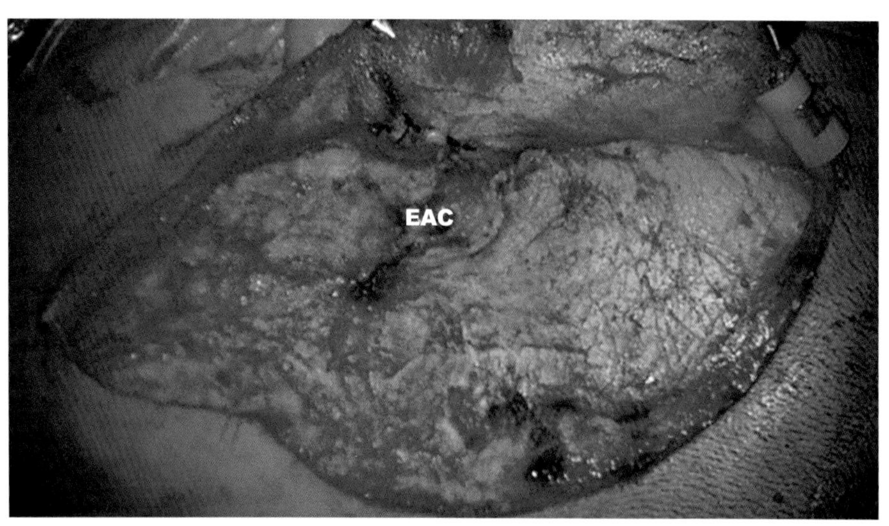

图12-29 耳后大"C"形切口，并向下颌角方向延伸，切断外耳道，向前游离皮瓣

EAC，外耳道

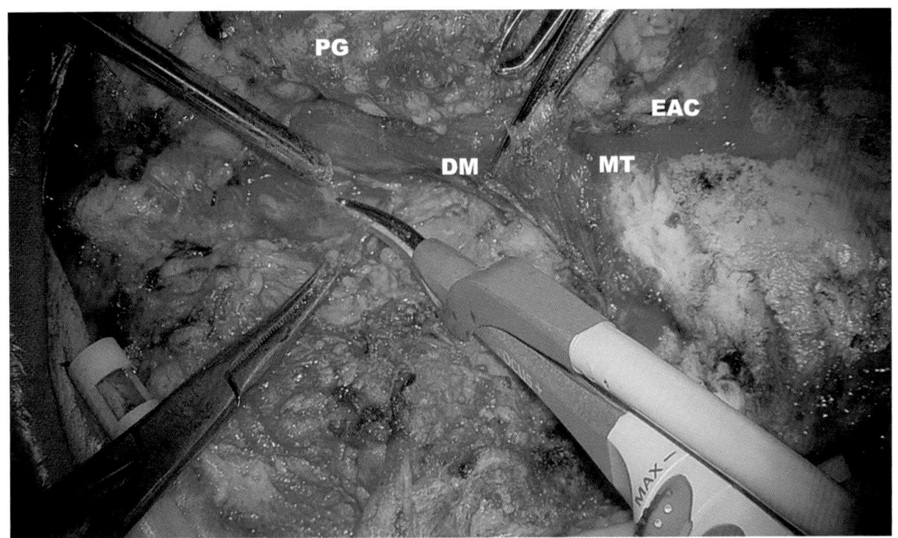

图12-30　将耳后肌骨膜瓣连同胸锁乳突肌向下翻起，充分暴露乳突及部分枕骨及二腹肌

PG，腮腺；
EAC，外耳道；
MT，乳突尖；
DM，二腹肌

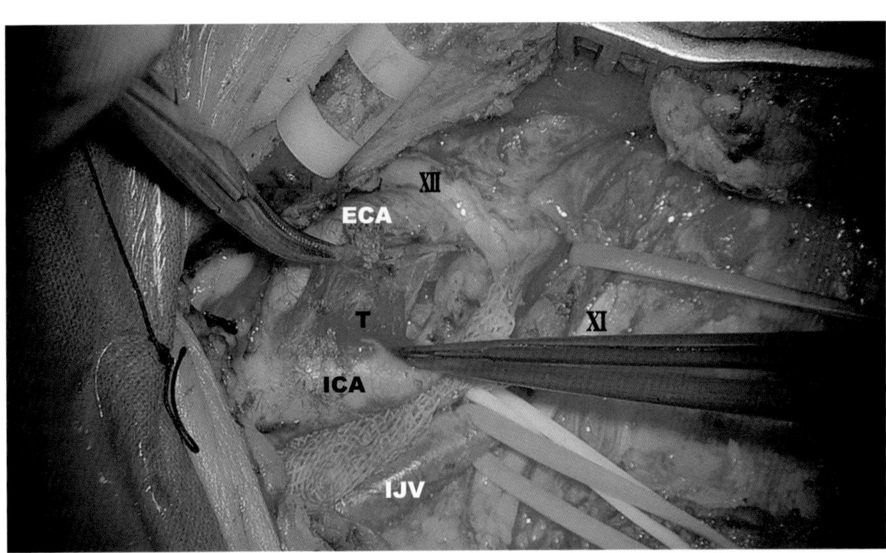

图12-31　解剖颈总动脉、颈内动脉、颈外动脉、颈内静脉、舌下神经、副神经，充分显露颈动脉体瘤

Ⅻ，舌下神经；
ECA，颈外动脉；
ICA，颈内动脉；
IJV，颈内静脉；
Ⅺ，副神经；
T，肿瘤（颈动脉体瘤）

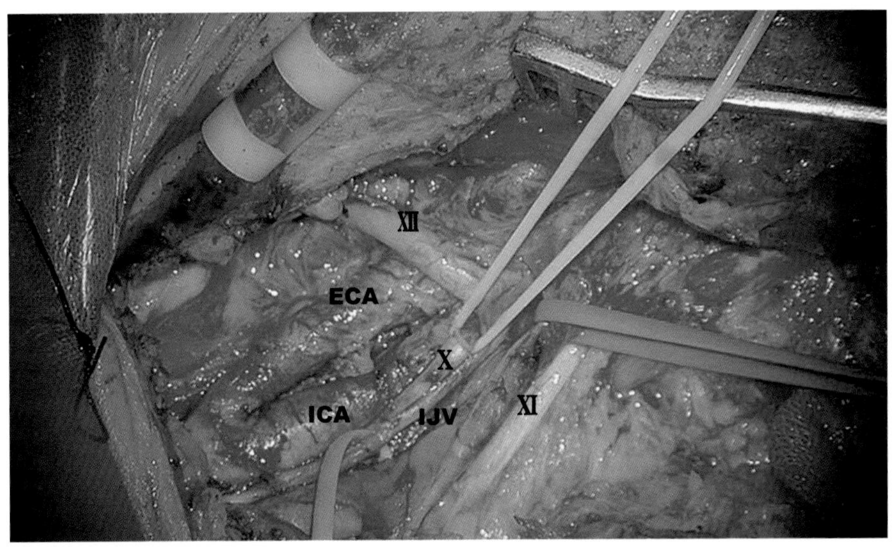

图12-32　完整切除颈动脉体瘤，颈内动脉、颈外动脉恢复原位

Ⅻ，舌下神经；
ECA，颈外动脉；
ICA，颈内动脉；
IJV，颈内静脉；
Ⅺ，副神经；
Ⅹ，迷走神经

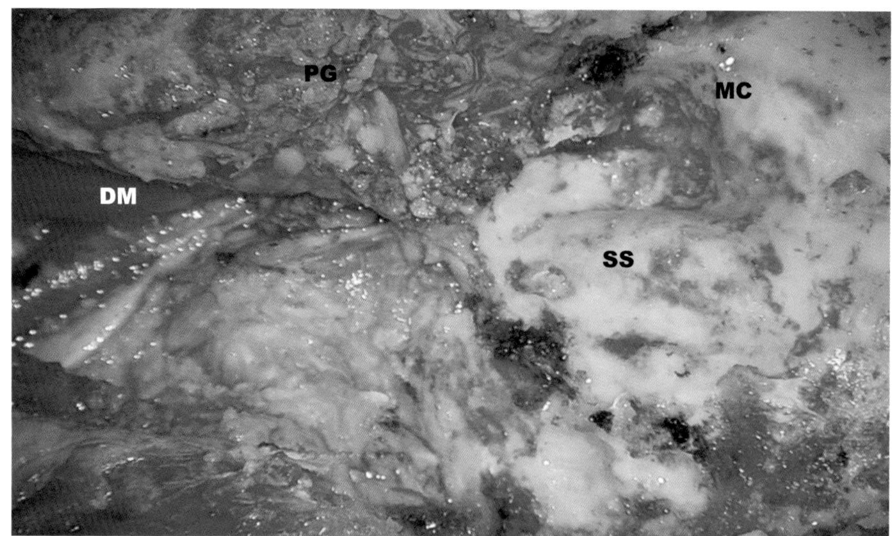

图12-33 轮廓化乳突，磨除外耳道后壁

PG，腮腺；
DM，二腹肌；
SS，乙状窦；
MC，乳突腔

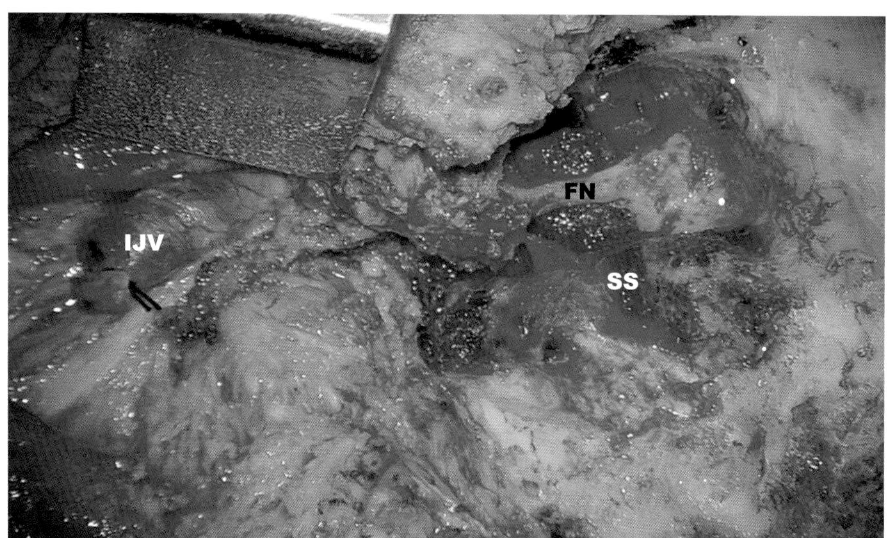

图12-34 轮廓化面神经，明胶海绵填塞乙状窦，结扎颈内静脉

IJV，颈内静脉；
SS，乙状窦；
FN，面神经

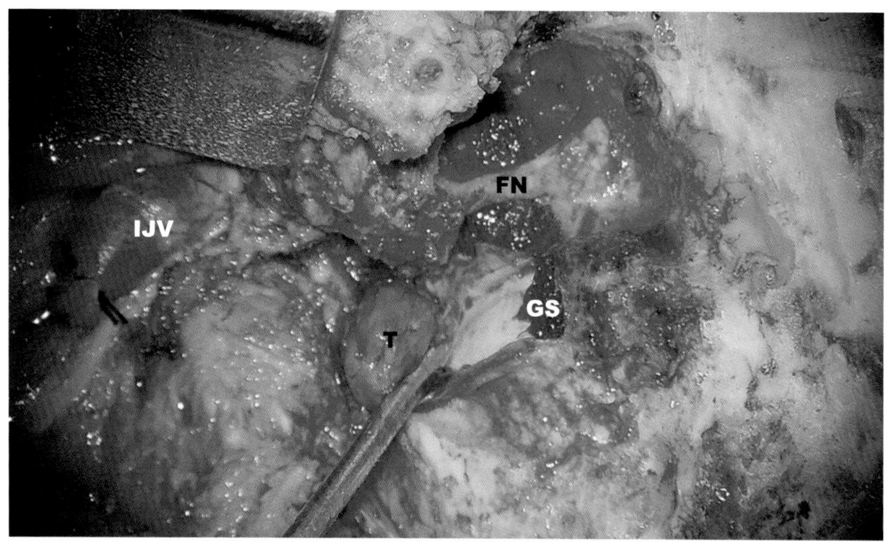

图12-35 保留乙状窦内侧壁，分离肿瘤

IJV，颈内静脉；
T，肿瘤；
FN，面神经；
GS，明胶海绵

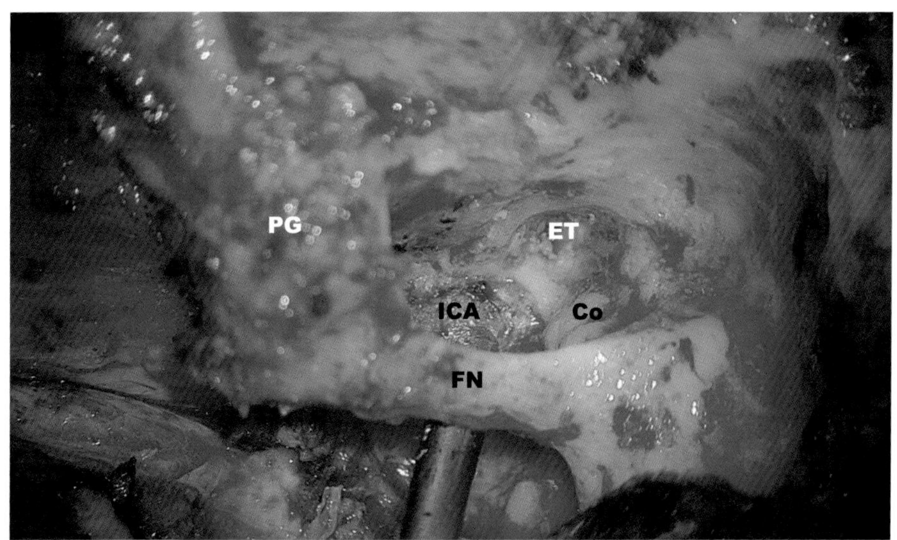

图12-36 保留面神经在原位，成为一骨桥，切除鼓室内肿瘤，暴露颈内动脉

ICA，颈内动脉；
FN，面神经；
ET，咽鼓管；
Co，耳蜗；
PG，腮腺

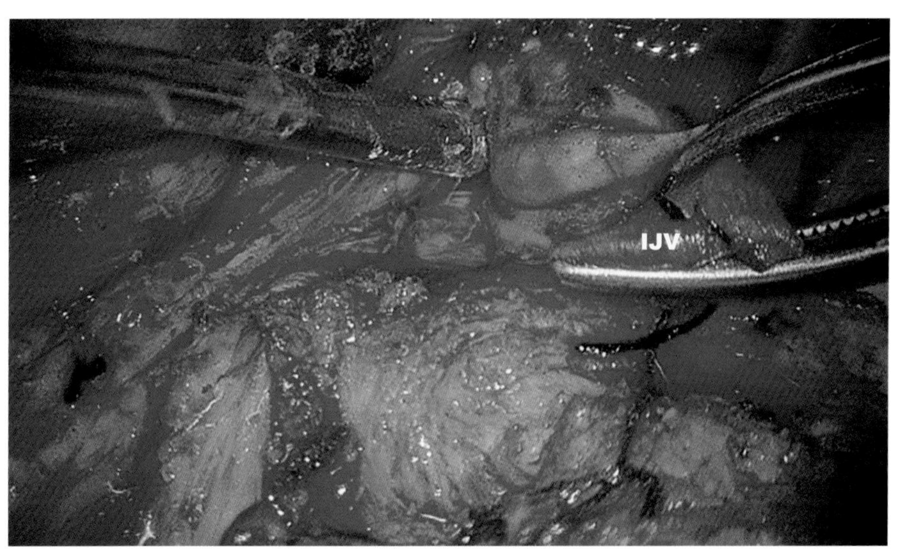

图12-37 从颈部上提颈内静脉，连同颈内静脉内的肿瘤一并切除

IJV，颈内静脉

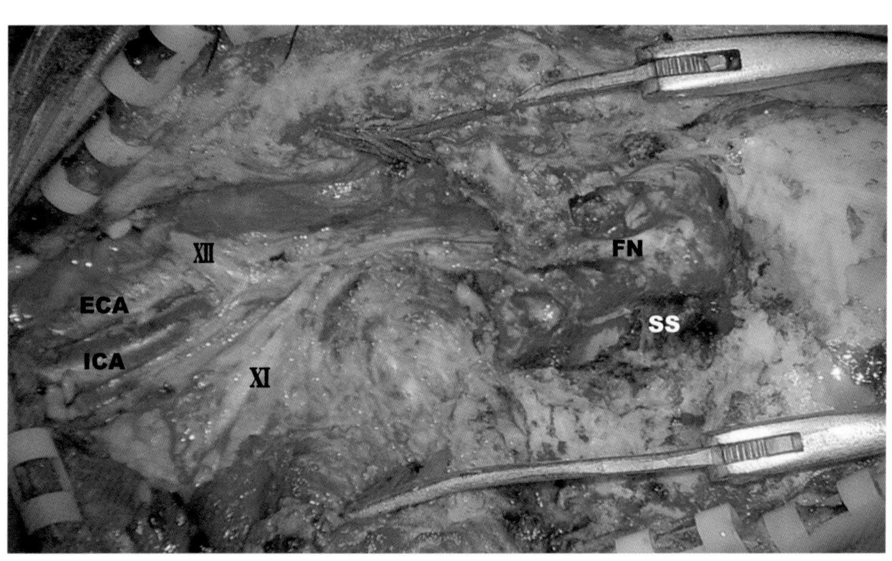

图12-38 肿瘤彻底切除后术野全貌

ECA，颈外动脉；
ICA，颈内动脉；
SS，乙状窦；
FN，面神经；
Ⅺ，副神经；
Ⅻ，舌下神经

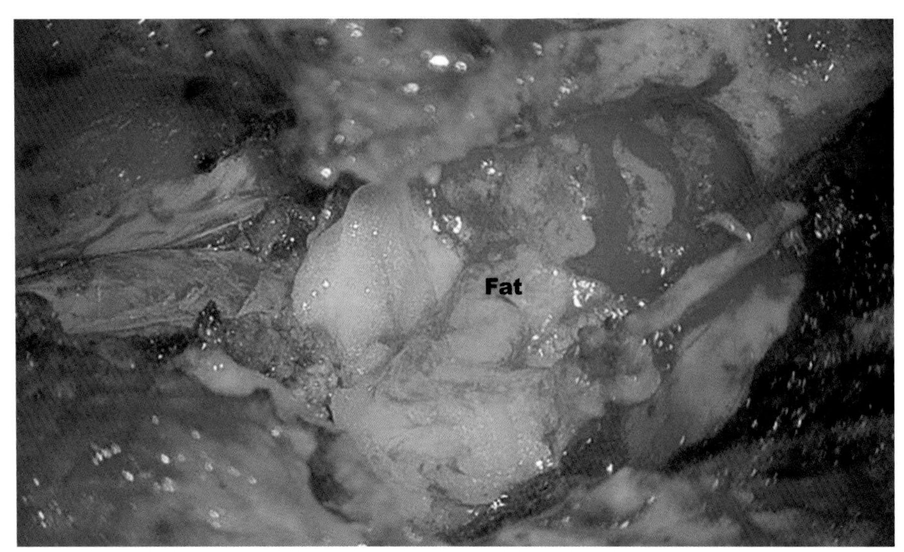

图12-39 术腔填塞腹壁脂肪

Fat，脂肪

·文献回顾及讨论·

颈静脉副神经节瘤是一种起源于化学感受器的血管瘤样肿瘤，可同时伴有颈动脉体瘤或迷走神经来源副神经节瘤。本病以女性多见，男女之比约为1∶6，可见于从婴儿到老年的任何时候，但高发年龄在50～60岁。发病年龄越小，肿瘤发展越快，越容易具有多病灶性和血管活性物质分泌性的特点。根据肿瘤原发部位及发展状况不同，出现的症状和体征也有所差异。临床上多表现为单侧搏动性耳鸣、轻度传导性听力下降和耳部闷胀感。如肿瘤发展至外耳道，可有出血，继发感染后可有流脓或流脓血性液。肿瘤压迫或继发感染可引起耳痛。晚期可出现多组颅神经的症状。

颈静脉副神经节瘤的治疗以手术为主，根据病变的范围和性质，可以采用颞下窝A型径路（IFTA）和岩枕跨乙状窦径路（POTS）。IFTA设计的关键点在于将面神经向前移位、离断二腹肌和切除茎突，以便于显露颈静脉孔区、迷路下及岩尖、颈内动脉垂直段及颈动脉三角上区，主要适用于C、D型颈静脉球体瘤、迷路下区以及岩尖部病变。POTS在保留外耳道后壁和中耳，不移位面神经的前提下，达到颈静脉孔区。该径路需要将迷路后岩骨切除，并联合乳突后开颅、乙状窦颈静脉球关闭，主要适用于原发颈静脉孔区的非血管性肿瘤，同时可伴有或不伴有硬膜内侵犯的病变，如颈静脉孔区后组颅神经鞘膜瘤、脑膜瘤，也可适用于某些后位的C1型颈静脉球体瘤，以及其他位于颈静脉孔区的少见肿瘤。

本例为C2型颈静脉副神经节瘤，并伴有颈动脉体瘤。术前听力差，无面瘫，肿瘤未包绕颈内动脉垂直段，术前DSA栓塞效果满意。术中采用了不移位面神经的颞下窝A型径路完整切除肿瘤。这种手术方法结合了颞下窝A型径路和POTS的特点，即保留面神经原位不动，术后面神经功能不受影响，极大地提高了患者术后生活质量，但手术难度高。术前应充分评估，病例选择非常重要。术中控制血管和神经结构，保持术野清晰干净，无血操作。本例患者术后面神经功能HB-Ⅰ级，除左侧声带麻痹（但声嘶不明显）以外，其余后组颅神经功能良好。

· 手术视频 ·

“第十二章颞下窝A型径路”
病例1手术视频

病例2：经颞下窝A型径路外耳道癌切除术

· 病例摘要 ·

患者，女，68岁。右反复流水伴听力下降20年。

· 专科查体 ·

右侧外耳道潮湿，见不规则新生物，鼓膜无法窥及。颈部未触及明显肿大淋巴结。

· 听力学检查 ·

术前右耳气导75 dB HL，骨导35 dB HL，镫骨肌反射消失。

· 影像学检查 ·

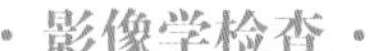

术前颞骨CBCT示右侧外耳道、中耳、乳突、颅中窝底、岩尖软组织影伴骨质破坏（图12-40）。术前内听道MRI示右侧中耳乳突、颈静脉孔区、岩尖、颅底斜坡软组织信号肿块伴骨质破坏，包绕颈内动脉垂直段，见图12-41。术后颞骨MRI影像见图12-42。DSA球囊闭塞试验提示闭塞右侧颈内动脉后左侧代偿功能良好。

· 诊断 ·

①右侧外耳道鳞癌（T4N0M0）；②右耳传导性听力减退。

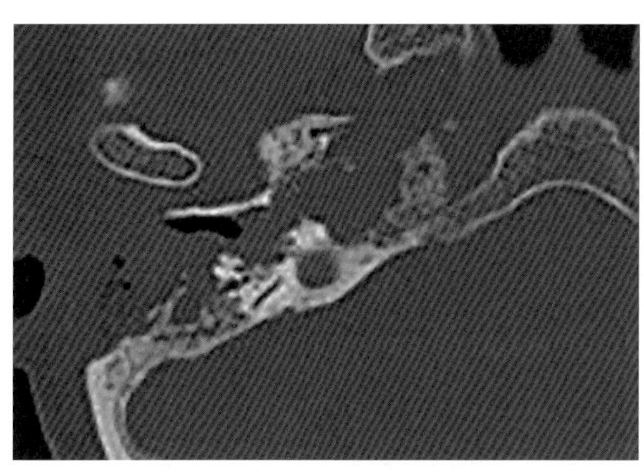

A. 外耳道、中耳乳突骨质破坏、软组织阴影

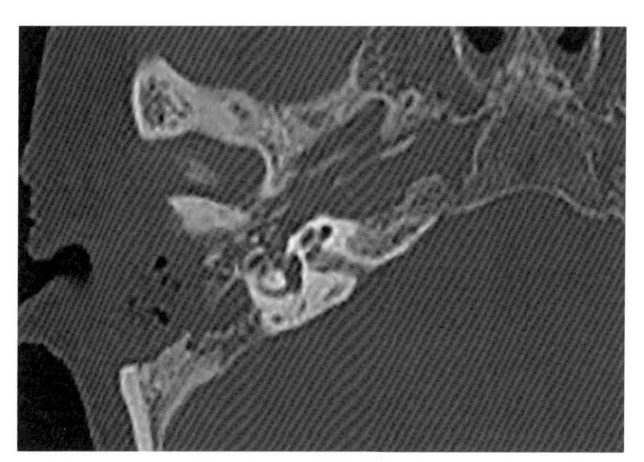

B. 侵及岩尖、颈内动脉水平段

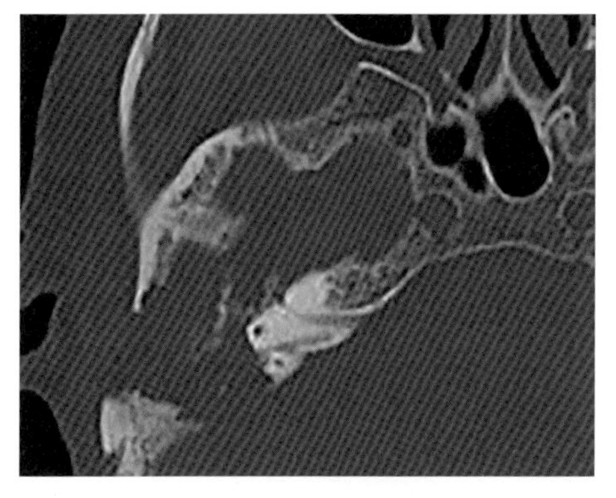

C. 乳突部骨质破坏

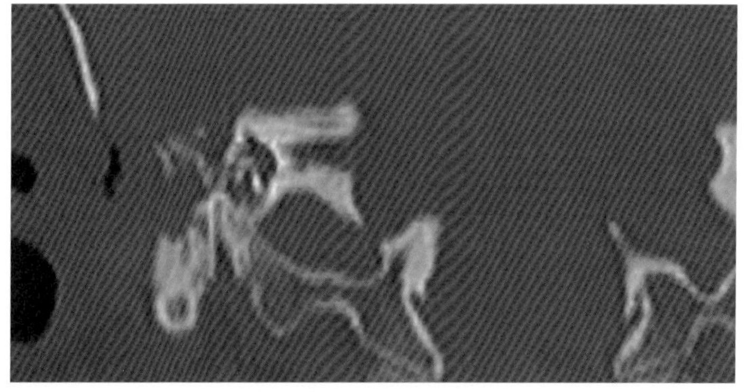

D. 颅中窝底骨质破坏

图12-40　术前颞骨CBCT示右侧外耳道、中耳、乳突、颅中窝底、岩尖软组织影伴骨质破坏

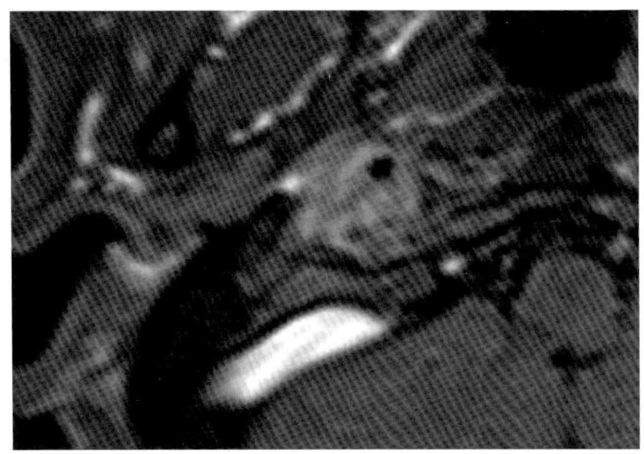

A. 包绕颈内动脉垂直段（水平位，增强）

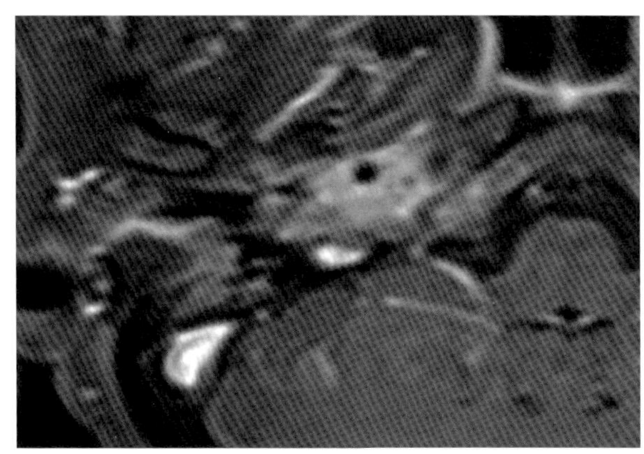

B. 包绕颈内动脉垂直段，中耳乳突阴影（水平位，增强）

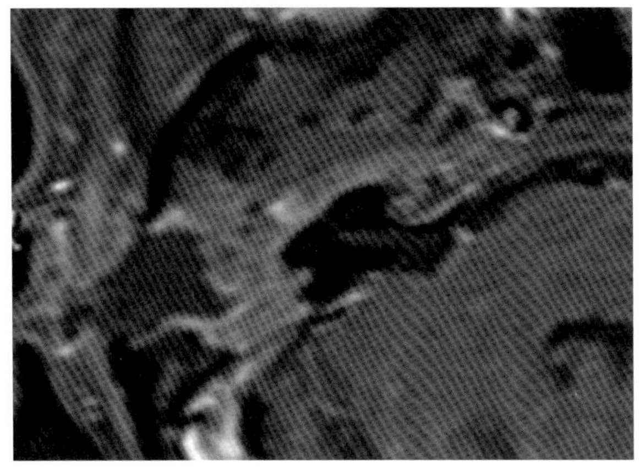

C. 中耳乳突阴影，岩尖受侵犯（水平位，增强）

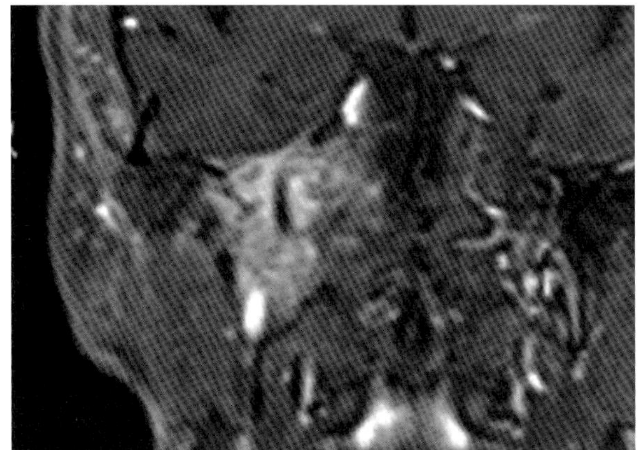

D. 右侧颅底受侵犯（冠状位，增强）

图12-41　术前内听道MRI示右侧中耳乳突、颈静脉孔区、岩尖、颅底斜坡软组织信号肿块伴骨质破坏，包绕颈内动脉垂直段

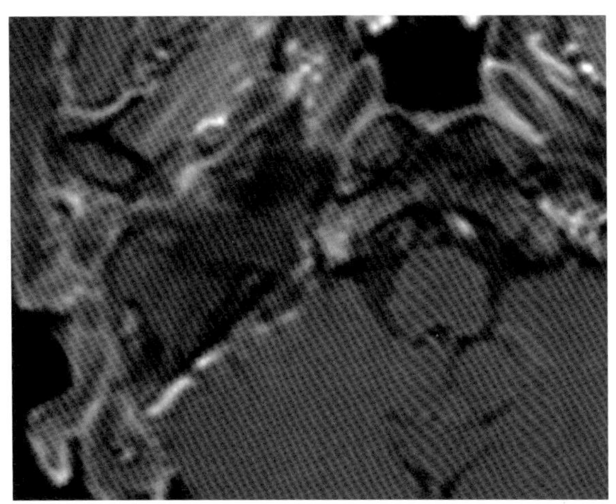

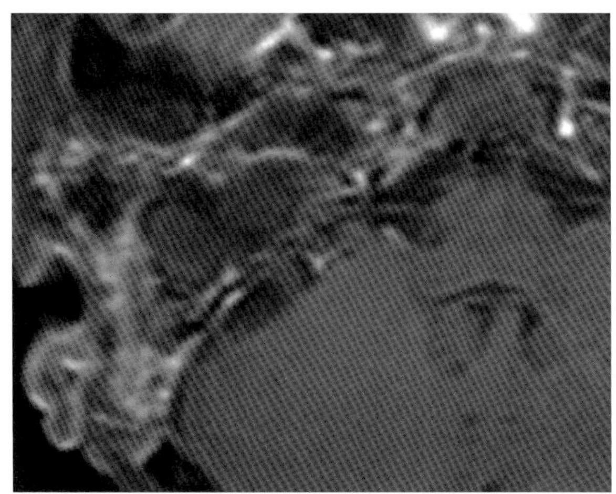

图12-42　术后颞骨MRI增强示肿瘤已被切除；术腔不增强的软组织影为脂肪和肌瓣组织（水平位）

· 手术图解 ·

右侧颞下窝A型径路外耳道癌切除术图解，见图12-43～图12-51。

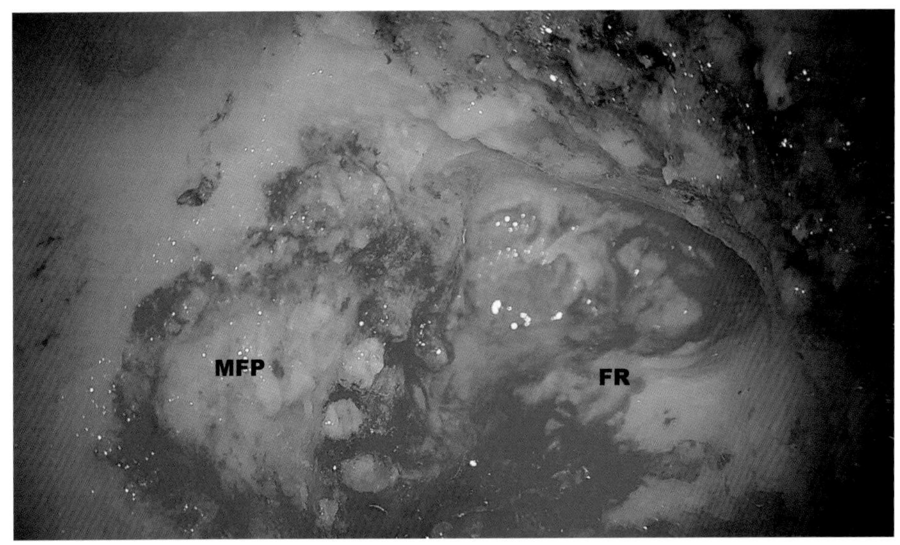

图12-43　切开乳突，并清除部分肿瘤组织，辨认骨性标志

FR，面神经嵴；
MFP，颅中窝脑板

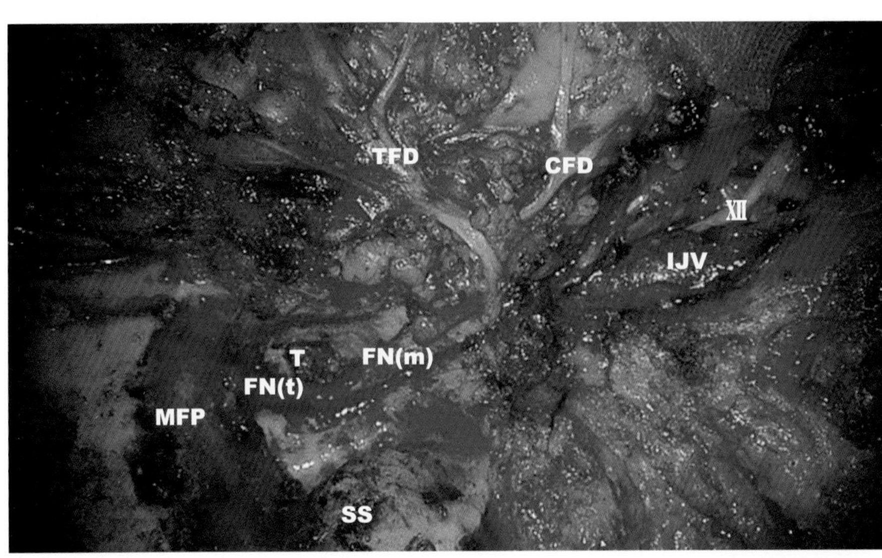

图12-44　轮廓化并游离面神经鼓室段、乳突段，解剖分离腮腺内面神经总干及分支

MFP，颅中窝脑板；
CFD，面神经颈面干；
TFD，面神经颞面干；
IJV，颈内静脉；
Ⅻ，舌下神经；
T，肿瘤；
FN(t)，面神经鼓室段；
FN(m)，面神经乳突段；
SS，乙状窦

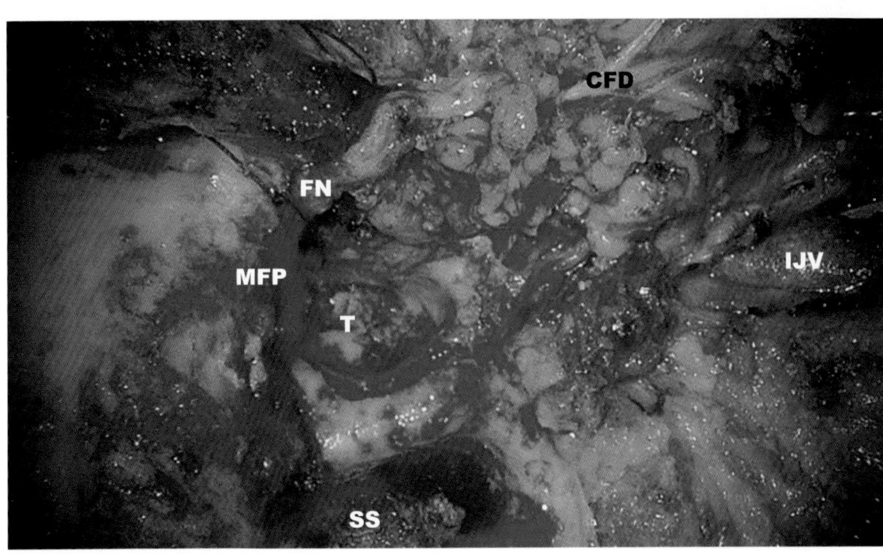

图12-45　将面神经鼓室段、乳突段，连同腮腺内面神经总干向前移位

MFP，颅中窝脑板；
CFD，面神经颈面干；
IJV，颈内静脉；
T，肿瘤；
SS，乙状窦；
FN，面神经

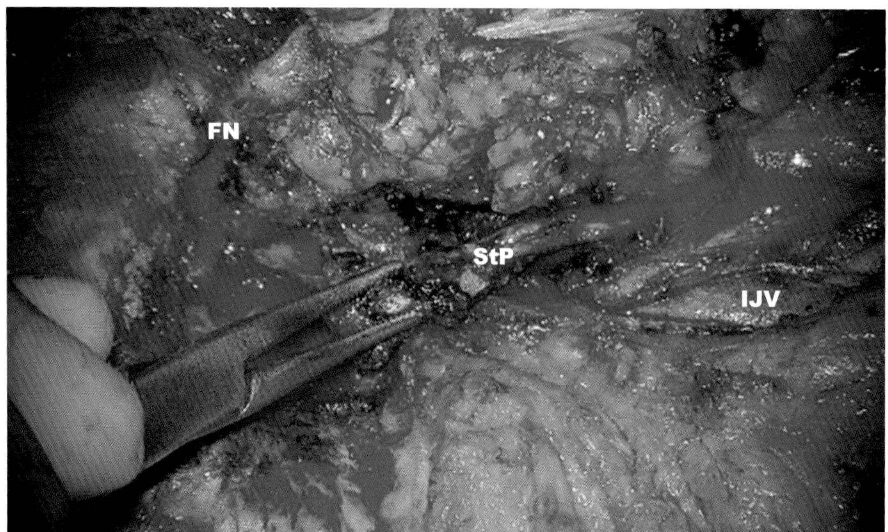

图12-46　游离并切除茎突

StP，茎突；
IJV，颈内静脉；
FN，面神经

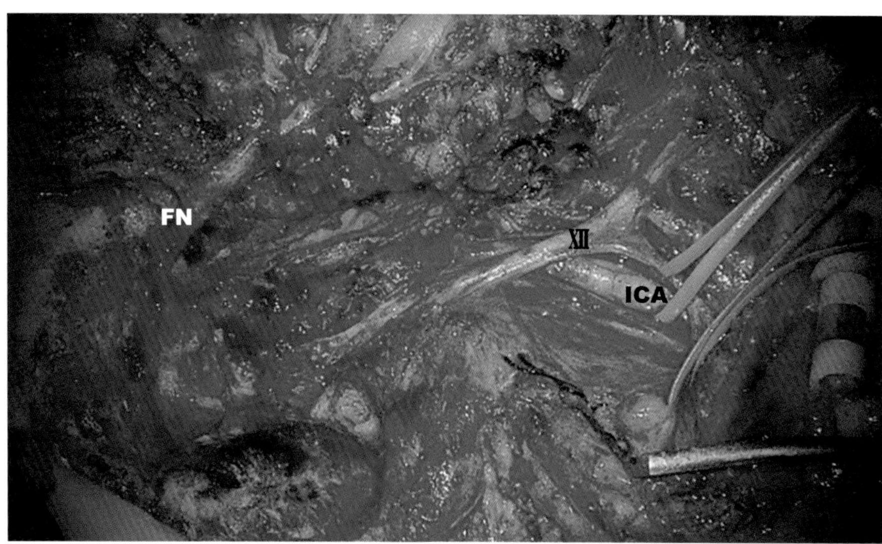

图12-47　切除颈内静脉，识别颈内动脉及后组颅神经

FN，面神经；
Ⅻ，舌下神经；
ICA，颈内动脉

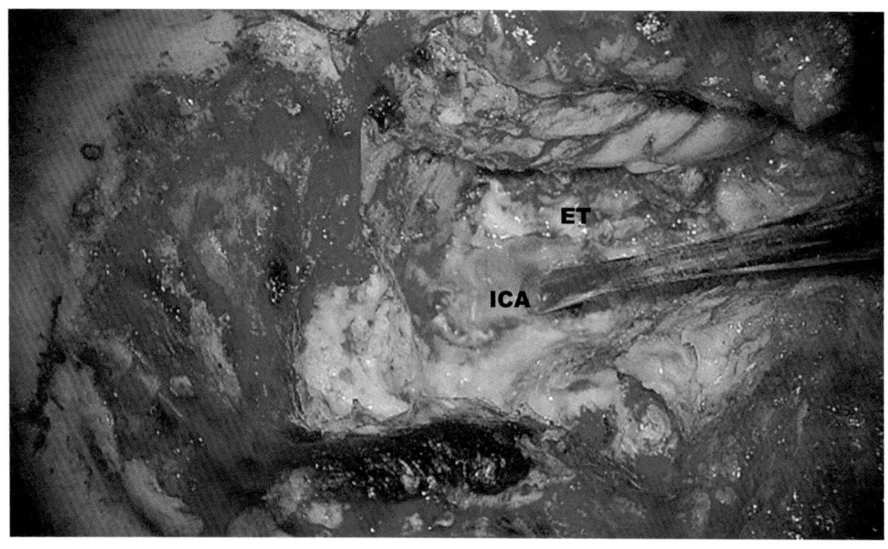

图12-48　切除半规管和耳蜗，切除鼓室侧咽鼓管，暴露岩骨内颈内动脉垂直段

ICA，颈内动脉；
ET，咽鼓管（软骨段残端）

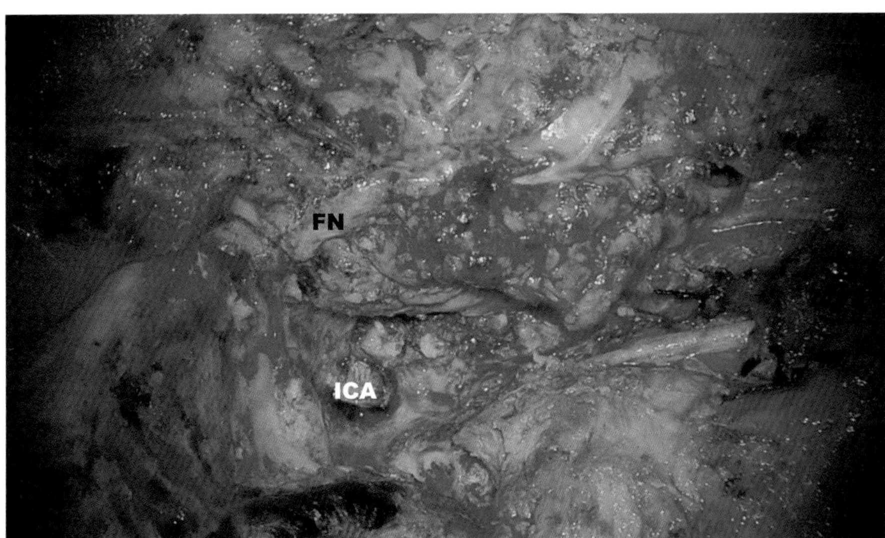

图12-49　切除受肿瘤侵犯的岩骨内颈内动脉垂直段至膝部

ICA，颈内动脉（残端）；
FN，面神经

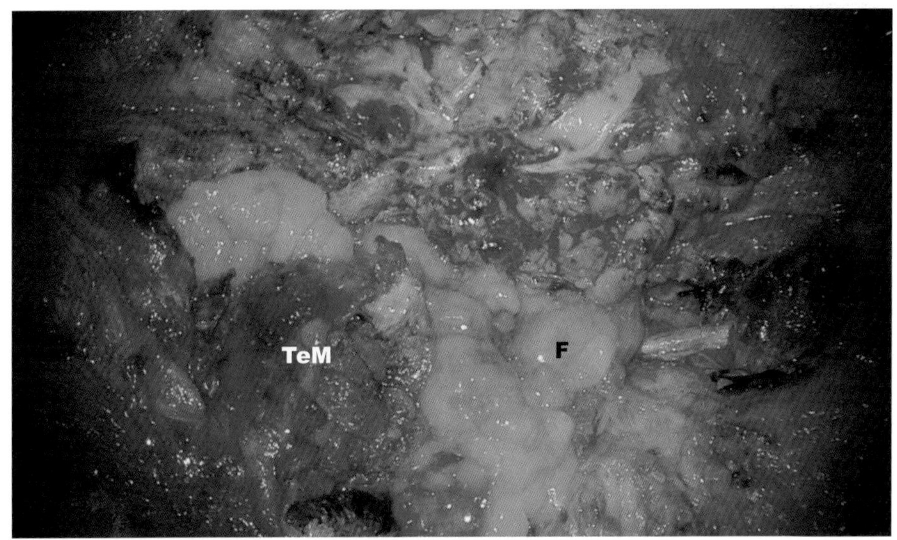

图12-50　颞肌瓣及脂肪组织填塞术腔

TeM，颞肌；
F，脂肪

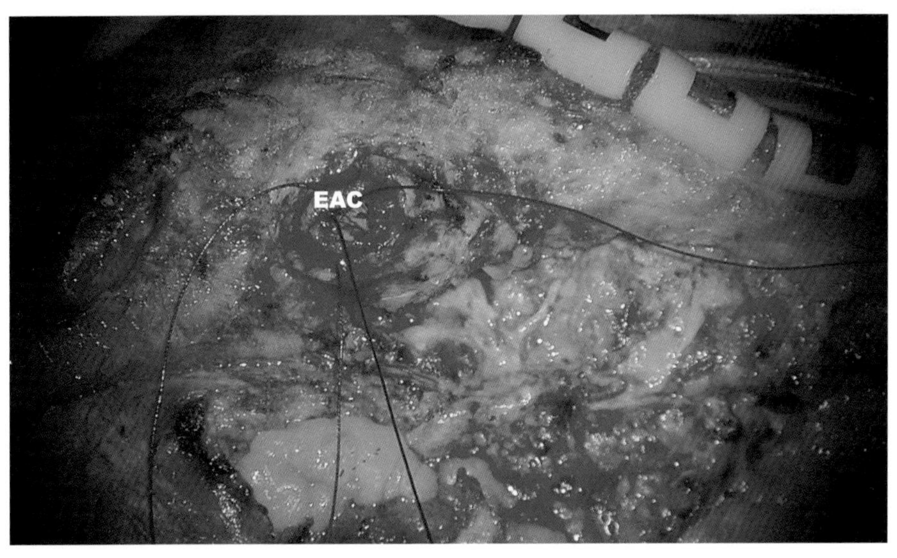

图12-51　外翻缝合封闭外耳道

EAC，外耳道（断端）

· 文献回顾及讨论 ·

外耳道癌是发生于外耳道上皮的恶性肿瘤，主要包括鳞状上皮癌、腺样囊性癌、耵聍腺癌等，发病率约为头颈部肿瘤的0.2%。颞骨恶性肿瘤最主要的起始部位为外耳道，极少数原发于中耳或乳突，相当一部分中耳癌可能是外耳道癌侵及中耳。肿瘤向下可侵犯外耳道底壁、茎乳孔、乳突尖、腮腺甚至颈部。肿瘤向后、向内可侵犯内耳、面神经、乙状窦、颈静脉球等结构，向上可侵犯硬脑膜甚至侵及颅内脑组织。本例患者术前影像学资料提示肿瘤组织已侵犯颈静脉孔、颅中窝底脑膜、岩尖、颈内动脉水平段，临床分期属T4期。

对于侵犯颈静脉孔、颈内动脉及岩尖部的肿瘤，应选择颞下窝A型径路进行手术切除。颞下窝A型径路可完整地暴露颈静脉孔区、颈内动脉垂直段和膝部及岩尖，适用于切除累及上述部位的颈静脉球体瘤、颈静脉孔区脑膜瘤、胆脂瘤、低位斜坡脊索瘤等病变。由于乳突段面神经位于颈静脉孔、颞骨内段颈内动脉等结构外侧，是经颞下窝A型径路切除此区肿瘤的最大障碍，因此术中往往需要将面神经向前移位，以到达保护面神经的同时获得足够的安全空间切除肿瘤。根据国内外文献报道，如术前患者面神经功能HB-Ⅰ级，则面神经移位术后1年80%以上患者可恢复至HB-Ⅱ级及以上。本例患者术后半年时面神经功能HB-Ⅲ级，远期面神经功能恢复仍在随访中。

· 手术视频 ·

“第十二章颞下窝A型径路”
病例2手术视频

病例3：经颞下窝A型径路面神经鞘膜瘤切除术＋面–副神经吻合术

· 病例摘要 ·

患者，女，68岁。右侧口角歪斜17年，右耳听力下降2年，右耳痛3周。

· 专科查体 ·

右侧外耳道见大量血痂，鼓膜无法窥及。右侧面神经功能HBⅣ级。双侧软腭抬举对称，伸舌无偏斜，双侧声带活动对称。

· 听力学检查 ·

右耳气导PTA 85dB HL，骨导38dB HL。言语识别率50%，言语识别阈 80dB HL。

· 前庭功能检查 ·

右侧cVEMP引出，oVEMP未引出。甩头试验未见明显异常。

· 影像学检查 ·

术前颞骨CBCT及内听道MRI增强示右侧乳突骨质明显破坏，鼓室段面神经明显增粗，并强化明显，见图12-52、图12-53。术后颞骨CBCT及颞骨MRI增强见图12-54、图12-55。

· 外院病理活检 ·

神经鞘膜瘤。

· 诊断 ·

①右侧面神经鞘膜瘤；②右侧周围性面瘫(HBⅣ级)；③右耳听力减退。

· 预后 ·

患者术后右侧声带麻痹，双侧软腭抬举对称，伸舌无偏斜，双侧耸肩对称有力。

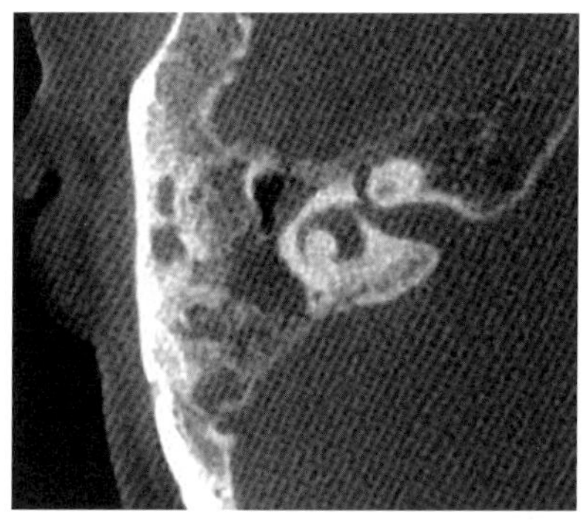

A. 右侧外耳道壁、乳突骨质明显破坏

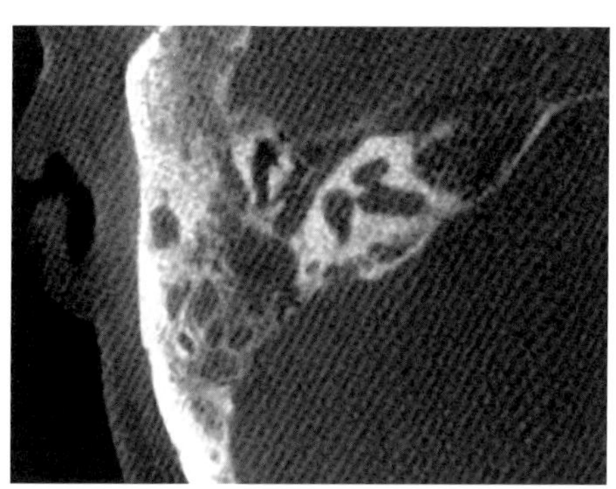

B. 乳突骨质破坏

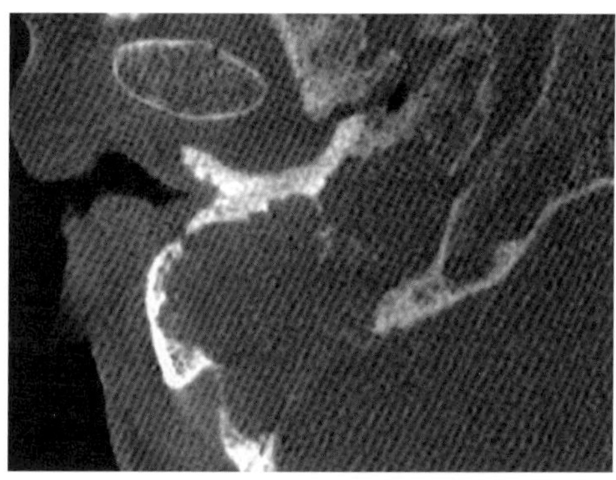

C. 鼓室段面神经明显增粗

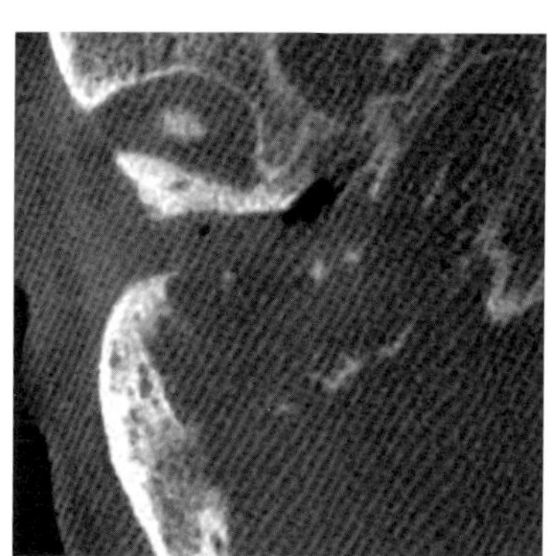

D. 乳突骨质破坏，边缘锐利

图12-52　术前颞骨CBCT示右侧乳突骨质明显破坏，鼓室段面神经明显增粗

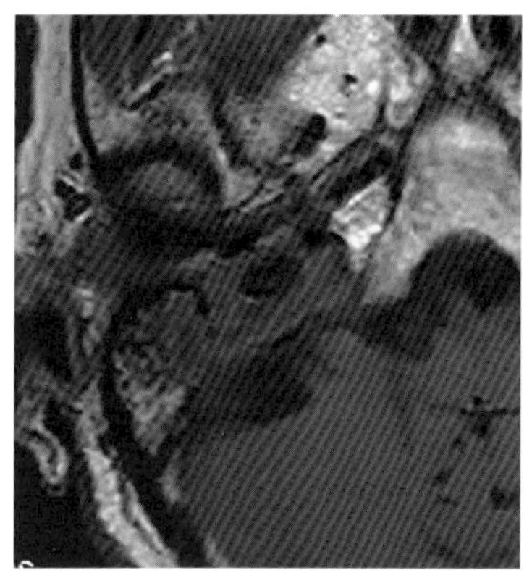

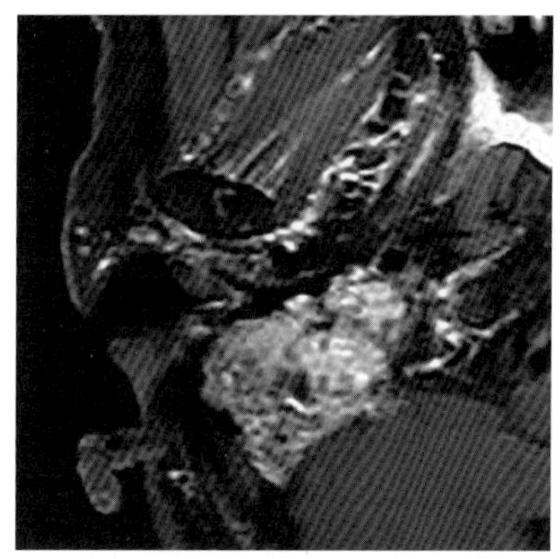

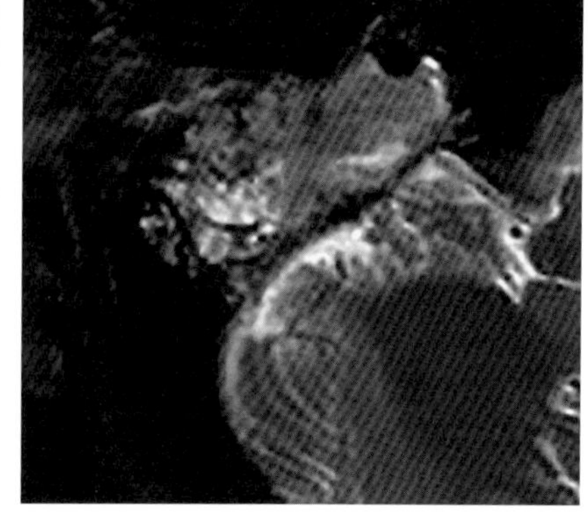

A. 右侧颞骨软组织强化明显

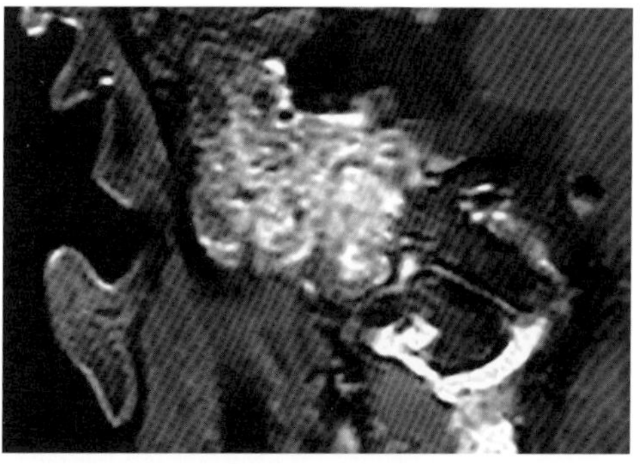

B. 颅底占位（冠状位）

图12-53　术前内听道MRI增强示右侧颞骨软组织强化明显，颅底占位

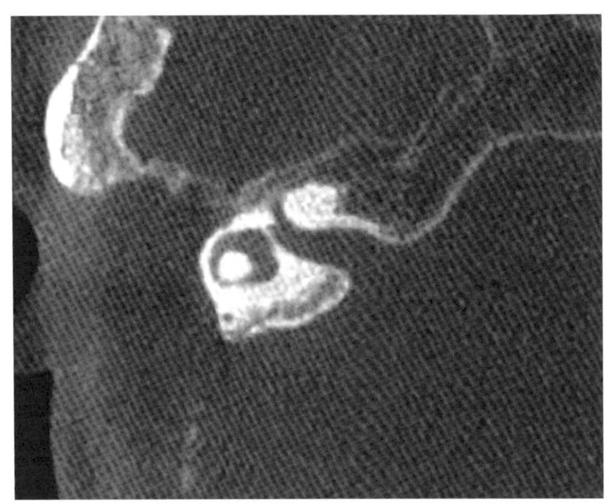

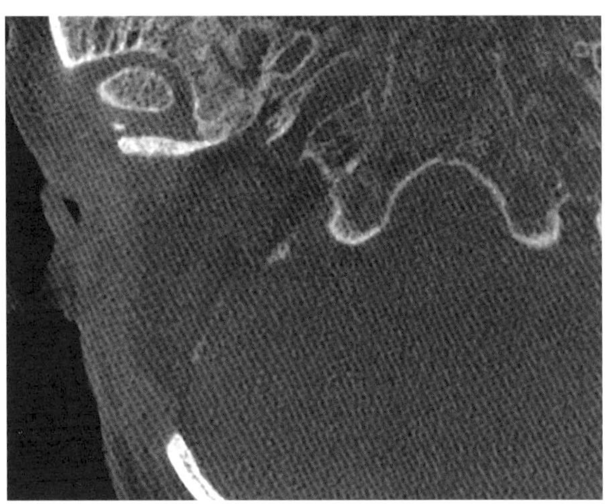

图12-54　术后颞骨CBCT示右侧颞骨部分骨质缺损，术后改变

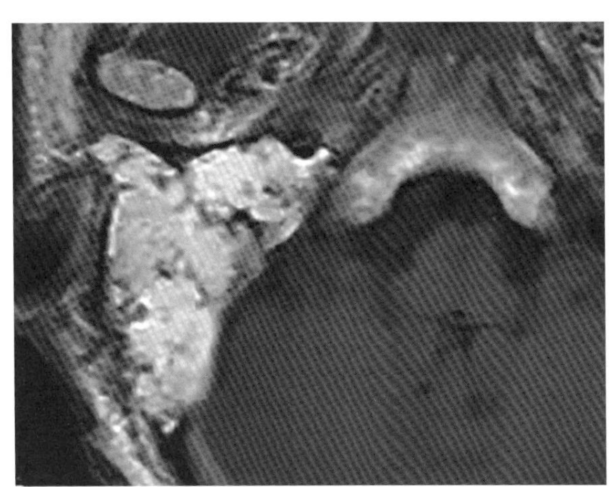

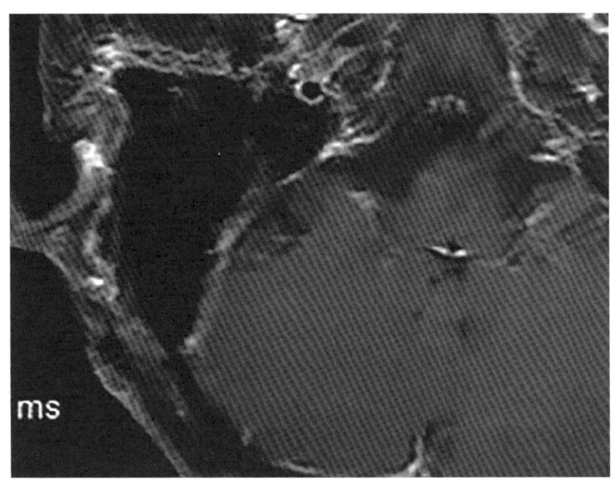

图12-55　术后颞骨MRI增强示右侧颞骨术后改变，术区边缘强化，未见肿瘤残留

· 手术图解 ·

右侧颞下窝A型径路面神经鞘膜瘤切除术＋面－副神经吻合术图解，见图12-56～图12-65。

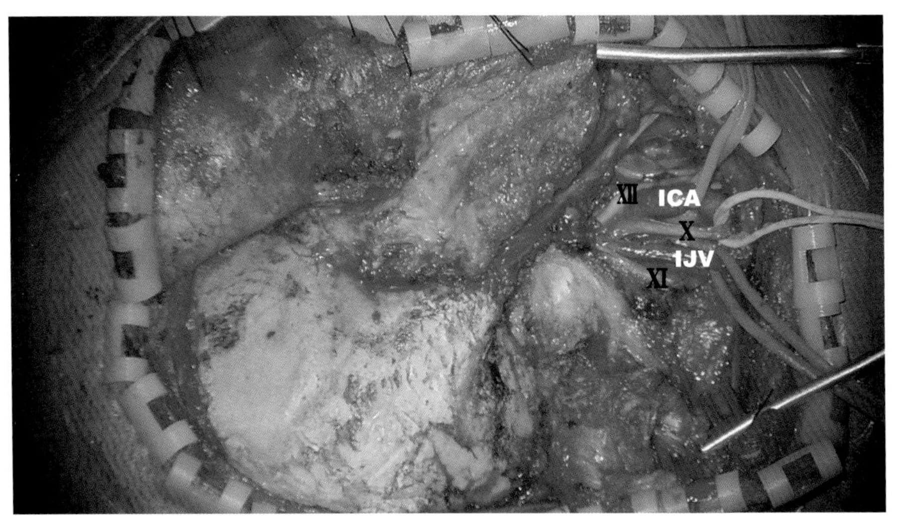

图12-56　制作带在前方之皮瓣、肌骨膜瓣，解剖颈部、显露重要结构

Ⅻ，舌下神经；
ICA，颈内动脉；
Ⅹ，迷走神经；
IJV，颈内静脉；
Ⅺ，副神经

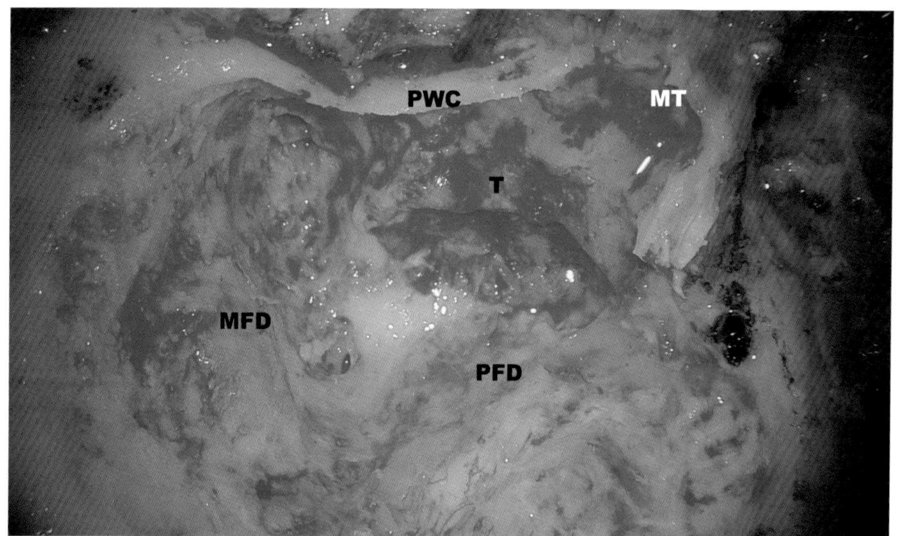

图12-57　行岩骨次全切除，显露颅中窝及颅后窝硬脑膜

MT，乳突尖；
PWC，外耳道后壁；
T，肿瘤；
MFD，颅中窝硬脑膜；
PFD，颅后窝硬脑膜

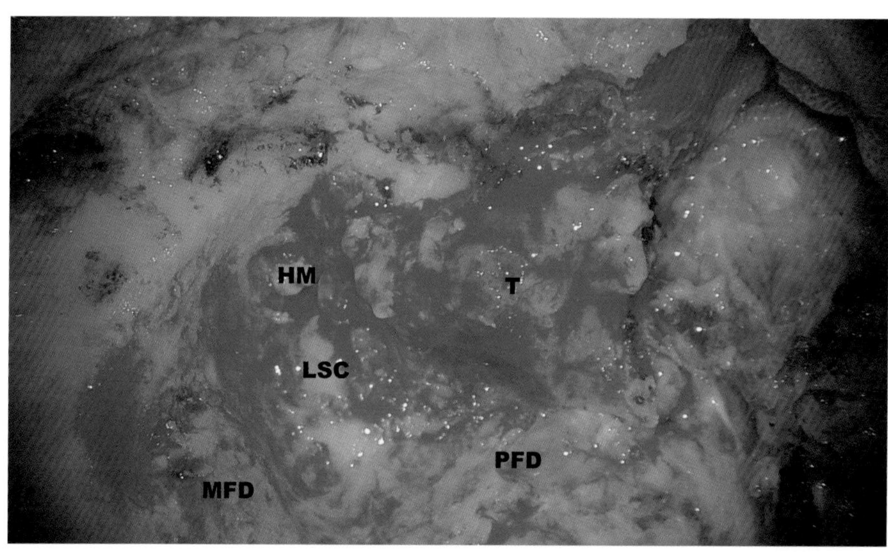

图12-58　去除外耳道后壁，显露面神经肿瘤边界

HM，锤骨头；
T，肿瘤；
LSC，外半规管；
MFD，颅中窝硬脑膜；
PFD，颅后窝硬脑膜

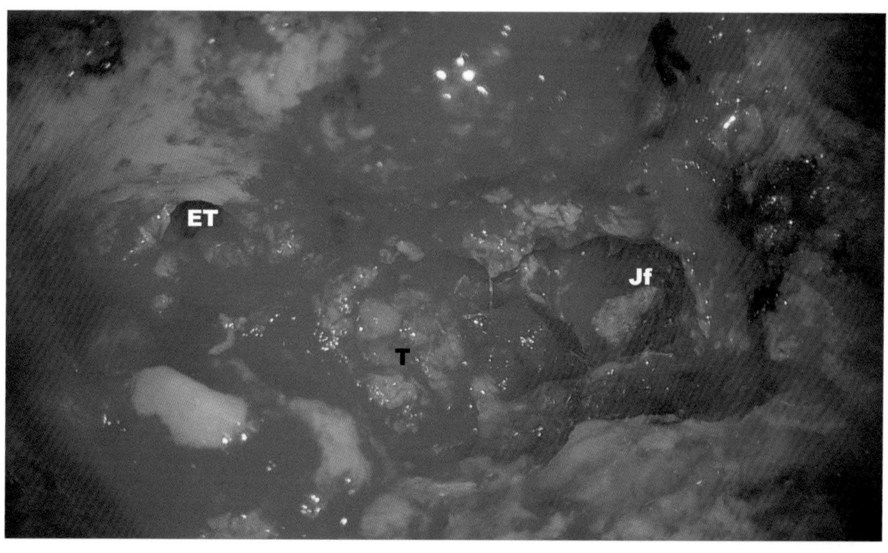

图12-59　逐步切除肿瘤

ET，咽鼓管；
Jf，颈静脉球窝；
T，肿瘤

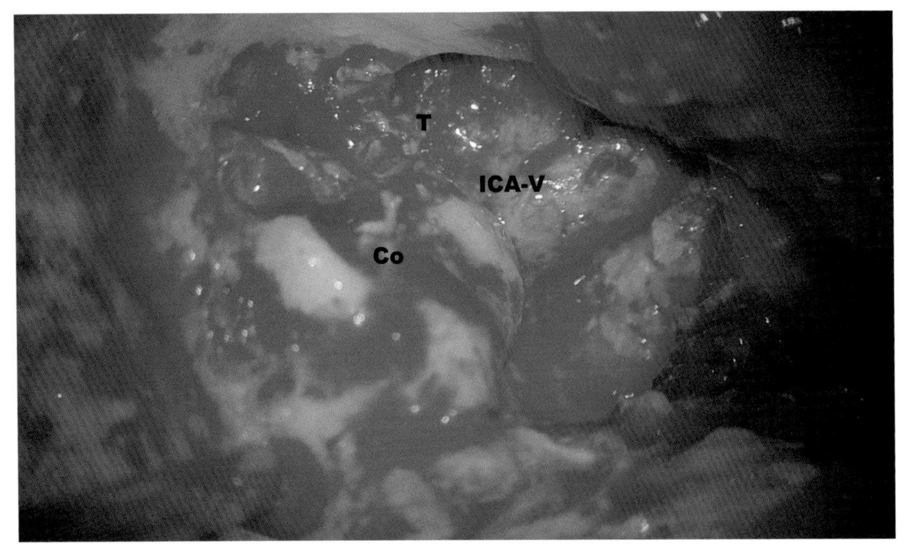

图12-60 显露颈内动脉垂直段前方的肿瘤

T，肿瘤；
ICA-V，颈内动脉垂直段；
Co，耳蜗

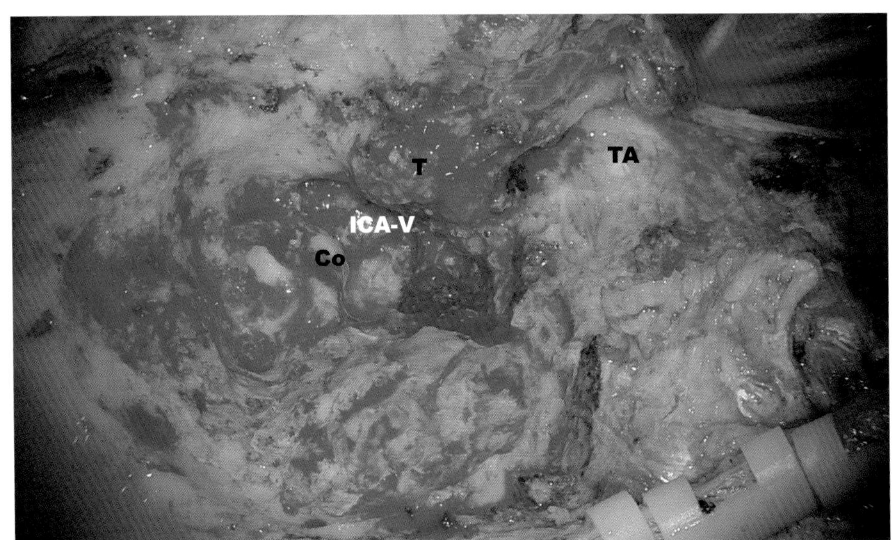

图12-61 切除腮腺区面神经肿瘤

T，肿瘤；
TA，寰椎横突；
ICA-V，颈内动脉垂直段；
Co，耳蜗

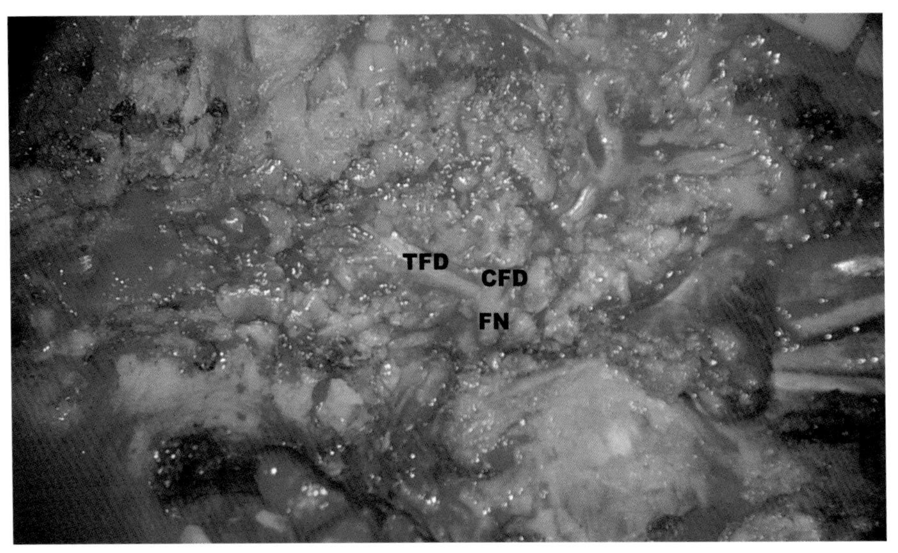

图12-62 切除浅叶腮腺，游离面神经总干及颞面干、颈面干

TFD，面神经颞面干；
CFD，面神经颈面干；
FN，面神经

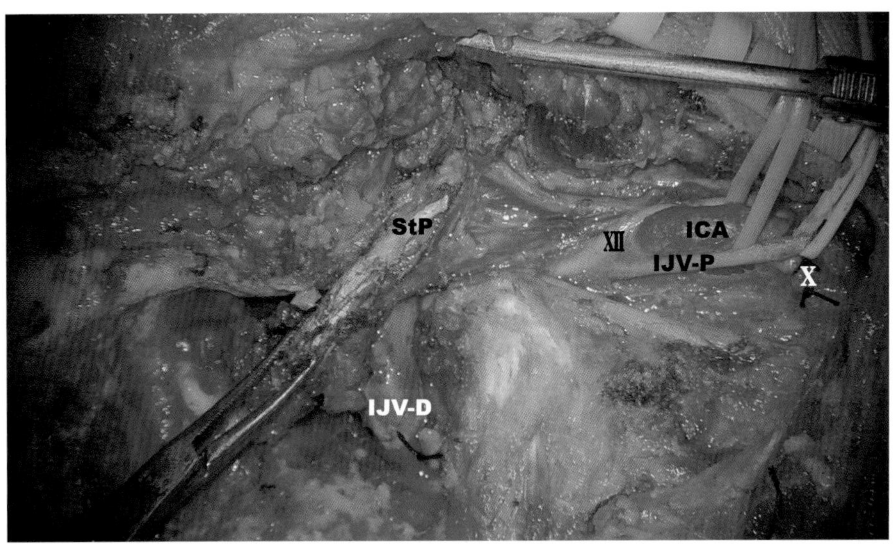

图12-63 为充分显露面神经肿瘤，去除茎突，结扎颈内静脉

StP，茎突；
Ⅻ，舌下神经；
ICA，颈内动脉；
Ⅹ，迷走神经；
IJV-P，颈内静脉近端；
IJV-D，颈内静脉远端

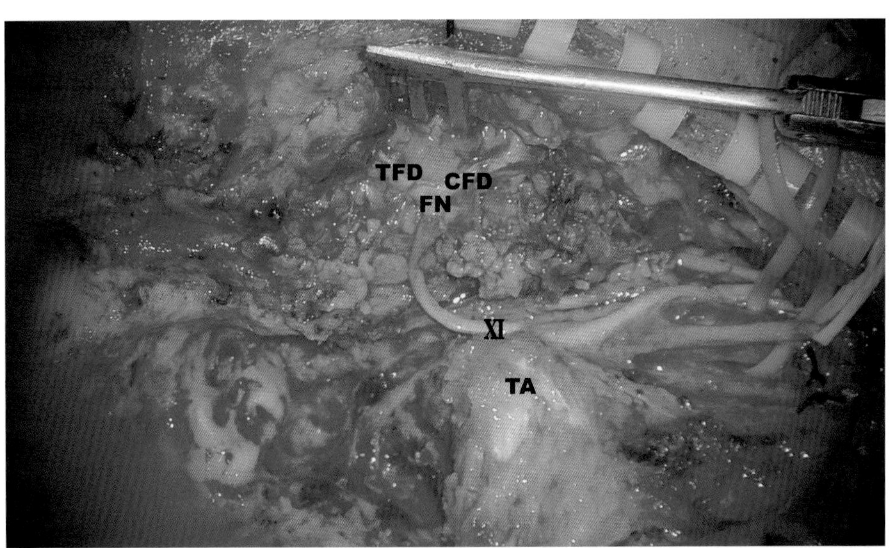

图12-64 面–副神经吻合

TFD，面神经颞面干；
CFD，面神经颈面干；
FN，面神经；
Ⅺ，副神经；
TA，寰椎横突

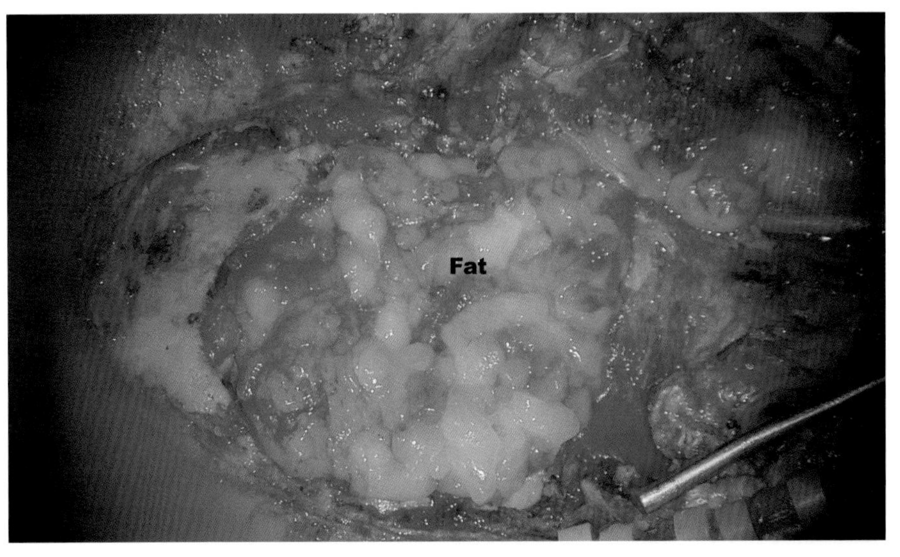

图12-65 术腔填塞脂肪，逐层关闭术腔

Fat，脂肪

·文献回顾及讨论·

面神经鞘膜瘤（FNS）是一种少见的、生长缓慢的良性肿瘤。面神经贯穿于颅底复杂的解剖结构中，手术困难、风险较高。

对于面神经鞘膜瘤患者，为了完整切除肿瘤，对面神经的损伤一般难以避免，因此，多考虑同期或二期行面神经重建术。一般面神经修复或重建的手术方式和肿瘤的大小、位置、与周围结构的关系、患者术前的听力水平、面瘫程度等因素有关。面神经修复的方法包括面－舌下神经吻合术、面－副神经吻合术、腓肠神经移植术、耳大神经移植术等。本例患者因肿瘤侵犯水平段至腮腺内面神经总干，面神经缺损距离较长，无法直接行断端吻合，故采用面神经－副神经吻合修复面神经。

面神经是以运动神经为主的混合性神经，副神经是运动神经，这是利用副神经重建面神经功能的神经生理基础。副神经发出的运动神经冲动可较大程度持续刺激面部肌肉，有利于保持面部表情肌张力，防止肌肉萎缩。面－副神经吻合较面－舌下神经吻合使用较少，主要原因在于舌下神经和面神经的皮质运动区和周围分布区在解剖上较接近，人类的咀嚼、吞咽、呼吸和发音功能，均需面神经与舌下神经的精确协同和相互影响，容易建立新的大脑皮质和吻合神经之间的联系。但对于术中可能损伤颈静脉孔区其他后组颅神经的患者，术中牺牲舌下神经功能可能会增加患者术后代偿的难度。若同时伴有迷走神经及舌咽神经损伤，可出现较严重的吞咽困难以及呛咳。本例患者术中切断副神经后并未出现耸肩抬肩等活动异常，可能与该患者斜方肌主要受颈丛支配有关。大约有70%的成年人斜方肌接受副神经与颈丛的同时支配。

·手术视频·

"第十二章颞下窝A型径路"
病例3手术视频

（何景春）

第十三章　岩枕跨乙状窦径路

■ 岩枕跨乙状窦径路的界限

前界：乳突部的前界，外侧为外耳道后壁，内侧为面神经乳突段，深面为颈内动脉颞骨内垂直段。颈部的前界，颈动脉鞘前缘。

后界：乳突部的后界，乙状窦，以及乙状窦后方1～2 cm硬脑膜、乙状窦前方的颅后窝硬脑膜。颈部后界，胸锁乳突肌后缘。

上界：颅中窝脑板、窦脑膜角、后半规管、迷路下。

下界：甲状软骨上缘、颈总动脉分叉处。

岩枕跨乙状窦径路的手术范围见图13-1，岩枕跨乙状窦径路的手术视野见图13-2。

■ 手术适应证

（1）原发于颈静脉孔区的肿瘤，伴/不伴有硬膜内或硬膜外扩展的病变，如后组颅神经鞘膜瘤、颈静脉孔区脑膜瘤。

（2）部分位置靠后、下的颈静脉球体瘤，如C1型。

（3）其他颈静脉孔区的少见病变，如伴有颈静脉球受累的迷路下岩骨胆脂瘤、胆固醇肉芽肿、面神经鞘膜瘤。

■ 手术禁忌证

（1）侵袭性、血管性、累及颈内动脉的颈静脉孔区肿瘤，如C2型以上的颈静脉球体瘤。

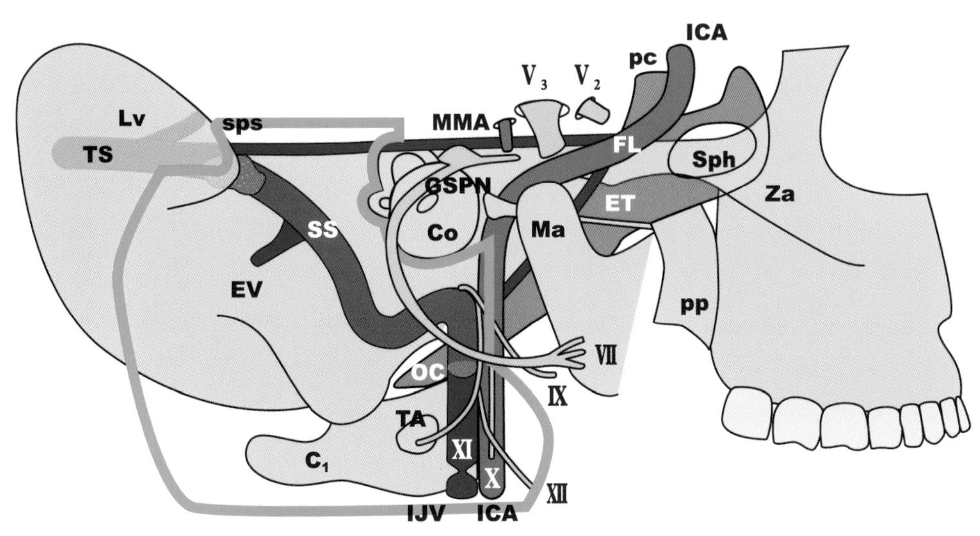

图13-1　岩枕跨乙状窦径路的手术范围（改自Sanna M, Saleh E, Khrais T, et al., 2008）

FL，破裂孔；C_1，第一颈椎；Co，耳蜗；ET，咽鼓管；EV，导静脉；GSPN，岩浅大神经；ICA，颈内动脉；IJV，颈内静脉；Lv，拉贝静脉；Ma，下颌骨；MMA，脑膜中动脉；OC，枕骨髁突；pc，后床突；pp，翼突；Sph，蝶窦；sps，岩上窦；SS，乙状窦；TA，寰椎横突；TS，横窦；Za，颧弓；V_2，上颌神经；V_3，下颌神经；Ⅶ，面神经；Ⅸ，舌咽神经；Ⅹ，迷走神经；Ⅺ，副神经；Ⅻ，舌下神经

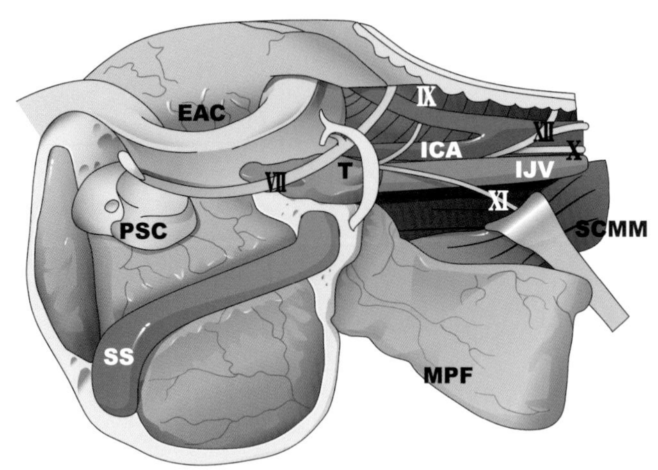

图13-2 岩枕跨乙状窦径路的手术视野

EAC，外耳道；PSC，后半规管；SS，乙状窦；Ⅶ，面神经；T，肿瘤；Ⅸ，舌咽神经；ICA，颈内动脉；Ⅻ，舌下神经；Ⅹ，迷走神经；IJV，颈内静脉；Ⅺ，副神经；SCMM，胸锁乳突肌；MPF，肌骨膜瓣

(2) 对侧静脉循环不良。因为阻断病变侧乙状窦，可能会造成大脑血供的回流障碍。

(3) 对侧后组颅神经麻痹。

■ 解剖步骤

(1) 完壁式切除乳突气房，开放鼓窦。

(2) 磨除乙状窦表面的骨质，以及乙状窦后方1～2 cm的骨质。显露窦脑膜角。颅中窝底骨板可保留。

(3) 通过二腹肌嵴确认面神经走行，轮廓化面神经乳突段。去除面神经后气房，沿乙状窦向下、向前轮廓化颈静脉球。

(4) 磨除乙状窦前方颅后窝硬脑膜表面的骨质，直至后半规管平面，下方经颈静脉球上方、迷路下可至颈内动脉垂直段。

(5) 显露并打开颈动脉鞘，暴露颈总动脉、颈内动脉、颈外动脉、颈内静脉及后组颅神经。

(6) 去除乳突尖，磨低乙状窦下份后方骨质，磨除枕骨髁突至颈静脉球下方。

(7) 切开颈静脉球外壁，可见岩下窦开口。颈静脉球内壁深面有舌咽神经、迷走神经、副神经。

■ 解剖图解

岩枕跨乙状窦径路的解剖（以右耳为例）见图13-3～图13-16。

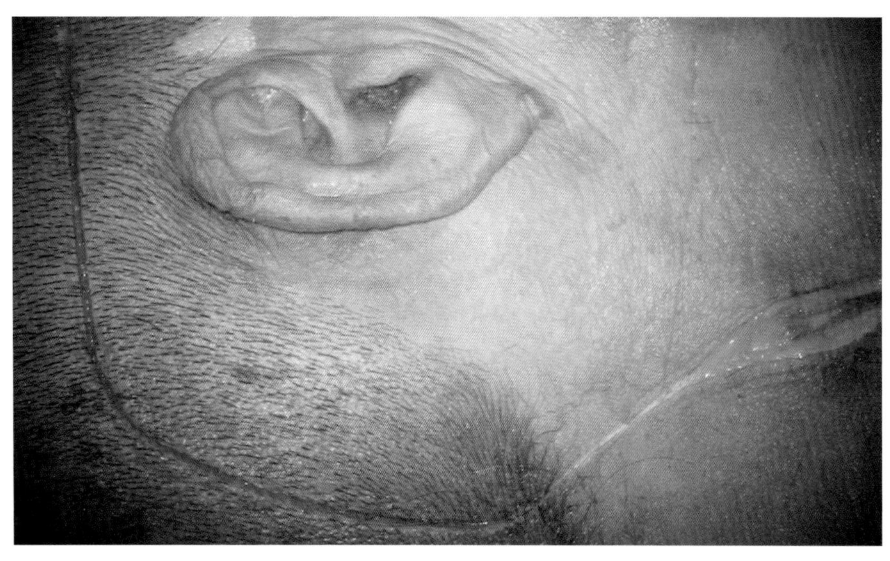

图13-3 距耳郭后沟三指皮肤切口，向颈部延伸

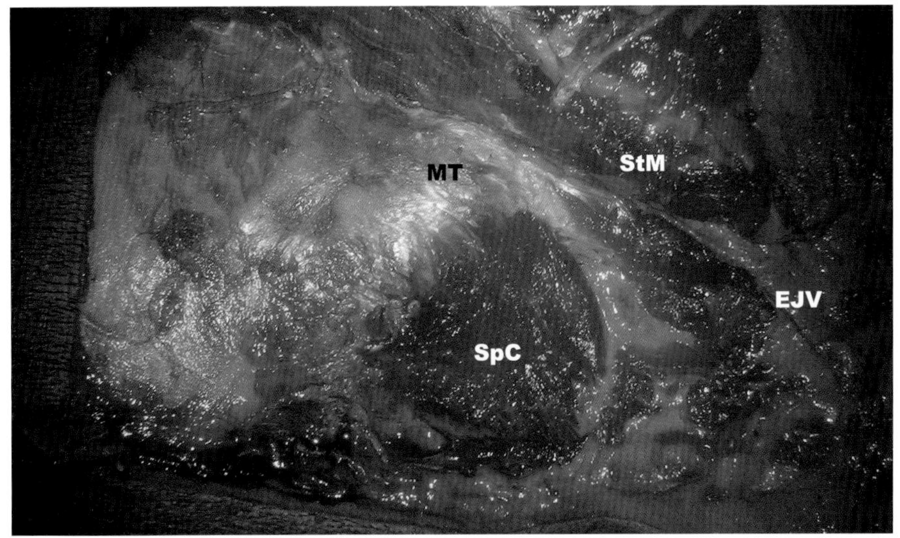

图13-4　切开皮肤及皮下组织，向前掀起

MT，乳突尖；
StM，胸锁乳突肌；
SpC，头夹肌；
EJV，颈外静脉

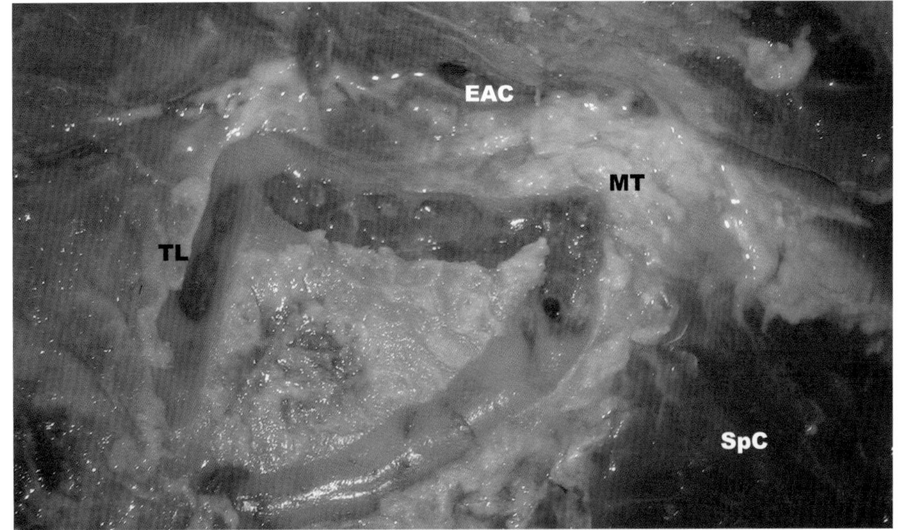

图13-5　乳突表面切口

TL，颞线；
EAC，外耳道；
MT，乳突尖；
SpC，头夹肌

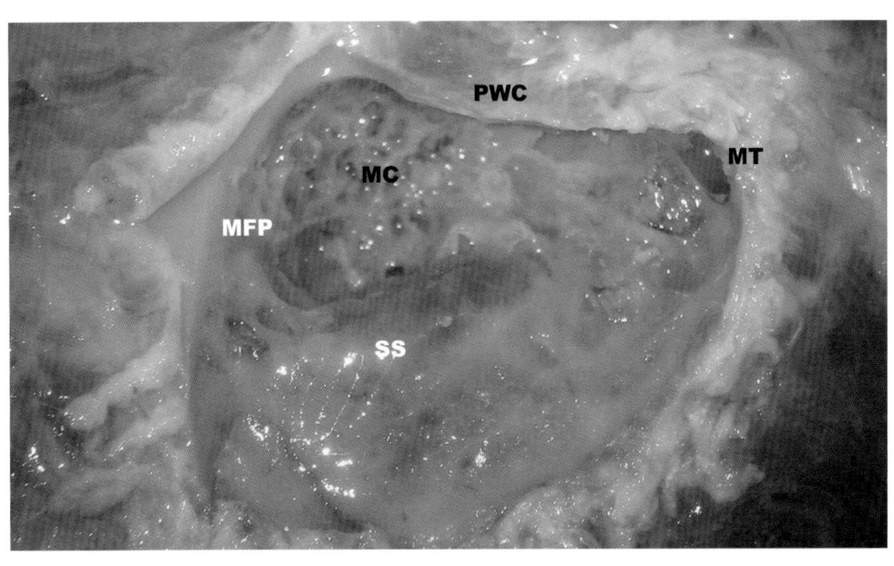

图13-6　乳突轮廓化；逐步磨除乙状窦表面的骨质，以及乙状窦后方2 cm的骨质

MFP，颅中窝脑板；
MC，乳突气房；
PWC，外耳道后壁；
SS，乙状窦；
MT，乳突尖

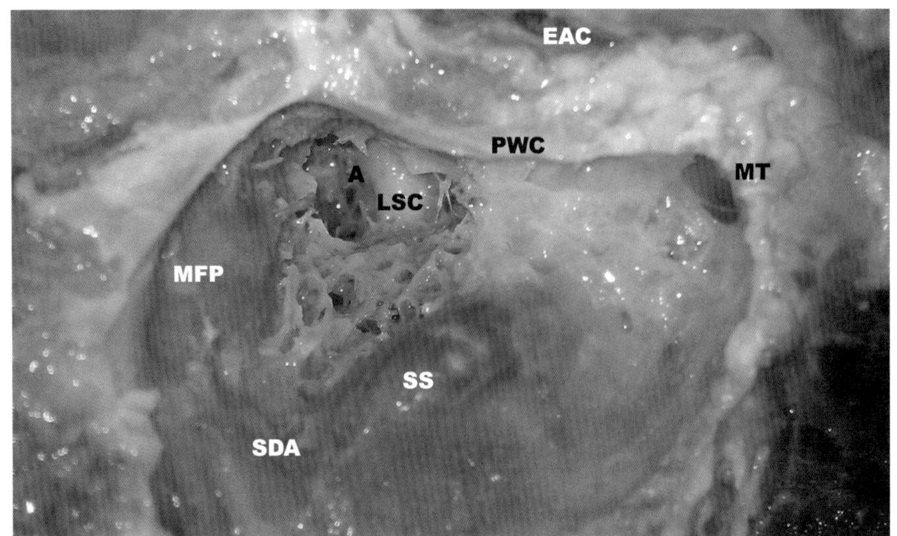

图13-7 开放鼓窦

MFP，颅中窝脑板；
A，鼓窦；
LSC，外半规管；
PWC，外耳道后壁；
SDA，窦脑膜角；
SS，乙状窦；
MT，乳突尖；
EAC，外耳道

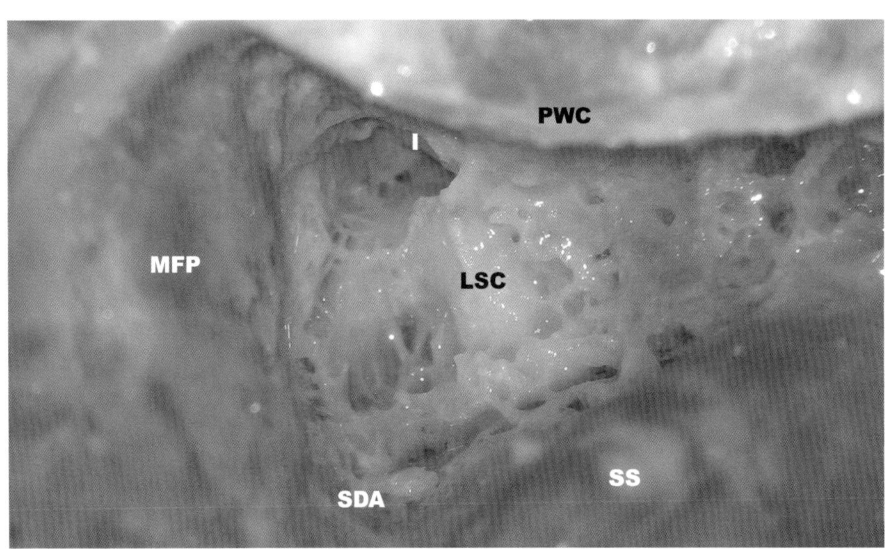

图13-8 暴露上鼓室及砧骨

MFP，颅中窝脑板；
I，砧骨；
LSC，外半规管；
PWC，外耳道后壁；
SDA，窦脑膜角；
SS，乙状窦

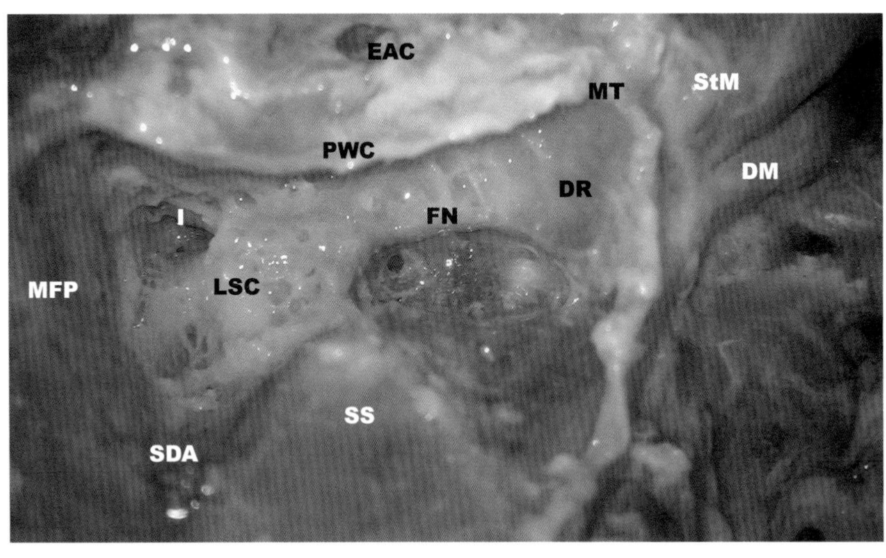

图13-9 通过二腹肌嵴定位面神经乳突段

MFP，颅中窝脑板；
I，砧骨；
LSC，外半规管；
PWC，外耳道后壁；
EAC，外耳道；
SDA，窦脑膜角；
SS，乙状窦；
FN，面神经；
DR，二腹肌嵴；
MT，乳突尖；
StM，胸锁乳突肌；
DM，二腹肌

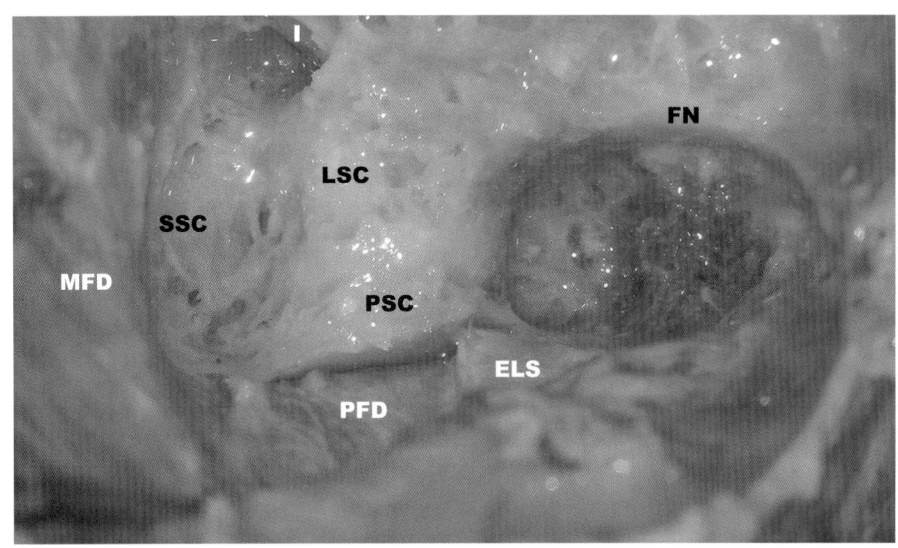

图13-10　磨除迷路后骨质和面神经后气房

MFD，颅中窝硬脑膜；
I，砧骨；
SSC，上半规管；
LSC，外半规管；
PSC，后半规管；
PFD，颅后窝硬脑膜；
ELS，内淋巴囊；
FN，面神经

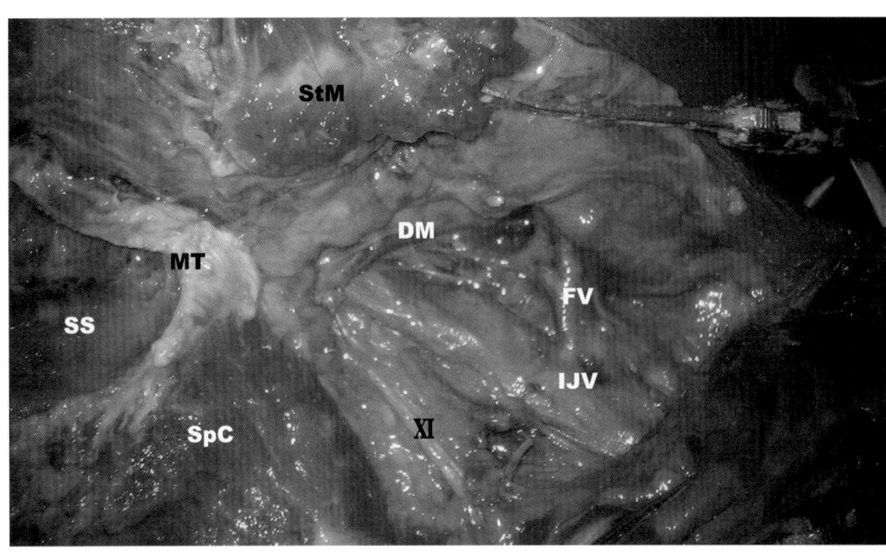

图13-11　打开颈动脉鞘

SS，乙状窦；
MT，乳突尖；
SpC，头夹肌；
StM，胸锁乳突肌；
DM，二腹肌；
Ⅺ，副神经；
IJV，颈内静脉；
FV，面静脉

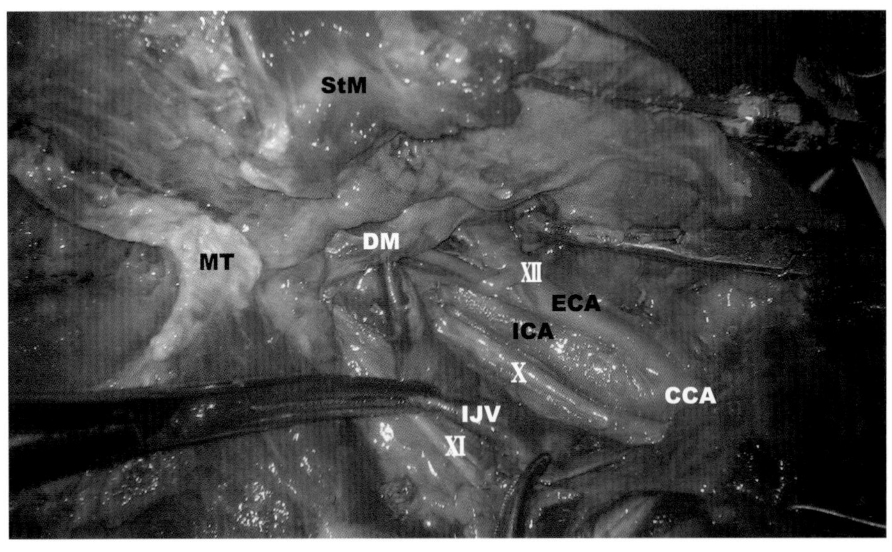

图13-12　显露颈动脉鞘内血管神经

MT，乳突尖；
StM，胸锁乳突肌；
DM，二腹肌；
Ⅺ，副神经；
IJV，颈内静脉；
Ⅹ，迷走神经；
ICA，颈内动脉；
CCA，颈总动脉；
ECA，颈外动脉；
Ⅻ，舌下神经

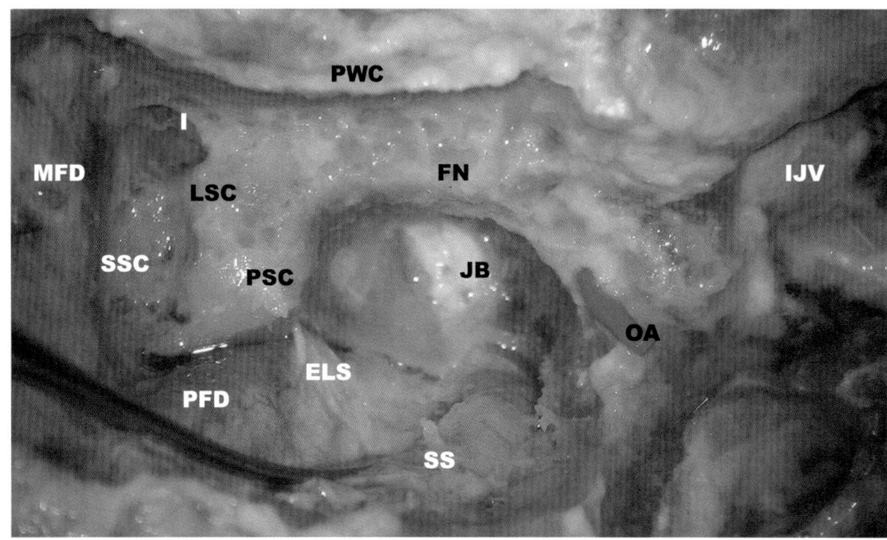

图13-13 沿乙状窦向下、向前轮廓化颈静脉球，去除乳突尖

MFD，颅中窝硬脑膜；
I，砧骨；
PWC，外耳道后壁；
SSC，上半规管；
LSC，外半规管；
PSC，后半规管；
PFD，颅后窝硬脑膜；
ELS，内淋巴囊；
FN，面神经；
SS，乙状窦；
JB，颈静脉球；
OA，枕动脉；
IJV，颈内静脉

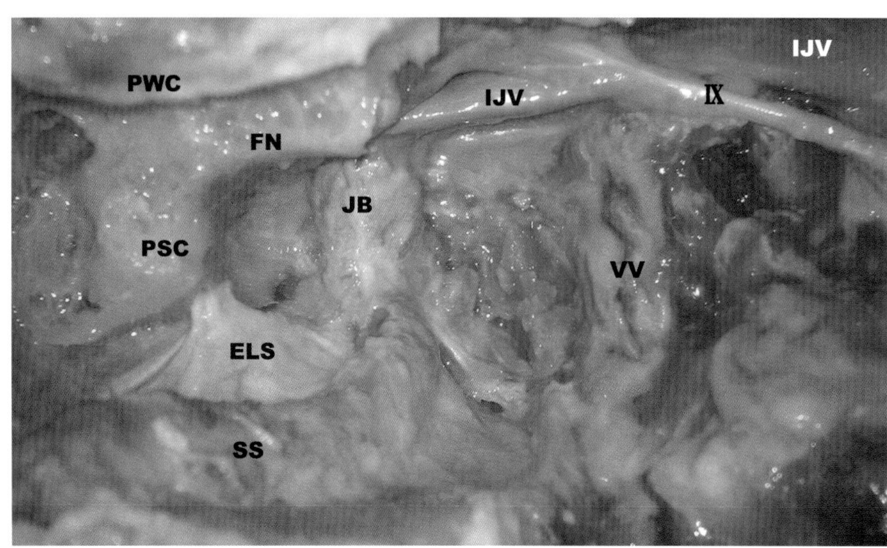

图13-14 磨除乙状窦下份后方骨质

PWC，外耳道后壁；
PSC，后半规管；
ELS，内淋巴囊；
FN，面神经；
SS，乙状窦；
JB，颈静脉球；
IJV，颈内静脉；
Ⅸ，副神经；
VV，椎静脉

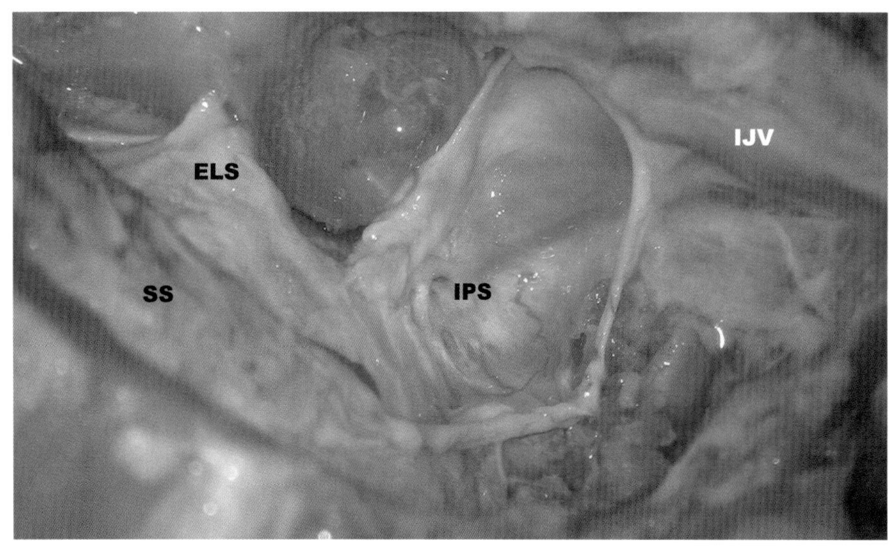

图13-15 打开颈静脉球外壁，可见岩下窦口

ELS，内淋巴囊；
SS，乙状窦；
IPS，岩下窦口；
IJV，颈内静脉

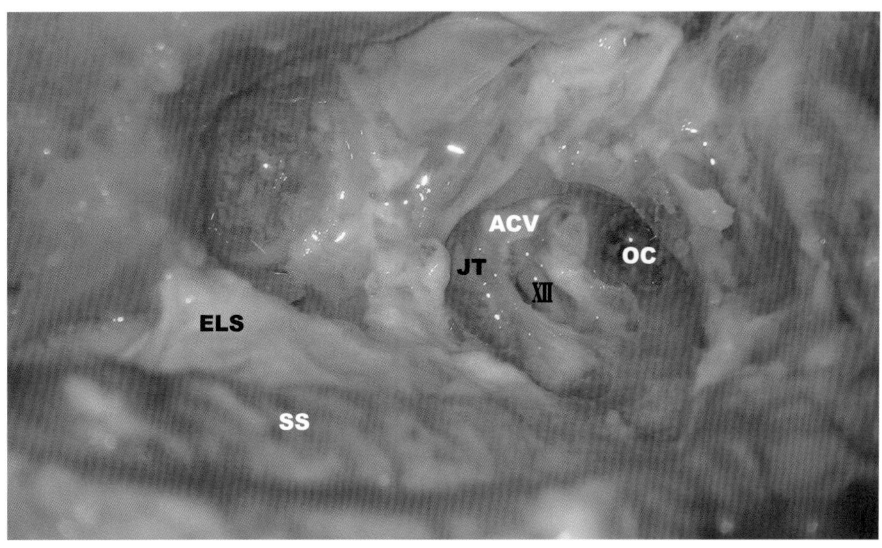

图13-16 磨除枕骨髁突至颈静脉球下方

ELS，内淋巴囊；
SS，乙状窦；
JT，颈静脉结节；
ACV，髁前静脉；
Ⅻ，舌下神经；
OC，枕骨髁突

病例1：经岩枕跨乙状窦径路颈静脉球体瘤切除术

·病例摘要·

患者，女，50岁。搏动性耳鸣2周。

·专科查体·

右侧鼓膜未见明显异常。双侧软腭抬举对称，伸舌无偏斜，双侧声带活动对称。

·听力学检查·

右耳PTA 73.3 dB HL。

·影像学检查·

术前颞骨CBCT影像示右侧颈静脉孔区肿物伴虫蚀样骨质破坏，累及颈内动脉垂直段和内听道，见图13-17。术前内听道MRI示

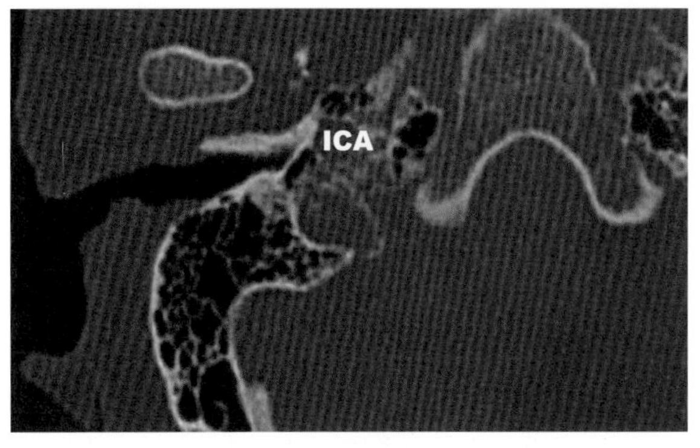

A. 累及颈内动脉垂直段（水平位）

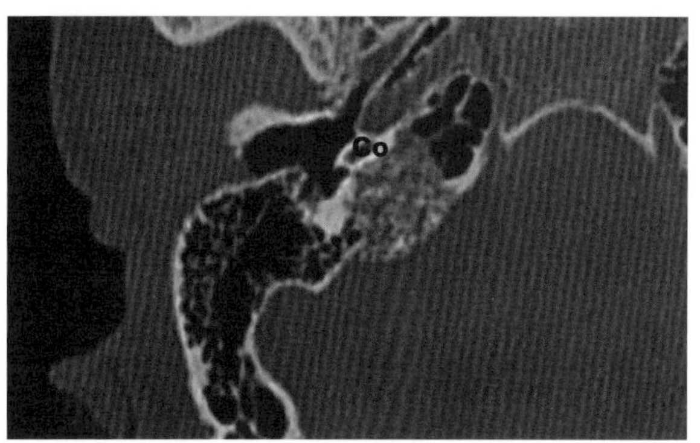

B. 耳蜗后方的骨质破坏（水平位）

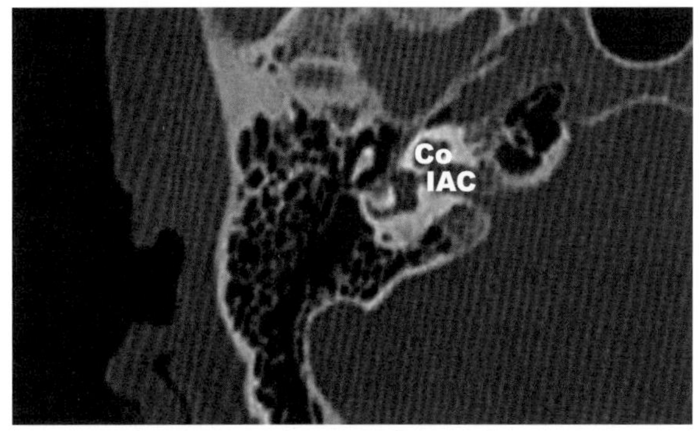

C. 累及IAC（水平位）

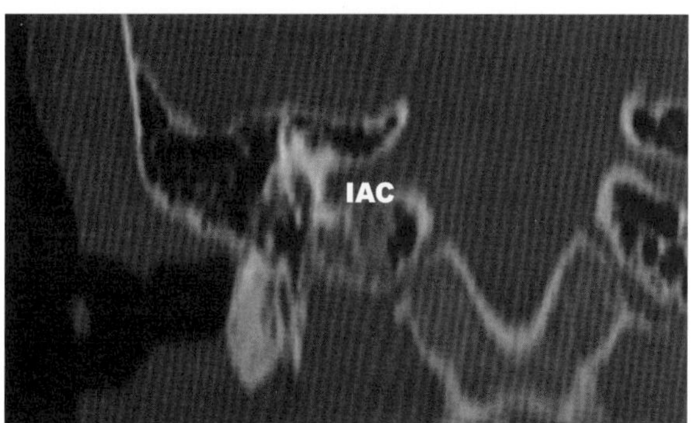

D. 累及IAC（冠状位）

图13-17 术前颞骨CBCT示右侧颈静脉孔区虫蚀样骨质破坏，累及颈内动脉垂直段和内听道

ICA，颈内动脉；Co，耳蜗；IAC，内听道

右侧颈静脉孔区不规则异常信号结节，部分突入内听道，见图13-18。DSA球囊闭塞试验提示闭塞右侧颈内动脉后左侧代偿功能良好。术后颞骨CBCT影像见图13-19。术后内听道MRI影像见图13-20。

· 诊断 ·

①右侧颈静脉球体瘤；②右侧中重度感音神经性耳聋。

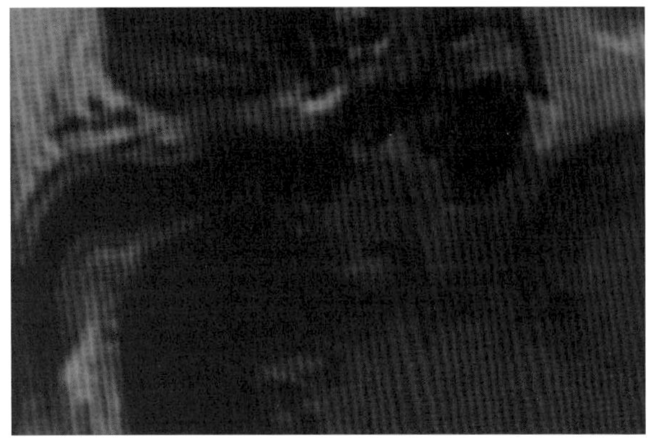

A. T_1WI等信号

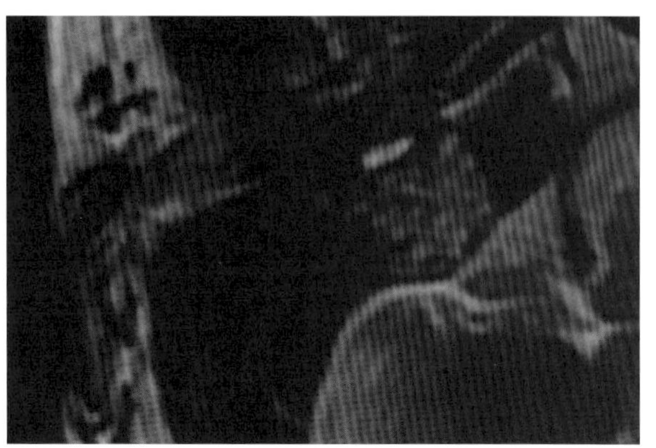

B. T_2WI不均匀高信号

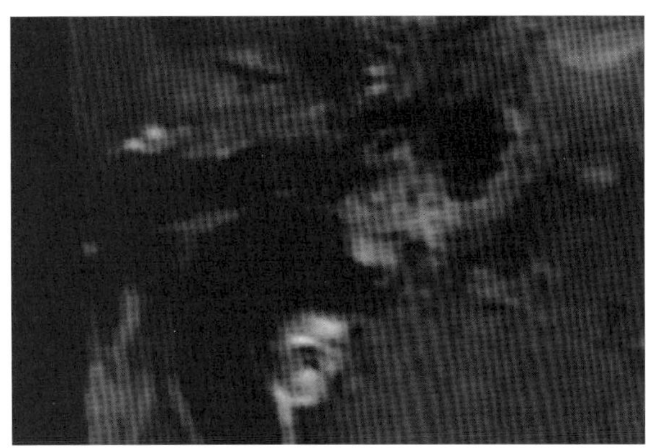

C. T_1WI增强示盐和胡椒征（水平位）

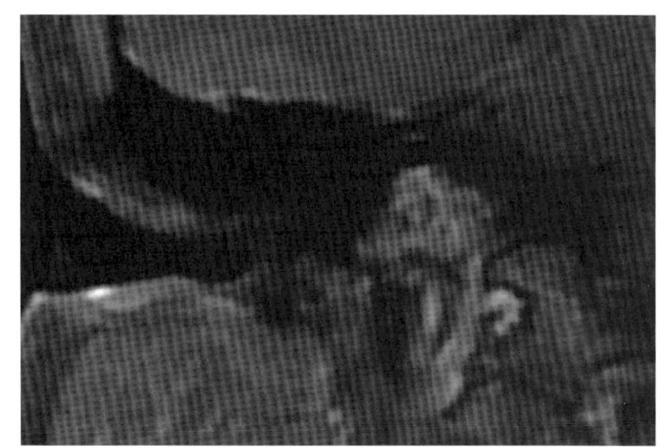

D. T_1WI增强示盐和胡椒征（冠状位）

图13-18　术前内听道MRI平扫和增强示右侧颈静脉孔区不规则异常信号结节

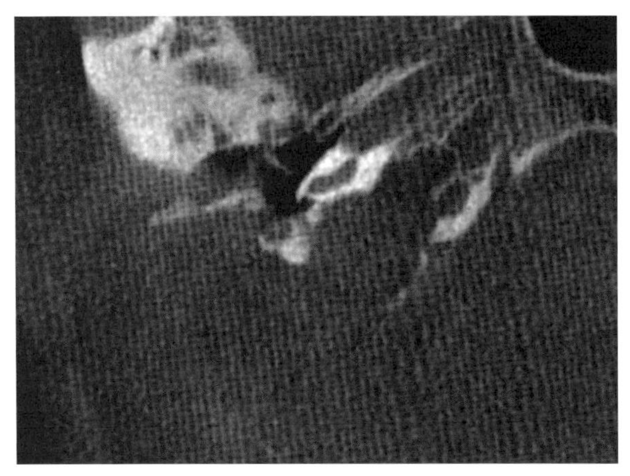

A. 迷路后病变已被切除

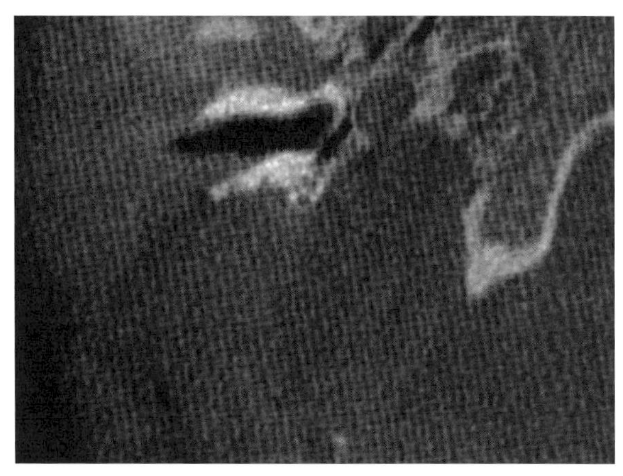

B. 颈静脉孔区病变已被切除

图13-19　术后颞骨CBCT示迷路后、颈静脉孔区病变已被切除

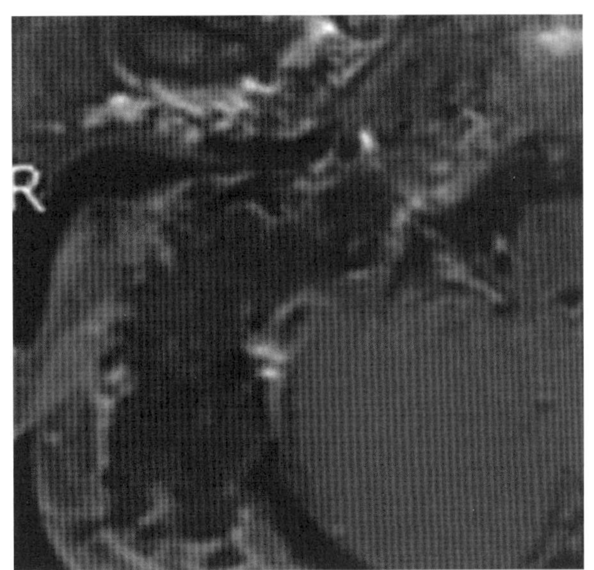

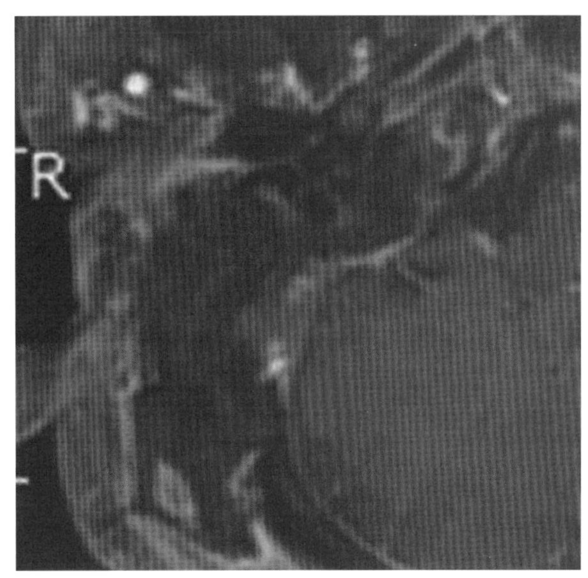

图13-20　术后内听道MRI增强示颈静脉孔区病灶已被切除

· 手术图解 ·

右侧岩枕跨乙状窦径路颈静脉球体瘤切除术图解见图13-21 ～图13-34。

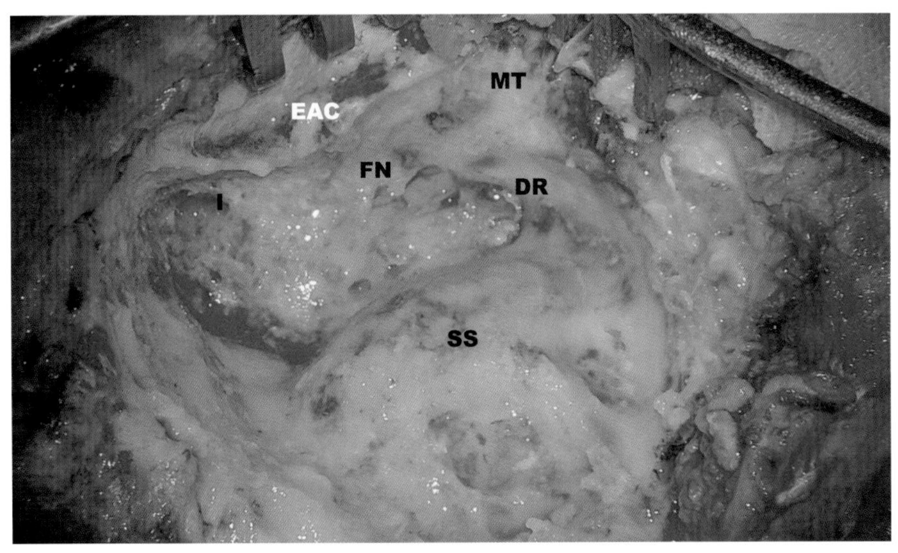

图13-21　乳突轮廓化，显露砧骨短脚、乙状窦、二腹肌嵴、面神经乳突段

I，砧骨；
EAC，外耳道；
SS，乙状窦；
FN，面神经；
DR，二腹肌嵴；
MT，乳突尖

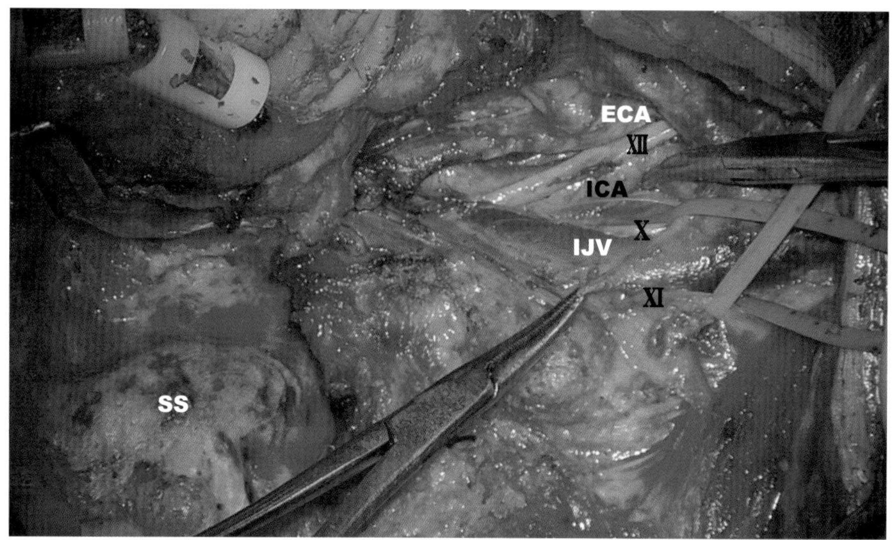

图13-22 打开颈鞘，显露颈鞘内的血管和神经

Ⅺ，副神经；
IJV，颈内静脉；
Ⅹ，迷走神经；
ICA，颈内动脉；
ECA，颈外动脉；
Ⅻ，舌下神经；
SS，乙状窦

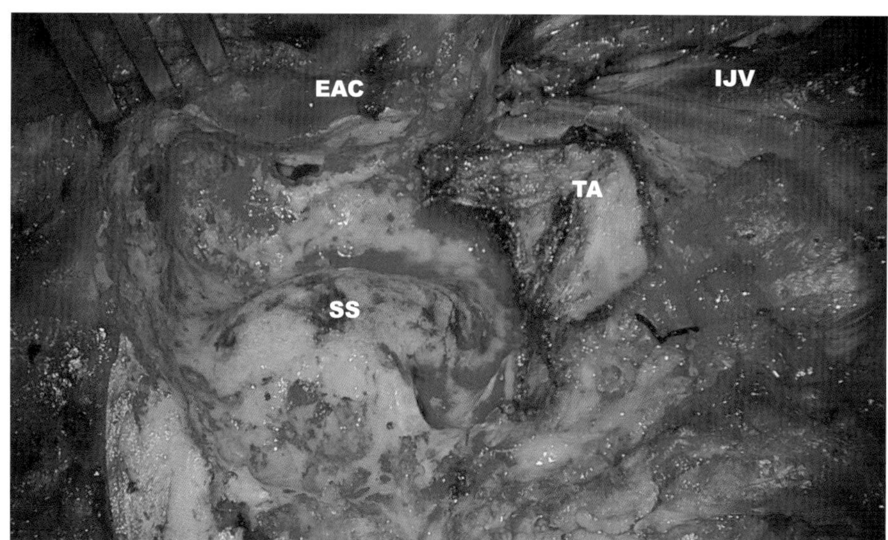

图13-23 显露寰椎横突

TA，寰椎横突；
EAC，外耳道；
IJV，颈内静脉；
SS，乙状窦

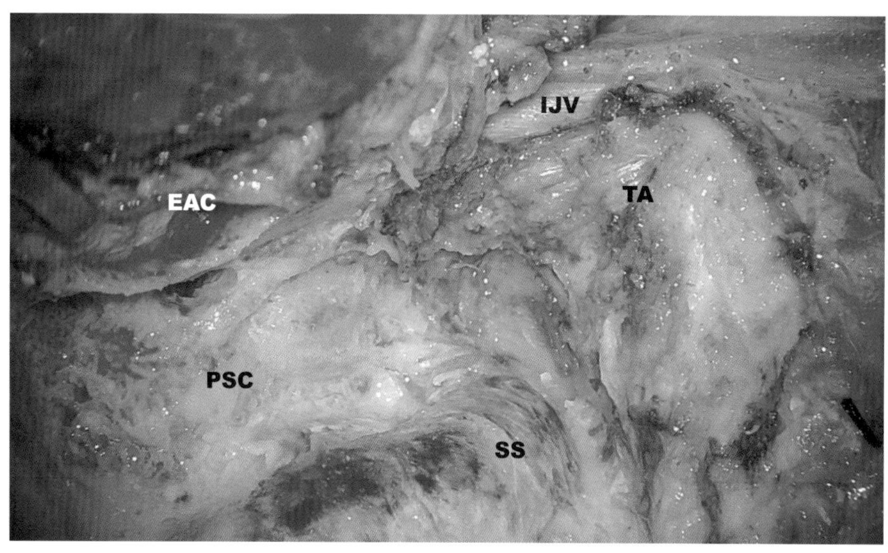

图13-24 沿乙状窦向下轮廓化至颈静脉球

TA，寰椎横突；
EAC，外耳道；
IJV，颈内静脉；
SS，乙状窦；
PSC，后半规管

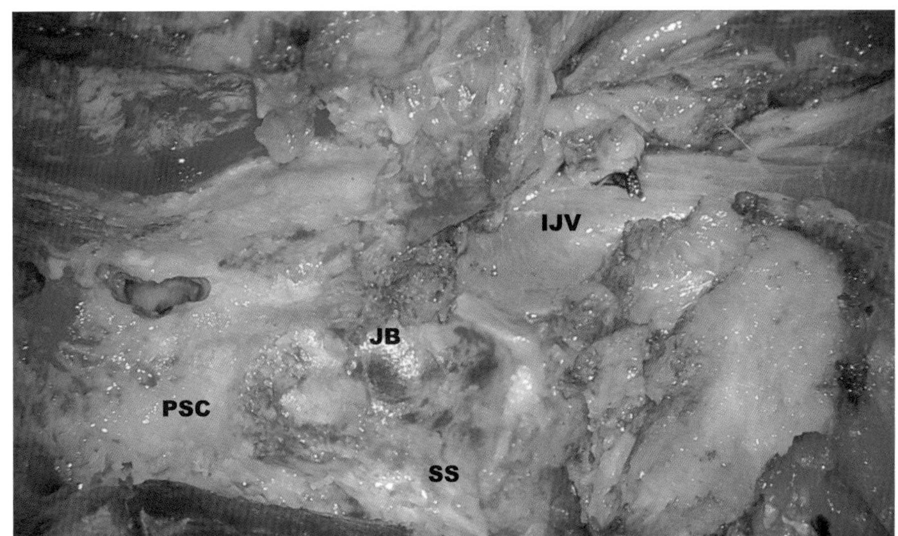

图13-25　磨除颈静脉球后下方骨质，显露颈静脉球，使之与下方颈内静脉连续可见

IJV，颈内静脉；
JB，颈静脉球；
SS，乙状窦；
PSC，后半规管

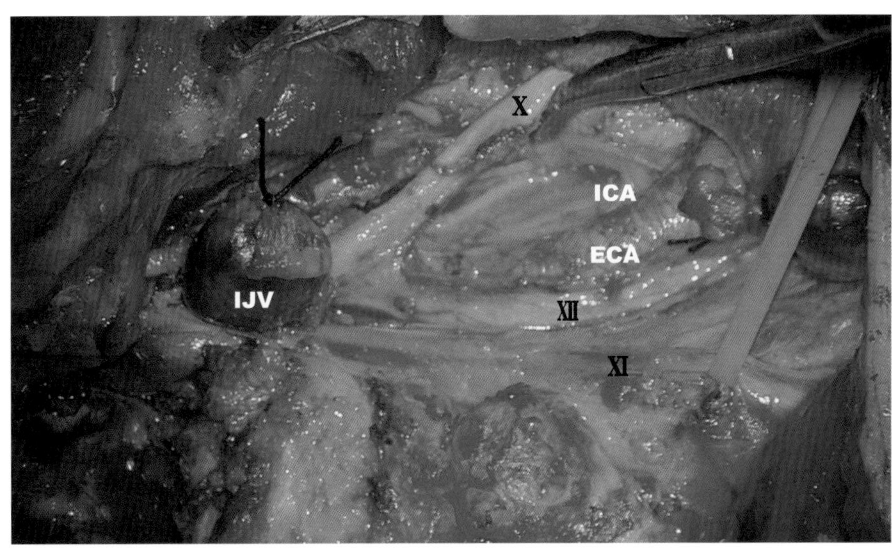

图13-26　于颈部结扎并切断颈内静脉

IJV，颈内静脉；
Ⅹ，迷走神经；
Ⅺ，副神经；
Ⅻ，舌下神经；
ICA，颈内动脉；
ECA，颈外动脉

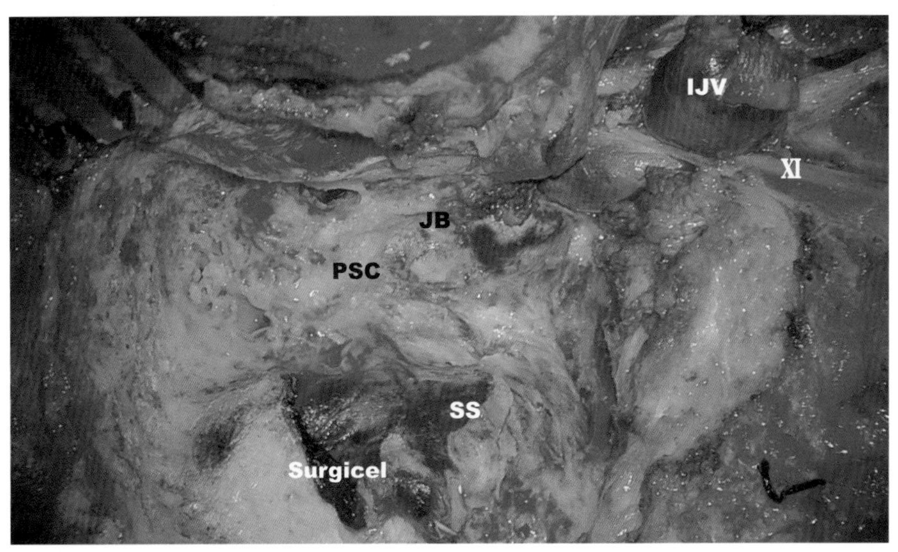

图13-27　用止血纱布塞在骨壁和乙状窦之间，压闭乙状窦远心端

PSC，后半规管；
JB，颈静脉球；
SS，乙状窦；
Surgicel，止血纱布；
IJV，颈内静脉；
Ⅺ，副神经

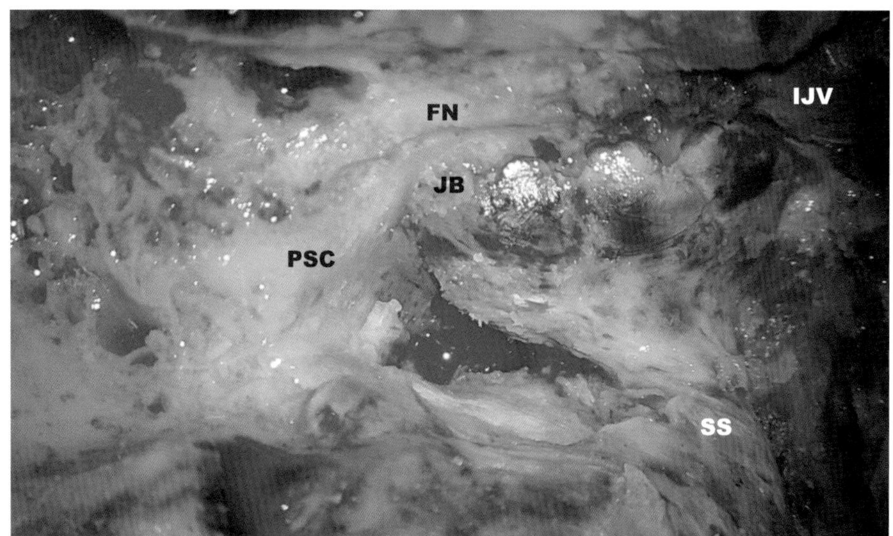

图13-28 暴露迷路下膨大病变的颈静脉球部分

PSC，后半规管；
JB，颈静脉球；
SS，乙状窦；
IJV，颈内静脉；
FN，面神经

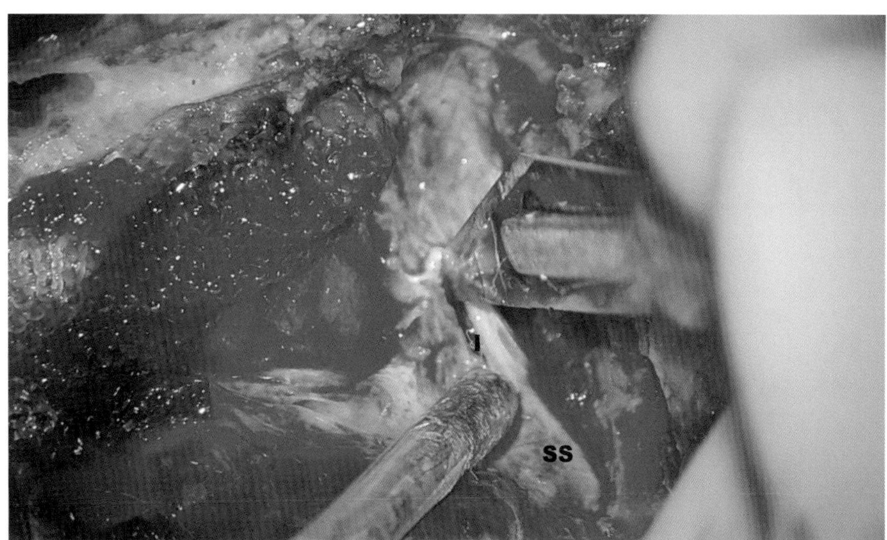

图13-29 尖刀于乙状窦下端切开并向下延伸，止血纱布填塞窦腔

SS，乙状窦；
I，乙状窦切口

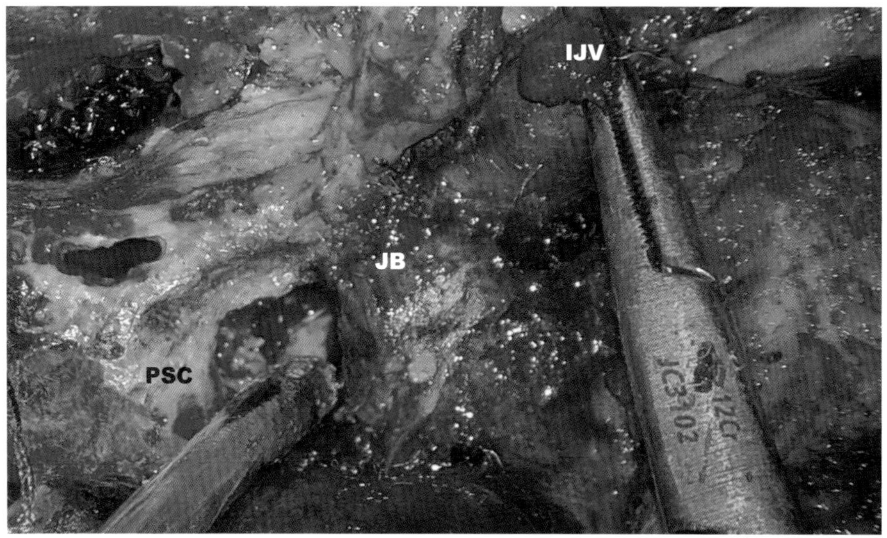

图13-30 沿切断的颈内静脉远心端向上分离至颈静脉球

JB，颈静脉球；
IJV，颈内静脉；
PSC，后半规管

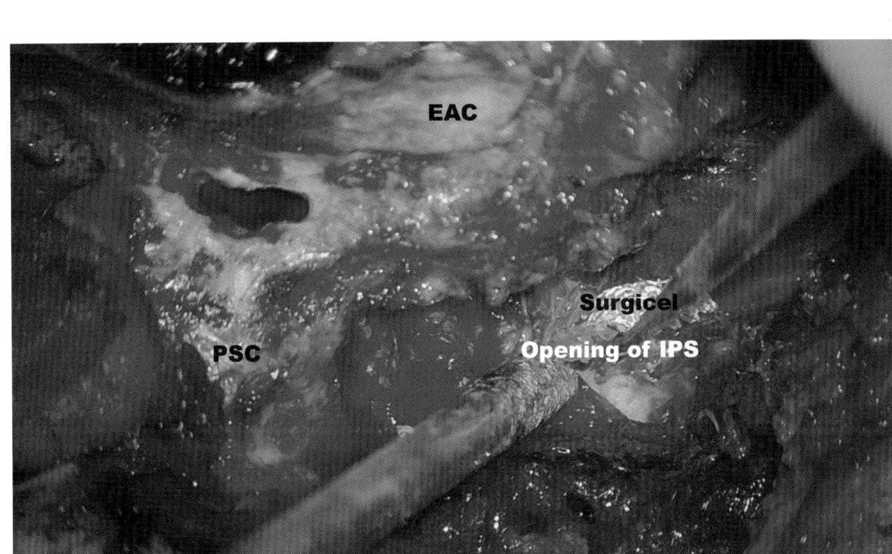

图13-31　止血纱布填塞岩下窦开口

Opening of IPS，岩下窦开口；

Surgicel，止血纱布；

PSC，后半规管；

EAC，外耳道

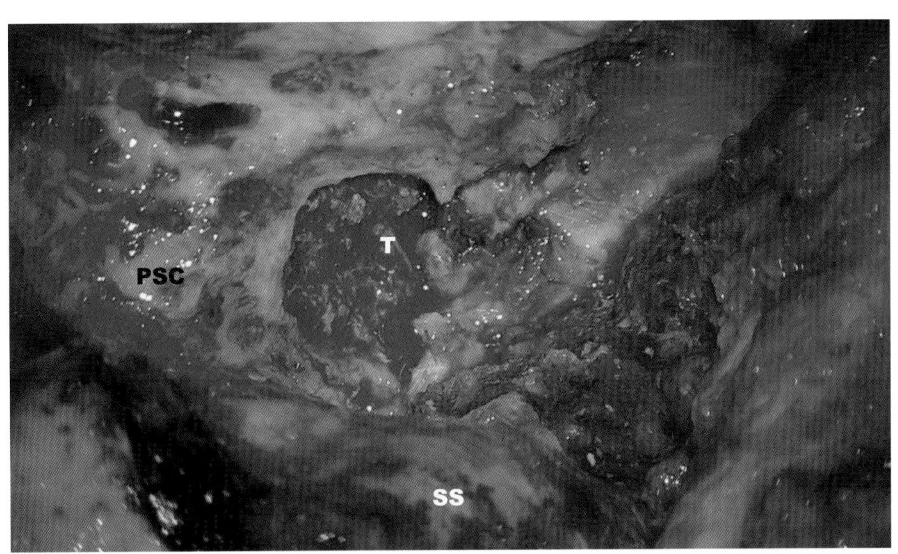

图13-32　切除颈内静脉远心端、颈静脉球外壁、乙状窦下端；显露迷路下肿瘤及病变骨质

T，肿瘤；

PSC，后半规管；

SS，乙状窦

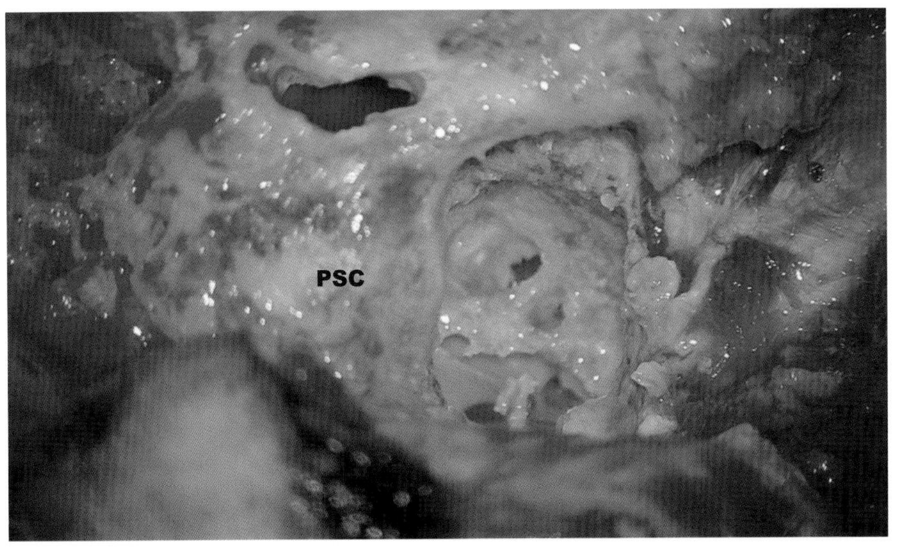

图13-33　切除迷路下及岩尖肿瘤及病变骨质，直至显露正常骨质、气房

PCS，后半规管

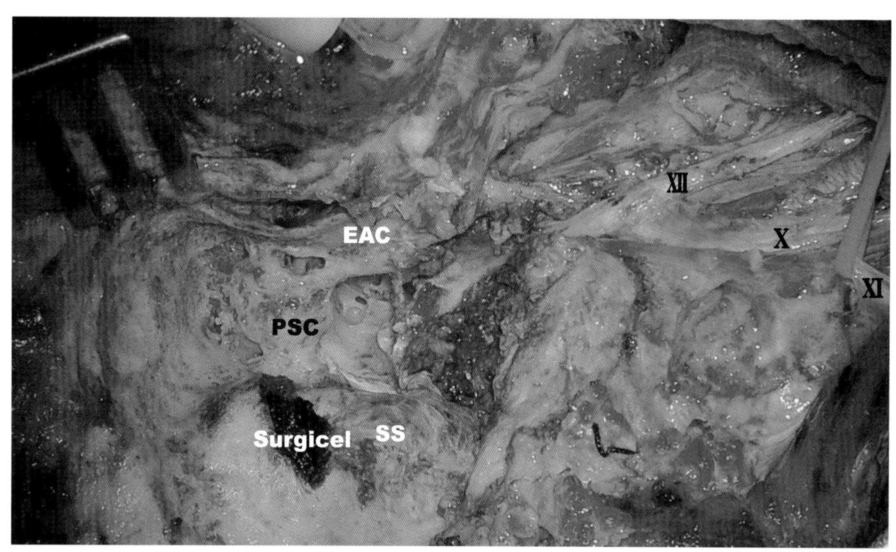

图13-34 手术完成后的整个术野

EAC，外耳道；
X，迷走神经；
XI，副神经；
XII，舌下神经；
SS，乙状窦；
PSC，后半规管；
Surgicel，止血纱布

· 文献回顾及讨论 ·

颈静脉球体瘤起源于颈静脉球壁的化学感受器，为良性血管性肿瘤，但呈恶性生长，主要经解剖通道向邻近组织扩展，可侵及颈内动脉、面神经骨管、骨迷路等而出现相应临床症状。颞骨CT表现为颈静脉孔明显扩大，周围骨质破坏，边缘呈虫蚀状。MRI典型改变为“盐和胡椒征”。目前颈静脉球体瘤的分型主要采用Fisch分型，即根据肿瘤大小、是否侵及颈内动脉及颅内分为A、B、C、D四型，其中C型根据颈动脉管受累程度进一步分为C1 ～ C4亚型；D型肿瘤浸润颅内，根据硬膜外或硬膜内浸润、向颅后窝浸润深度进一步细化分型。分型的精确化更有助于临床医生采取不同的手术策略切除肿瘤。本例患者肿瘤已累及颈内动脉垂直段，水平段骨管完整，故临床分型属于C2亚型。

颈静脉孔区肿瘤依据其病变范围，选择能最大限度地暴露肿瘤的手术径路是最重要的原则。熟练掌握该区域的复杂解剖关系，是充分暴露肿瘤、肿瘤全切、减少并发症的关键。经典的颞下窝径路能够提供良好的手术视野，将颈静脉孔区的肿瘤完整切除。但术中需要移位面神经，封闭外耳道，对患者术后的生活质量造成一定影响。岩枕跨乙状窦径路（POTS，由Sanna教授创立）保留外耳道后壁，面神经无须移位。对于术前无面瘫，有实用听力且未累及岩尖及颈内动脉水平段的C2型患者是一种合适的径路选择。本例患者肿瘤主体局限于颈静脉孔，且仅累及部分颈内动脉垂直段，迷路骨质亦未受侵犯。因此，本例患者选择岩枕跨乙状窦径路，全切肿瘤的同时良好地保留了患者的面神经功能及听力。患者术后面神经功能HB-Ⅰ级，伸舌无偏斜，右侧软腭抬举稍差，无声嘶。

· 手术视频 ·

“第十三章岩枕跨乙状窦径路”
病例1手术视频

■ 病例2：经岩枕跨乙状窦径路颈静脉孔区舌咽神经鞘膜瘤切除术

· 病例摘要 ·

患者，男，34岁。伸舌偏斜伴右侧耳痛、头痛1月余。

· 专科查体 ·

双侧鼓膜未见异常。双侧面部对称，伸舌右偏，双侧软腭抬举对称，双侧声带活动正常。

· 听力学检查 ·

双耳PTA 10 dB HL。

· 影像学检查 ·

术前颞骨CBCT示右侧颈静脉孔区及岩尖软组织影伴骨质破坏，边缘光滑，见图13-35。术前颞骨MRI增强示右侧颈静脉孔区占位，边缘光滑，T_1等信号，T_2混杂信号，增强后强化明显，见图13-36。术后颞骨CBCT影像见图13-37。术后颞骨MRI增强影像见图13-38。

· 术后病理 ·

神经鞘膜瘤。

· 诊断 ·

①右侧颈静脉孔区后组颅神经鞘膜瘤；②右侧舌下神经功能麻痹。

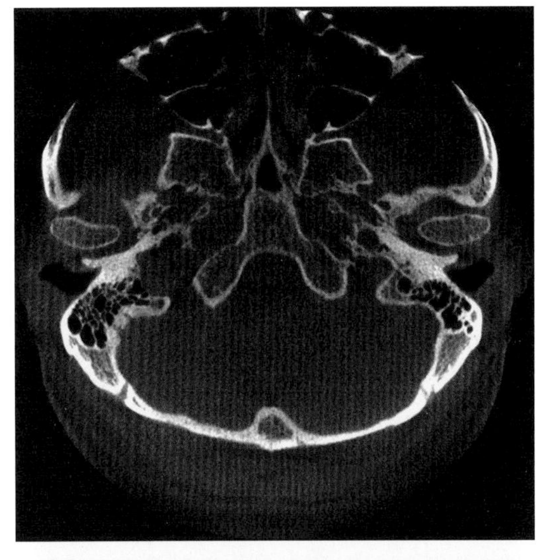
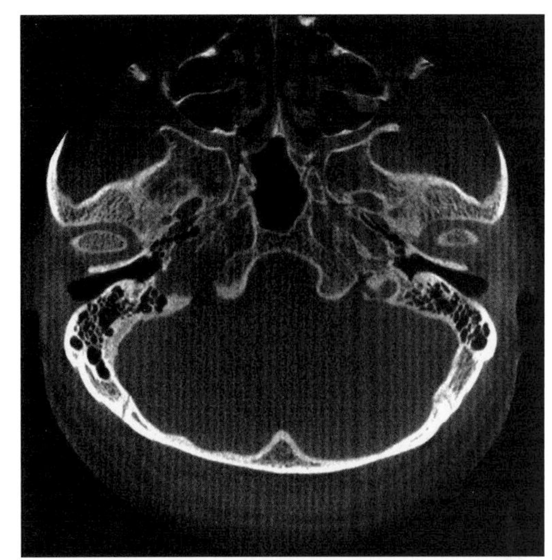
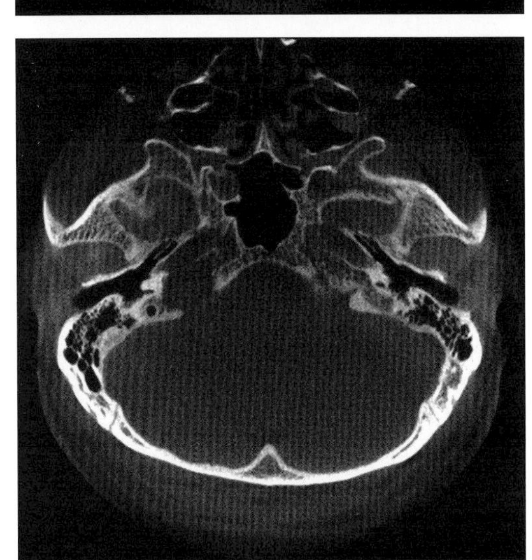
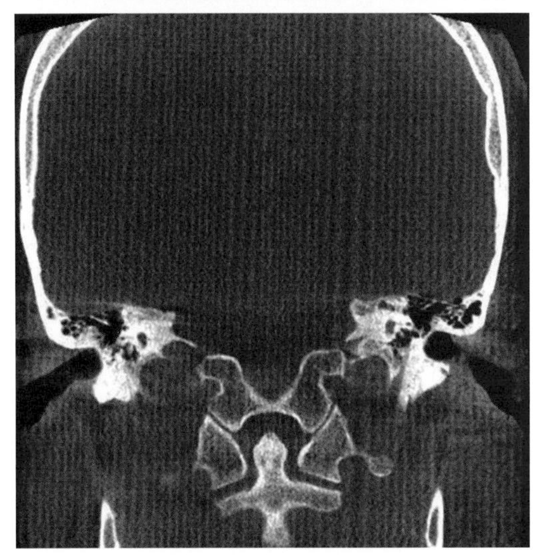

图13-35　术前颞骨CBCT示右侧颈静脉孔区及岩尖软组织影伴骨质破坏，累及颈内动脉水平段，边缘光滑

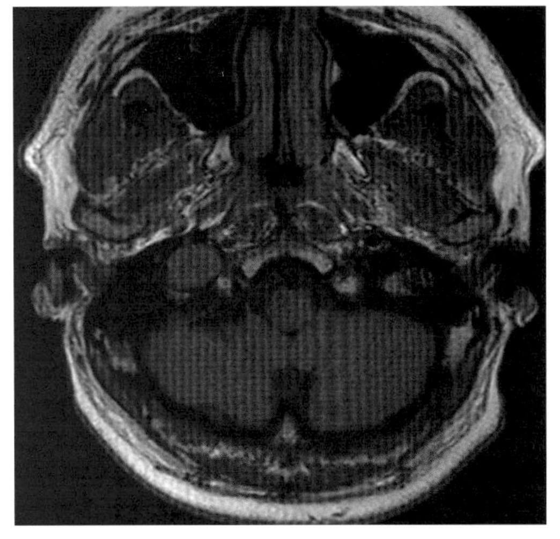

A. T_1等信号

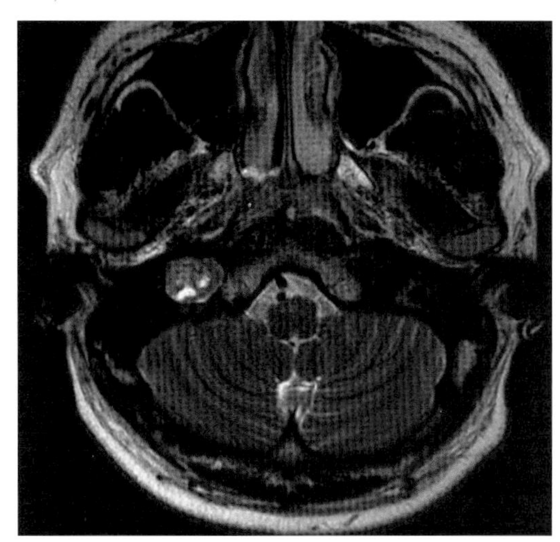

B. T_2混杂信号

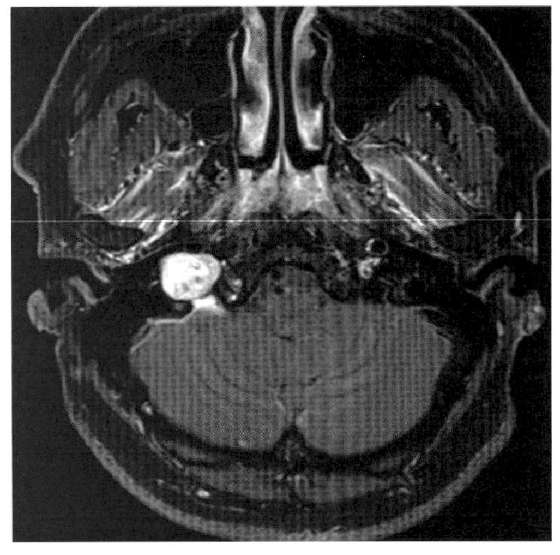

C. 增强后强化明显

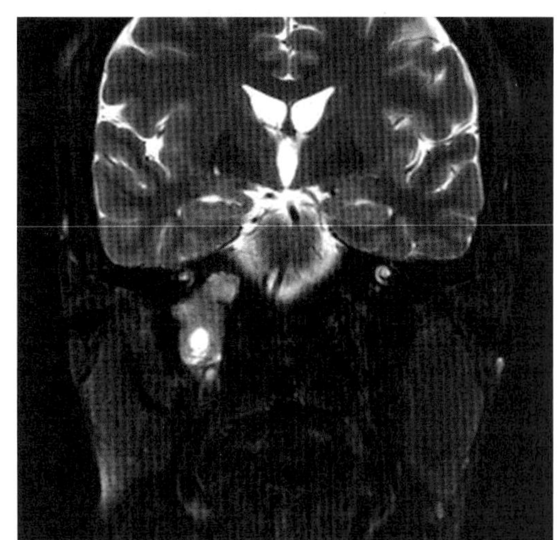

D. 肿瘤呈条索状影（冠状位）

图13-36　术前颞骨MRI增强示右侧颈静脉孔区占位，边缘光滑

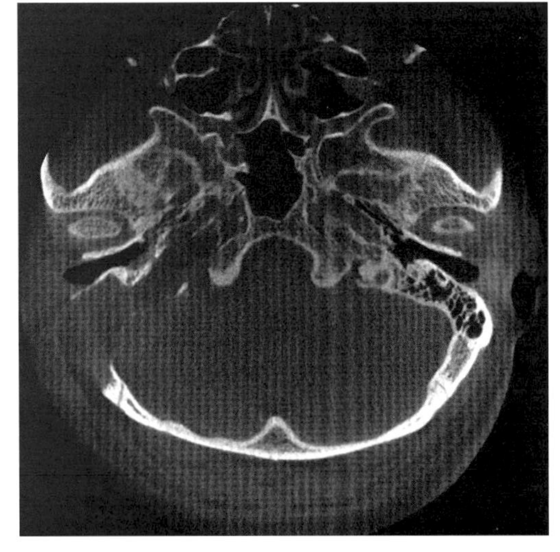

A. 水平位

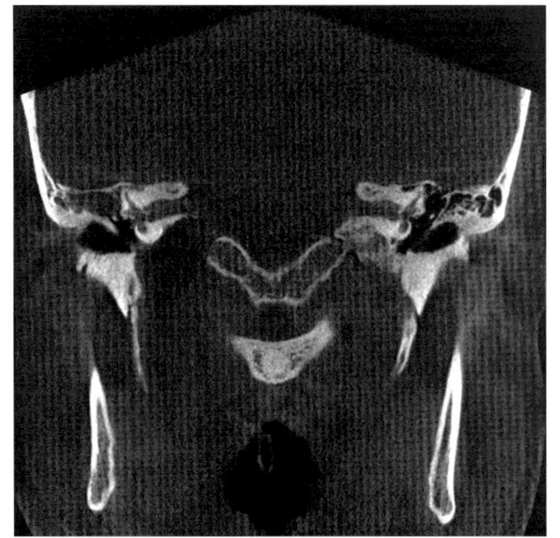

B. 冠状位

图13-37　术后颞骨CBCT示右侧颈静脉孔区、乳突区及枕骨区骨质术后改变

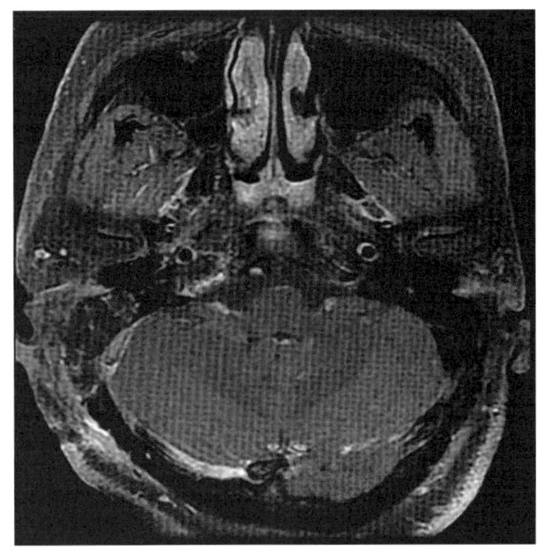

A. 水平位

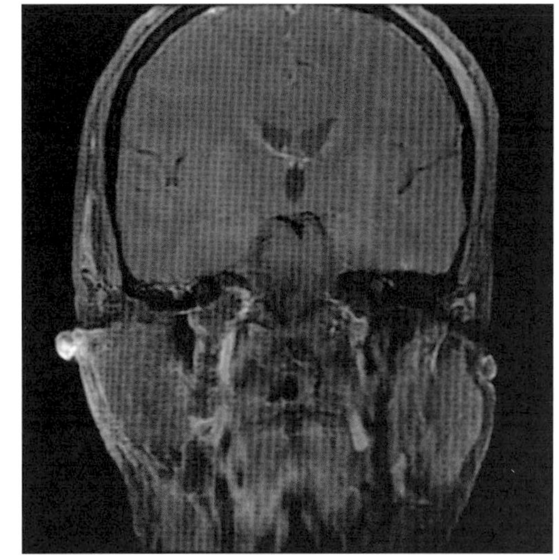

B. 冠状位

图13-38　术后颞骨MRI增强示肿瘤已被完整切除，术腔脂肪填塞影

· 手术图解 ·

右侧岩枕跨乙状窦径路颈静脉孔区舌咽神经鞘膜瘤切除术图解见图13-39～图13-48。

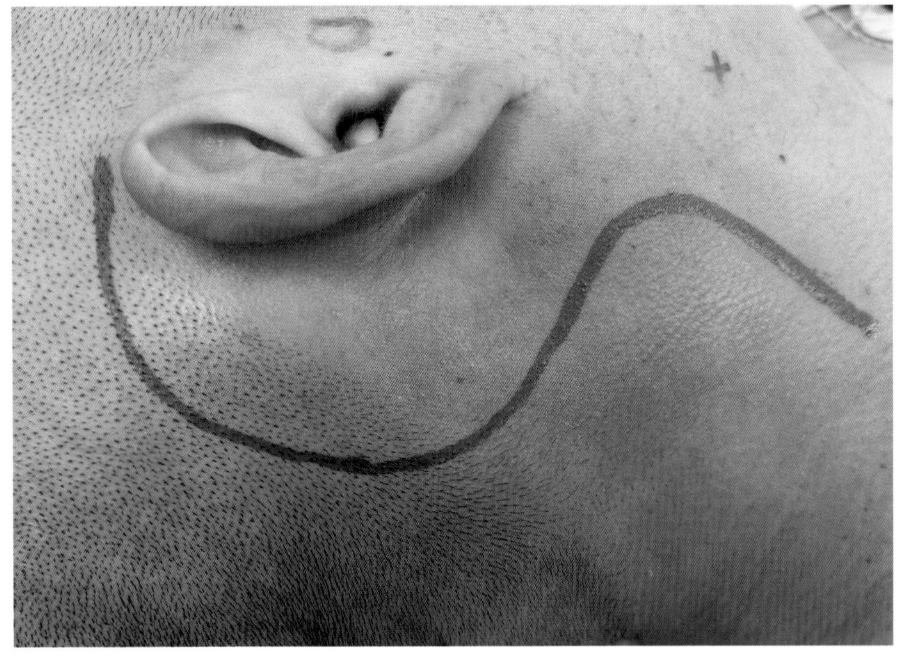

图13-39　手术切口示意图

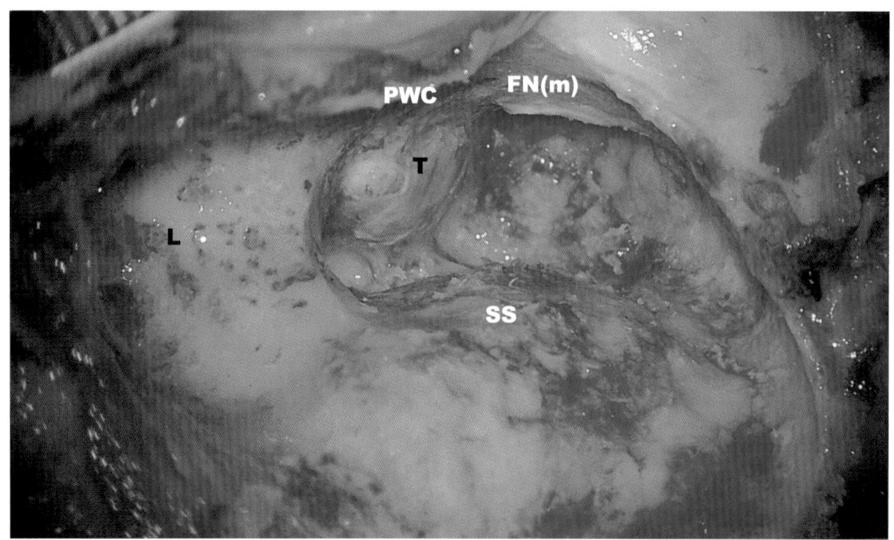

图13-40 乳突轮廓化，显露颈静脉孔区肿瘤

L，迷路；
SS，乙状窦；
T，肿瘤；
PWC，外耳道后壁；
FN (m)，面神经乳突段

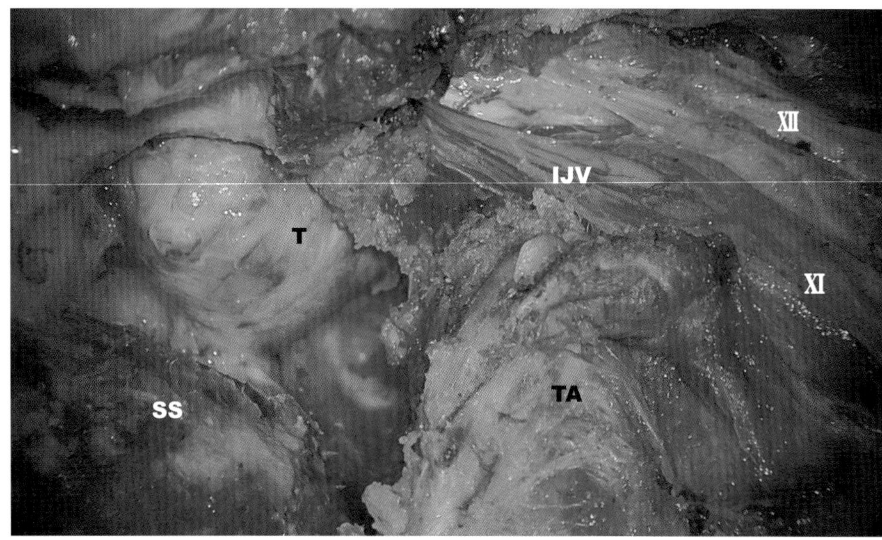

图13-41 解剖颈部，暴露颈鞘内结构及寰椎横突

T，肿瘤；
SS，乙状窦；
TA，寰椎横突；
Ⅻ，舌下神经；
IJV，颈内静脉；
Ⅺ，副神经

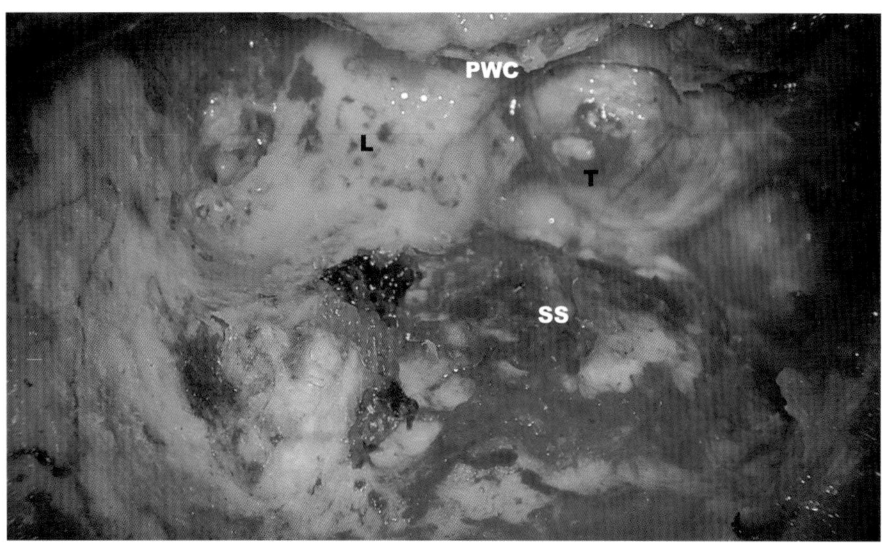

图13-42 保留部分乙状窦远心端表面骨质，用止血纱布压迫阻断乙状窦远心端血供

L，迷路；
SS，乙状窦；
T，肿瘤；
PWC，外耳道后壁

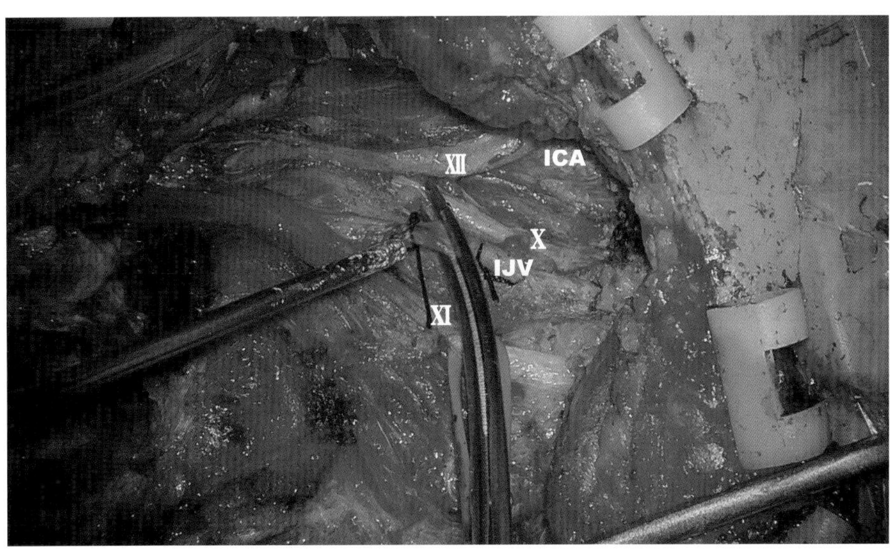

图13-43　于颈部结扎并切断颈内静脉

ICA，颈内动脉；
IJV，颈内静脉；
Ⅹ，迷走神经；
Ⅺ，副神经；
Ⅻ，舌下神经

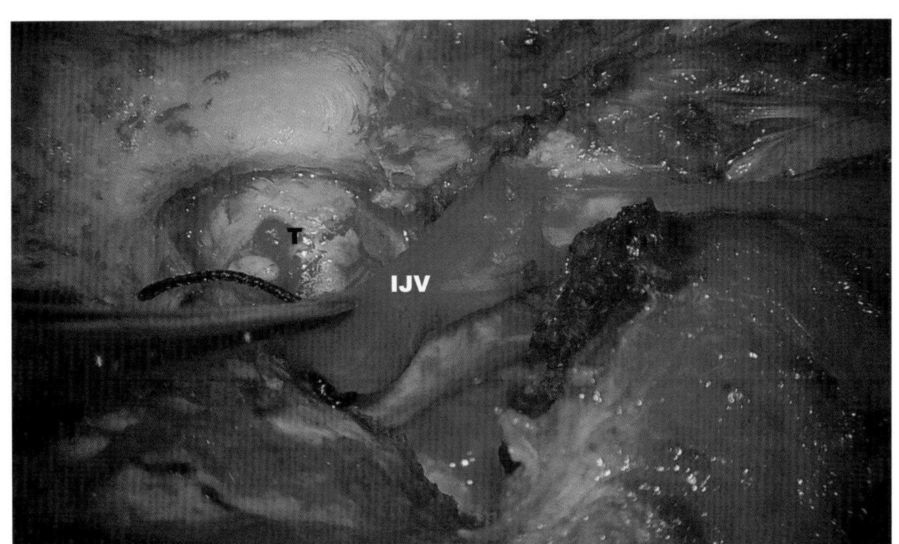

图13-44　沿颈内静脉远心端向颈静脉孔方向分离并切除颈内静脉

IJV，颈内静脉；
T，肿瘤

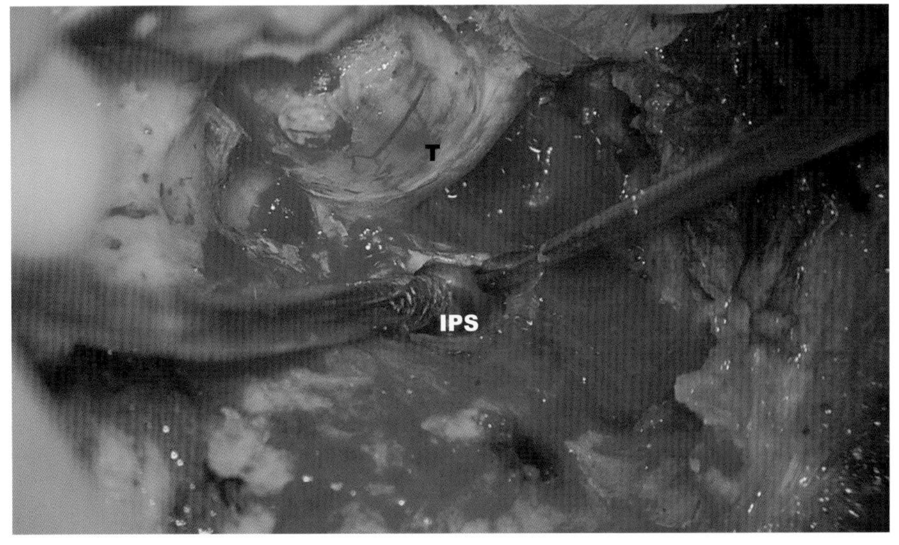

图13-45　切开乙状窦并用止血纱布填塞岩下窦

T，肿瘤；
IPS，岩下窦

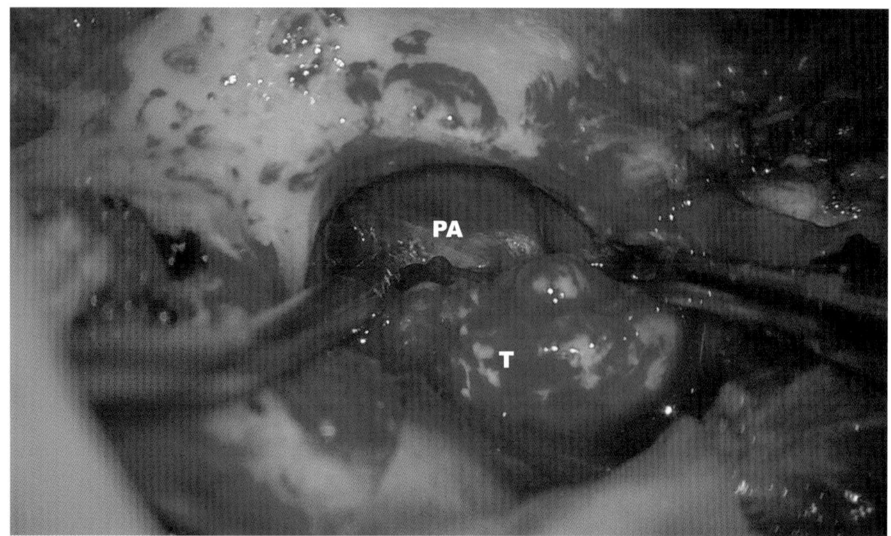

图13-46 分块切除肿瘤，显露岩尖并切除岩尖肿瘤

T，肿瘤；
PA，岩尖

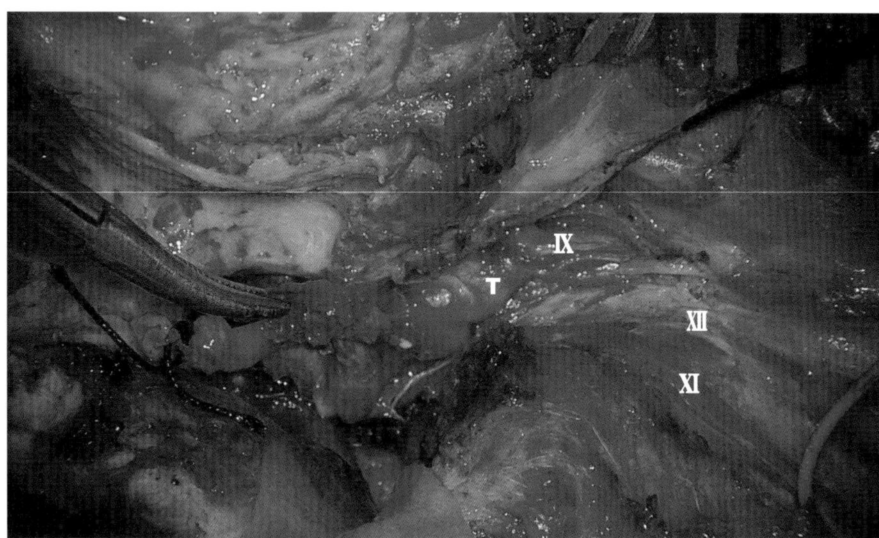

图13-47 显露颈静脉球内侧壁结构，见肿瘤来源于舌咽神经

T，肿瘤；
Ⅸ，舌咽神经；
Ⅺ，副神经；
Ⅻ，舌下神经

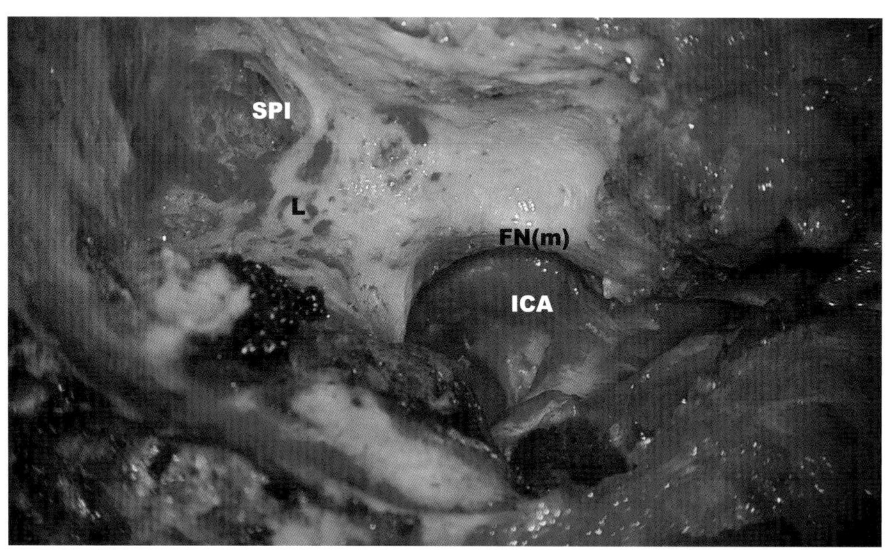

图13-48 肿瘤切除后颈静脉孔及岩尖术腔

SPI，砧骨短脚；
L，迷路；
FN(m)，面神经乳突段；
ICA，颈内动脉

· 文献回顾及讨论 ·

颈静脉孔区神经鞘瘤起源于颈静脉孔内第Ⅸ、Ⅹ、Ⅺ、Ⅻ对颅神经，仅占颅内神经鞘瘤的2.9%～4%。颈静脉孔区血管神经解剖及毗邻结构复杂，手术暴露困难，手术风险较高。根据肿瘤起源、肿瘤大小、侵犯范围等因素具有不同的临床表现，如声音嘶哑、吞咽困难、饮水呛咳、舌肌萎缩、伸舌向一侧偏斜、斜方肌萎缩等。颈静脉孔神经鞘瘤临床上需与该区域常见的脑膜瘤、颈静脉球瘤等相鉴别。

目前国际上多采用卡耶（Kaye）/佩利特（Pellet）分型方法将颈静脉孔神经鞘瘤分四型：A型，肿瘤主体位于颅内，可有小部分孔内生长。B型，肿瘤主体位于孔内，可有小部分颅内生长。C型，肿瘤主体位于颅外，可有小部分孔内或颅后窝生长。D型，肿瘤主体呈哑铃型分布于颅外和颅内。根据术前影像学分析该患者属于C型。

颈静脉孔区神经鞘膜瘤手术过程中，对于病变神经的识别及正常颅神经的保护尤为重要。颈静脉孔区狭小，重要的神经血管集中，操作过程中易引起后组颅神经损伤。手术的关键在于尽可能地开放颈静脉孔区，使颈静脉球部完全暴露，同时严格按肿瘤界面分离、细心解剖，可减少神经损伤的可能性。目前神经电生理监测技术已经广泛运用于颈静脉孔神经鞘瘤的手术中，包括脑干诱发电位、面神经肌电图、后组颅神经功能监测等。术中操作触及毗邻神经结构时，电生理检测仪能及时发出预警，显著降低了神经功能的损伤，提高了患者术后的生活质量。

本例患者术前伸舌右偏，术前判断为舌下神经鞘膜瘤，但术中通过解剖定位和神经监测发现肿瘤来源于舌咽神经，而舌下神经受压。术中见舌咽神经呈扁平状，与肿瘤间有明确界限、可分离，遂仅将肿瘤切除而保留了神经完整。术后两侧软腭对称，无呛咳。

· 手术视频 ·

“第十三章岩枕跨乙状窦径路”
病例2手术视频

（杨　军　刘宇鹏　何景春）

第十四章　颞下窝B型径路

颞下窝B型径路的界限

前界：破裂孔、颈内动脉水平段。

后界：乳突部后界，乙状窦，以及乙状窦后方1～2 cm硬脑膜、乙状窦前方的颅后窝硬脑膜。颈部后界，胸锁乳突肌后缘。

上界：颅中窝硬脑膜。

下界：颈部颈总动脉分叉。

颞下窝B型径路的手术范围见图14-1。

手术适应证

（1）侵犯颞下窝后部的病变：咽鼓管畸胎瘤、黑色素瘤、血管瘤等。

（2）侵犯岩尖部的病变：岩尖和迷路下胆脂瘤、软骨肉瘤、表皮样囊肿等。

（3）侵犯斜坡的病变：脊索瘤、颈静脉球体瘤等。

手术禁忌证

（1）术前感染：B型径路是硬膜外手术，有中耳腔感染可能会引起并发症，但只是相对禁忌证。

（2）对侧听力耳丧失。

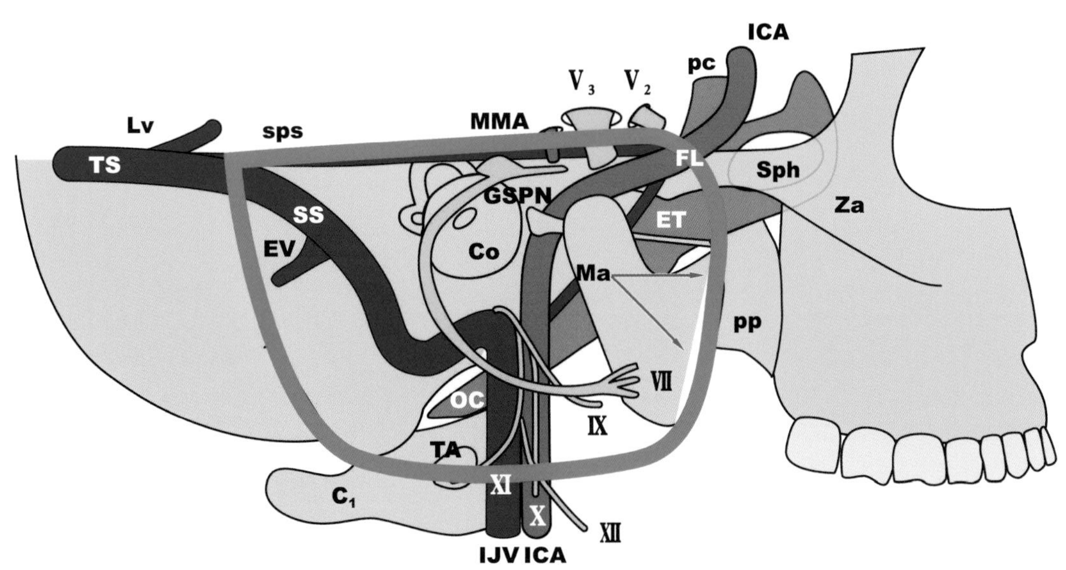

图14-1　颞下窝B型径路的手术范围（改自Sanna M, Saleh E, Khrais T, et al., 2008）

FL，破裂孔；C_1，第一颈椎；Co，耳蜗；ET，咽鼓管；EV，导静脉；GSPN，岩浅大神经；ICA，颈内动脉；IJV，颈内静脉；Lv，拉贝静脉；Ma，下颌骨；MMA，脑膜中动脉；OC，枕骨髁突；pc，后床突；pp，翼突；Sph，蝶窦；sps，岩上窦；SS，乙状窦；TA，寰椎横突；TS，横窦；Za，颧弓；V_2，上颌神经；V_3，下颌神经；Ⅶ，面神经；Ⅸ，舌咽神经；Ⅹ，迷走神经；Ⅺ，副神经；Ⅻ，舌下神经

解剖步骤

（1）制备耳道皮瓣，将耳道皮肤分离呈袖套转并行盲袋状封闭。解剖腮腺内颞骨外段面神经，并解剖出面神经额支过颧弓处。

（2）游离颞肌，向前翻起。暴露颧弓时避免损伤面神经额支。切开颧弓骨膜。

（3）于颧弓钻两个孔，用于关闭术腔时固定颧弓。于两孔之间截断颧弓。

（4）去除外耳道皮肤、鼓膜、锤骨和砧骨。

（5）行岩骨次全切除术，轮廓化面神经，保留内耳结构。

（6）磨平外耳道前壁，轮廓化颈内动脉垂直段。剪开颞颌关节囊，去除颞颌关节盘，暴露下颌关节髁状突。

（7）在颅骨上开一小窗，用于固定颞下窝撑开器，用撑开器将下颌骨牵向下方。

（8）磨除关节窝，以蝶嵴为标志寻找脑膜中动脉，完全暴露后以双极电凝处理并切断。

（9）向前方定位暴露下颌神经，予以切断。

（10）暴露骨性咽鼓管，进一步暴露颈内动脉水平段。

解剖图解

颞下窝B型径路的解剖（以右耳为例）见图14-2～图14-11。

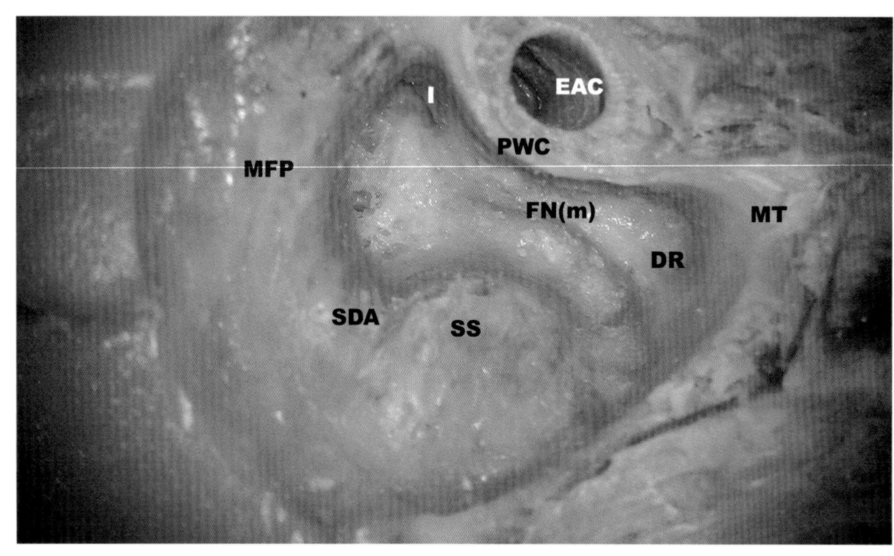

图14-2 乳突轮廓化，开放鼓窦，通过二腹肌嵴定位面神经乳突段；磨除乙状窦表面的骨质，以及乙状窦后方2 cm的骨质

MFP，颅中窝脑板；
I，砧骨；
PWC，外耳道后壁；
EAC，外耳道；
SDA，窦脑膜角；
SS，乙状窦；
FN（m），面神经乳突段；
DR，二腹肌嵴；
MT，乳突尖

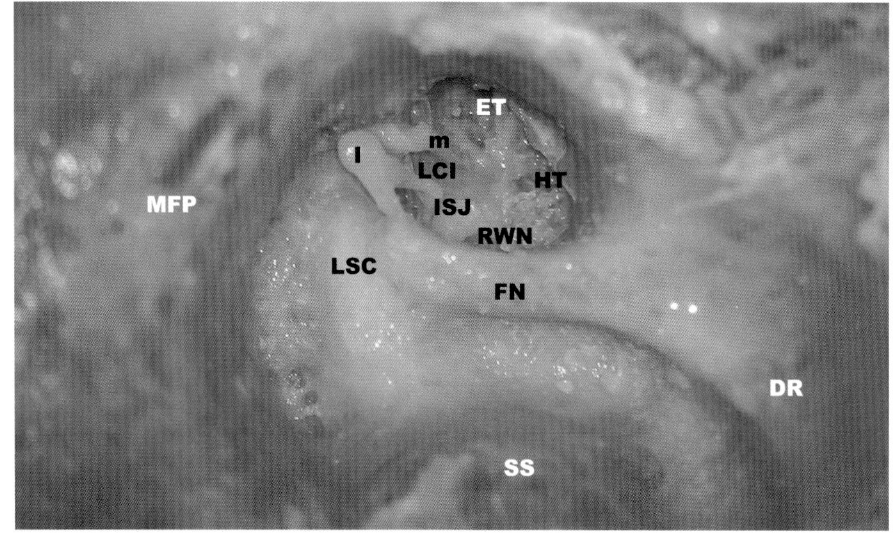

图14-3 磨除外耳道后壁，去除鼓膜及鼓室内容物

MFP，颅中窝脑板；
I，砧骨；
m，锤骨；
ET，咽鼓管；
LCI，砧骨长脚；
ISJ，砧镫关节；
HT，下鼓室；
LSC，外半规管；
FN，面神经；
DR，二腹肌嵴；
RWN，圆窗龛；
SS，乙状窦

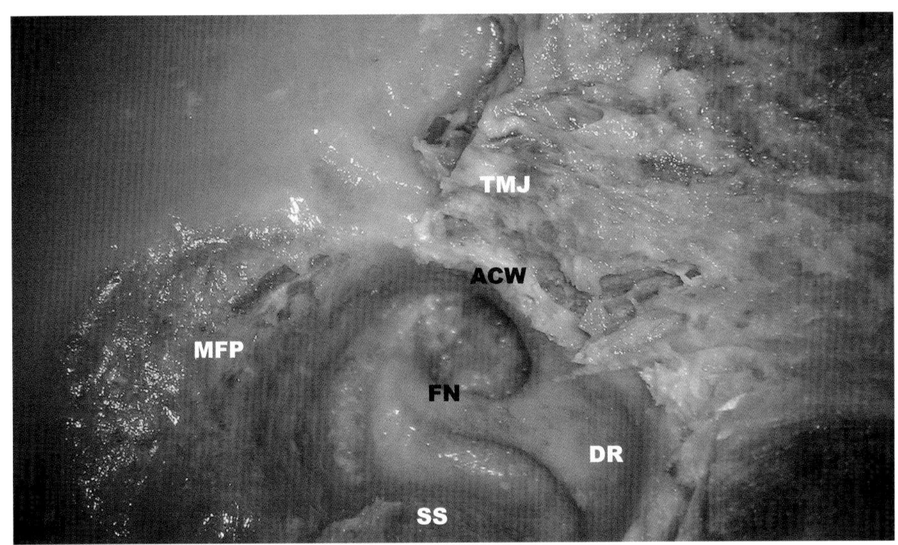

图14-4　暴露外耳道前壁及颞颌关节

MFP，颅中窝脑板；
FN，面神经；
DR，二腹肌嵴；
SS，乙状窦；
ACW，外耳道前壁；
TMJ，颞颌关节

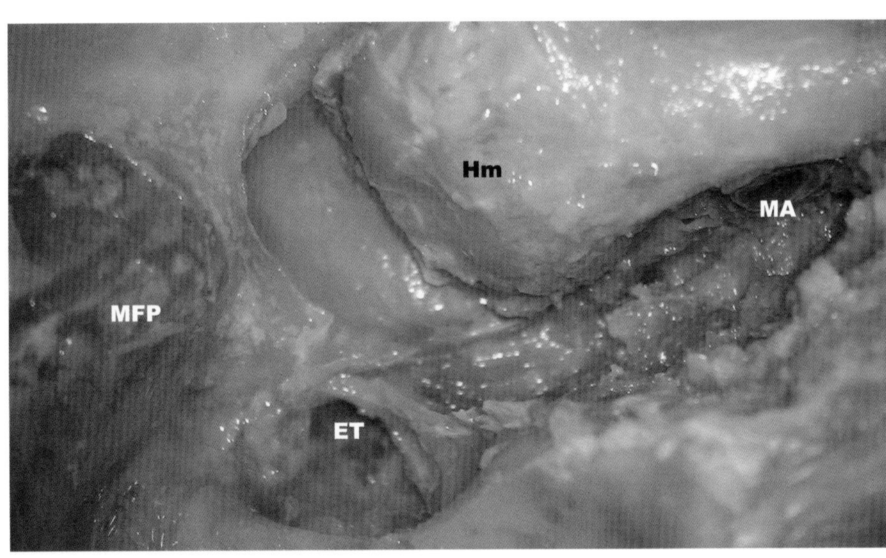

图14-5　磨去外耳道前壁，剪开颞颌关节囊，去除颞颌关节盘，暴露下颌关节髁状突

MA，上颌动脉；
MFP，颅中窝脑板；
ET，咽鼓管；
Hm，下颌骨头

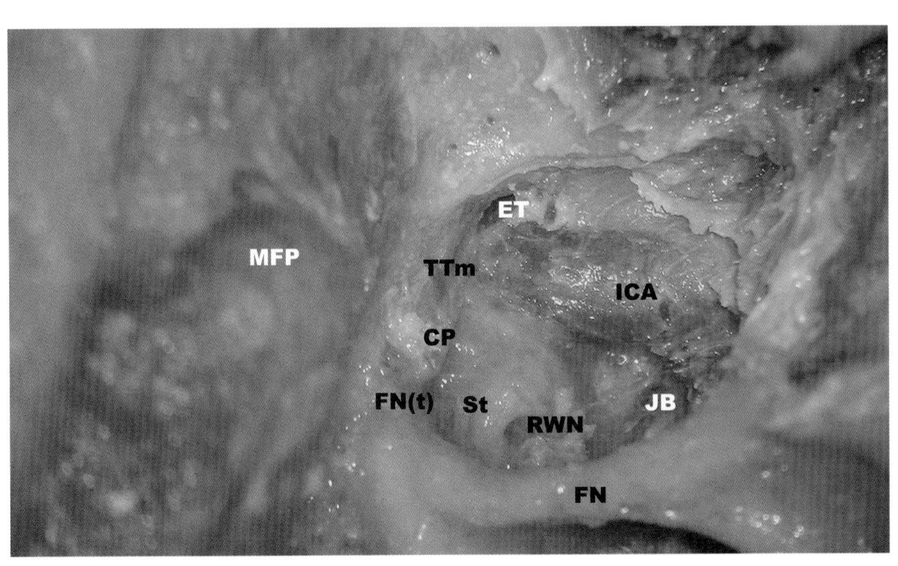

图14-6　轮廓化颈内动脉垂直段

MFP，颅中窝脑板；
ET，咽鼓管；
TTm，鼓膜张肌；
ICA，颈内动脉；
CP，匙突；
FN(t)，面神经鼓室段；
St，镫骨；
RWN，圆窗龛；
FN，面神经；
JB，颈静脉球

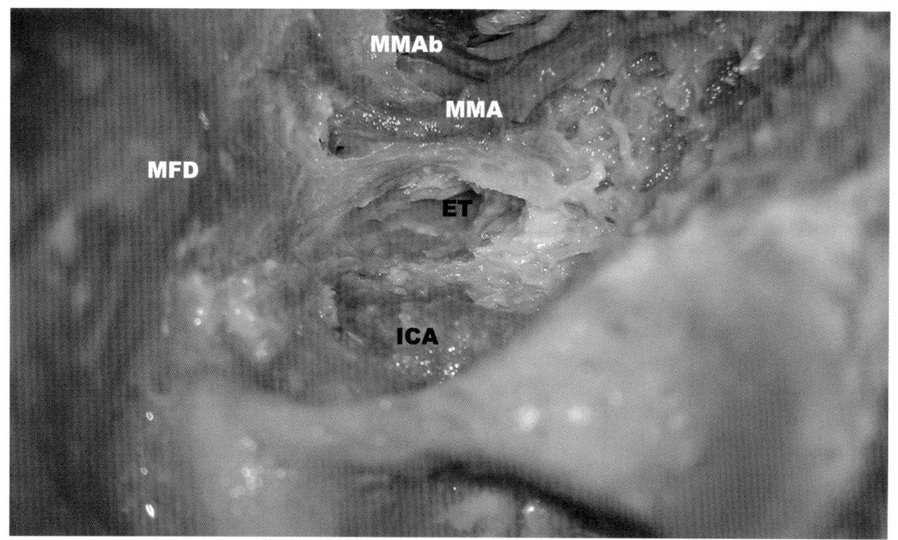

图14-7　磨除关节窝，以蝶嵴为标志寻找脑膜中动脉

MFD，颅中窝硬脑膜；
ET，咽鼓管；
MMA，脑膜中动脉；
MMAb，脑膜中动脉副支；
ICA，颈内动脉

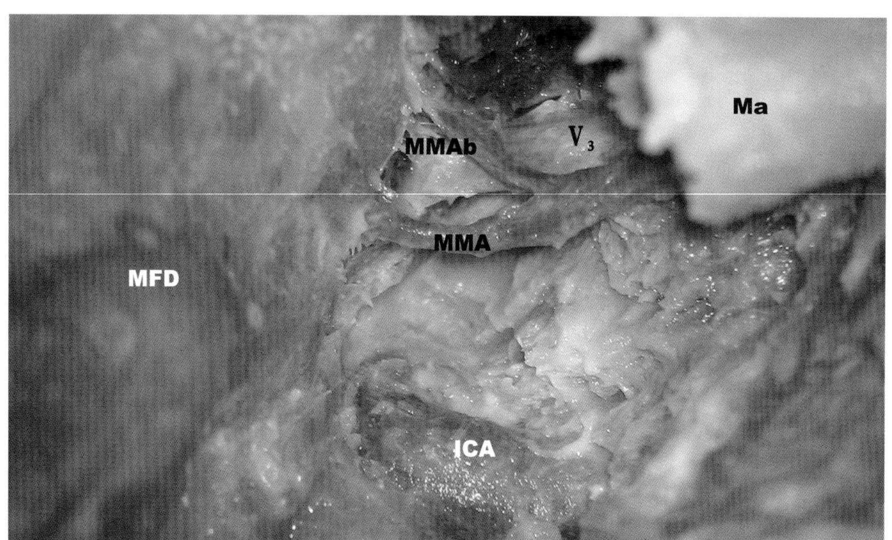

图14-8　向前方解剖，定位暴露下颌神经

MFD，颅中窝硬脑膜；
ICA，颈内动脉；
MMA，脑膜中动脉；
V_3，下颌神经；
MMAb，脑膜中动脉副支；
Ma，下颌骨

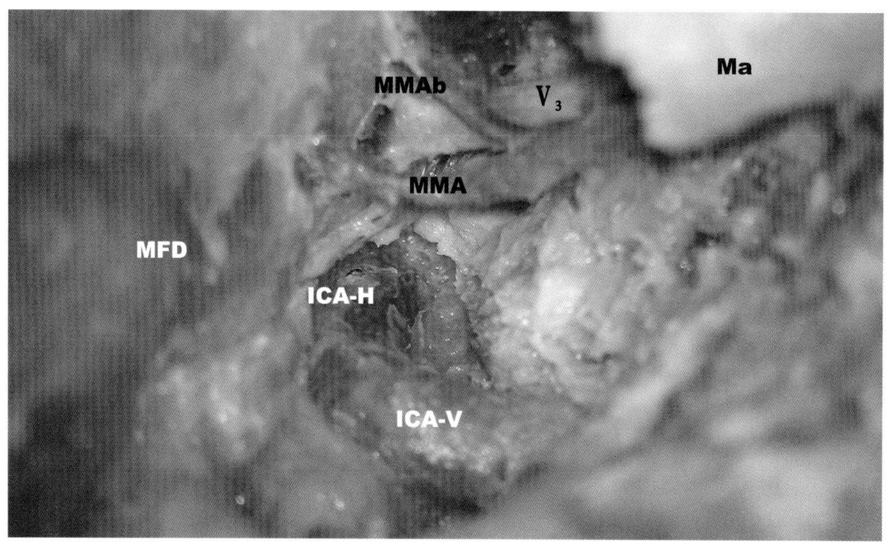

图14-9　进一步暴露颈内动脉水平段

MFD，颅中窝硬脑膜；
ICA-V，颈内动脉垂直段；
ICA-H，颈内动脉水平段；
MMA，脑膜中动脉；
V_3，下颌神经；
MMAb，脑膜中动脉副支；
Ma，下颌骨

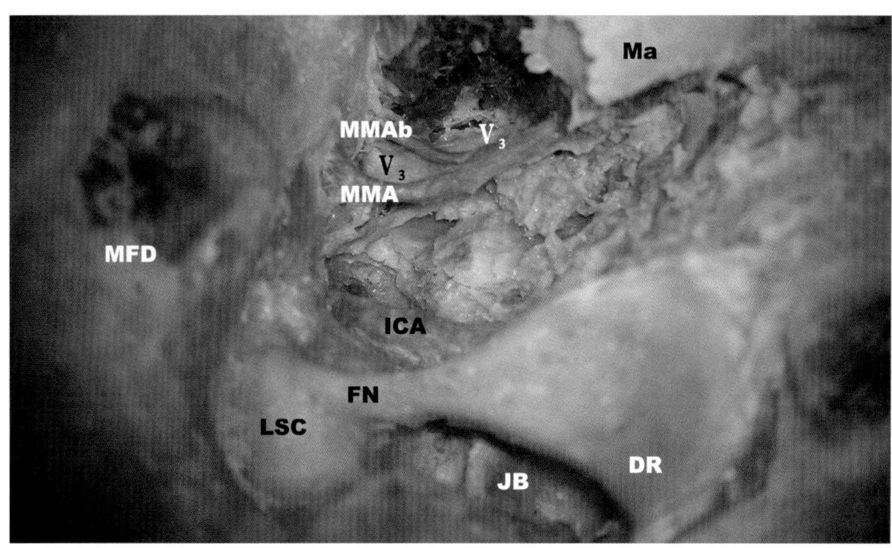

图14-10　径路完成后的术腔

MFD，颅中窝硬脑膜；
MMA，脑膜中动脉；
V_3，下颌神经；
MMAb，脑膜中动脉副支；
Ma，下颌骨；
LSC，外半规管；
FN，面神经；
DR，二腹肌嵴；
JB，颈静脉球；
ICA，颈内动脉

■ 病例：经颞下窝A型+B型径路切除T4期颞骨鳞癌

· 病例摘要 ·

患者，女，57岁。头痛3个月，左侧口角歪斜1月余。

· 听力学检查 ·

左耳气导PTA 67 dB HL，骨导9 dB HL，言语识别率100%，言语识别阈70%。

· 前庭功能检查 ·

左侧气导及骨导cVEMP、oVEMP均未引出。甩头试验：左侧后半规管功能测试存在扫视。

· 影像学检查 ·

术前颞骨CBCT示左侧中耳乳突、岩尖、颅中窝底、颞下窝占位伴广泛骨质破坏，见图14-11。术前颞骨MRI平扫和增强示左侧外耳道、中耳乳突、颞下窝、左侧腮腺及咽旁间隙软组织团块，恶性可能，见图14-12。

· 病理学诊断 ·

鳞状细胞癌。

· 诊断 ·

①左侧颞骨恶性肿瘤（鳞状细胞癌）；②左耳传导性听力减退；③左侧前庭功能减退。

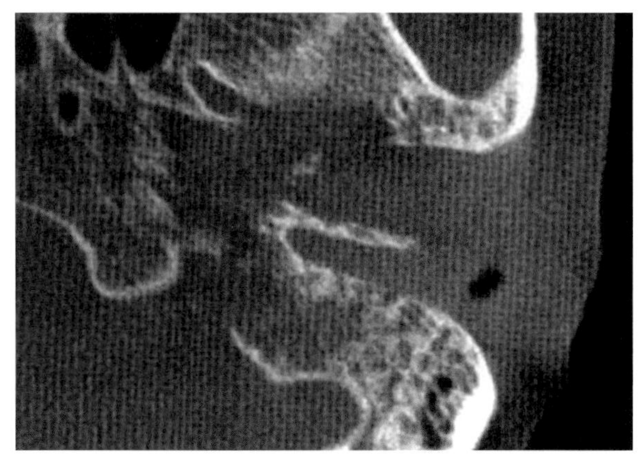

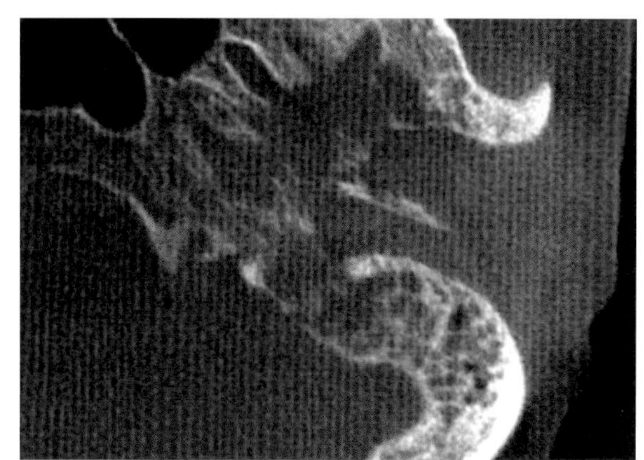

A. 中耳乳突、岩尖骨质破坏

图14-11　术前颞骨CBCT示左侧中耳乳突、岩尖、颅中窝底、颞下窝占位伴广泛骨质破坏

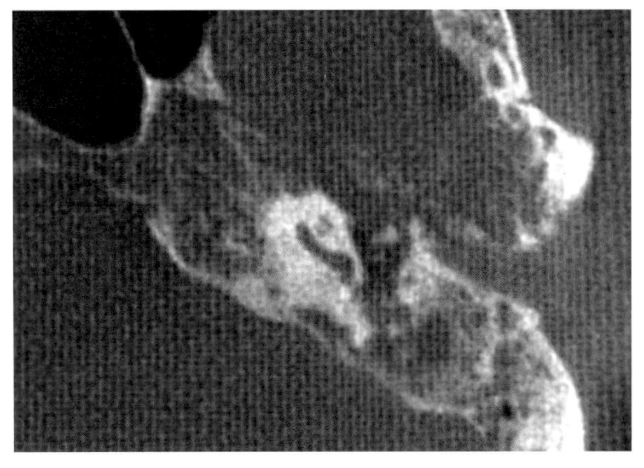

B. 颞下窝骨质破坏

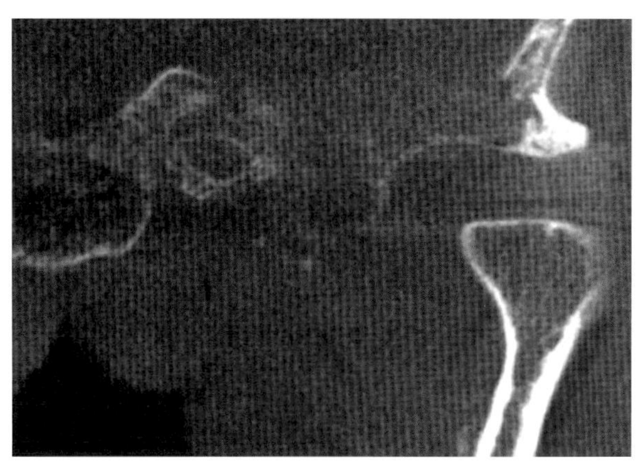

C. 颅中窝底骨质破坏

图14-11 术前颞骨CBCT示左侧中耳乳突、岩尖、颅中窝底、颞下窝占位伴广泛骨质破坏（续）

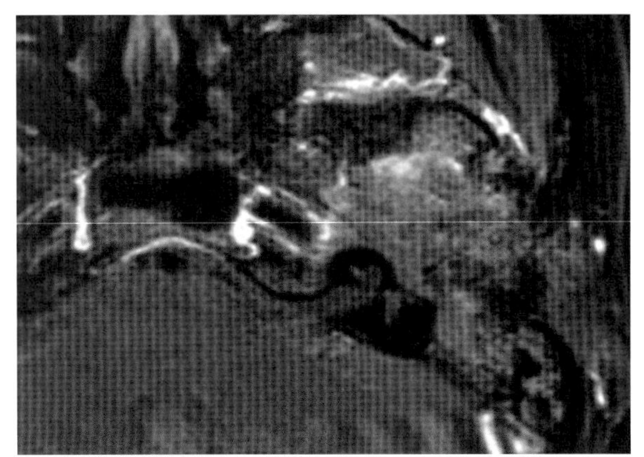

A. 左侧外耳道、中耳乳突不均匀增强

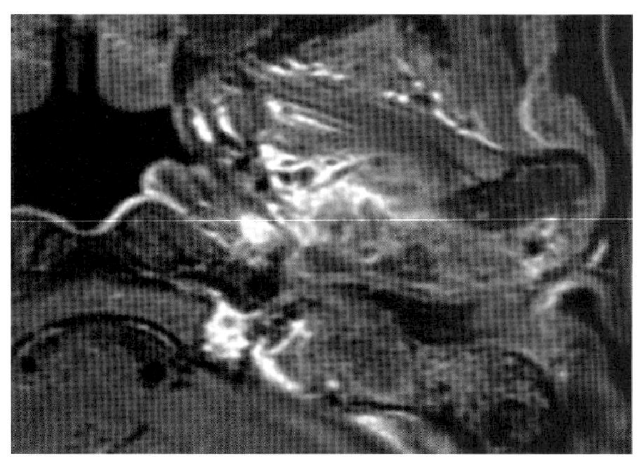

B. 咽旁间隙、颞颌关节占位

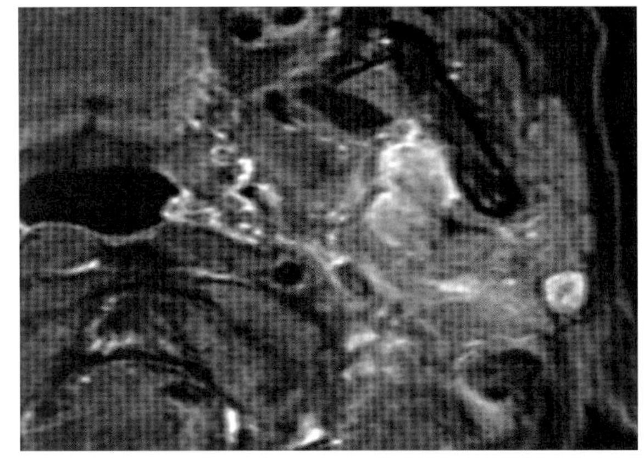

C. 腮腺受侵犯

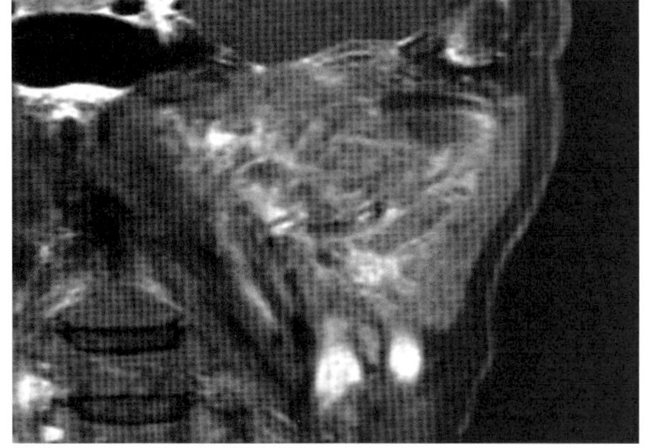

D. 颅中窝底、颞下窝占位

图14-12 术前颞骨MRI平扫和增强示左侧外耳道、中耳乳突、颞下窝、左侧腮腺及咽旁间隙软组织团块明显强化

· 手术图解 ·

改良颞下窝A型联合B型径路T4期颞骨鳞癌切除术图解见图14-13 ～图14-25。

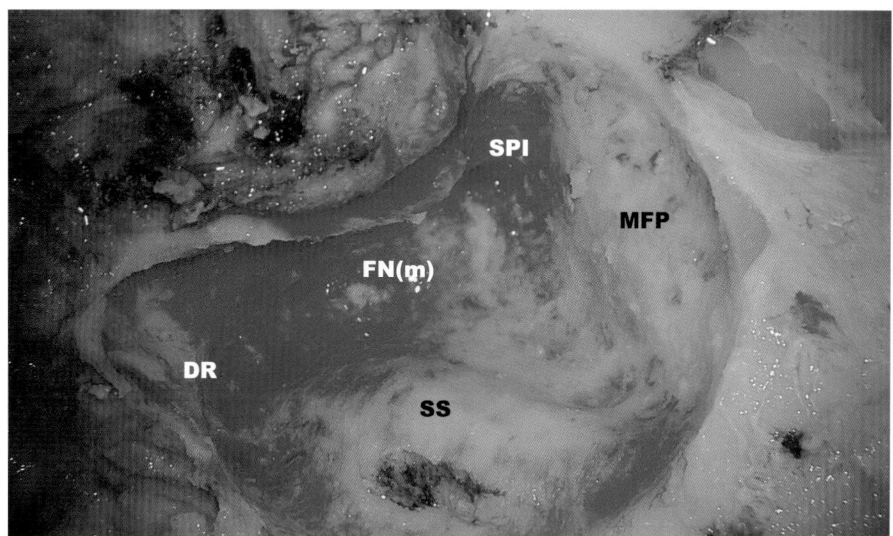

图14-13 乳突轮廓化，显露砧骨短脚、乙状窦、二腹肌嵴、面神经乳突段

SPI，砧骨短脚；
MFP，颅中窝脑板；
FN(m)，面神经乳突段；
DR，二腹肌嵴；
SS，乙状窦

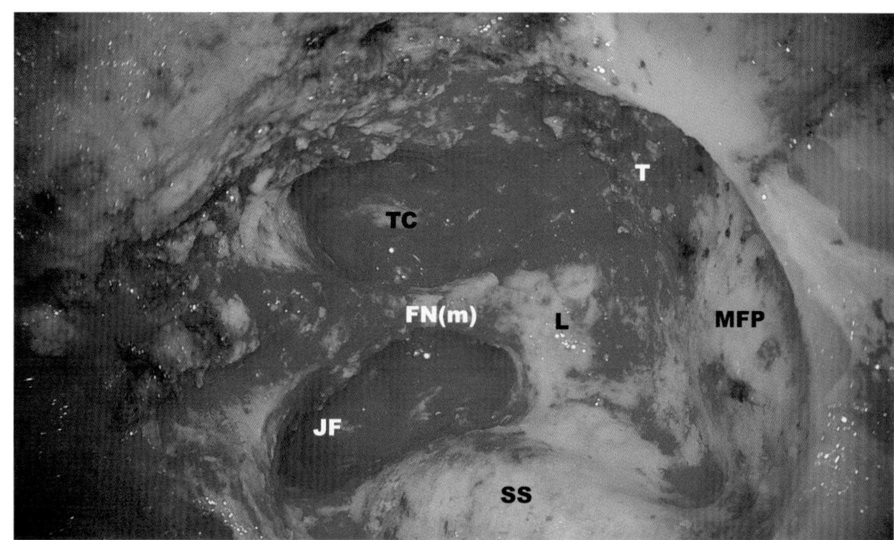

图14-14 磨除外耳道后壁，去除鼓室内容物；磨除迷路下骨质，暴露颈静脉孔及面神经乳突段，游离面神经乳突段

T，肿瘤；
TC，鼓室；
L，迷路；
JF，颈静脉孔；
MFP，颅中窝脑板；
FN(m)，面神经乳突段；
SS，乙状窦

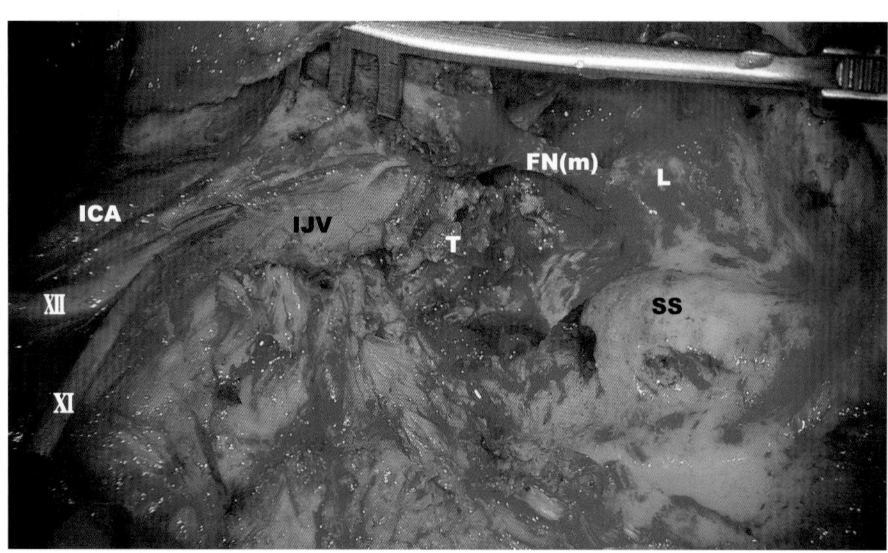

图14-15 解剖颈部，打开颈鞘，解剖定位颈鞘内的血管和神经；游离颈内静脉至颈静脉孔区；沿乙状窦向下暴露颈静脉区的肿瘤

T，肿瘤；
L，迷路；
FN(m)，面神经乳突段；
SS，乙状窦；
IJV，颈内静脉；
ICA，颈内动脉；
Ⅺ，副神经；
Ⅻ，舌下神经

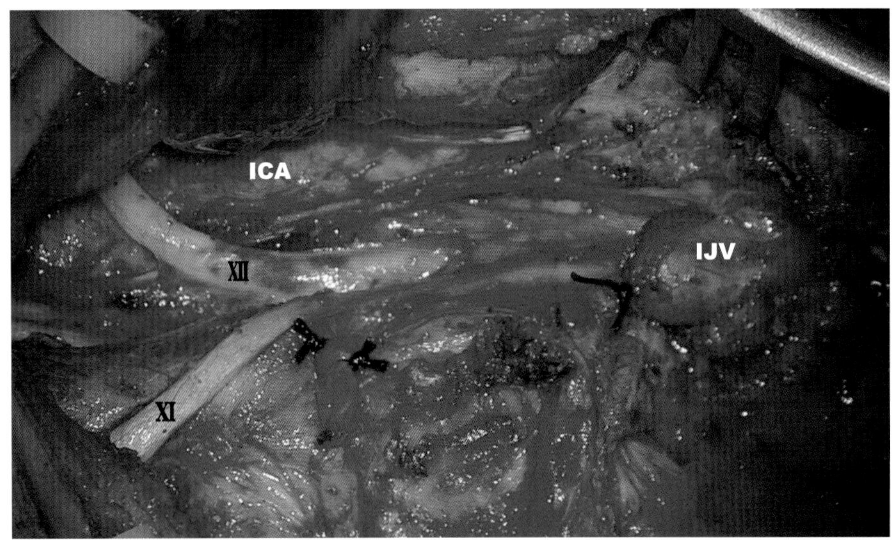

图14-16　于颈部结扎并切断颈内静脉

IJV，颈内静脉；
ICA，颈内动脉；
Ⅺ，副神经；
Ⅻ，舌下神经

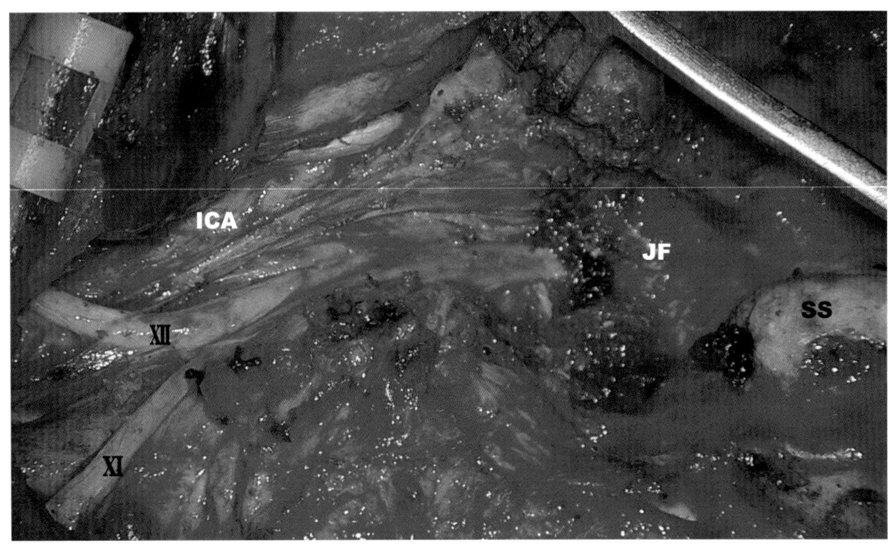

图14-17　沿颈内静脉远心端向上分离至颈静脉孔，切除颈内静脉远心端、颈静脉孔区肿瘤及乙状窦下端；保留颈静脉孔区后组颅神经解剖完整

JF，颈静脉孔；
SS，乙状窦；
ICA，颈内动脉；
Ⅺ，副神经；
Ⅻ，舌下神经

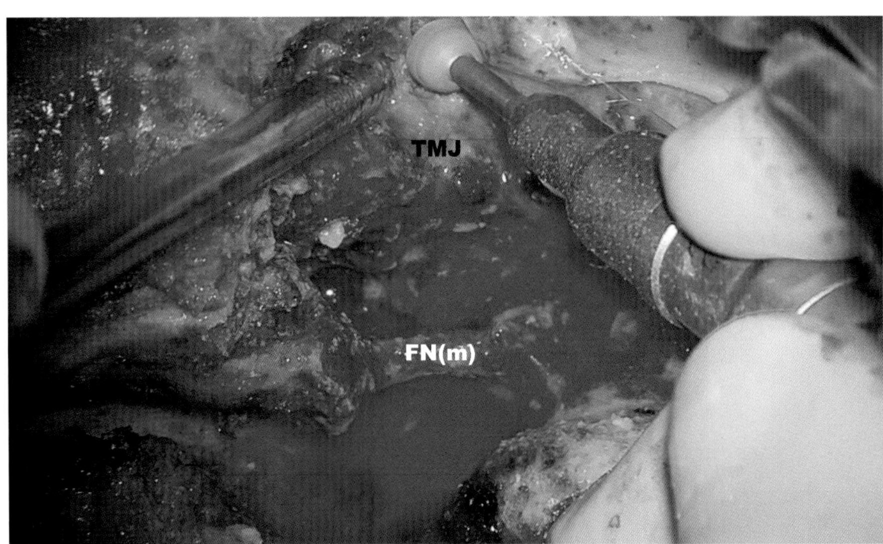

图14-18　磨除外耳道前壁，打开颞颌关节囊，切除颞颌关节肿瘤

TMJ，颞颌关节；
FN(m)，面神经乳突段

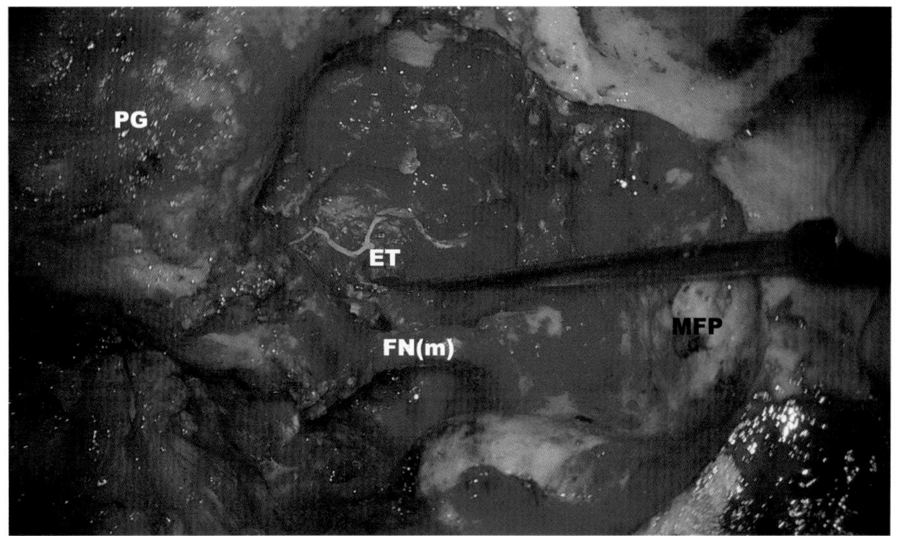

图14-19　向前磨除咽鼓管骨质，暴露咽鼓管软骨段，显露颞下窝肿瘤

MFP，颅中窝脑板；
FN(m)，面神经乳突段；
ET，咽鼓管；
PG，腮腺

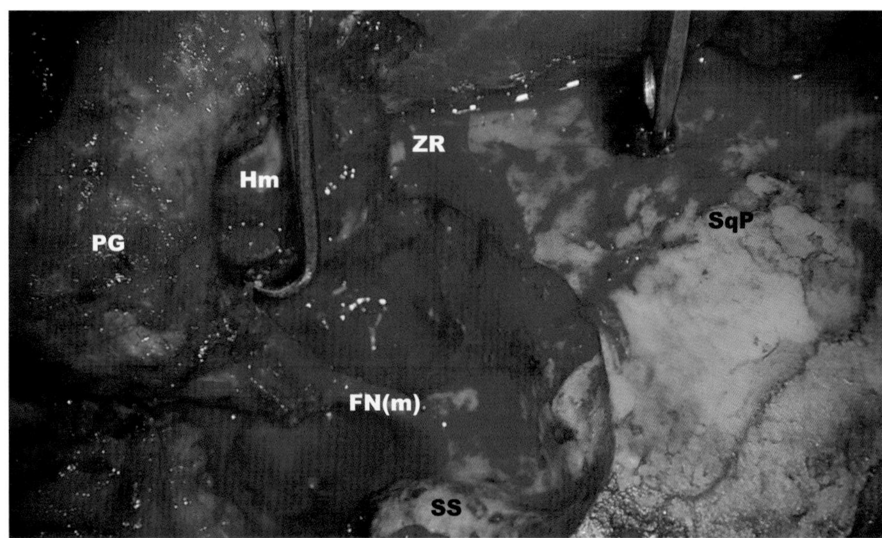

图14-20　用Fisch颞下窝牵开器撑开暴露髁状突与颅中窝底之间术野，暴露下颌骨内侧肿瘤组织，予以切除

SqP，颞骨鳞部；
SS，乙状窦；
FN(m)，面神经乳突段；
ZR，颧弓根；
Hm，下颌骨头；
PG，腮腺

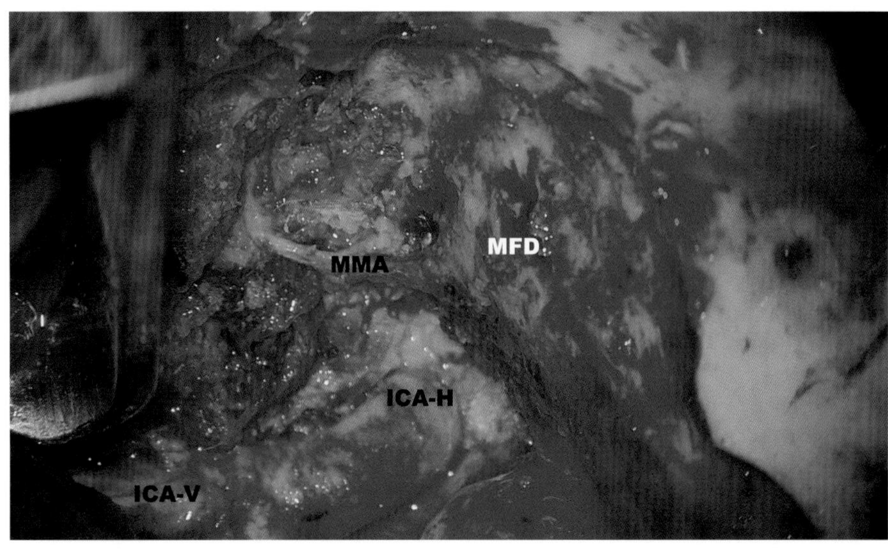

图14-21　沿颈内动脉垂直段上端向上向前磨除骨质至颈内动脉水平段，保护动脉并清理周围肿瘤组织；暴露脑膜中动脉，电凝并剪断

MFD，颅中窝硬脑膜；
MMA，脑膜中动脉；
ICA-H，颈内动脉水平段；
ICA-V，颈内动脉垂直段

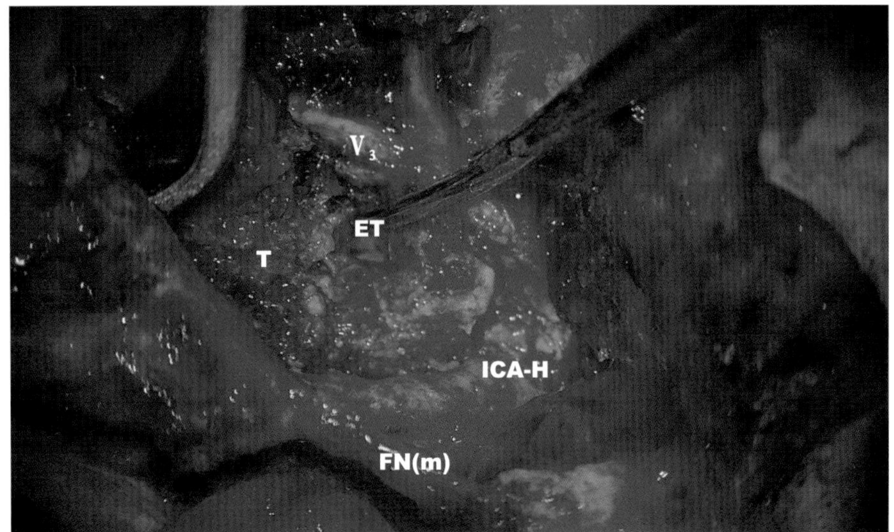

图14-22 暴露下颌神经，切除颞下窝及翼腭窝区域的肿瘤

T，肿瘤；
FN(m)，面神经乳突段；
ET，咽鼓管；
V_3，下颌神经

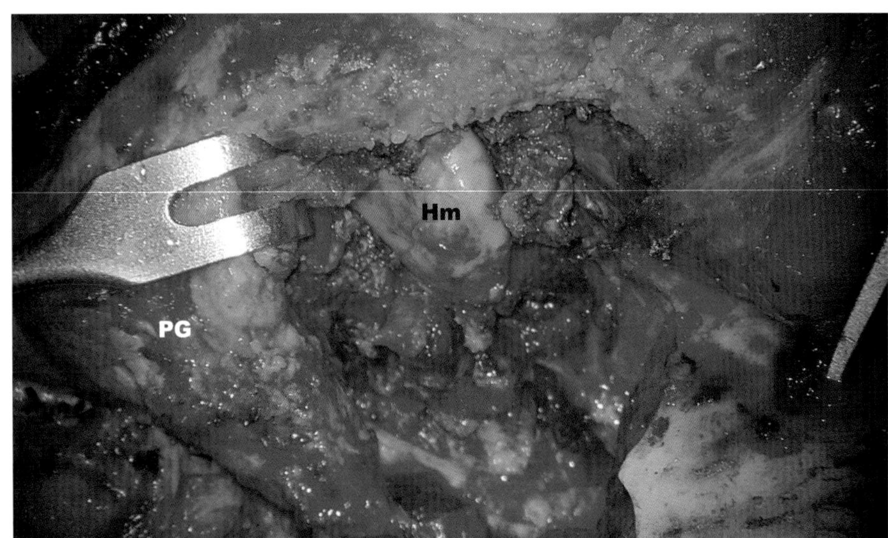

图14-23 牵开腮腺，暴露下颌骨升支，切除内侧肿瘤

Hm，下颌骨头；
PG，腮腺

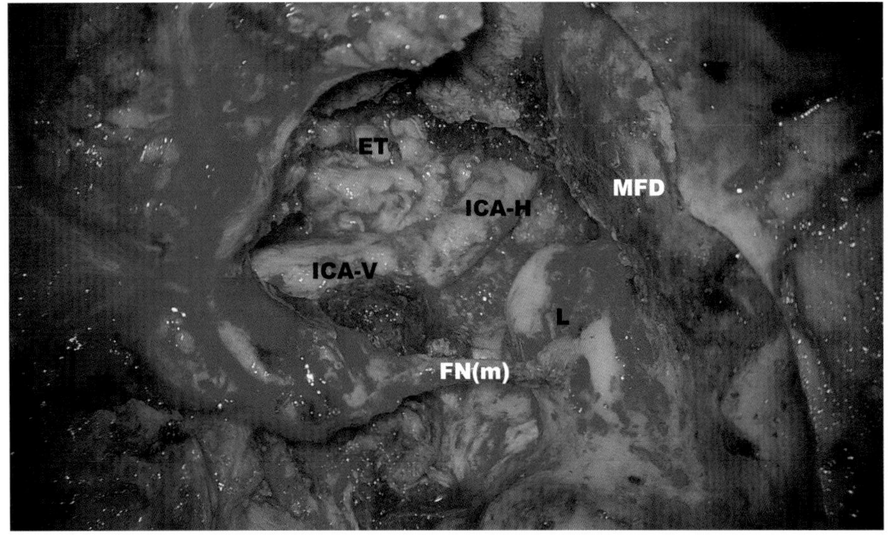

图14-24 手术完成后的术腔

MFD，颅中窝硬脑膜；
ICA-H，颈内动脉水平段；
ICA-V，颈内动脉垂直段；
ET，咽鼓管；
L，迷路；
FN(m)，面神经乳突段

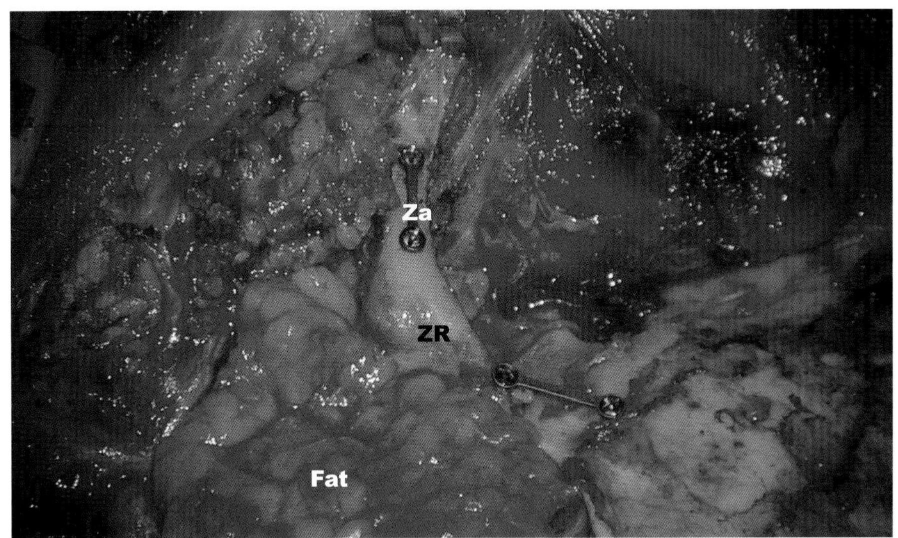

图14-25　缝合封闭咽鼓管软骨段，脂肪填塞术腔，复位颧弓并用钛板固定

Fat，脂肪；
ZR，颧弓根；
Za，颧弓

· 文献回顾及讨论 ·

颞骨恶性肿瘤最主要的起始部位为外耳道，极少数原发于中耳或乳突。外耳道癌是发生于外耳道上皮系统的恶性肿瘤，最常见的为鳞状上皮癌。肿瘤早期局限于外耳道，晚期向上可侵犯硬脑膜甚至颅内脑组织，向内、向后可侵犯内耳、面神经、乙状窦等结构，向下可侵犯外耳道底壁、茎乳孔、乳突尖，甚至累及颈静脉球、颈静脉孔区血管和神经。常用的分期是匹兹堡分期，详见第四章表4-1。本例患者肿瘤组织已经突破颞骨并累及周围结构，属于T4晚期肿瘤。

颞下窝径路系列是由Fisch教授于20世纪70年代提出，在侧颅底手术史上具有划时代意义，使手术范围能到达整个侧颅底区域，包括颞下窝、岩尖、岩斜区和鼻咽旁。经过数十年侧颅底外科理念和技术的发展，手术径路的选择不再固定一成不变，而是根据病变的性质及范围灵活运用、联合应用，其根本目的在于保证有良好的手术视野，以达到保证患者安全、彻底切除病变、尽量保留功能的目的。本例患者恶性肿瘤病变范围广，向下方侵及颈静脉孔区、颈内动脉旁，向内侧侵犯岩斜区及鼻咽旁，向前侵犯颞下窝、翼腭窝，单一的手术径路无法实现肿瘤的彻底暴露及切除。因此，本例选择了改良的颞下窝A型及B型联合径路，采用无张力的面神经前移技术，最大限度保留患者面神经功能。肿瘤近全切除，达到了预期的手术效果。

· 手术视频 ·

“第十四章颞下窝B型径路”
病例手术视频

（刘宇鹏　何景春）

第十五章　颞下窝C型径路

颞下窝C型径路的界限

前界：眶外侧、翼腭窝、鼻咽部。

后界：乳突部后界，乙状窦，以及乙状窦后方1～2 cm硬脑膜、乙状窦前方的颅后窝硬脑膜。颈部后界，胸锁乳突肌后缘。

上界：颅中窝脑板。

下界：颈部颈总动脉分叉。

颞下窝C型径路的手术范围见图15-1。

手术适应证

(1) 侵犯颞下窝、翼腭窝、鞍旁区和鼻咽部的颅底病变。

(2) 两种最重要的疾病是鼻咽癌和青少年鼻咽纤维血管瘤。

手术禁忌证

(1) 术前感染。经口或鼻的术前感染可能增加手术风险。

(2) 恶性肿瘤颅内广泛侵犯无法切除的病例。

解剖步骤

(1) 制备耳道皮瓣，将耳道皮肤分离呈袖套转并行盲袋状封闭。解剖腮腺内颞骨外段面神经，并解剖出面神经额支过颧弓处。

(2) 游离颞肌，向前翻起。暴露颧弓时避免损伤面神经额支。切开颧弓骨膜。

(3) 于颧弓钻两个孔，用于关闭术腔时固定颧弓。于两孔之间截断颧弓。

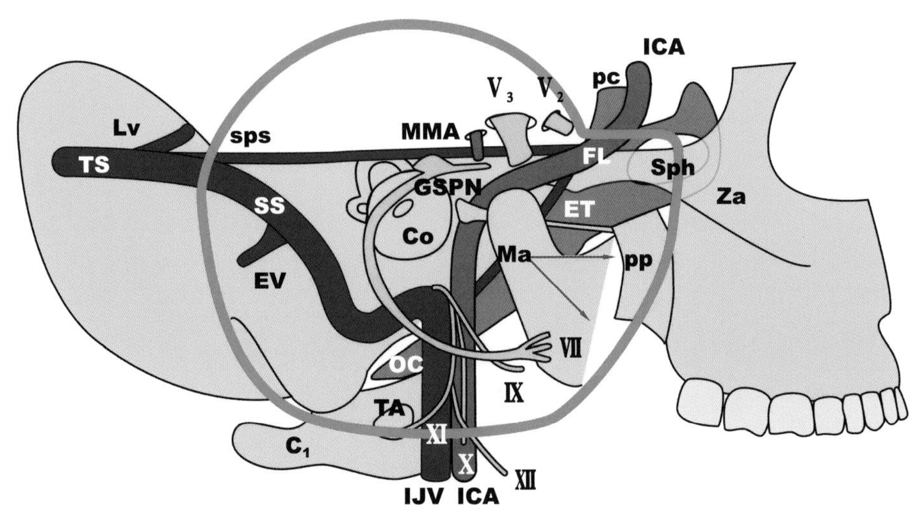

图15-1　颞下窝C型径路的手术范围（改自Sanna M, Saleh E, Khrais T, et al., 2008）

FL，破裂孔；C_1，第一颈椎；Co，耳蜗；ET，咽鼓管；EV，导静脉；GSPN，岩浅大神经；ICA，颈内动脉；IJV，颈内静脉；Lv，拉贝静脉；Ma，下颌骨；MMA，脑膜中动脉；OC，枕骨髁突；pc，后床突；pp，翼突；Sph，蝶窦；sps，岩上窦；SS，乙状窦；TA，寰椎横突；TS，横窦；Za，颧弓；V_2，上颌神经；V_3，下颌神经；Ⅶ，面神经；Ⅸ，舌咽神经；Ⅹ，迷走神经；Ⅺ，副神经；Ⅻ，舌下神经

(4) 去除外耳道皮肤、鼓膜、锤骨和砧骨。

(5) 行颞骨次全切除术，轮廓化面神经，保留内耳结构。

(6) 磨平外耳道前壁，轮廓化颈内动脉垂直段。剪开颞颌关节囊，去除颞颌关节盘，暴露下颌关节髁状突。

(7) 在颅骨上开一小窗，用于固定颞下窝撑开器，用撑开器将下颌骨牵向下方。

(8) 磨除关节窝，以蝶嵴为标志寻找脑膜中动脉，完全暴露后双极电凝处理并切断。

(9) 向前方定位暴露下颌神经，予以切断。

(10) 去除蝶骨突和颅底周围骨质。

(11) 分离三叉神经上颌支。

(12) 暴露从颈动脉孔至破裂孔和海绵窦之间的颈内动脉。

(13) 暴露颞下窝、翼腭窝、鞍旁区和鼻咽部以利于肿瘤切除。

(14) 实际手术时，缝合咽鼓管，固定颧弓，颞肌填塞术腔，关闭术腔，放置引流。

■ 解剖图解

颞下窝C型径路的解剖（以右耳为例）见图15-2～图15-6。

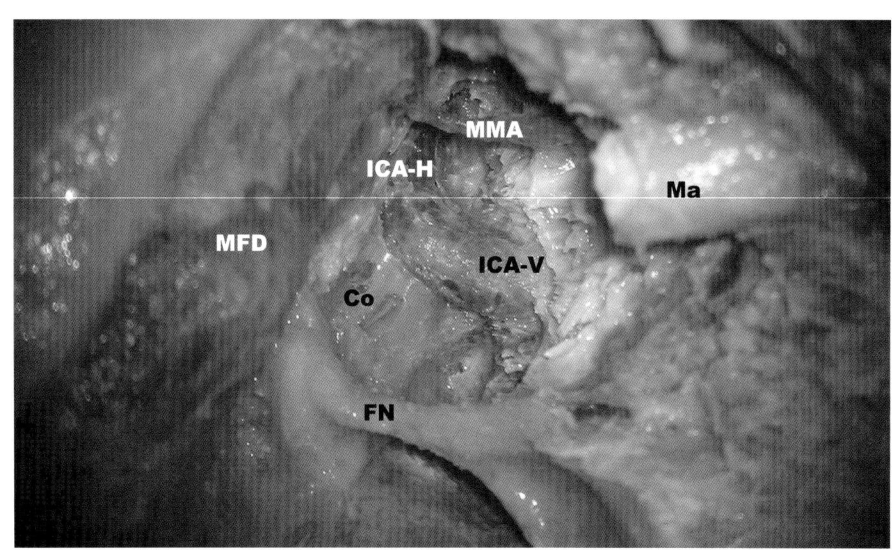

图15-2 显露脑膜中动脉及颈内动脉水平段

MFD，颅中窝硬脑膜；FN，面神经；Co，耳蜗；ICA-V，颈内动脉垂直段；ICA-H，颈内动脉水平段；MMA，脑膜中动脉；Ma，下颌骨

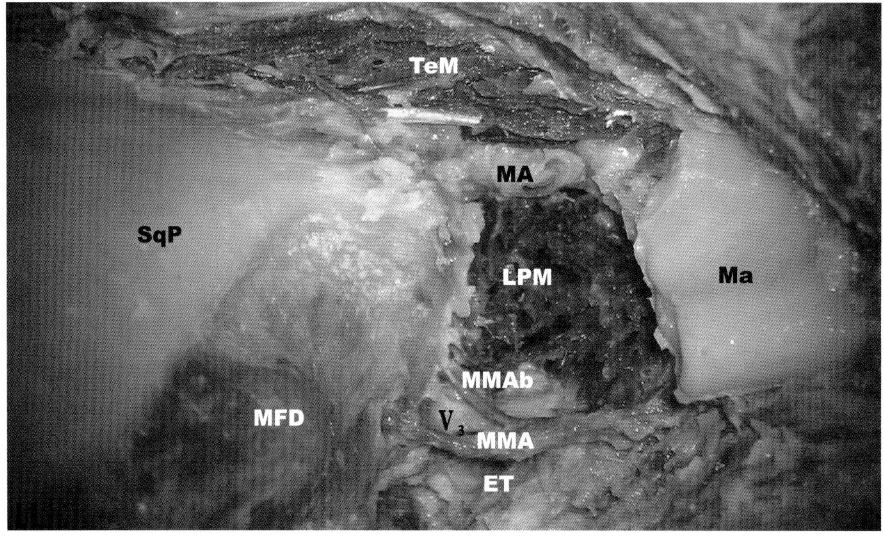

图15-3 向前方显露下颌神经、翼外肌及上颌动脉

MFD，颅中窝硬脑膜；ET，咽鼓管；MMA，脑膜中动脉；V_3，下颌神经；MMAb，脑膜中动脉副支；LPM，翼外肌；MA，上颌动脉；TeM，颞肌；Ma，下颌骨；SqP，颞骨鳞部

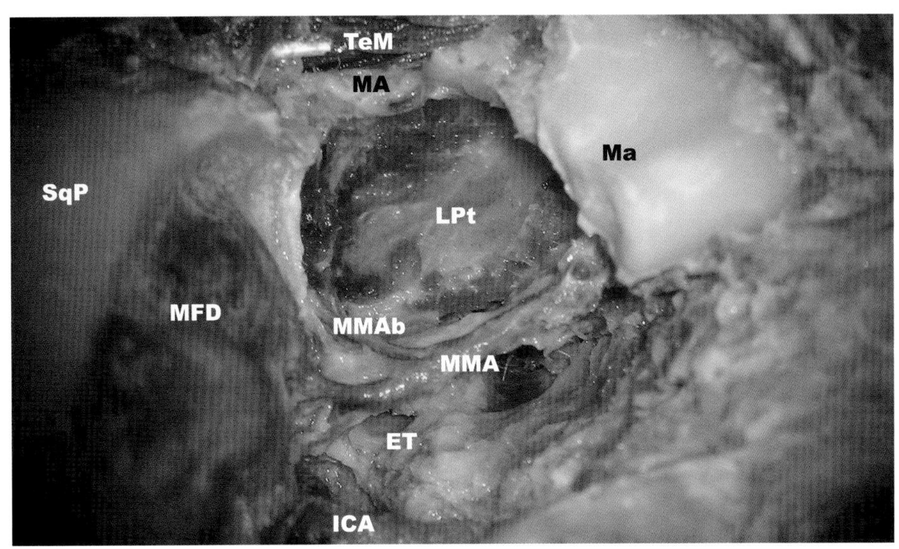

图15-4 切除翼外肌，显露翼外板

MFD，颅中窝硬脑膜；
ICA，颈内动脉；
ET，咽鼓管；
MMA，脑膜中动脉；
MMAb，脑膜中动脉副支；
LPt，翼外板；
MA，上颌动脉；
TeM，颞肌；
Ma，下颌骨；
SqP，颞骨鳞部

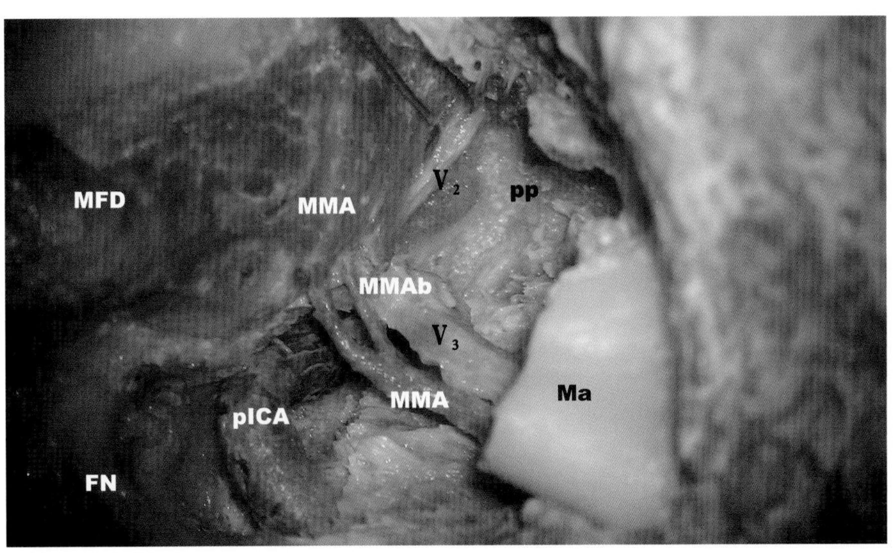

图15-5 磨除翼外板，显露上颌神经及翼突

MFD，颅中窝硬脑膜；
pICA，岩段颈内动脉；
FN，面神经；
MMA，脑膜中动脉；
V_2，上颌神经；
V_3，下颌神经；
MMAb，脑膜中动脉副支；
pp，翼突；
Ma，下颌骨

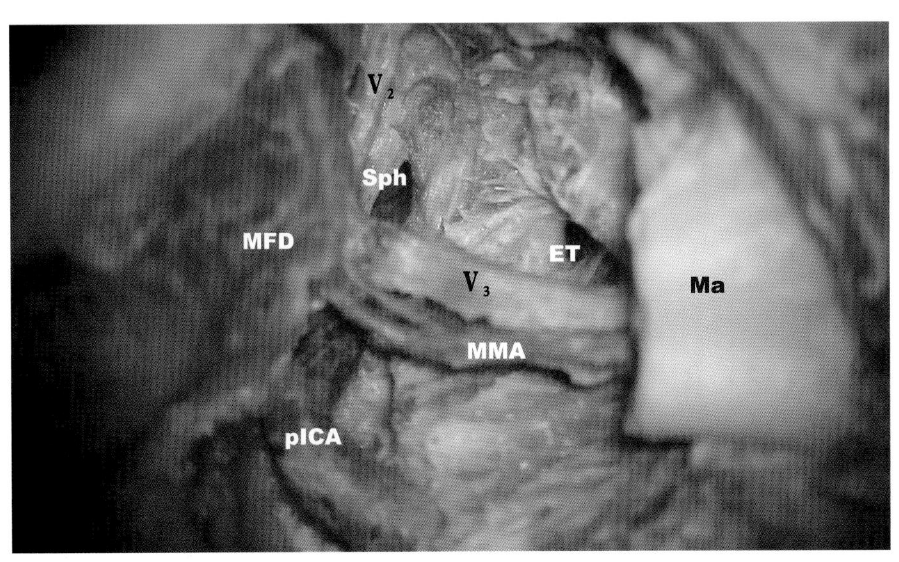

图15-6 显露蝶窦

MFD，颅中窝硬脑膜；
pICA，岩段颈内动脉；
MMA，脑膜中动脉；
V_2，上颌神经；
V_3，下颌神经；
ET，咽鼓管；
Sph，蝶窦；
Ma，下颌骨

■ 病例：经颞下窝C型径路复发性黏液表皮样癌切除术

· 病例摘要 ·

患者，女，31岁。左侧鼻咽部黏液表皮样癌局限性切除术后、放疗后2年。外院经鼻手术，术中出血并给予颈外动脉分支（颌内动脉）栓塞治疗。复发伴左耳听力下降及左侧面瘫6个月。

· 影像学检查 ·

术前颞骨CT示左侧中耳乳突鼓室内软组织密度影，咽鼓管鼓口阻塞，咽鼓管骨管及部分颈内动脉岩骨段骨管骨质受侵；颞下窝区域可见上次手术血管栓塞高密度影，见图15-7。术前颞骨MRI增强示病变主体位于咽鼓管周围间隙并沿咽鼓管侵犯中耳鼓室及鼻咽部；中耳乳突可见阻塞性病变，见图15-8。

· 诊断 ·

①鼻咽部恶性肿瘤术后放疗后复发（累计颞下窝–咽鼓管周围间隙及中耳颞骨）；②左侧周围性面瘫（HB-Ⅳ级）；③左侧混合性耳聋（中重度）；④左侧颌内动脉栓塞术后。

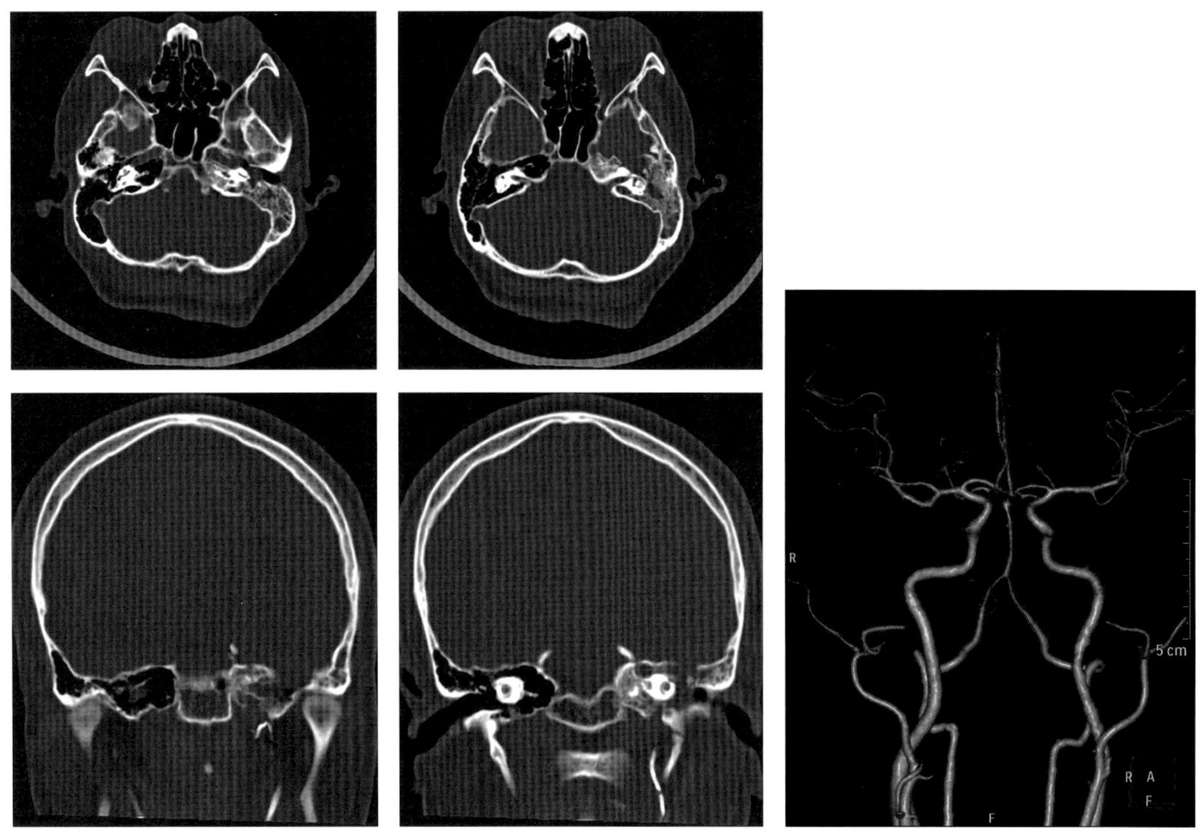

图15-7　术前颞骨CT示左侧中耳乳突咽鼓管及颈内动脉管周围病变伴骨质侵犯

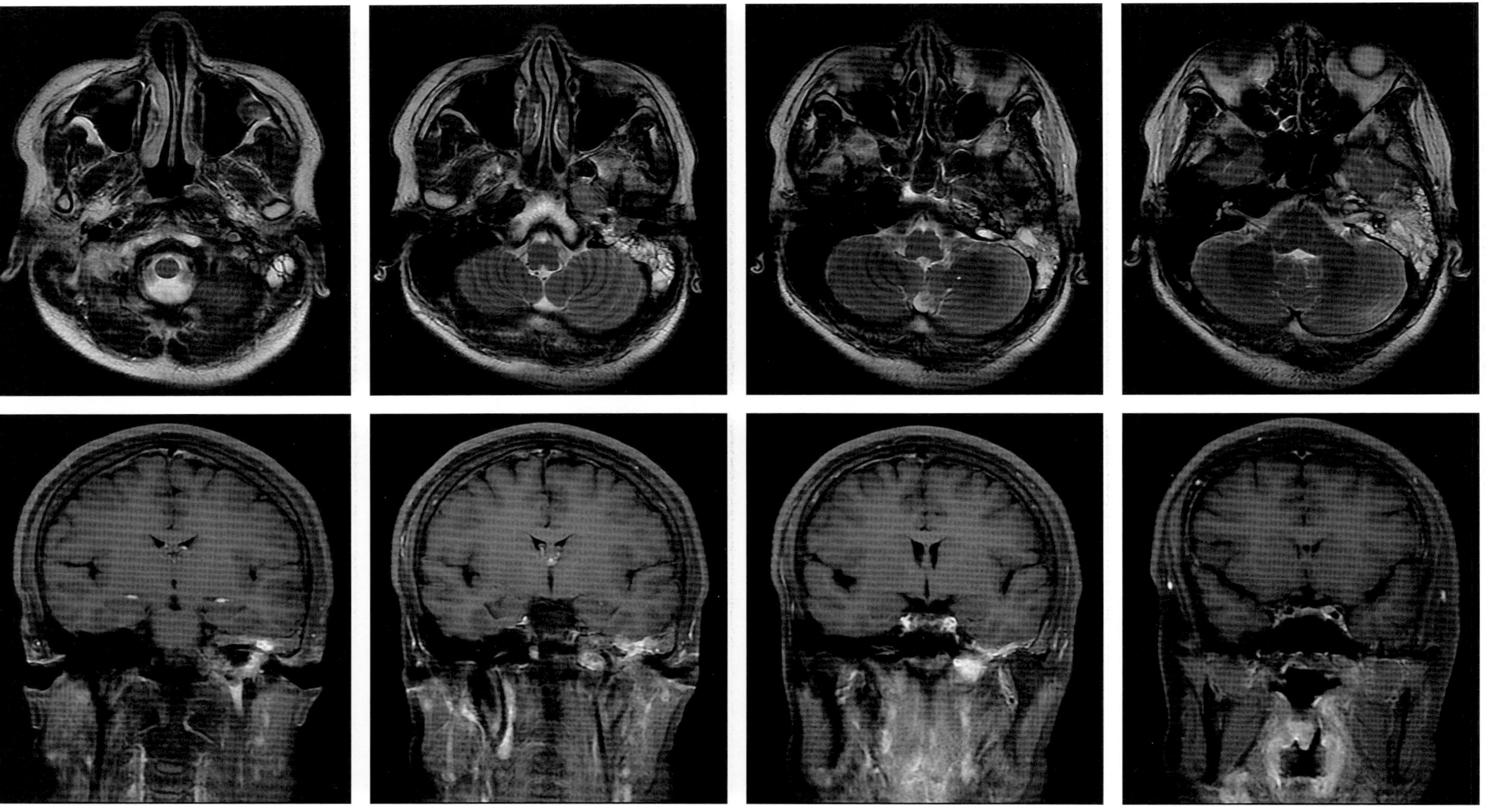

图15-8　术前颞骨MRI增强示沿咽鼓管走行的颞下窝－咽鼓管周围间隙占位伴不均匀强化；中耳乳突可见阻塞性病变

· 手术图解 ·

左侧颞下窝C型径路复发性黏液表皮样癌切除术图解见图15-9～图15-19。

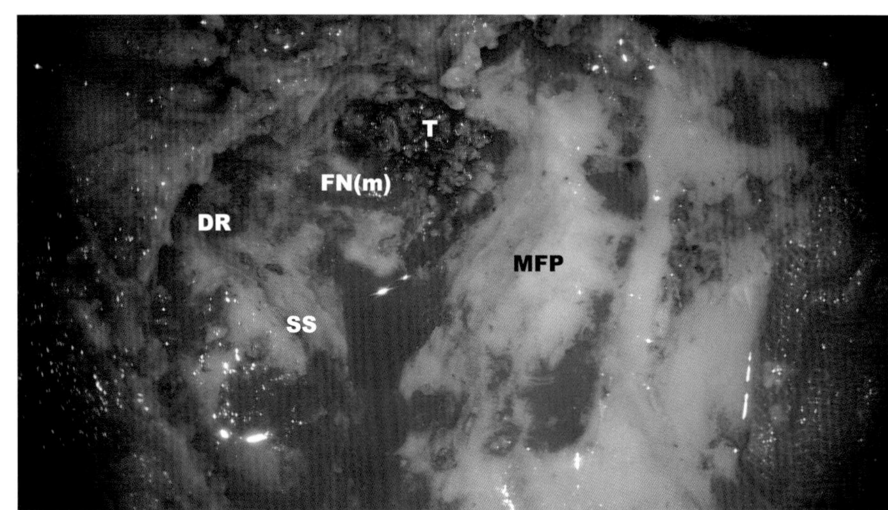

图15-9 完成岩骨次全切，见中路侵犯水平段面神经，并沿咽鼓管向内前侵犯咽鼓管及周围间隙

MFP，颅中窝脑板；
SS，乙状窦；
DR，二腹肌嵴；
FN(m)，面神经乳突段；
T，肿瘤

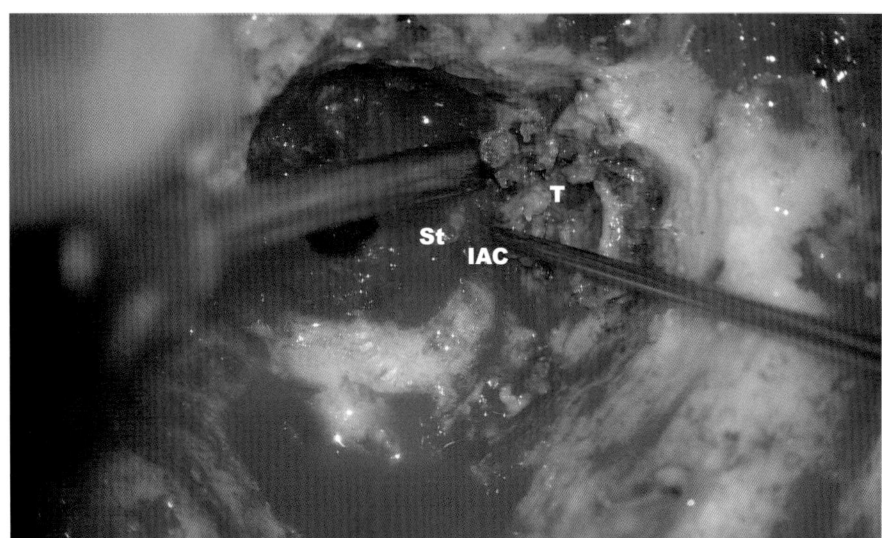

图15-10 肿瘤侵犯内听道、颅中窝脑板/脑膜

St，镫骨；
IAC，内听道；
T，肿瘤

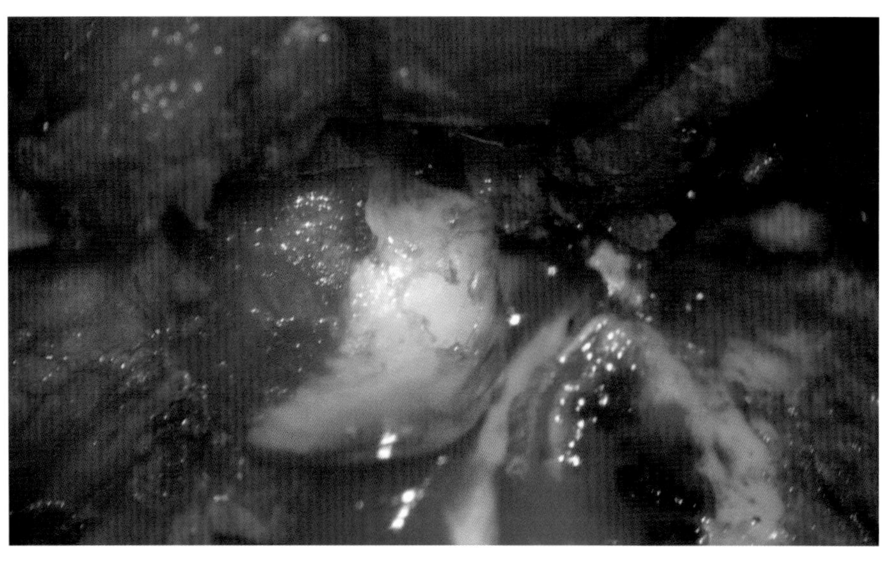

图15-11 切开关节囊、切除关节盘，打开颞下颌关节

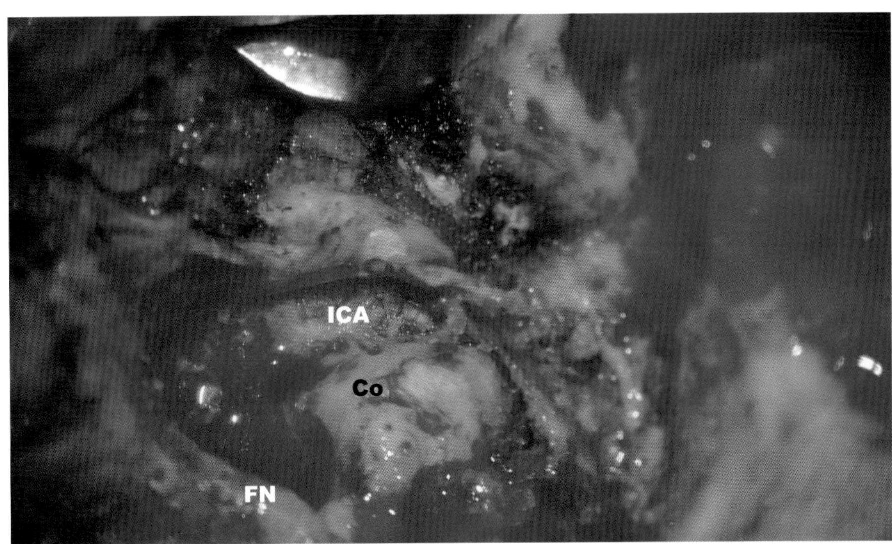

图15-12　牵开颞下颌关节，开放颞下窝

ICA，颈内动脉；
Co，耳蜗；
FN，面神经

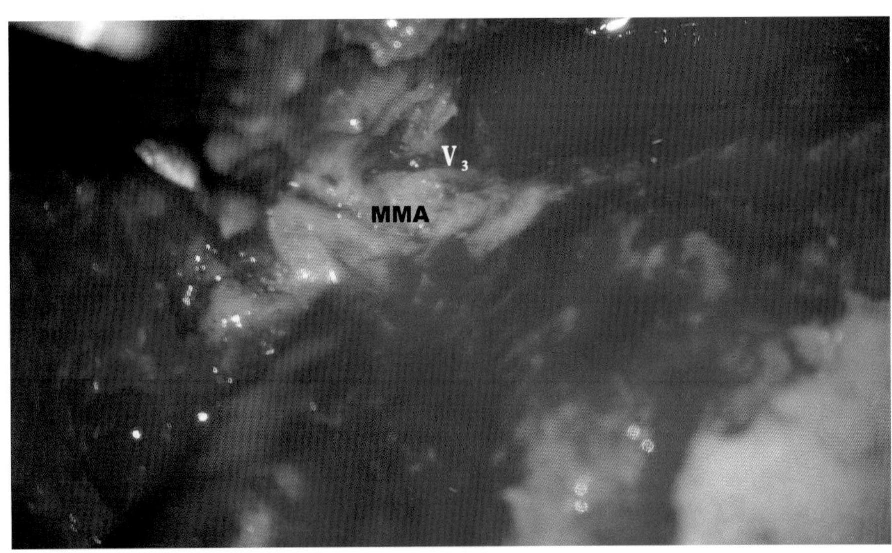

图15-13　定位脑膜中动脉及下颌神经

MMA，脑膜中动脉；
V_3，下颌神经

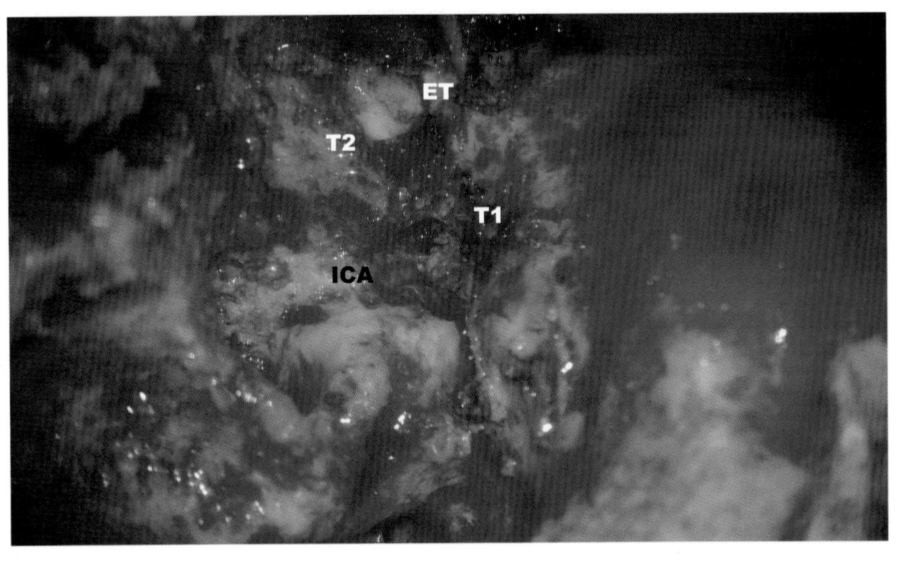

图15-14　定位岩骨段颈内动脉，明确咽鼓管及周围间隙肿瘤与动脉关系

ICA，颈内动脉；
ET，咽鼓管；
T1，肿瘤（颅中窝硬膜）；
T2，肿瘤（咽鼓管周围）

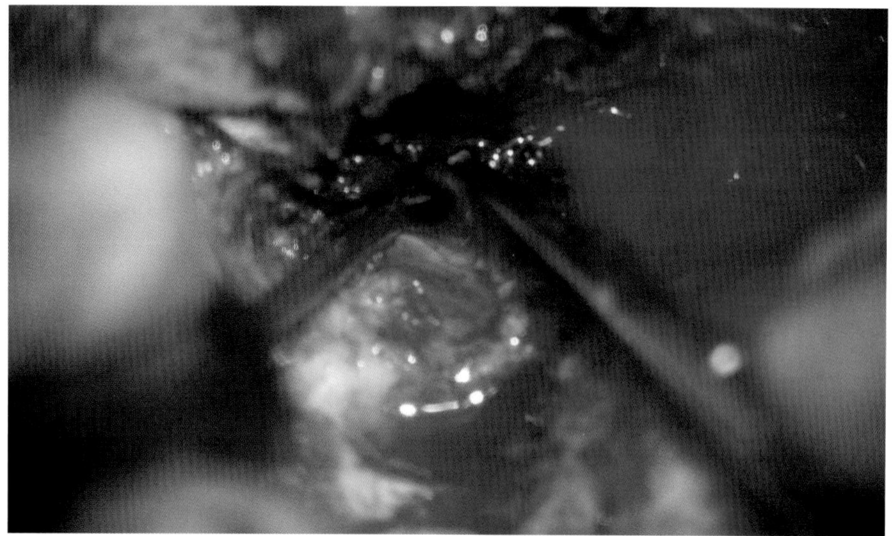

图15-15　切除被肿瘤侵犯的咽鼓管（鼓口至咽口）

可见术前患侧鼻腔置入的麻醉管（蓝色）

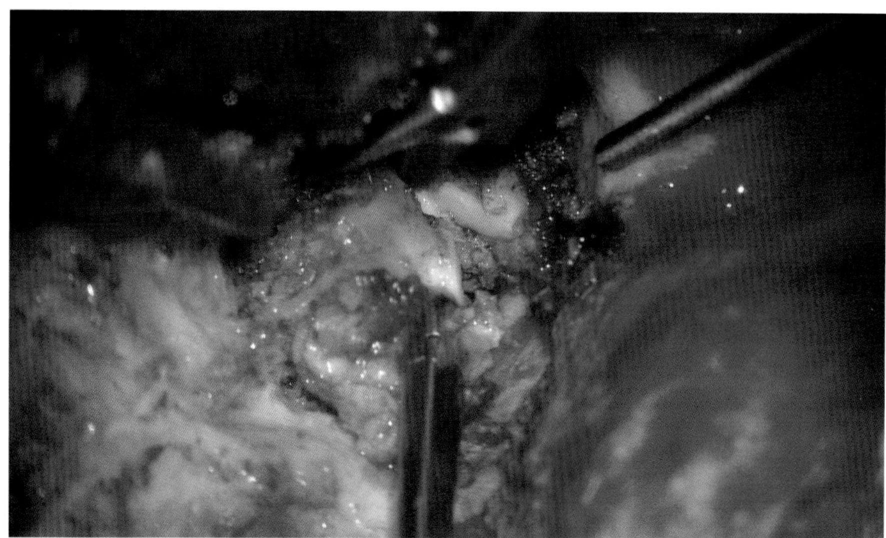

图15-16　咽鼓管下方、颞下窝区域肿瘤质韧，粘连

张力牵拉，剪刀锐性分离

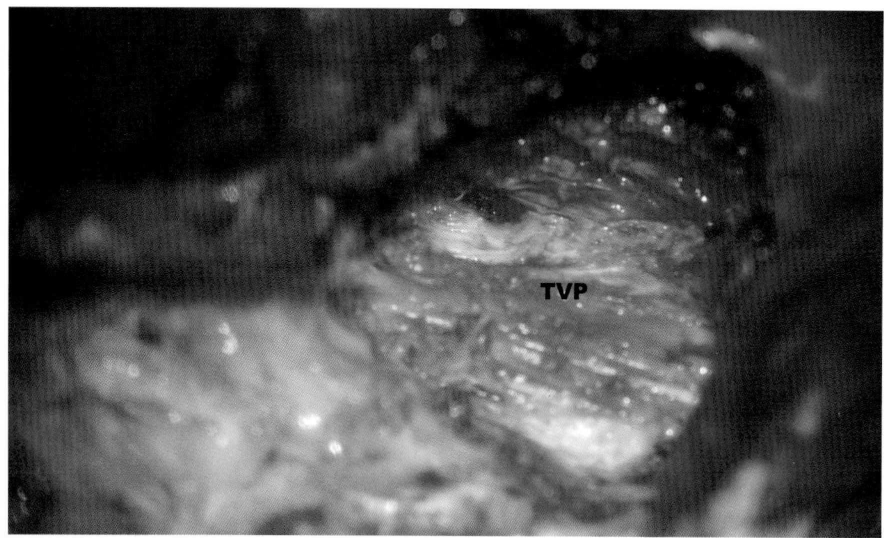

图15-17　切除肿瘤至正常的咽旁肌肉

TVP，腭帆张肌（咽旁）

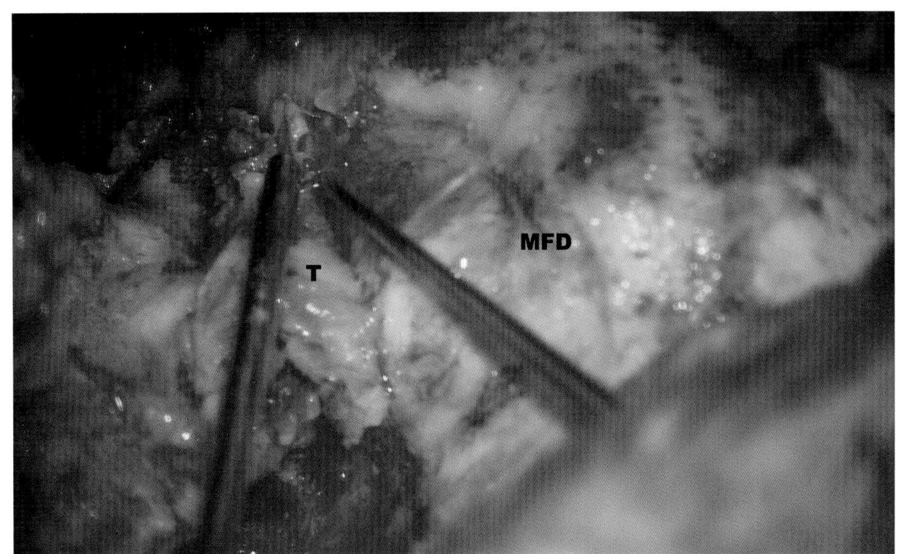

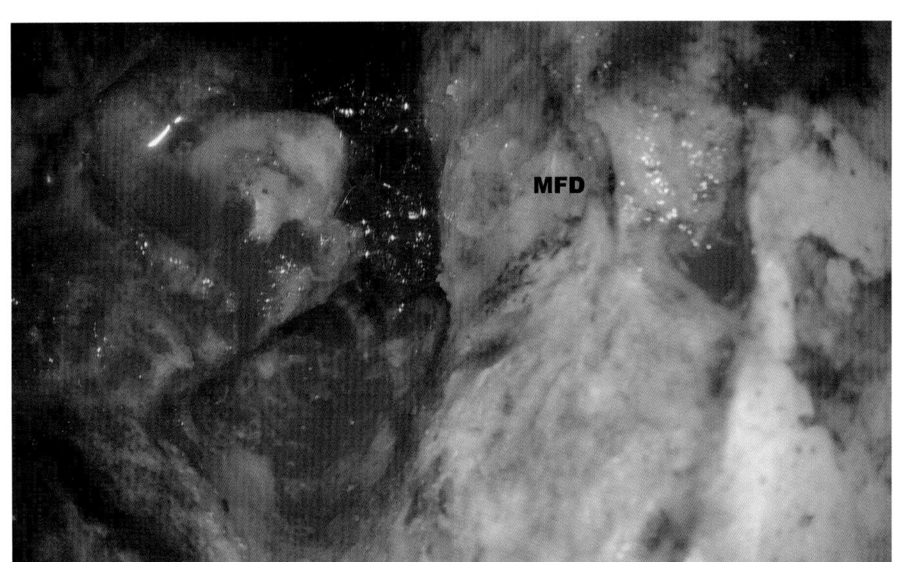

图15-18　侵犯颅中窝硬膜的肿瘤，切除前（上图）和切除后（下图）

MFD，颅中窝硬脑膜；
T，肿瘤

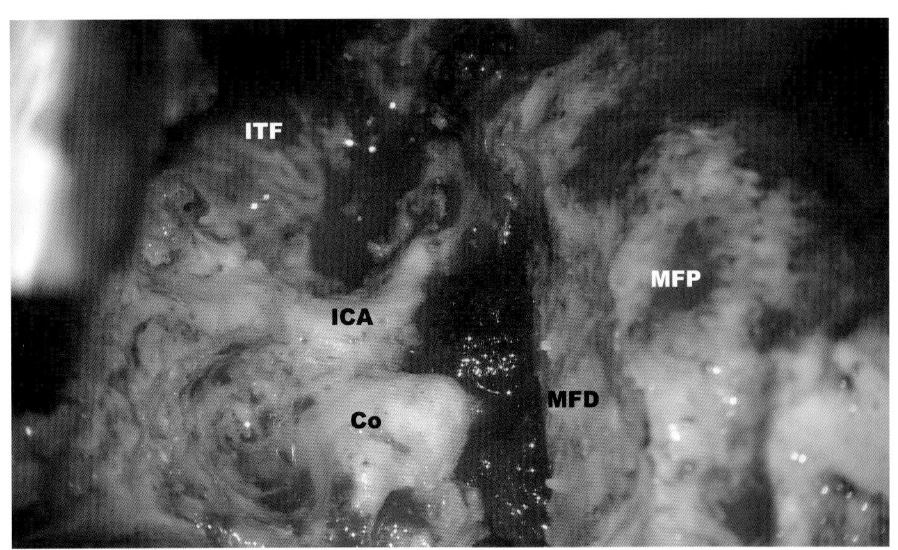

图15-19　最终术腔

ICA，颈内动脉；
Co，耳蜗；
MFD，颅中窝硬脑膜；
MFP，颅中窝脑板；
ITF，颞下窝

· 文献回顾及讨论 ·

除鳞状细胞癌外，小涎腺来源的腺样囊性癌、黏液表皮样癌、上皮肌上皮癌等为颞下窝、翼腭窝、鼻咽部等常见的恶性肿瘤。手术彻底切除后放化疗等综合治疗方案是该类肿瘤的主要治疗手段。

颞下窝系列径路是基于颞骨及其周围重要神经血管的解剖及生理特点，围绕岩骨，正确处理中耳裂气房结构，在有效地显露、保护和处理岩骨内的颈内动脉、面神经、咽鼓管等重要结构基础上，通过去除骨质，获得肿瘤切除的空间，处理与颞骨岩部结构相关的颈静脉孔、岩尖、岩斜区、海绵窦、颞窝、颞下窝、鼻咽部等区域肿瘤，强调术区的充分暴露、肿瘤的彻底切除和患者安全。其中C型是在岩骨次全切除基础上，通过处理颧弓、颞下颌关节，暴露并保护岩骨段颈内动脉，沿咽鼓管走行方向，磨除蝶骨翼突及内外侧板，切除鼻咽侧壁，处理咽鼓管周围病变；或沿颈内动脉走行，磨除岩尖及蝶骨大翼，暴露海绵窦外侧壁并处理该区域病变。其主要处理中耳鼓室–咽鼓管引流通道受侵的多区域（如咽鼓管周围间隙、颞下窝、翼腭窝等）病变，如鼻咽部侵犯岩骨或中耳岩骨起源侵及鼻咽部的肿瘤和C4的副神经节瘤。

本例病变为复发鼻咽黏液表皮样癌，为低度恶性肿瘤。肿瘤侵犯咽鼓管全长，并侵犯鼓室，累及面神经、内听道、颅中窝硬膜、咽侧及咽旁肌肉。涉及中耳乳突鼓室、咽鼓管周围及颈内动脉周围的颞下窝区域，并影响乳突鼓室引流，颞下窝径路C型应为最理想的手术方式。

· 手术视频 ·

“第十五章颞下窝C型径路”
病例手术视频

（冯国栋　何景春）

第十六章　颞下窝D型径路

颞下窝D型径路的界限

前界：眶上外缘、上颌窦后外侧壁、翼腭窝。

后界：颧弓根、颞颌关节和外耳道前壁。

上界：蝶骨大翼、颞骨鳞部及额骨。

内下界：翼突、三叉神经分支、颈内动脉水平段、蝶窦。

颞下窝D型径路的手术范围见图16-1。

手术适应证

未侵犯中耳乳突的颞下窝、颅中窝病变，伴或不伴蝶窦侵犯，和（或）海绵窦侵犯者，如部分侵犯颅中窝的三叉神经鞘膜瘤。

手术禁忌证

（1）合并侵犯中耳乳突的颞下窝病变。

（2）颈内动脉垂直段或岩尖广泛受侵的病变。

解剖步骤

（1）弧形皮肤切口，下方起自耳屏前方，向上至耳郭上缘遂向后、上、前弧形切开至额部头皮，终止于眶上切迹上方近中线。

（2）分离颞部皮瓣后，于颧弓上方2～3 cm弧形切开颞肌筋膜，游离颞肌，向前翻起。暴露颧弓时避免损伤面神经额支。切开

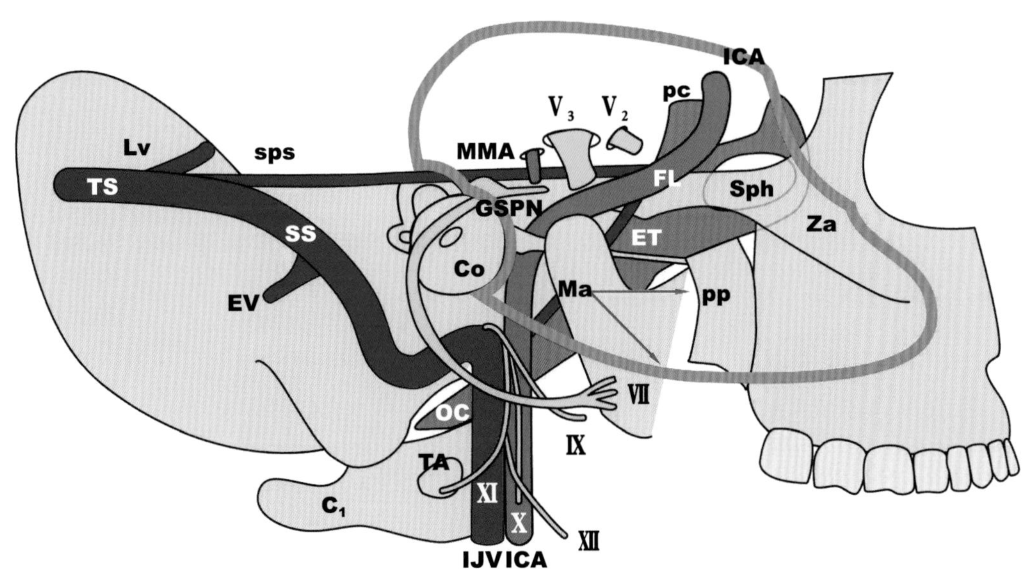

图16-1　颞下窝D型径路的手术范围（改自Sanna M, Saleh E, Khrais T, et al., 2008）

FL，破裂孔；C_1，第一颈椎；Co，耳蜗；ET，咽鼓管；EV，导静脉；GSPN，岩浅大神经；ICA，颈内动脉；IJV，颈内静脉；Lv，拉贝静脉；Ma，下颌骨；MMA，脑膜中动脉；OC，枕骨髁突；pc，后床突；pp，翼突；Sph，蝶窦；sps，岩上窦；SS，乙状窦；TA，寰椎横突；TS，横窦；Za，颧弓；V_2，上颌神经；V_3，下颌神经；Ⅶ，面神经；Ⅸ，舌咽神经；Ⅹ，迷走神经；Ⅺ，副神经；Ⅻ，舌下神经

颧弓骨膜、分离内外侧面附着的肌肉，暴露颧弓。

（3）于颧弓根部分别钻两个孔，用于关闭术腔时固定颧弓，于两孔之间截断颧弓。

（4）暴露颞肌，在距颞肌附着1 cm处切开肌肉，用大剥离子整体分离。

（5）向下翻折颞肌，完全显露眶外侧缘及颞骨鳞部、额骨外侧部后，制备近圆形颅骨骨瓣及切除部分颧骨。

（6）用咬骨钳或电钻磨除骨质直至颅中窝底。

（7）下压颅中窝硬脑膜，显露颅中窝及颞下窝结构，可见脑膜中动脉、眼神经、上颌神经、下颌神经，以及翼内肌、翼外肌等重要结构。

（8）根据病变位置和范围，可进一步采取大脑外侧裂径路，扩大颅中窝径路等径路切除病变。

（9）回纳骨瓣，复位肌骨膜瓣，分层对位缝合。

■ 解剖图解

颞下窝D型径路（以右耳为例）解剖图示见图16-2 ～图16-16。

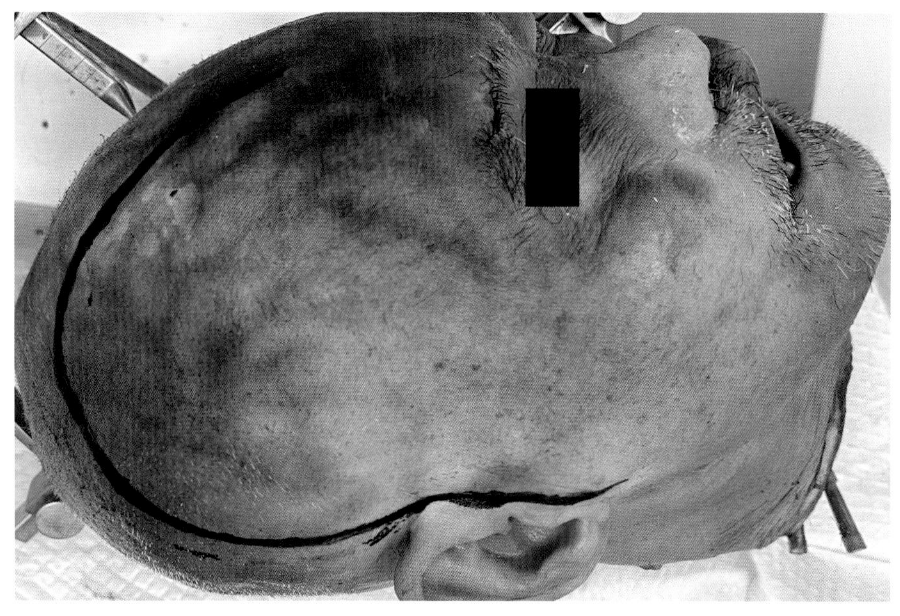

图16-2 颞下窝D型径路切口

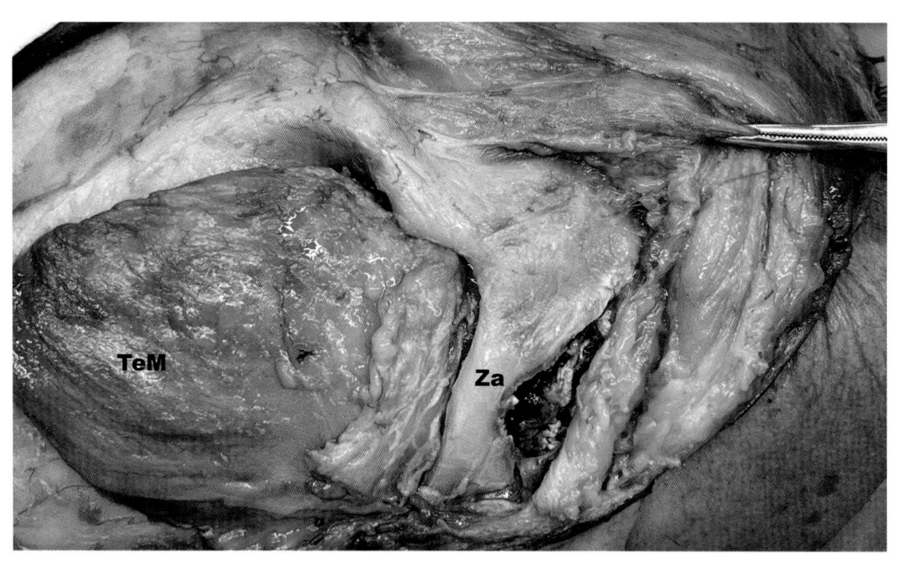

图16-3 分离颞部皮瓣，制作颞肌瓣，显露颧骨及颧弓

TeM，颞肌；
Za，颧弓

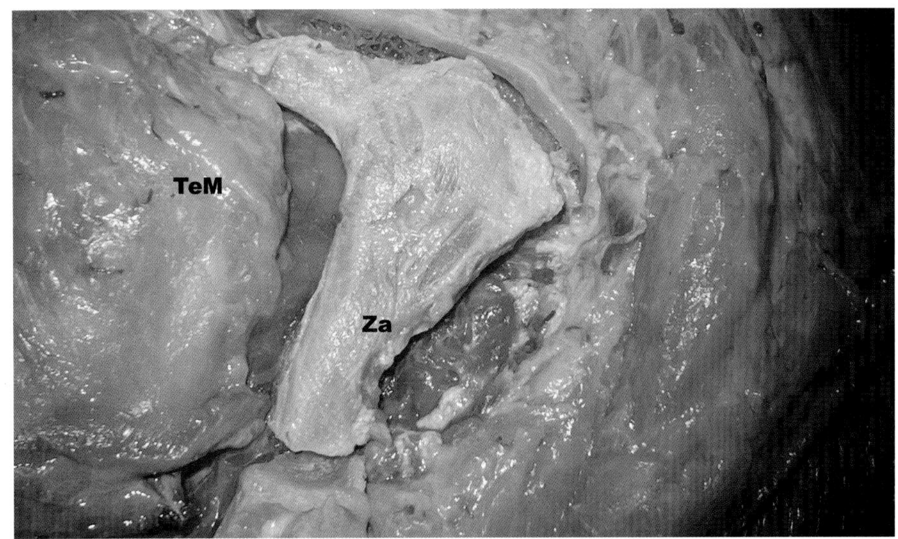

图16-4　截断颧弓

TeM，颞肌；
Za，颧弓

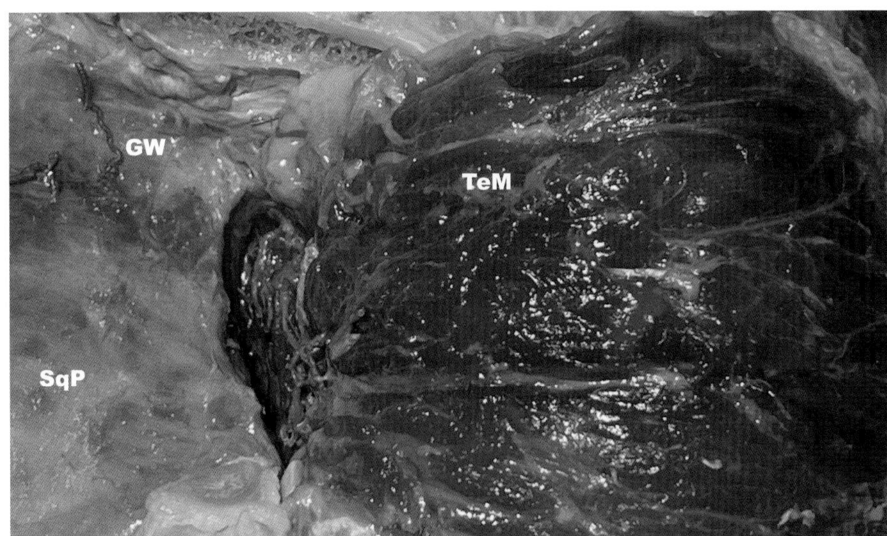

图16-5　向下翻折颞肌，显露颞骨鳞部及蝶骨

TeM，颞肌；
GW，蝶骨大翼；
SqP，颞骨鳞部

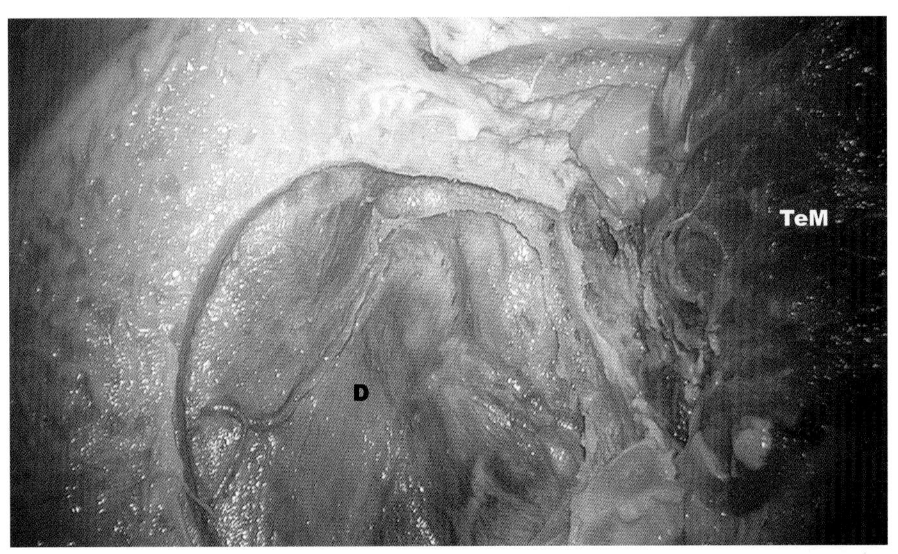

图16-6　制备颅骨骨瓣，下缘达颅中窝底，显露颅中窝硬脑膜

TeM，颞肌；
D，硬脑膜

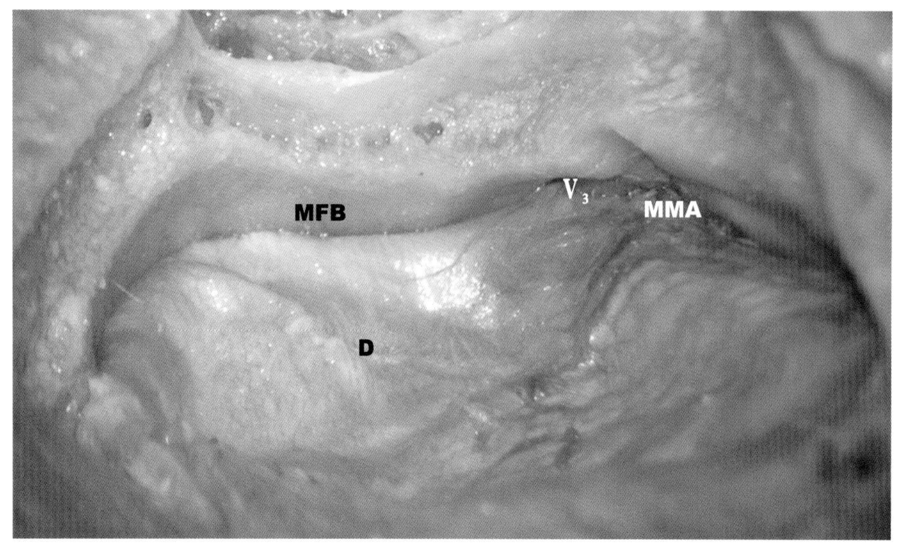

图16-7 下压颅中窝硬脑膜，可见脑膜中动脉及下颌神经

MMA，脑膜中动脉；
V_3，下颌神经；
MFB，颅中窝底；
D，硬脑膜

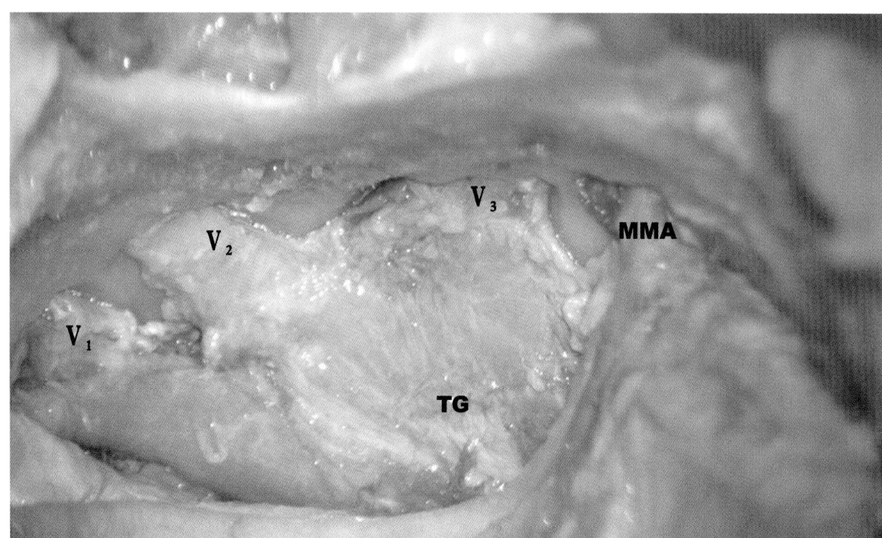

图16-8 打开梅克尔（Meckel）腔硬脑膜，显露三叉神经节、下颌神经、上颌神经及眼神经

MMA，脑膜中动脉；
V_1，眼神经；
V_2，上颌神经；
V_3，下颌神经；
TG，三叉神经节

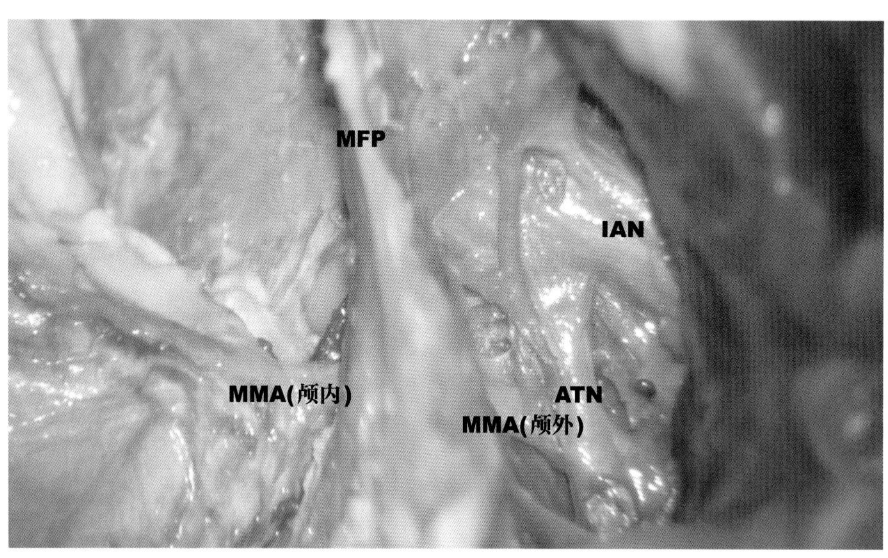

图16-9 向下分离翼外肌，显露颞下窝中脑膜中动脉、耳颞神经、下牙槽神经

MMA，脑膜中动脉；
ATN，耳颞神经；
IAN，下牙槽神经；
MFP，颅中窝脑板

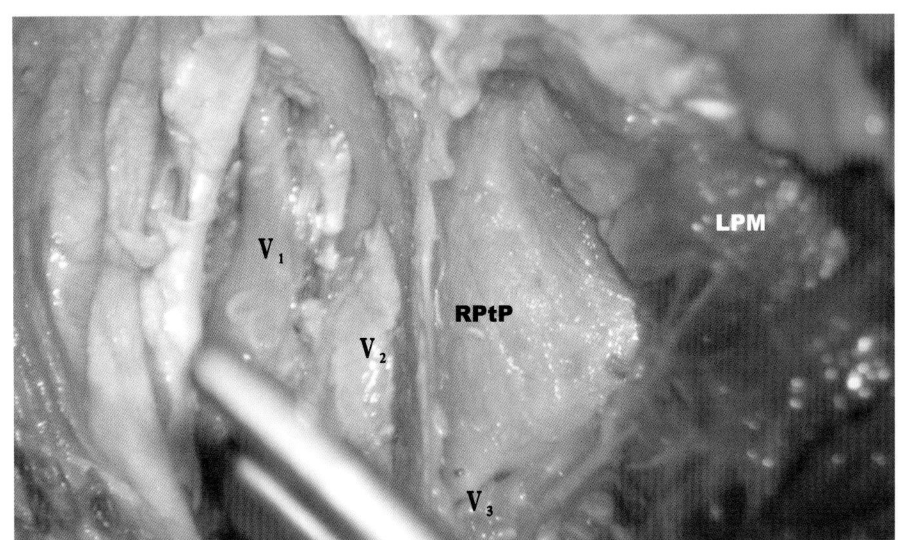

图16-10　分离翼外肌，显露翼突根

LPM，翼外肌；
RPtP，翼突根；
V_1，眼神经；
V_2，上颌神经；
V_3，下颌神经

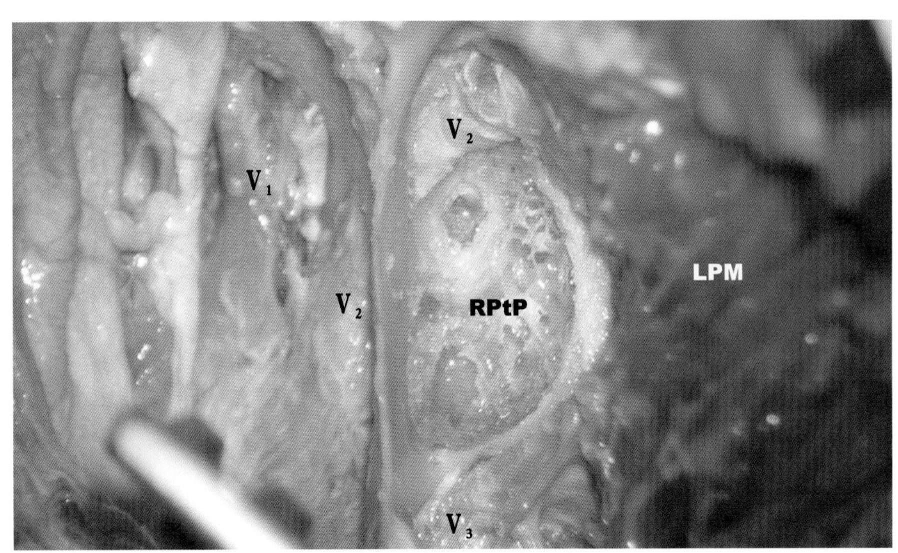

图16-11　磨除翼突根，显露上颌神经从圆孔进入颞下窝

V_1，眼神经；
V_2，上颌神经；
V_3，下颌神经；
LPM，翼外肌；
RPtP，翼突根（磨开的）

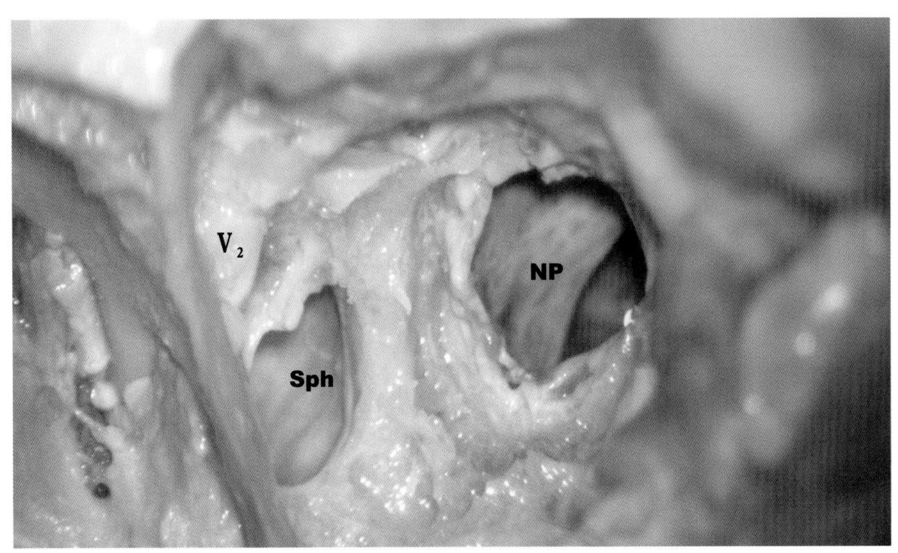

图16-12　进一步磨除翼突，显露蝶窦及鼻咽部、后鼻孔

Sph，蝶窦；
NP，鼻咽部；
V_2，上颌神经

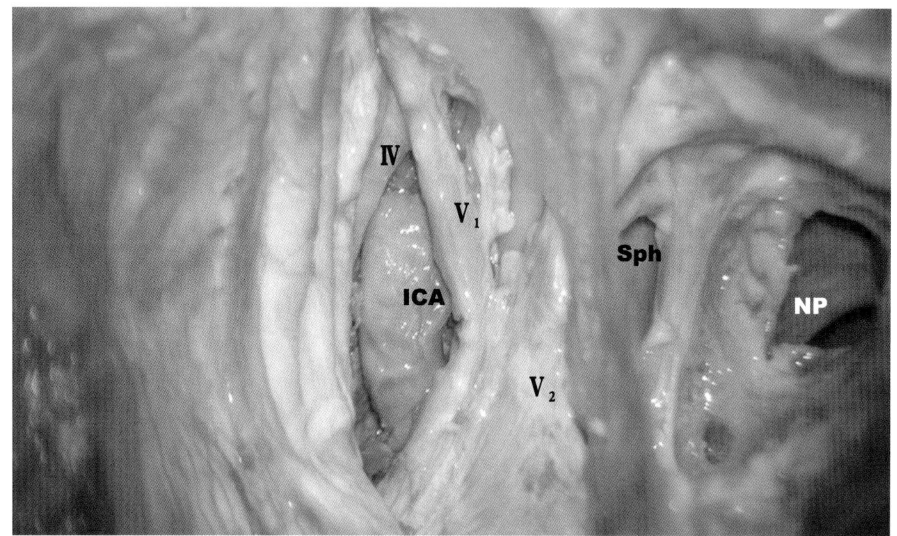

图16-13　打开海绵窦，显露颈内动脉及滑车神经

ICA，颈内动脉；
Ⅳ，滑车神经；
V_1，眼神经；
V_2，上颌神经；
Sph，蝶窦；
NP，鼻咽部

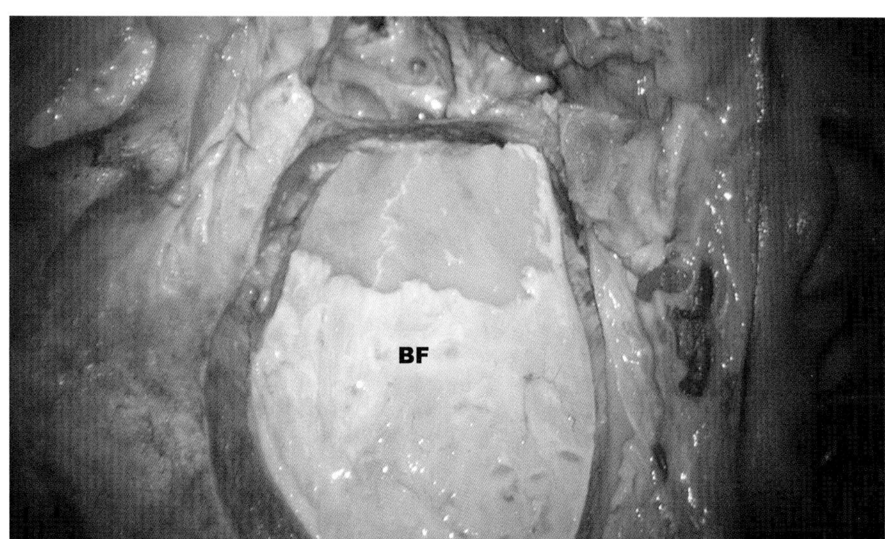

图16-14　复位颅骨瓣

BF，骨瓣

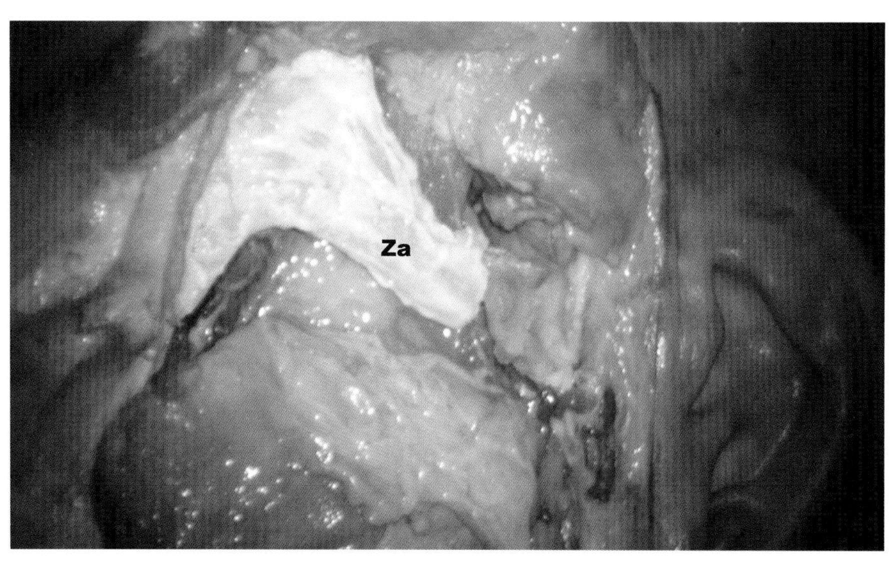

图16-15　复位颧弓

Za，颧弓

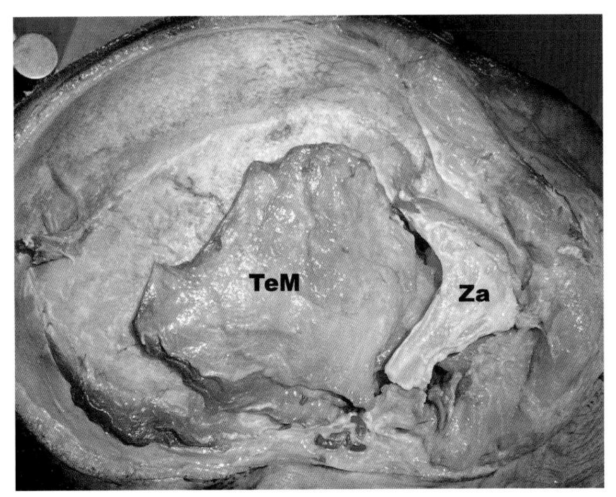

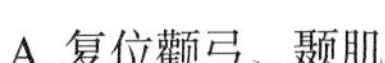
A. 复位颧弓、颞肌

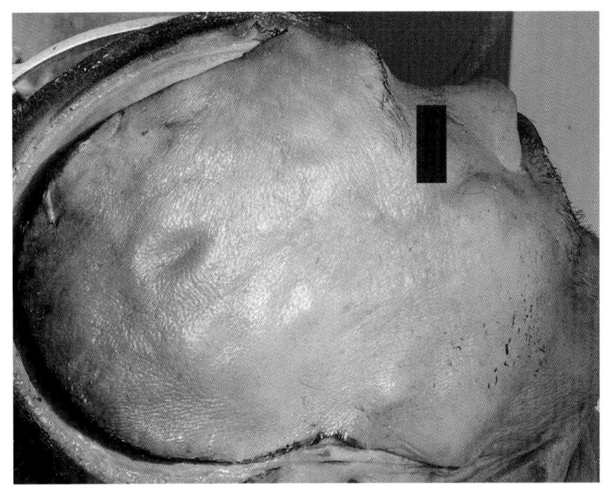
B. 复位皮肤

图16-16　复位颧弓、颞肌、皮肤

Za，颧弓；TeM，颞肌

病例：经颞下窝D型径路切除颞下窝巨细胞修复性肉芽肿

·病例摘要·

患者，男，46岁。右耳闷伴听力下降半年，拟入院行咽鼓管球囊扩张术，术前MRI检查发现颞下窝占位。

·专科检查·

右侧鼓膜呈琥珀色，鼓室内见积液。纯音测听：右耳PTA骨导41.3 dB HL，气导86.3 dB HL，声导抗B型。左耳听力正常。

·影像学检查·

术前鼻咽部CT增强示右侧颞下窝区软组织影，增强后明显强化；蝶骨右侧骨质破坏；右侧乳突积液；腮腺区低密度影，大小约2 cm，强化较明显，见图16-17。术前颞骨MRI平扫和增强示右侧颞下窝软组织影，大小约4.7 cm × 3.6 cm × 4.6 cm，T_1WI等低混杂信号，T_2高低混杂信号，增强后肿块明显不均强化，颅底及右侧咽旁骨质破坏；右腮腺区中等信号影，强化较明显，见图16-18。术后10天颞骨CT影像见图16-19。术后10天颞骨MRI影像见图16-20。

·病理诊断·

巨细胞修复性肉芽肿。

·诊断·

①右侧颞下窝良性肿瘤（巨细胞修复性肉芽肿）；②右侧分泌性中耳炎；③右侧腮腺腺瘤。

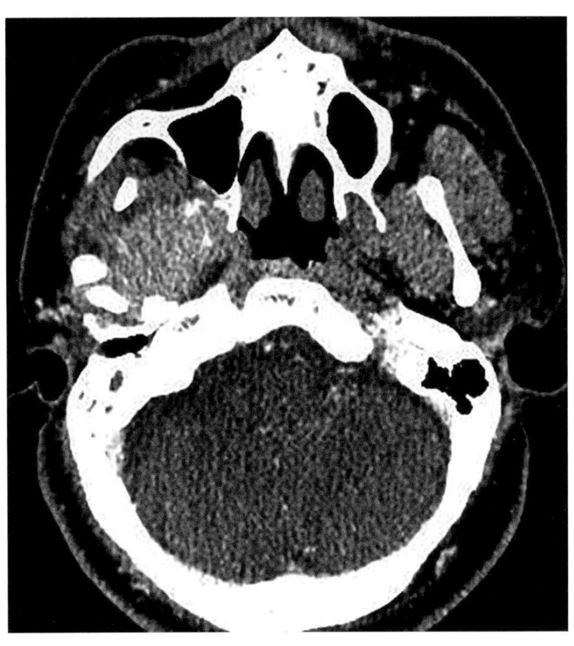

图16-17　术前鼻咽部CT增强示右侧颞下窝区软组织影，增强后强化，伴骨质破坏

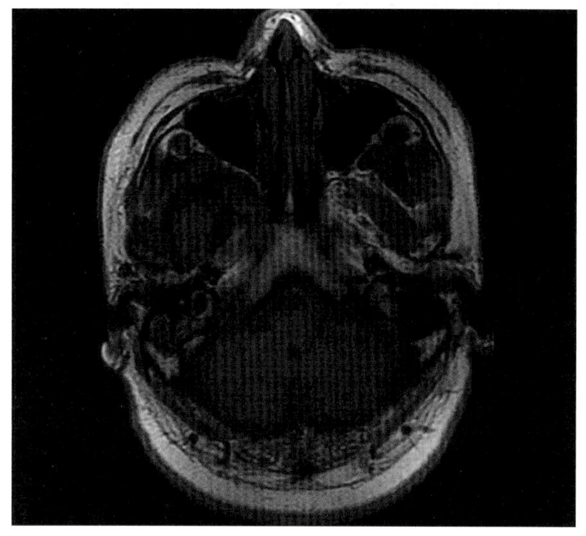

A. T_1WI等低混杂信号

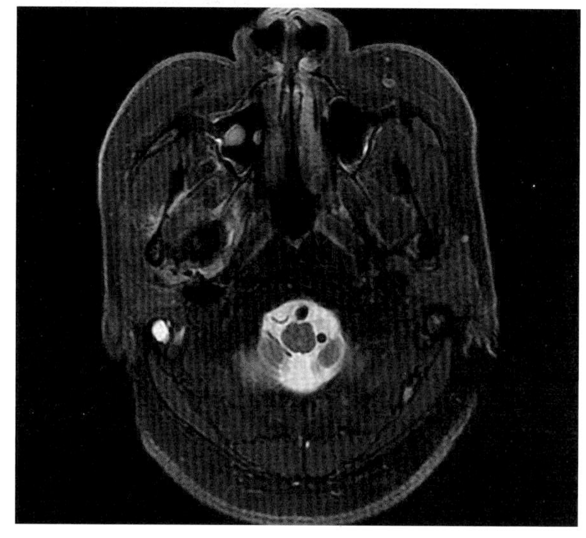

B. T_2WI高低混杂信号，乳突积液

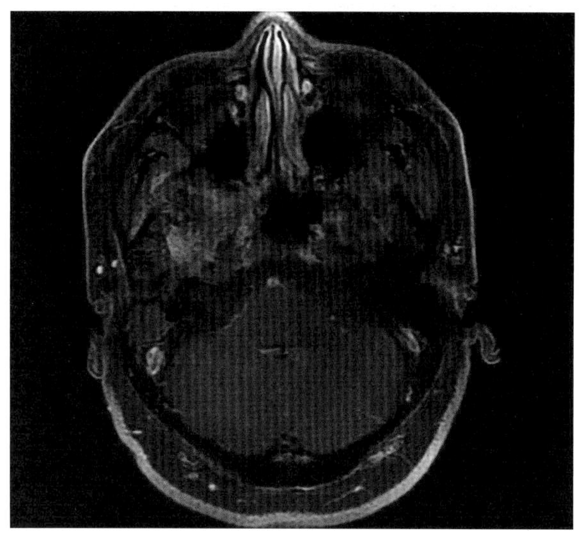

C. 增强后肿块不均强化，右侧咽旁骨质破坏

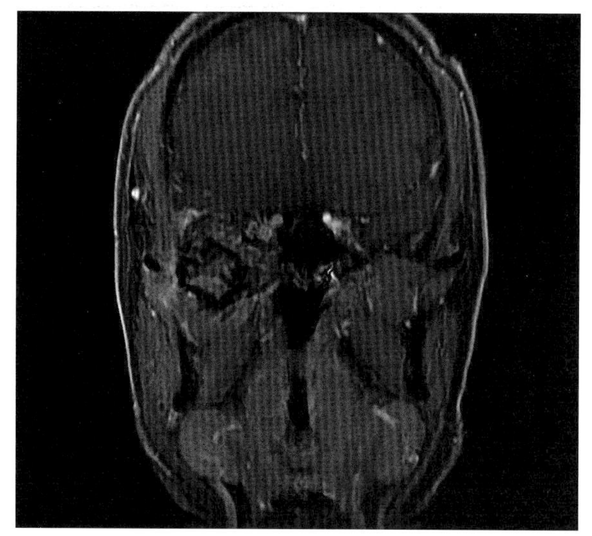

D. 右侧颅中窝底占位强化

图16-18　术前颞骨MRI平扫和增强示右侧颞下窝软组织影，混杂信号，增强后不均强化

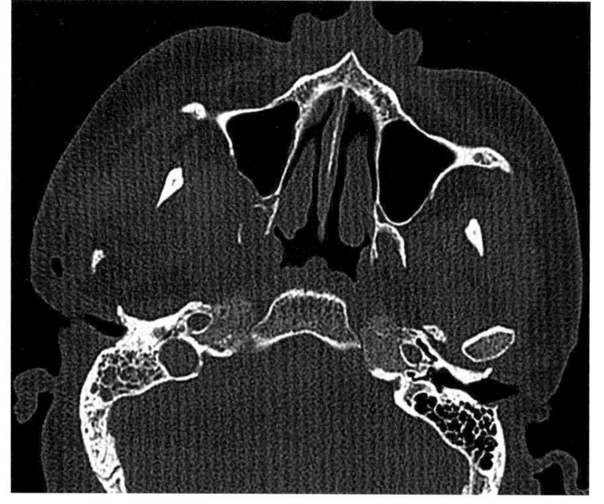

图16-19　术后10天颞骨CT示右侧颞下窝术后改变

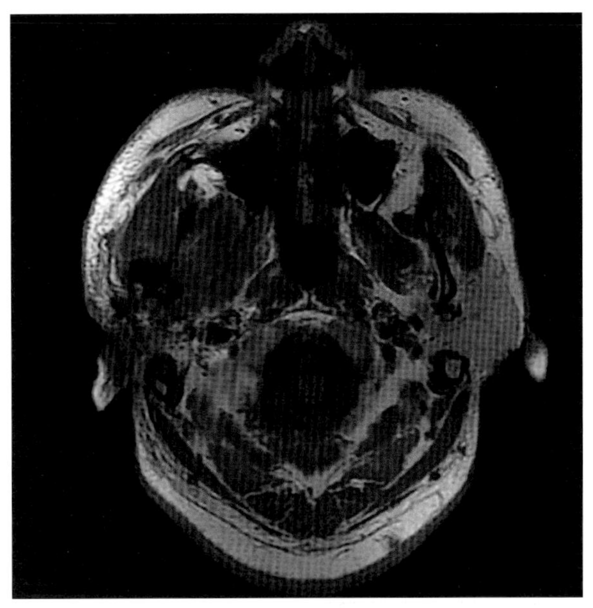

A. T_1WI等低信号

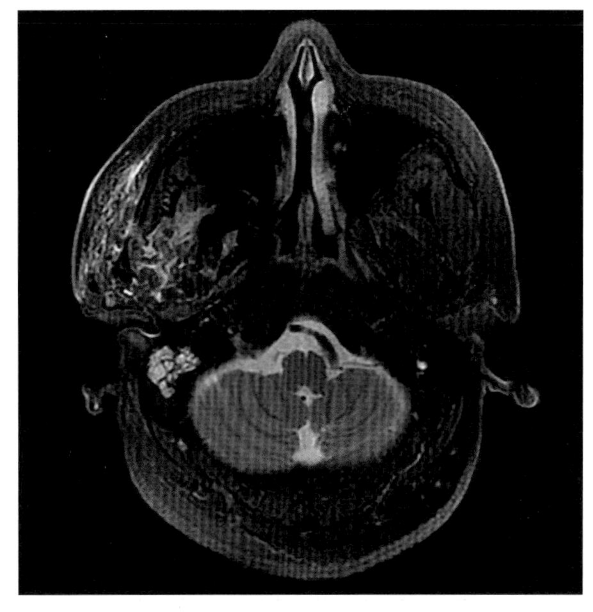

B. T_2WI高低混杂信号，乳突积液

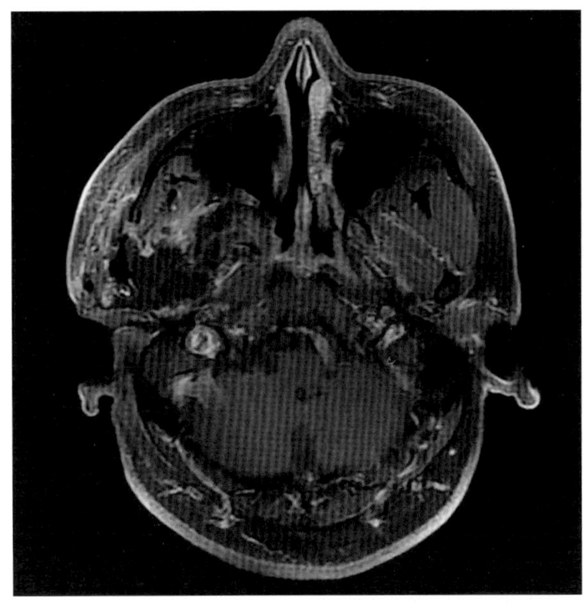

C. 无强化

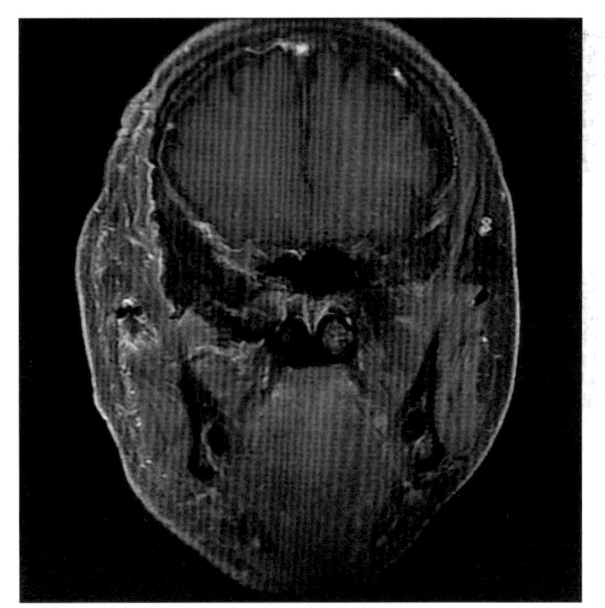

D. 右侧中颅窝底占位已被切除

图16-20　术后10天颞骨MRI示右侧颞下窝术后改变，混杂信号，增强后无强化

· 手术图解 ·

经颞下窝D型径路切除颞下窝巨细胞修复性肉芽肿手术图解见图16-21 ～图16-34。

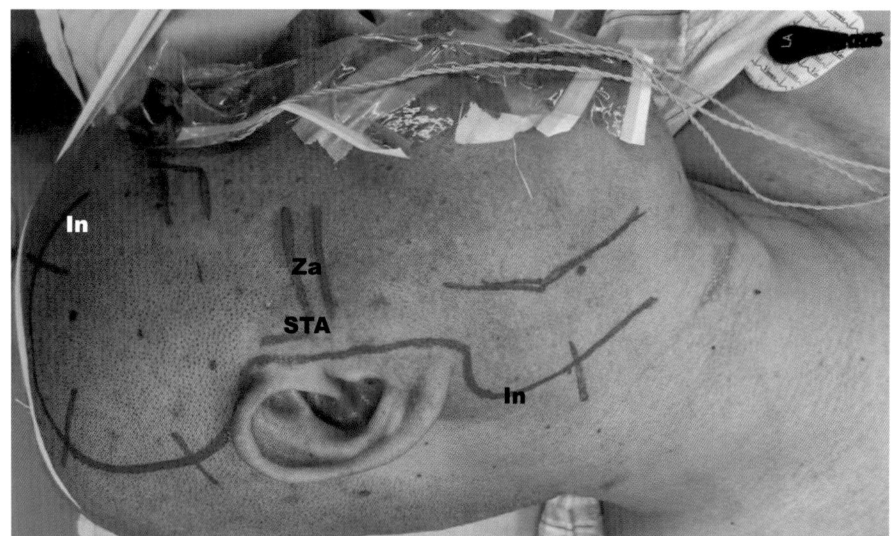

图16-21 切口标识

Za，颧弓（体表投影）；
STA，颞浅动脉（体表投影）；
In，切口

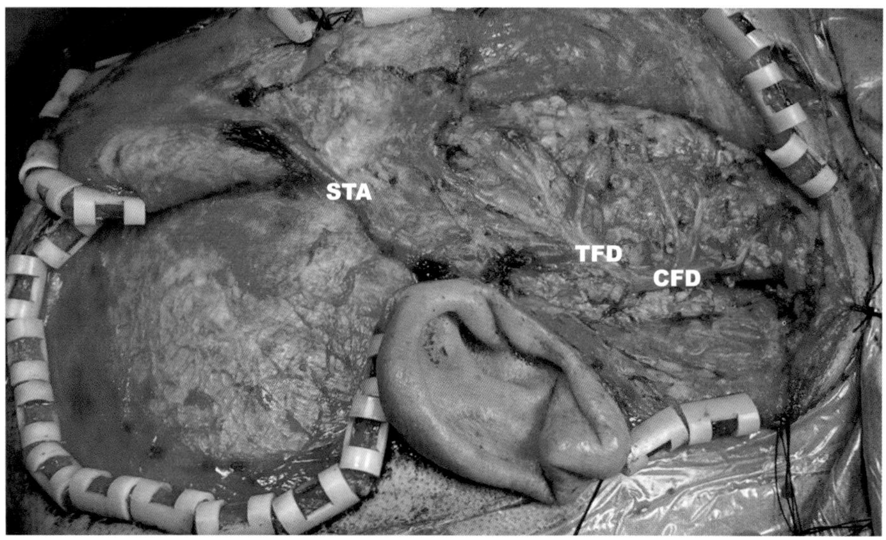

图16-22 腮腺浅叶（包含肿瘤）已被切除，可见面神经各分支；颞区皮瓣已制备

STA，颞浅动脉；
TFD，面神经颞面干；
CFD，面神经颈面干

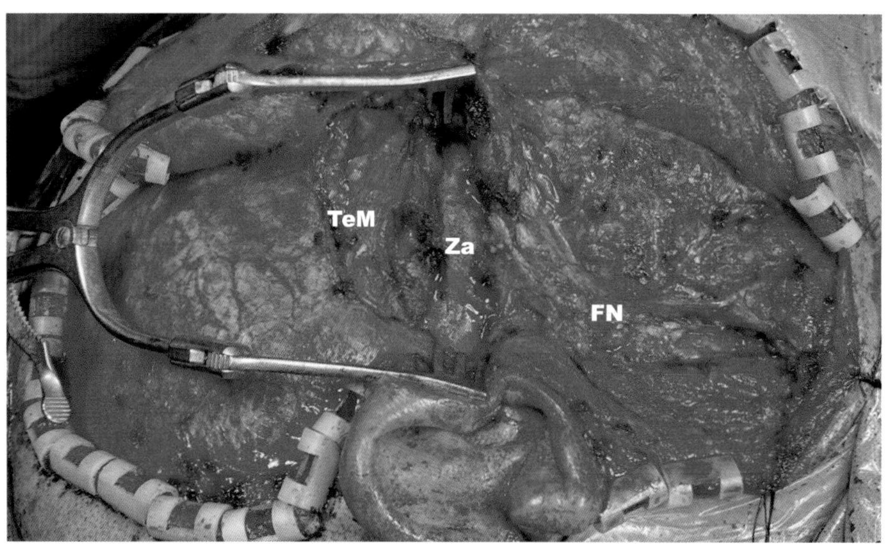

图16-23 颧弓上方2～3cm弧形切开颞肌筋膜，向下向前翻起颧弓骨膜，暴露颧弓；保护颞浅动脉和面神经分支

FN，面神经；
TeM，颞肌；
Za，颧弓

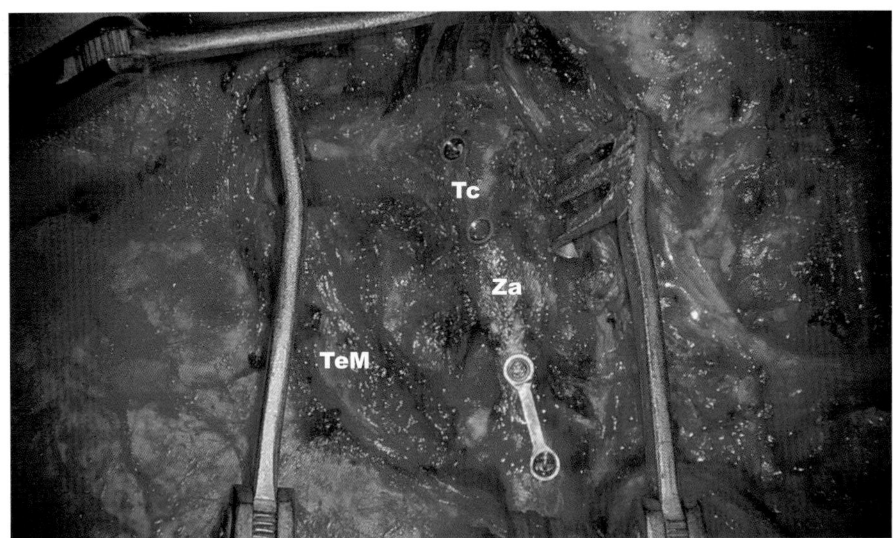

图16-24 切断颧弓前，先打孔，锚定钛连接片

Tc，钛连接片；
Za，颧弓；
TeM，颞肌

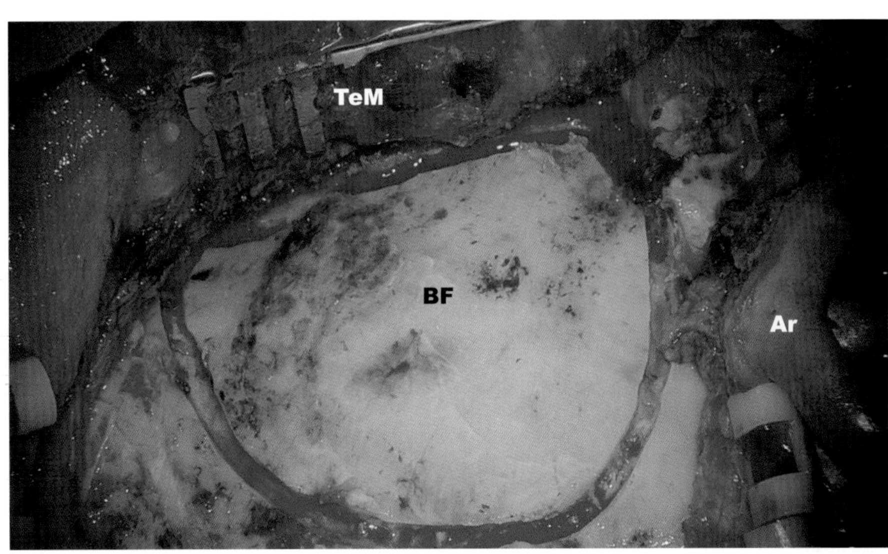

图16-25 切断颧弓后，做带在前方的颞肌瓣，充分显露颞区骨质后，制作颞区骨瓣

TeM，颞肌瓣；
BF，骨瓣；
Ar，耳郭

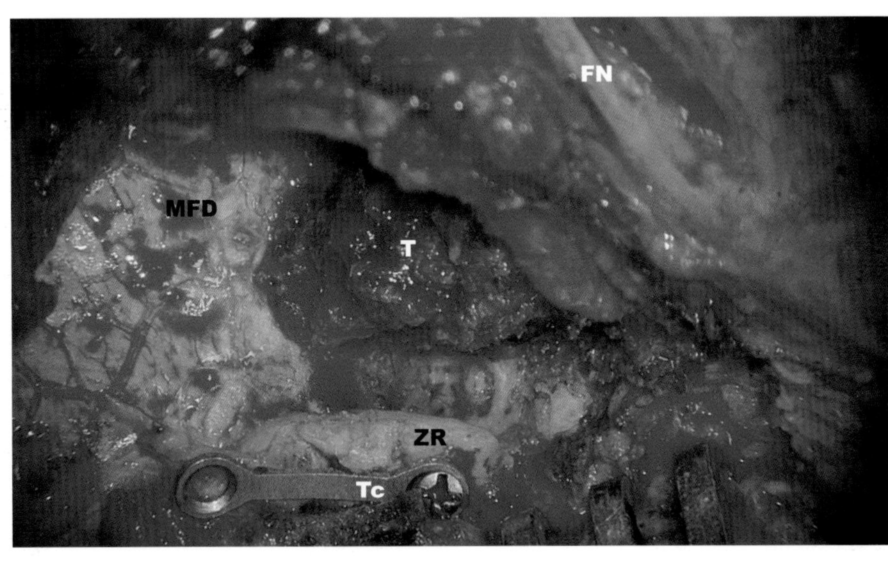

图16-26 去除骨瓣后，下压颅中窝硬脑膜，可见颞下区肿瘤

MFD，颅中窝硬脑膜；
T，肿瘤；
Tc，钛连接片；
ZR，颧弓根；
FN，面神经

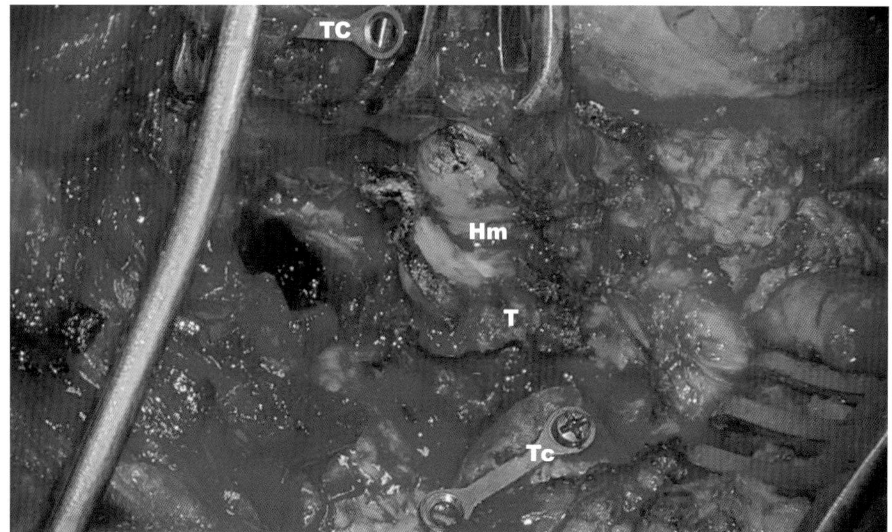

图16-27 在耳前进入颞颌关节窝，见下颌骨头受累

Hm，下颌骨头；
Tc，钛连接片；
T，肿瘤

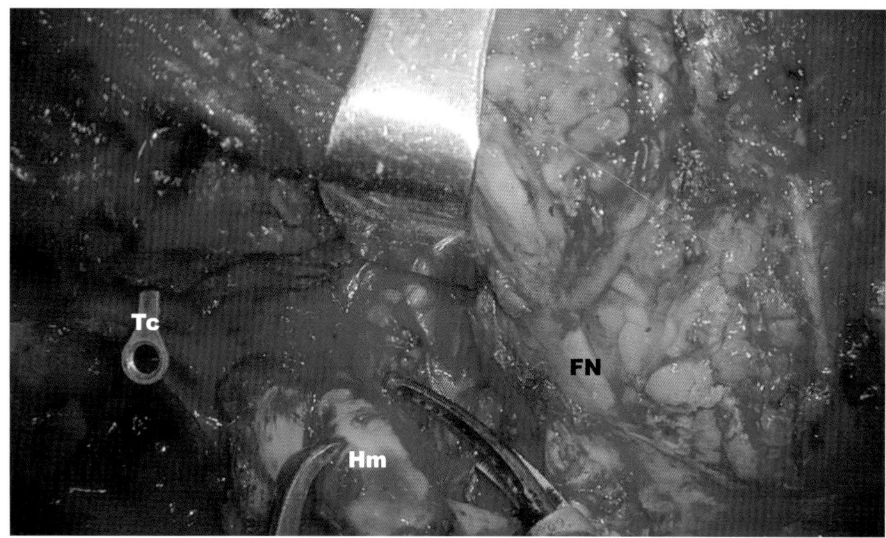

图16-28 电钻磨断髁突颈，用超声吸引装置切断翼外肌，去除下颌骨髁突

Hm，下颌骨头；
FN，面神经；
Tc，钛连接片

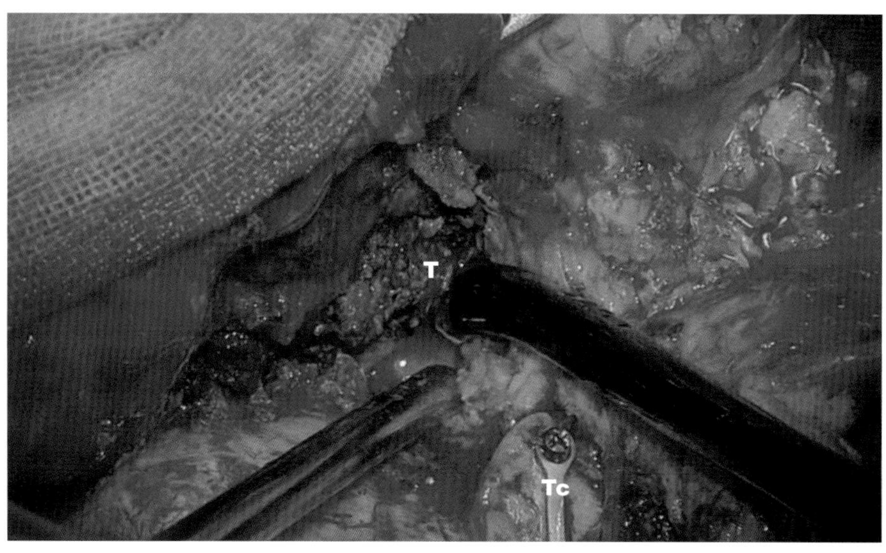

图16-29 使用低温等离子射频刀进一步切除颞下窝肿瘤

T，肿瘤；
Tc，钛连接片

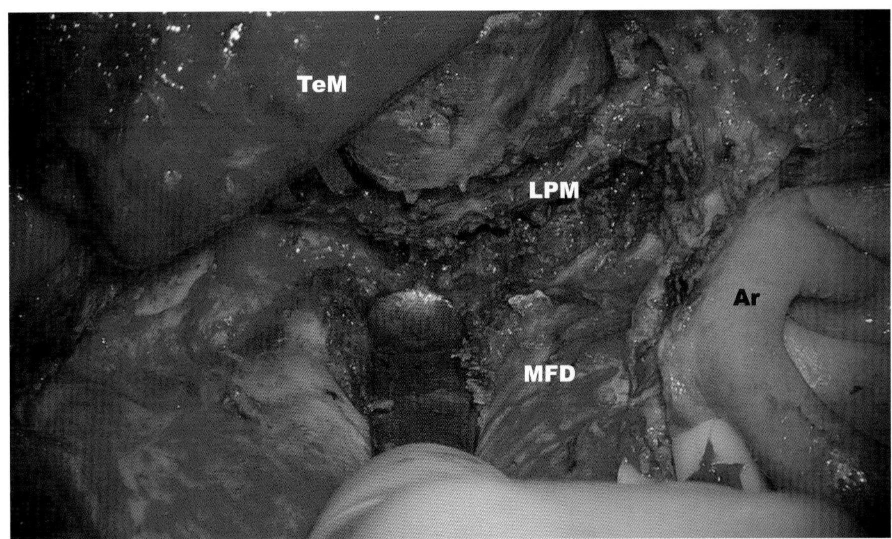

图16-30 使用颅中窝脑压板下压颅中窝硬脑膜，有利于颞下窝结构的显露

TeM，颞肌瓣；
LPM，翼外肌；
MFD，颅中窝硬脑膜；
Ar，耳郭

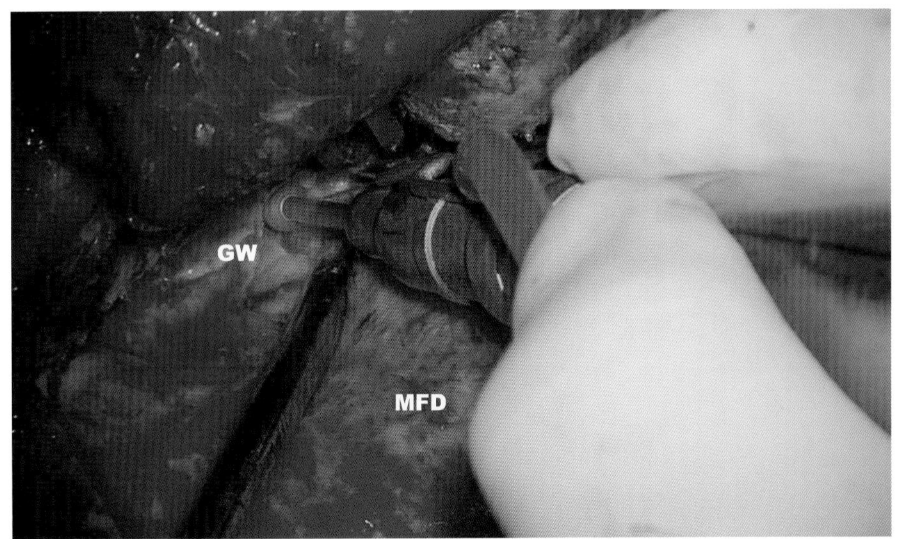

图16-31 为进一步显露颞下窝及翼腭窝，需磨除部分蝶骨大翼骨质

GW，蝶骨大翼；
MFD，颅中窝硬脑膜

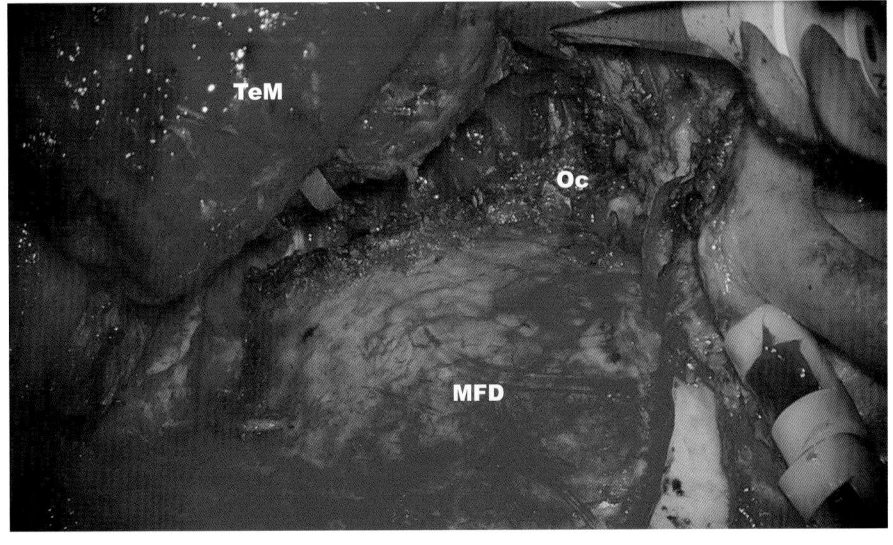

图16-32 切除肿瘤后颞下窝术腔

TeM，颞肌瓣；
Oc，颞下窝术腔；
MFD，颅中窝硬脑膜

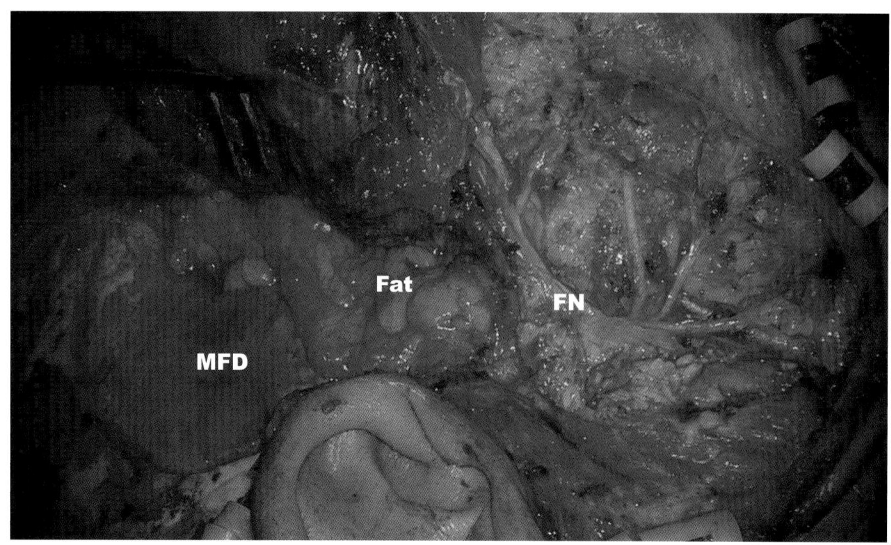

图16-33　颞下窝术腔使用脂肪填塞

Fat，脂肪；
MFD，颅中窝硬脑膜；
FN，面神经

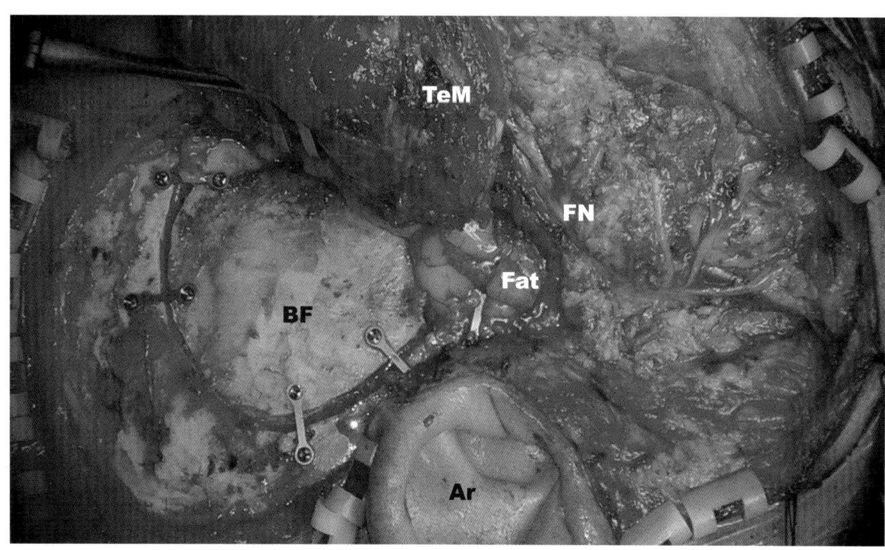

图16-34　用钛连接片固定骨瓣，复位颞肌瓣，逐层对位缝合

TeM，颞肌瓣；
FN，面神经；
Fat，脂肪；
BF，骨瓣；
Ar，耳郭

· 文献回顾及讨论 ·

巨细胞修复性肉芽肿约占骨良性病变的7%，有自限倾向，但是具有局部侵袭性，影像学表现容易误诊为恶性肿瘤。巨细胞修复性肉芽肿多见于颌骨，下颌骨多于上颌骨，颌骨外较为少见。偶有侵及颅骨、鼻骨、筛骨、手足骨、胫骨的报道，也有报道发生于腰椎。病因及发病机制有多种学说，包括慢性炎症引起局部血液动力学变化，发生反应性增生，从而导致肉芽肿的形成。巨细胞修复性肉芽肿往往术前诊断困难，主要根据术中组织病理学做出诊断。巨细胞修复性肉芽肿目前暂无转移及恶变的报道，主要治疗方法为手术切除。因该肿瘤富含血管，术中出血较剧，手术操作时需特别注意。

颞下窝区域位置深在，解剖关系错综复杂。20世纪70年代Fisch教授就提出颞下窝径路处理颞下窝区、颈静脉孔区、斜坡区域占位性病变的概念。1987年，塞哈尔（Sekhar）为避免颞下窝B型径路造成的传导性耳聋和暂时性面瘫，设计了耳前颞下窝径路，即颞下窝D型径路切除累及岩斜区、蝶骨区、海绵窦、颅中窝、颞下窝和咽旁区的肿瘤。从解剖上看颞下窝D型径路系各径路中到达颞下窝区最直接的外科径路，其优点是切口位于耳前、不暴露迷路，避免了听力丧失；能很好地显露关节区和颞下窝区，无须行面神经移位，有效地保存了面神经功能；能进一步从前方显露岩骨，深达岩尖、颈动脉管、咽鼓管和斜坡，更利于切除位置靠后或靠外侧的颞下窝或岩尖肿瘤；尤其适用于病变局限于硬脑膜外不向颅中窝和颅后窝侵犯的良性病变者，但不适合侧颅底相关头颈部恶性肿瘤的手术治疗。

· 手术视频 ·

“第十六章颞下窝D型径路”
病例手术视频

（何景春 刘宇鹏）

第十七章　联合径路

在面对各种复杂的侧颅底病变，单一径路不足以安全彻底切除肿瘤或功能重建时，可以根据病变范围，联合使用一种以上的侧颅底径路。

■ 手术适应证

(1) 侵犯一个以上解剖区域的广泛病变，如广泛的迷路上型岩骨胆脂瘤延伸至迷路后方，经颅中窝径路或乳突径路手术视野显露欠佳，此时可以采用迷路后-颅中窝联合径路。

(2) 不同性质的病变侵犯一个以上解剖区域者，拟一期解决病变时，可以采用联合径路，如侵及膝状神经节、迷路段及内听道段面神经瘤，同时伴有中耳胆脂瘤导致听骨链中断的患者，可以采用颅中窝径路联合乳突径路。

(3) 为保留功能而需充分暴露的部位，如岩斜区脑膜瘤，通过改良耳蜗径路虽然可以充分显露瘤体，但需牺牲听力及面神经功能，此时可采用迷路后-颞下径路，既可以提供充分的手术视野，又可以保护相关功能。

■ 病例1：经迷路后-颅中窝径路切除迷路上型岩骨胆脂瘤+听骨链重建术

· 病例摘要 ·

患者，女，32岁。患者于10年前无明显诱因下出现左耳渐进性听力下降；伴有头部反复胀痛，呕吐，无发热。20年前曾行“中耳炎”手术，具体不详。

· 专科查体 ·

双耳对称，左耳后手术瘢痕，外耳道皮肤稍充血，左耳鼓膜完整，浑浊，钙化。右耳未见异常。

· 听力学检查 ·

术前：纯音测听显示左耳气导58.3 dB PTA HL，左耳骨导PTA 6.7 dB HL。术后3个月：左耳气导PTA 13.3 dB HL，骨导6.7 dB PTA HL。

· 影像学检查 ·

术前颞骨MRI增强示左侧颞部及乳突占位，直径4 cm × 3 cm，T_1WI内部等信号，边缘高信号，T_2W内部低信号边缘高信号，增强见边缘强化内部未见明显强化；肿块占位累及左侧小脑及颞叶边缘，左侧矢状窦及横窦受压静脉壁不光整，见图17-1。术后颞骨MRI见图17-2。

· 诊断 ·

①左侧迷路上型岩骨胆脂瘤；②左耳传导性听力减退。

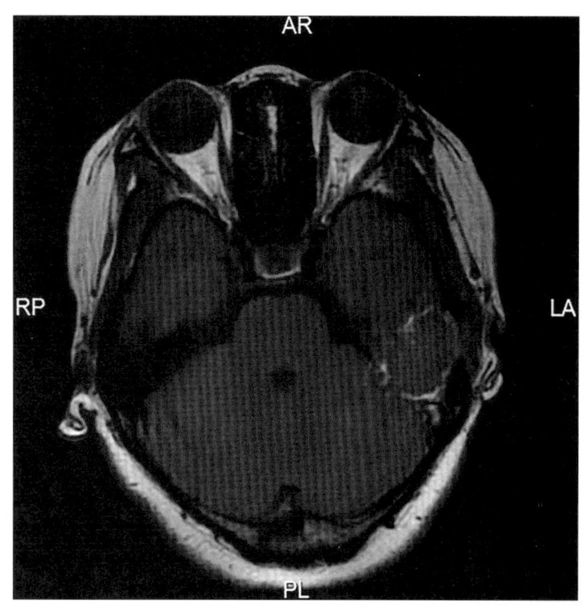

A. T_1WI内部等信号，边缘高信号（水平位）

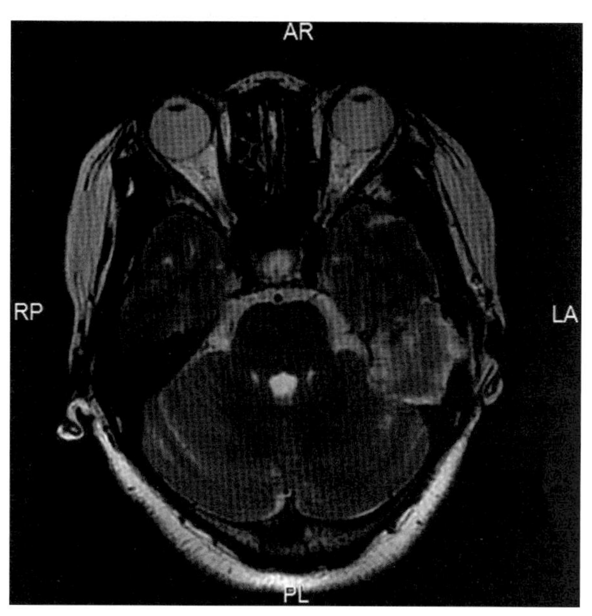

B. T_2WI内部低信号，边缘高信号（水平位）

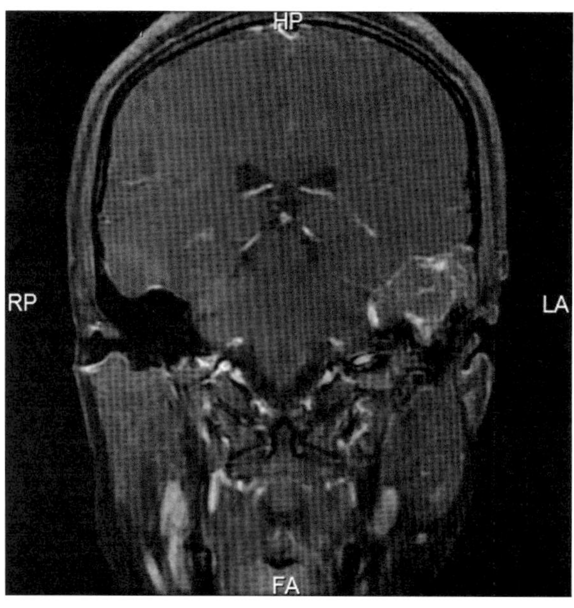

C. T_1+C见边缘强化内部，未见明显强化（冠状位）

图17-1 术前颞骨MRI增强示左侧颞部及乳突占位，直径4 cm×3 cm

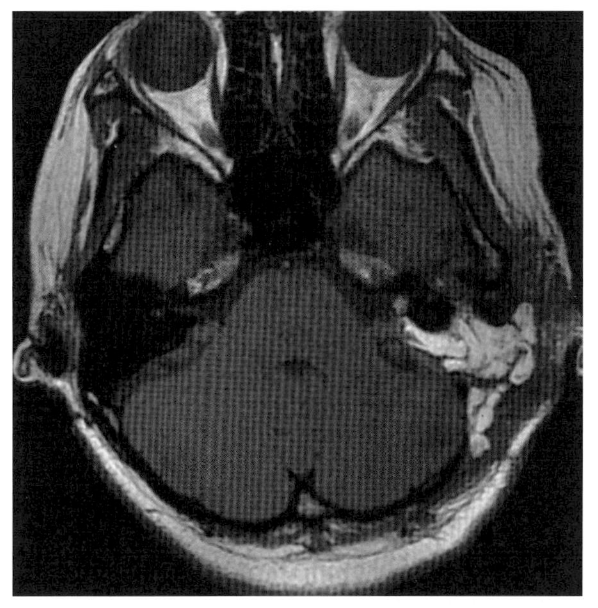

A. T_1（水平位）

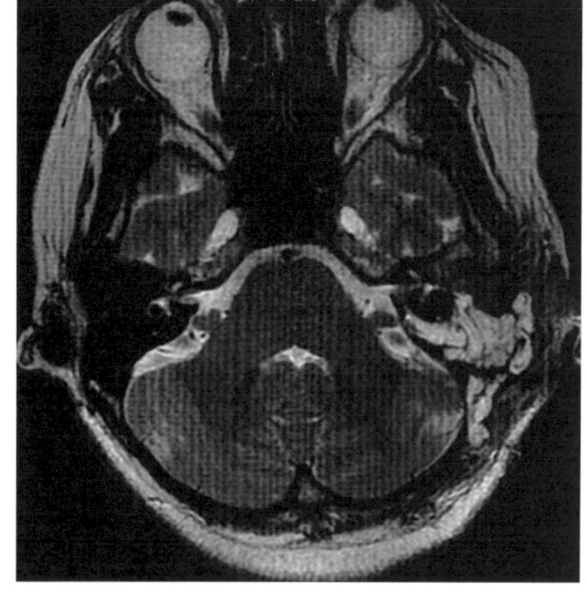

B. T_2（水平位）

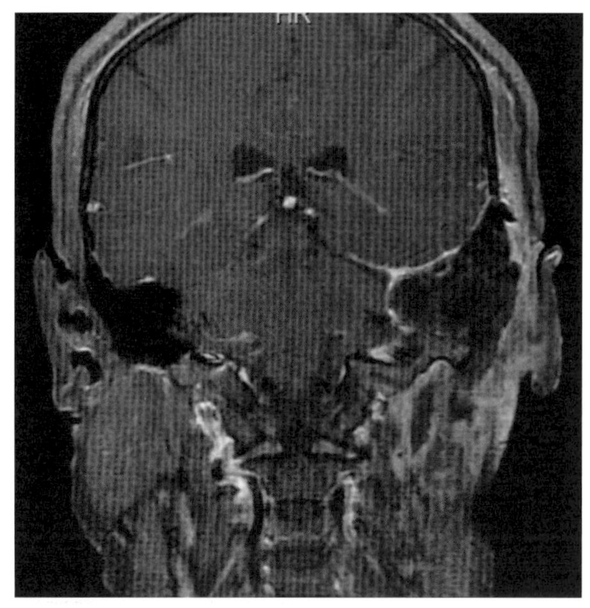

C. T_1（冠状位）

图17-2　术后颞骨MRI示未见胆脂瘤残留

·手术图解·

左侧迷路后联合颅中窝径路岩骨胆脂瘤切除术+听骨链重建术图解，见图17-3～图17-17。

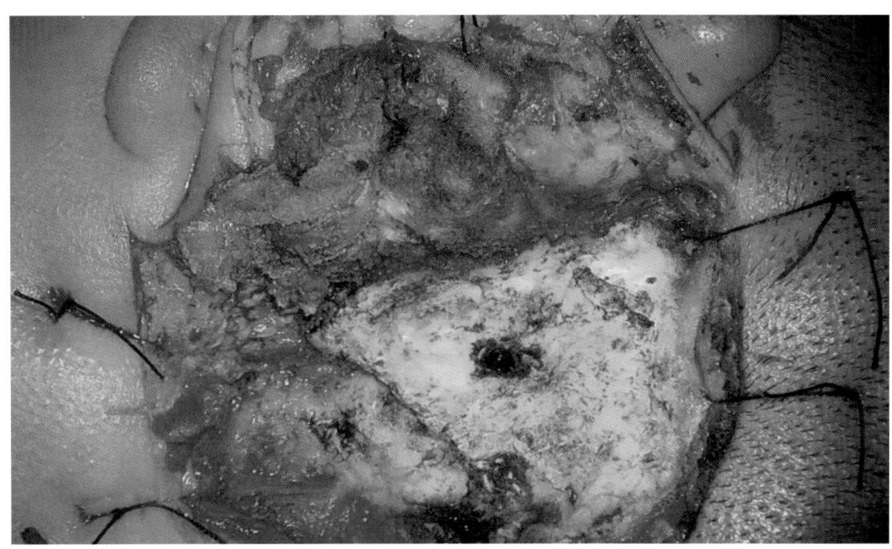

图17-3 制作蒂在前方的筋骨膜瓣，充分显露乳突区

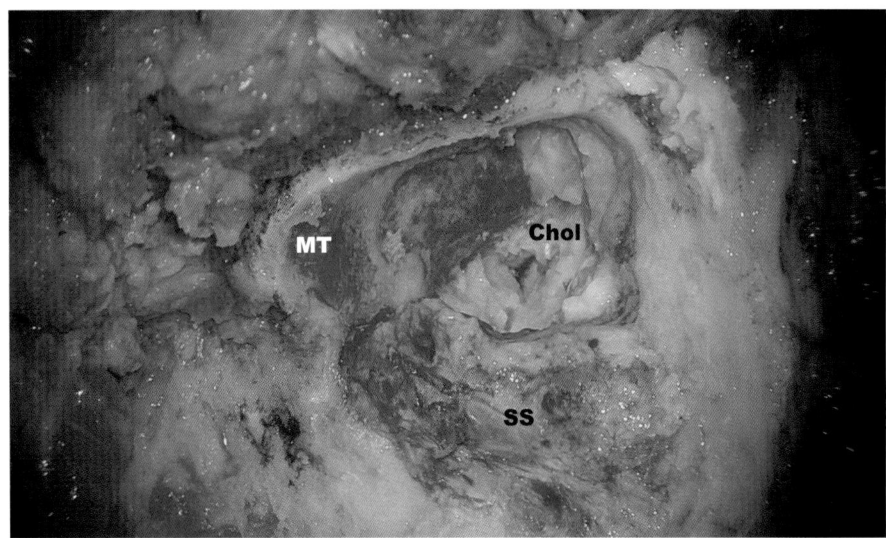

图17-4 乳突切开，可见乳突腔、鼓窦区充分显露胆脂瘤

MT，乳突尖；
Chol，胆脂瘤；
SS，乙状窦

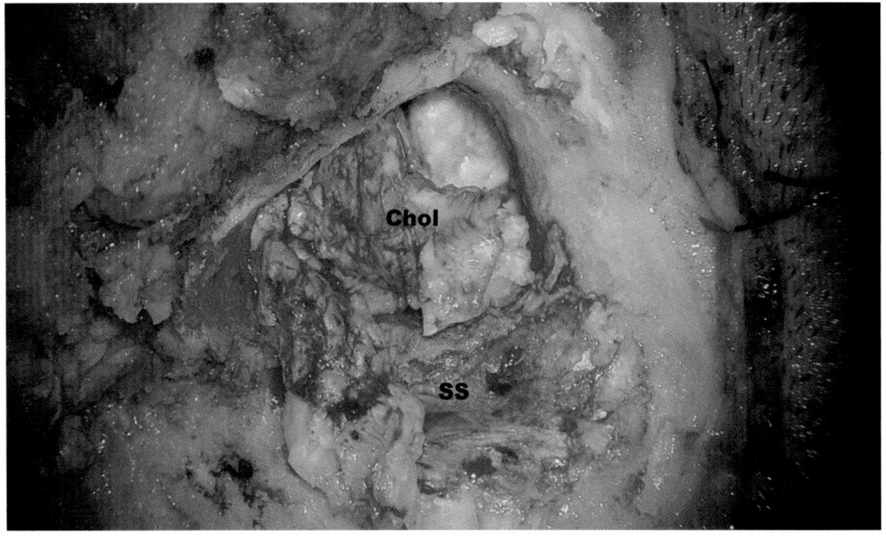

图17-5 进一步乳突切除，显露胆脂瘤边界

Chol，胆脂瘤；
SS，乙状窦

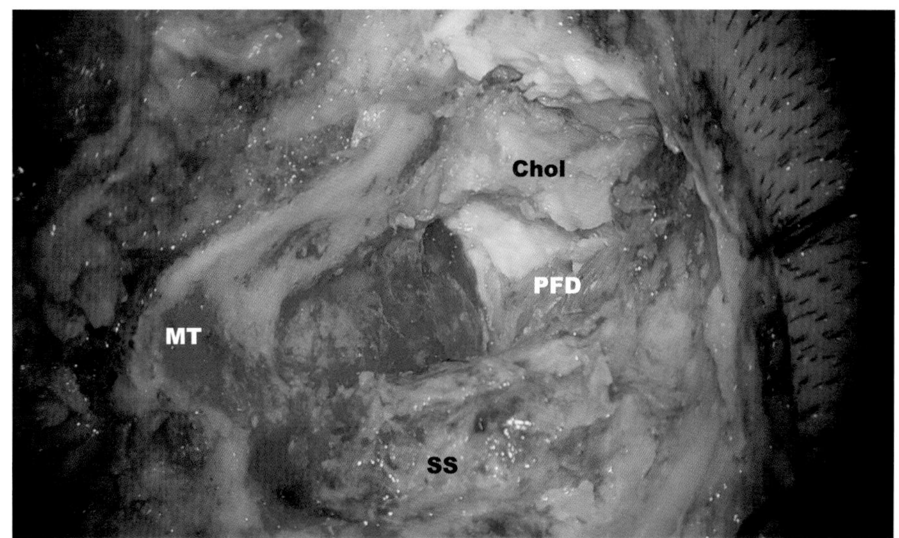

图17-6　沿着胆脂瘤基质，从前向后逐步切除胆脂瘤上皮

Chol，胆脂瘤；
MT，乳突尖；
PFD，颅后窝硬脑膜；
SS，乙状窦

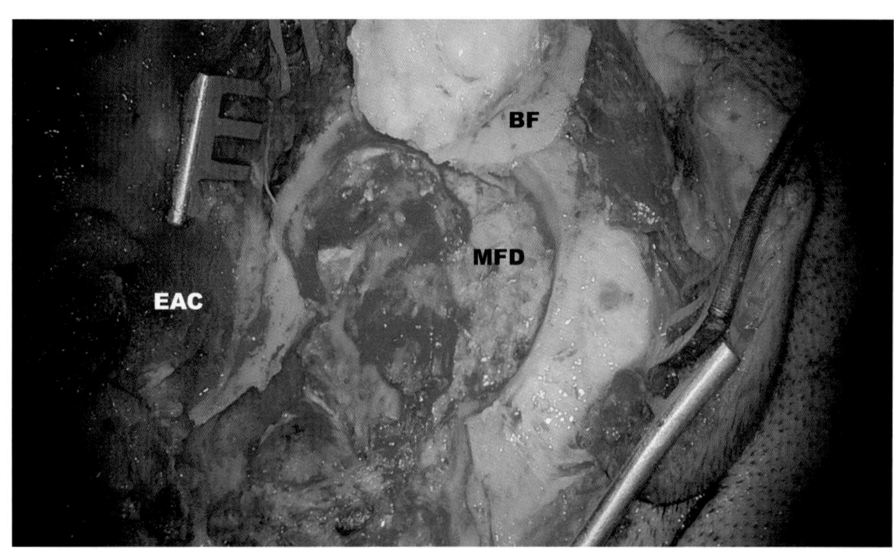

图17-7　为充分显露颞部胆脂瘤上界，延长切口，制作颞区骨瓣并放置于生理盐水中备用

EAC，外耳道；
MFD，颅中窝硬脑膜；
BF，骨瓣

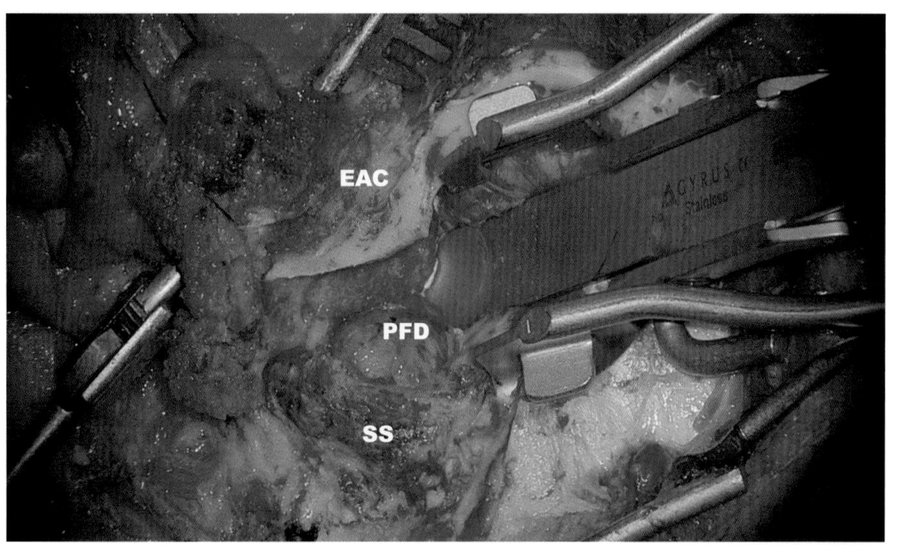

图17-8　使用颅中窝撑开器进一步显露迷路上方胆脂瘤

EAC，外耳道；
SS，乙状窦；
PFD，颅后窝硬脑膜

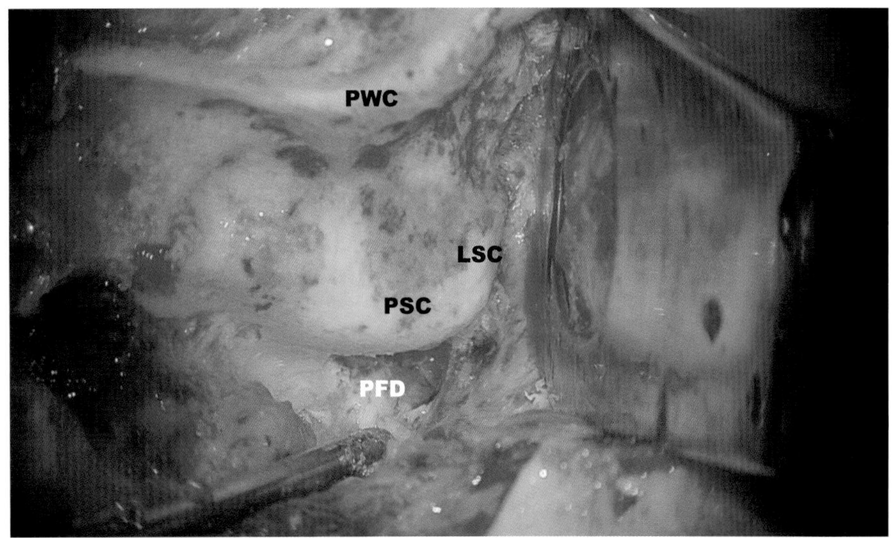

图17-9　彻底清理迷路上、迷路后胆脂瘤

PWC，外耳道后壁；
LSC，外半规管；
PSC，后半规管；
PFD，颅后窝硬脑膜

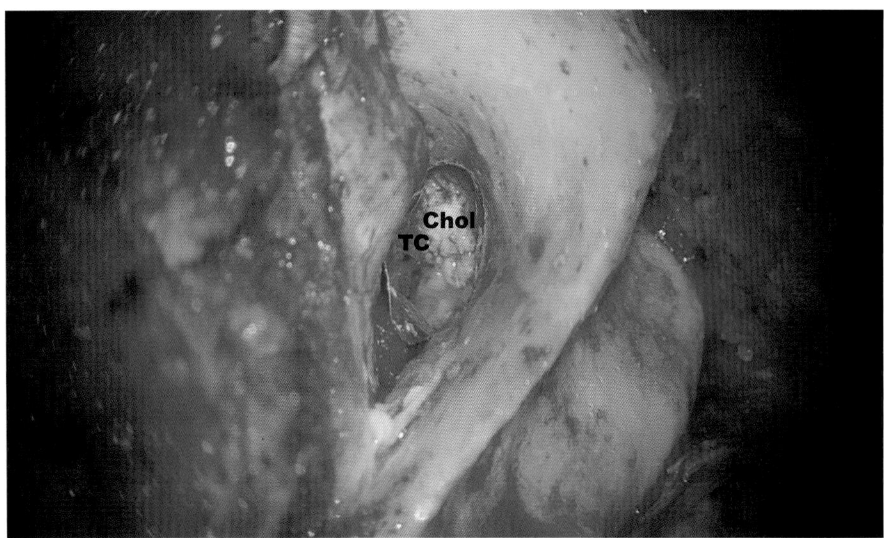

图17-10　分离外耳道后壁皮瓣，掀起鼓环，可见上鼓室胆脂瘤

Chol，胆脂瘤；
TC，鼓室

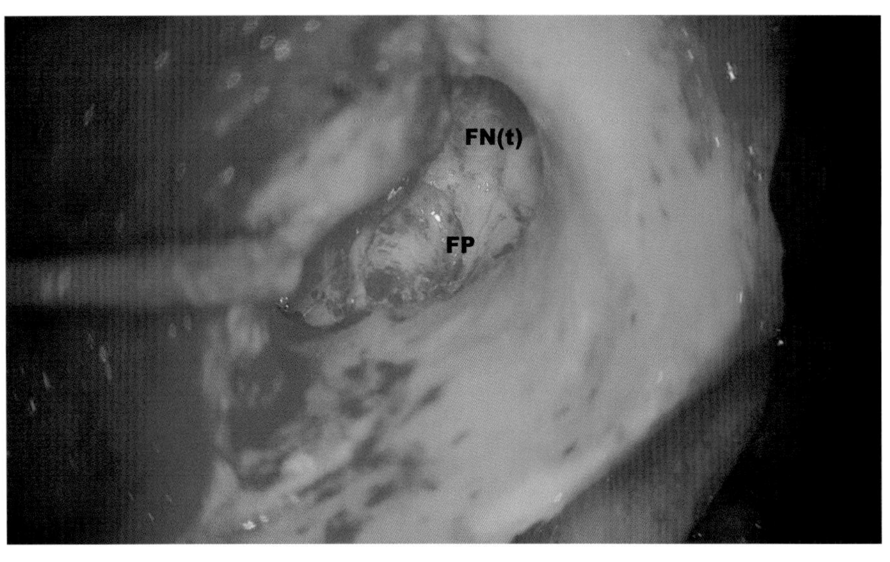

图17-11　彻底清理鼓室胆脂瘤，可见镫骨上结构及砧骨缺如

FN(t)，面神经鼓室段；
FP，镫骨底板

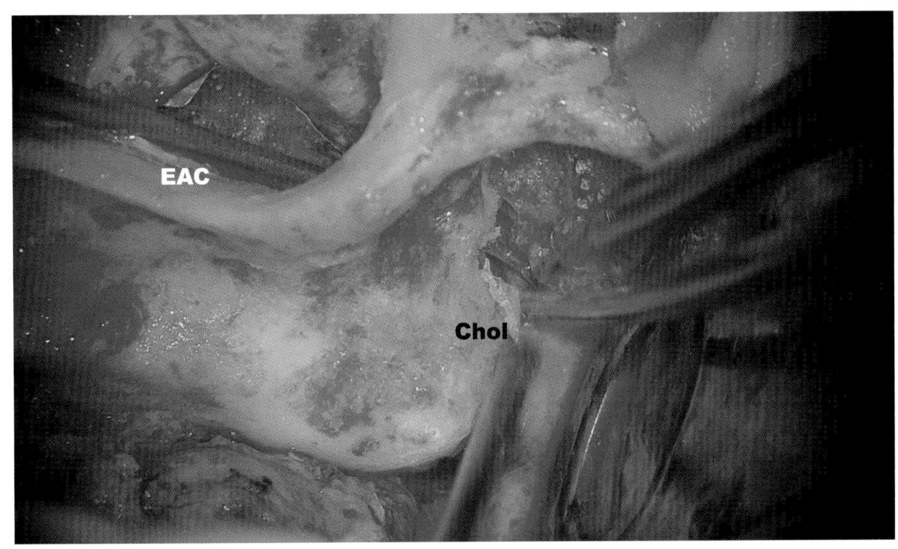

图17-12　追踪上鼓室胆脂瘤至迷路上，清理鼓室天盖与颅中窝硬脑膜之间的胆脂瘤

EAC，外耳道；
Chol，胆脂瘤

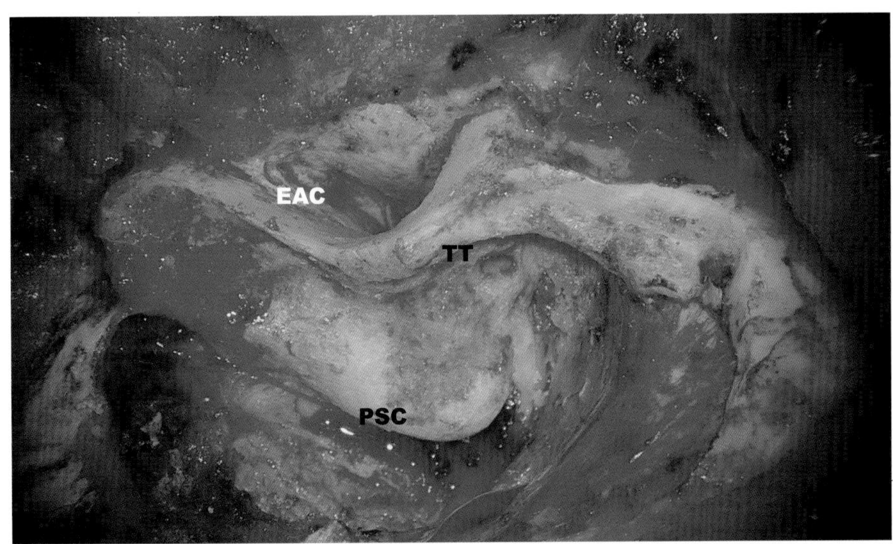

图17-13　彻底清理胆脂瘤后，可见鼓室天盖上残留的骨孔

EAC，外耳道；
TT，鼓室盖；
PSC，后半规管

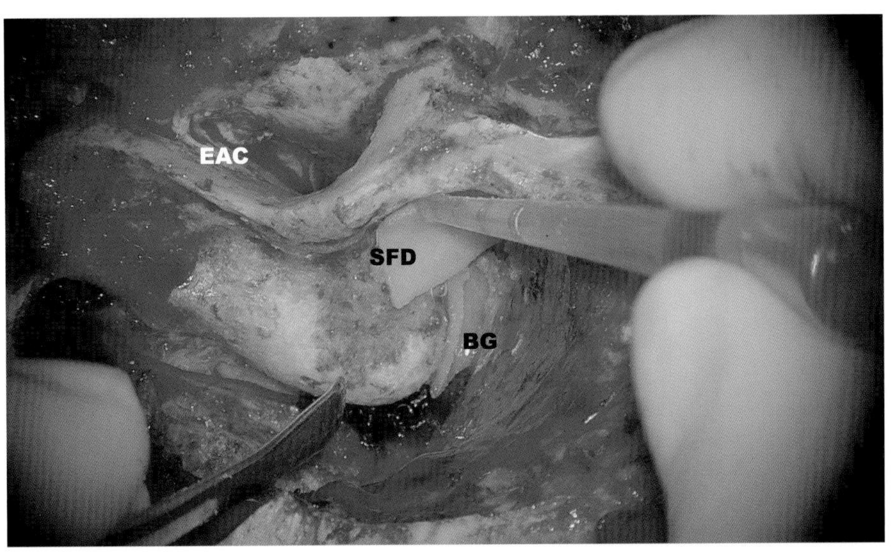

图17-14　使用筋膜及去基质真皮双层修复鼓室天盖，并使用生物胶加固

EAC，外耳道；
SFD，去基质真皮；
BG，生物胶

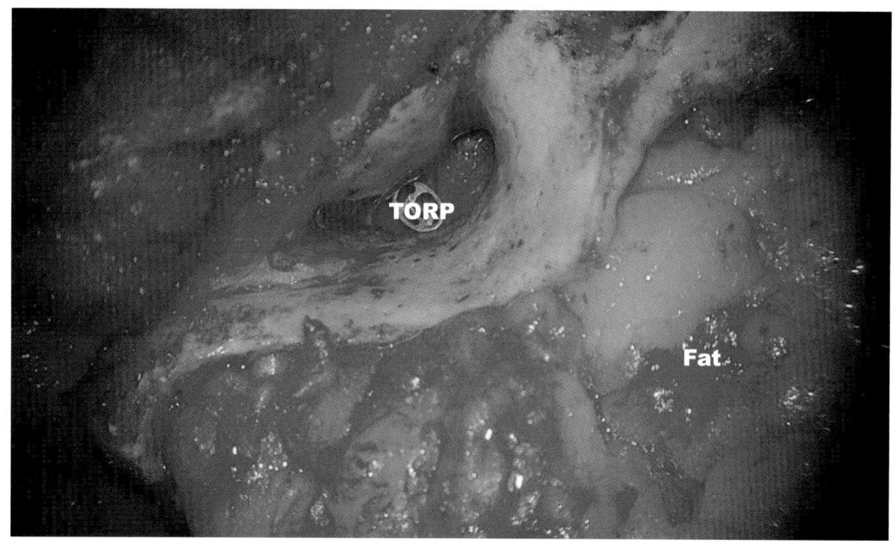

图17-15 听骨链重建（TORP）；脂肪填塞迷路上及迷路后腔

TORP，全听骨链赝复物；Fat，脂肪

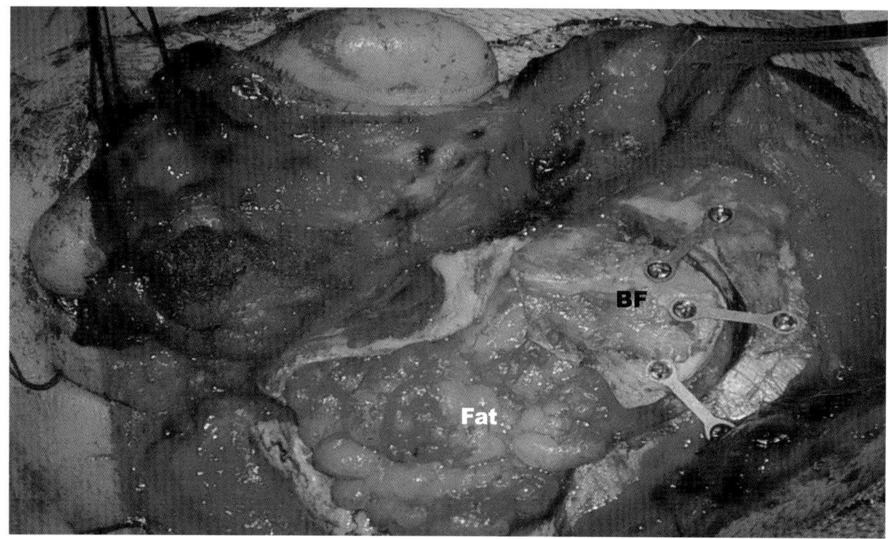

图17-16 钛连接片固定颞区骨瓣

BF，骨瓣；Fat，脂肪

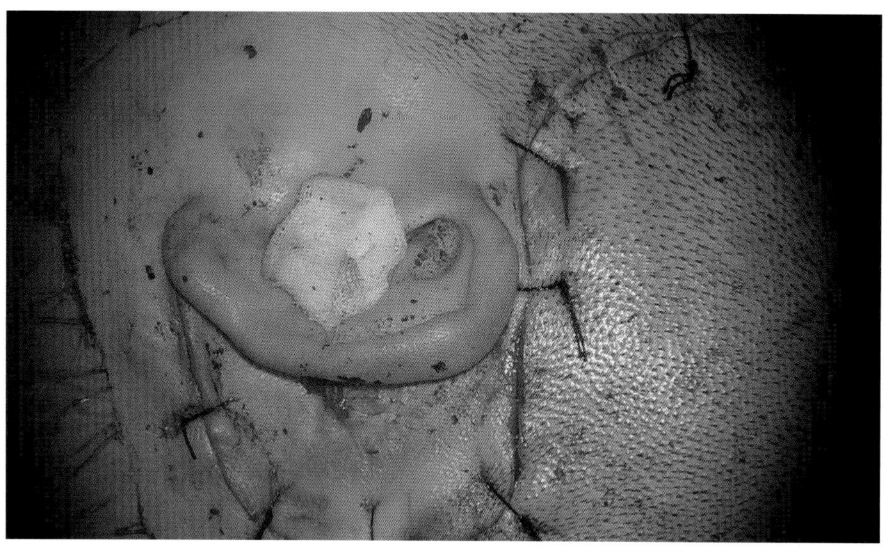

图17-17 对位缝合皮肤，填塞外耳道；显示皮肤切口

· 文献回顾及讨论 ·

胆脂瘤依据发病原因可分为原发性和继发性，其中原发性又分为先天性和后天性。原发性胆脂瘤一般起源于胚胎期外胚层组织移行或残留于颞骨鼓乳区、岩部甚至颅内桥小脑角区、鞍旁等区域形成的瘤样良性组织，又称表皮样瘤或珍珠瘤。继发性胆脂瘤主要是由于外伤、手术等导致上皮进入颞骨岩部。临床上中耳胆脂瘤较为常见，但是胆脂瘤不仅破坏乳突、中耳及内耳迷路结构，并且向颞骨岩部及颈内动脉膝部侵犯者较为少见。且由于其位置深，缺乏特征性临床症状，早期不易诊断。根据病变与迷路的关系，Sanna教授将岩骨胆脂瘤分为五种类型，即迷路上型、迷路下型、迷路下-岩尖型、广泛型和岩尖型（表17-1）。

本例属于迷路上型，向迷路后延伸。本病无特征性临床症状，最主要的症状为听力下降，可为传导性、感音神经性或混合性耳聋，其次为面瘫。当病变累及颅内或神经时，常伴有相应症状发生。累及岩尖时通常会出现复视、眶周麻木、球后疼痛等症状，即岩骨尖综合征［又称格拉代尼戈综合征（Gradenigo syndrome）］。本例患者反复头痛、呕吐可能因局部炎症刺激脑膜引起。

迷路后-颅中窝联合径路可以显露硬膜外颅后窝、颅中窝病变，保留面神经、听神经等重要功能。此径路可处理的病变范围，涵盖迷路后径路——迷路与乙状窦、乙状窦后硬脑膜之间，向内至内听道后壁，向下至颈静脉球；颅中窝径路——岩骨上方，向内至内听道上壁。适应证包括迷路后及内听道后方、上方占位，术前听力及面神经功能正常者，如岩骨胆脂瘤迷路上型、广泛累及颅中窝底的颞骨及硬膜外巨大病变。

术前对病变范围的判断非常重要，可根据占位大小设计切口。术者应熟练掌握颅中窝/颅后窝硬脑膜、乙状窦的处理，以及岩骨后面、上面结构的处理。可用骨瓣、钛板修复颅骨缺损。

表17-1 Sanna岩骨胆脂瘤分型

分类	核心部位	范 围
迷路上型	面神经膝状神经节	前：颈内动脉鼓室段
		后：骨迷路后方
		内：内听道岩尖
		下：耳蜗底转
迷路下型	下鼓室及迷路下气房	前：颈内动脉乳突段
		后：颅后窝硬脑膜及乙状窦
		内：内听道、下斜坡及枕髁
		下：颈静脉球及后组颅神经
迷路下-岩尖型	迷路下岩骨、沿颈内动脉至岩尖	前：颈内动脉鼓室段、乳突段
		后：面神经后气房及颅后窝硬脑膜
		内：鼻咽、蝶窦或斜坡
		下：颈静脉球及后组颅神经
广泛型	整个耳囊	前：颈内动脉鼓室段、乳突段
		后：颅后窝硬脑膜
		内：中上斜坡及蝶窦
		下：迷路下
岩尖型	岩尖部	前：Meckel腔
		后：内听道及颅后窝硬脑膜
		内：中上斜坡、岩尖
		下：迷路下

· 手术视频 ·

"第十七章联合径路"
病例1手术视频

病例2：经颅中窝径路联合乳突径路面神经鞘膜瘤减压+听力重建术

· 病例摘要 ·

患者，女，66岁。右侧口角歪斜2个月。

· 专科查体 ·

右侧外耳道、鼓膜未见明显异常。右侧面神经功能HB Ⅲ级。双侧软腭抬举对称，伸舌无偏斜，双侧声带活动对称。

· 听力学检查 ·

术前：右耳气导PTA 56 dB HL，骨导PTA 40 dB HL。言语识别率100%，言语识别阈57 dB HL。右侧cVEMP、oVEMP未引出。甩头试验正常。术后：左耳气导PTA 45 dB HL，骨导PTA 40 dB HL。

· 影像学检查 ·

术前颞骨CBCT示面神经膝状神经节明显扩大、面神经乳突段骨管增粗，见图17-18。术前面神经MRI增强示面神经内听道段、迷路段、膝状神经节、鼓室段及乳突段明显强化，见图17-19。术后颞骨CBCT见图17-20。

· 诊断 ·

①右侧面神经鞘膜瘤；②右侧周围性面瘫(HB-Ⅲ级)；③右耳听力减退。

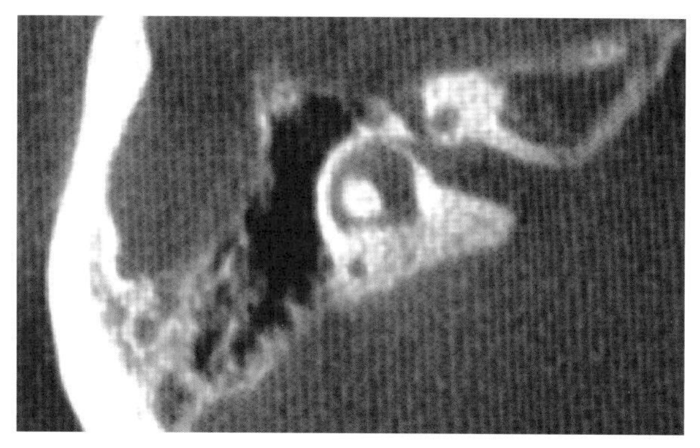

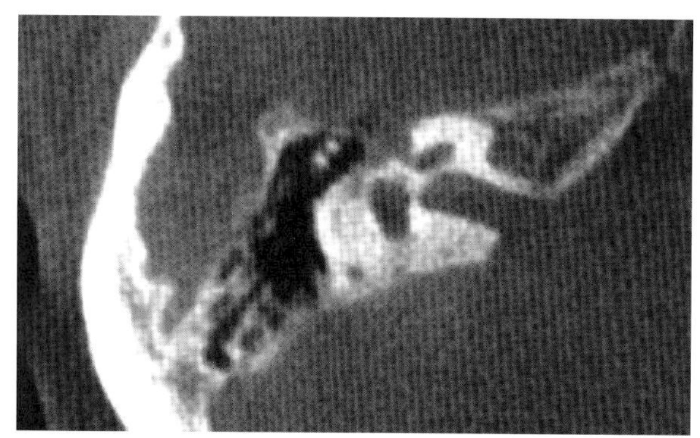

A. 面神经膝状神经节明显扩大

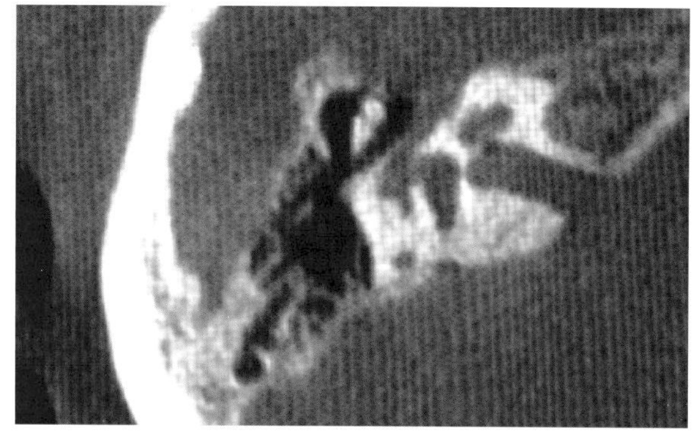

B. 面神经水平骨管增粗

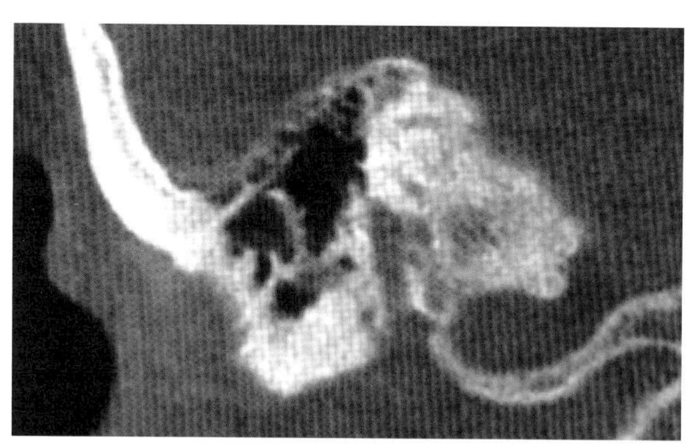

C. 面神经乳突段骨管增粗

图17-18　术前颞骨CBCT示面神经膝状神经节明显扩大及面神经骨管增粗

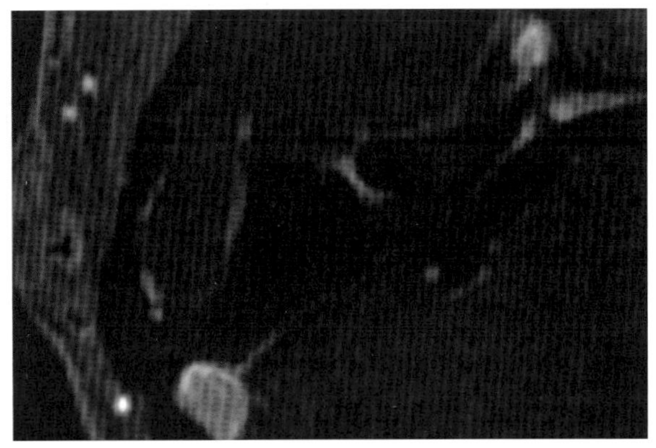

A. 面神经迷路段强化

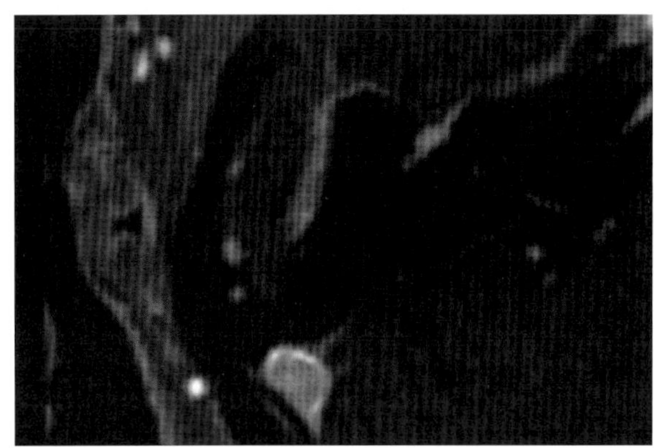

B. 膝状神经节强化

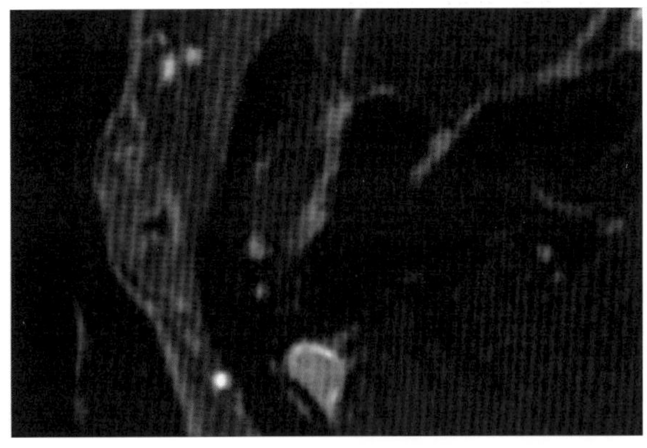

C. 膝状神经节、鼓室段强化

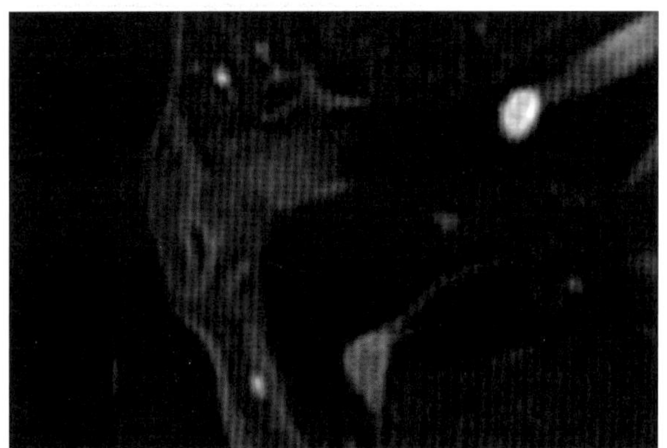

D. 膝状神经节强化（冠状位）

图17-19　术前面神经MRI增强示面神经及内听道段、迷路段、膝状神经节、乳突段明显强化

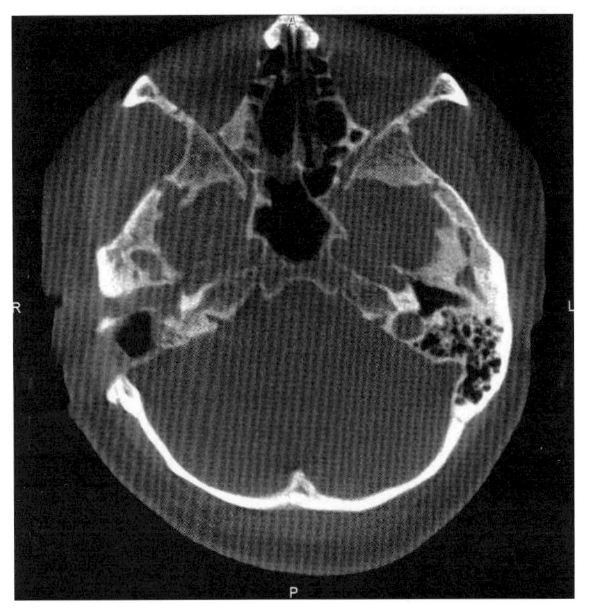

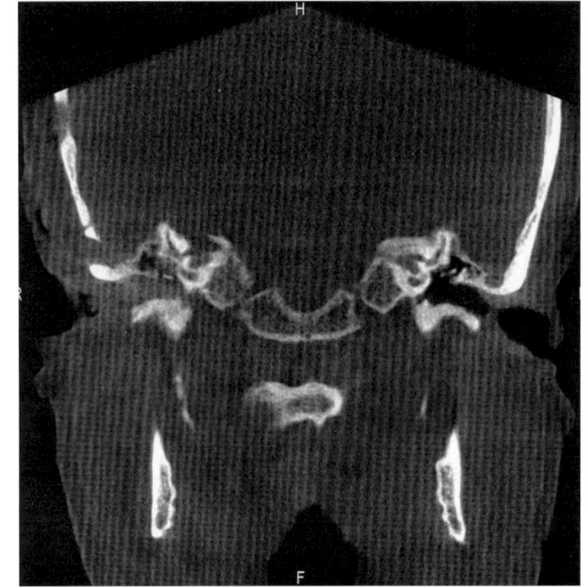

图17-20　术后CBCT示颞骨术后改变，听小骨（PORP）在位

· 手术图解 ·

颅中窝径路联合乳突径路面神经鞘膜瘤减压术＋听骨链重建术图解，见图17-21～图17-31。

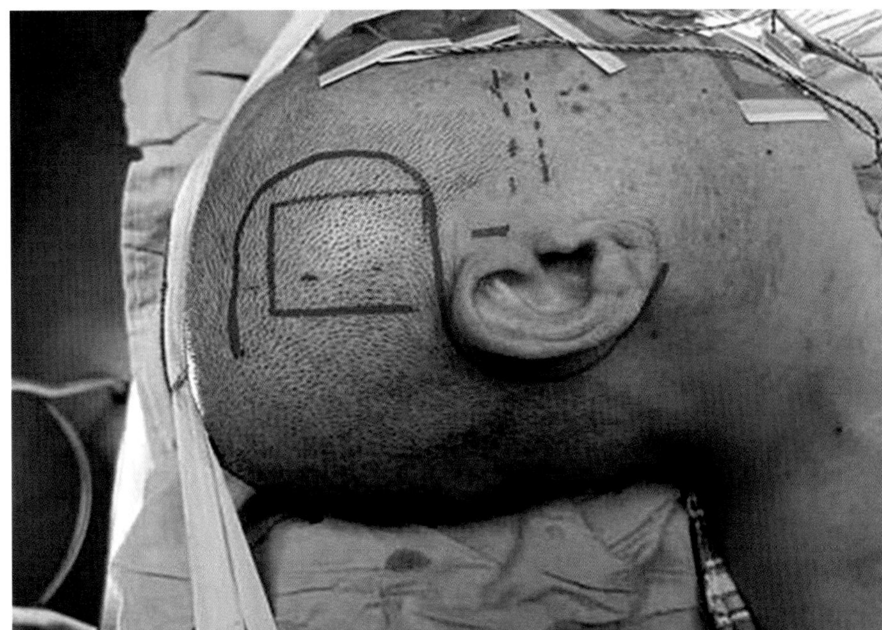

图17-21　手术切口设计

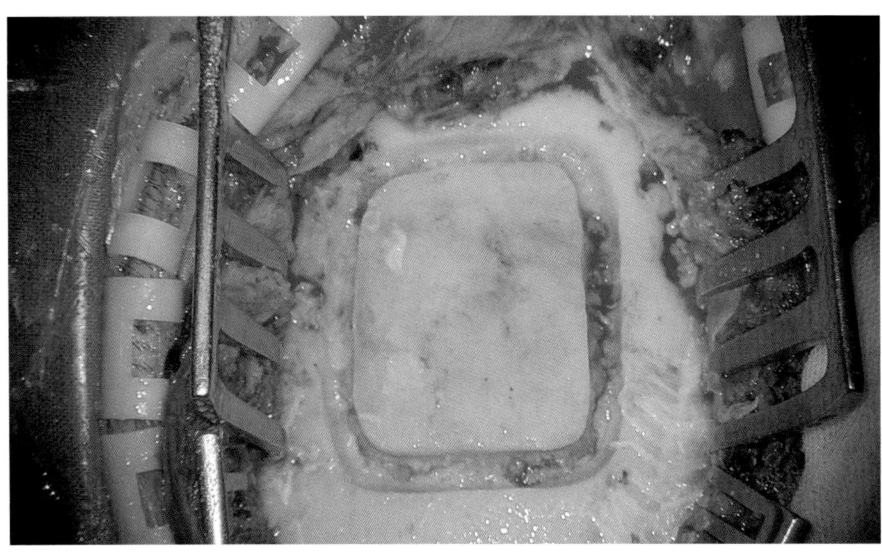

图17-22　制作颅中窝径路骨瓣

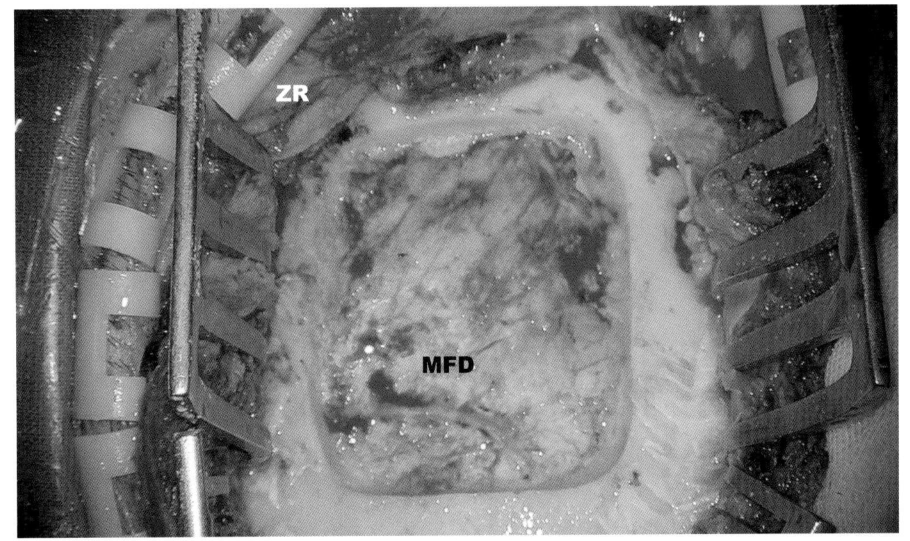

图17-23　去除骨瓣，放置生理盐水中，备用

MFD，颅中窝硬脑膜；
ZR，颧弓根

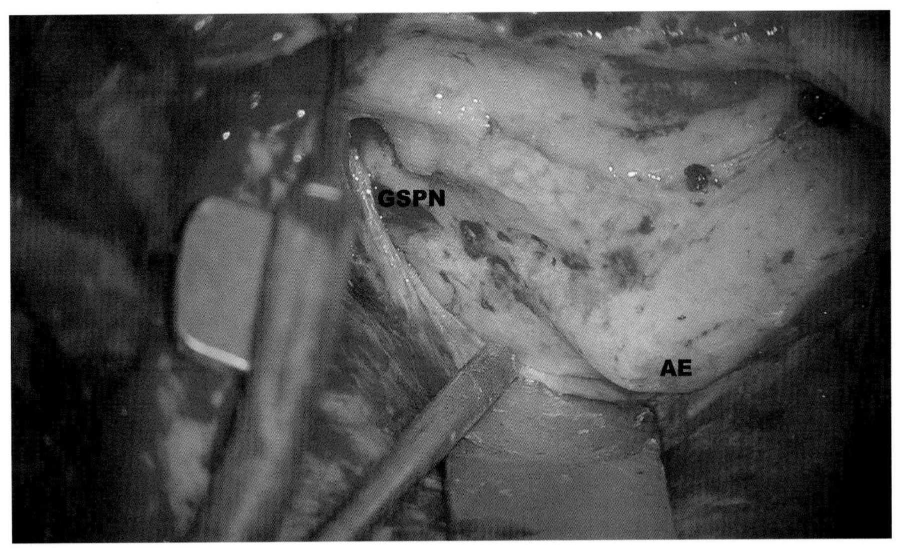

图17-24　分离颅中窝硬脑膜，显露岩浅大神经及弓状隆起

GSPN，岩浅大神经；
AE，弓状隆起

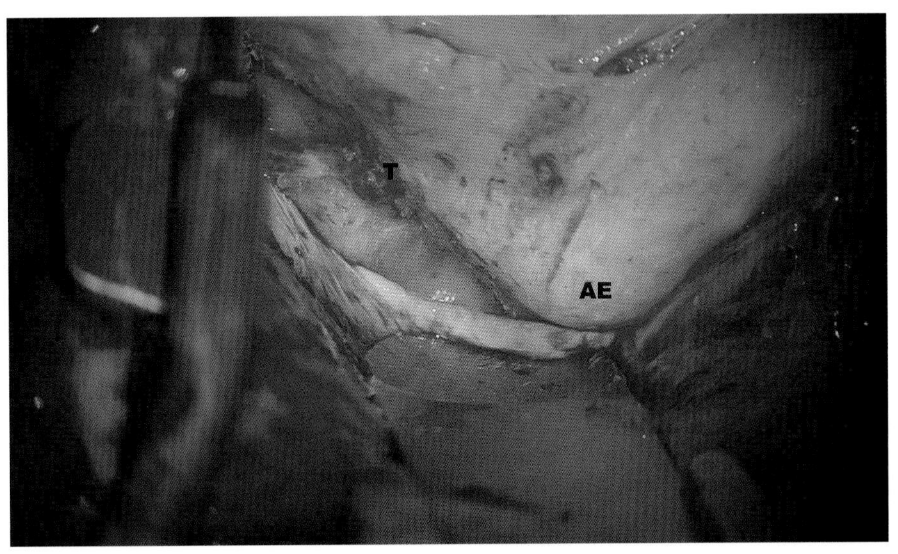

图17-25　显露膝状神经节部位肿瘤，磨除内听道上表面骨质

T，肿瘤（膝状神经节部位）；
AE，弓状隆起

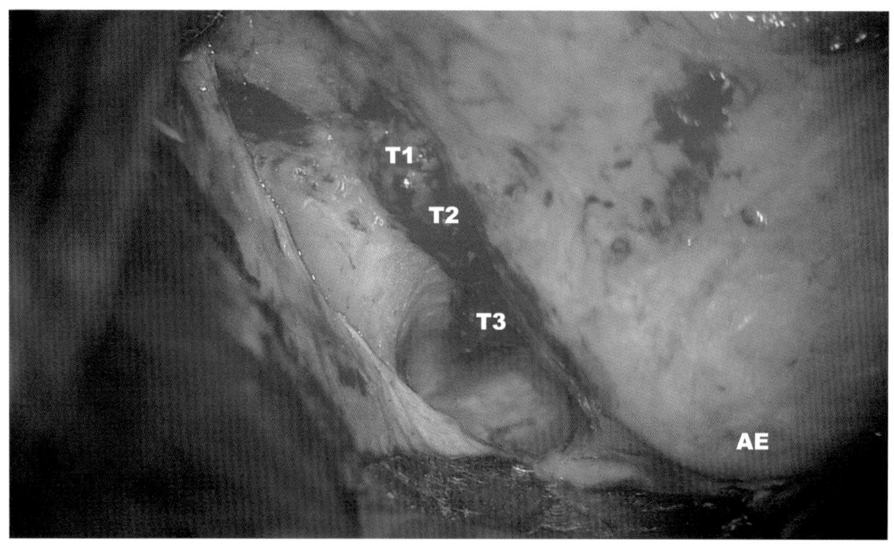

图17-26 显露迷路段、内听道段面神经肿瘤

T1，肿瘤（膝状神经节部位）；

T2，肿瘤（面神经迷路段）；

T3，肿瘤（面神经内听道段）；

AE，弓状隆起

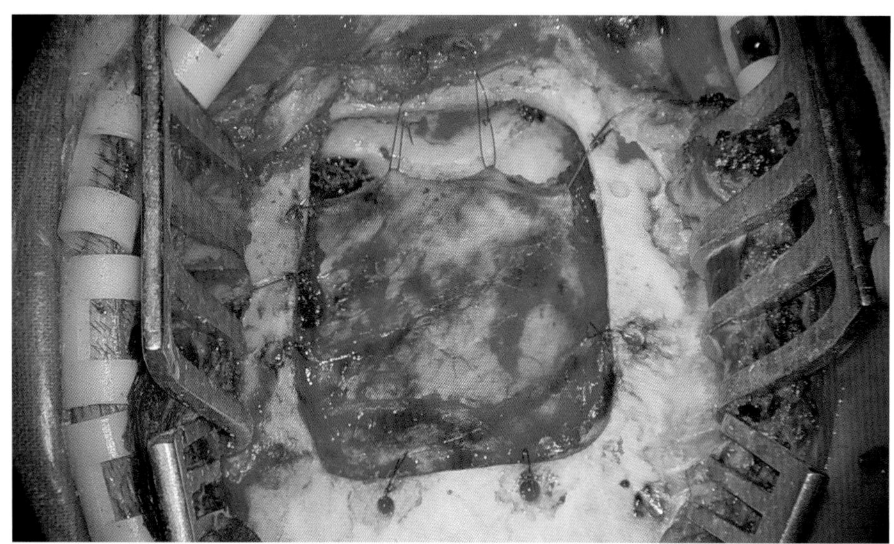

图17-27 内听道填塞少量腹壁脂肪后，悬吊颅中窝硬脑膜

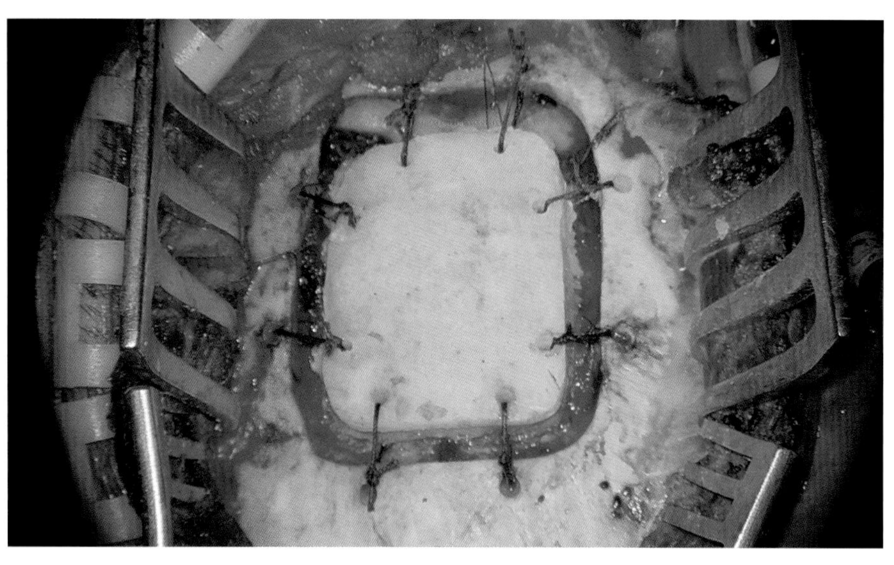

图17-28 复位颞部骨瓣

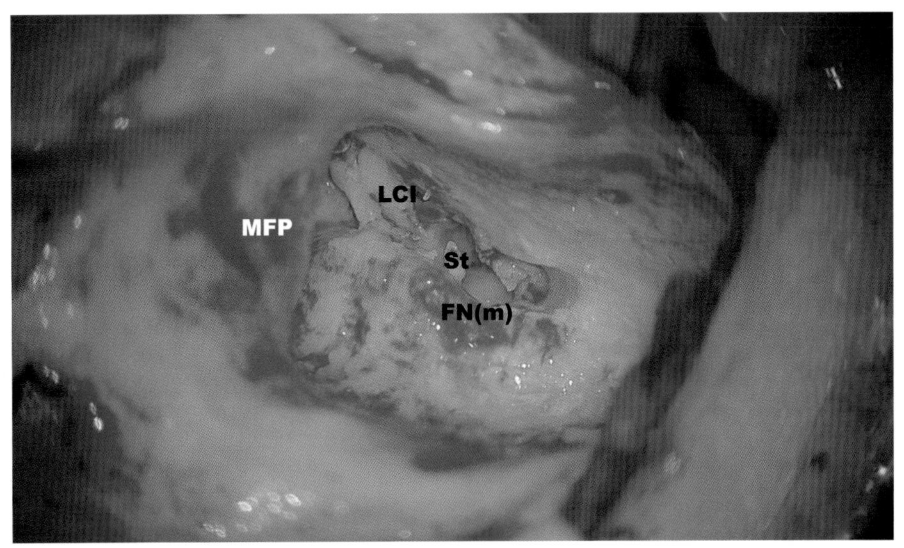

图17-29 乳突切开，后鼓室切开，见砧骨长脚部分吸收破坏，镫骨上结构存在，活动佳

MFP，颅中窝脑板；
LCI，砧骨长脚；
St，镫骨；
FN(m)，面神经乳突段

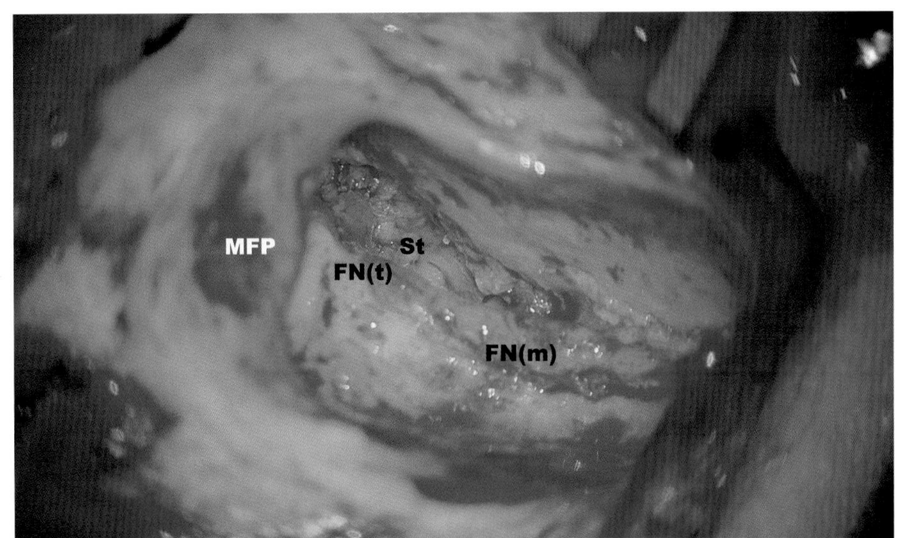

图17-30 去除畸形的砧骨长脚并行面神经鼓室段、乳突段充分减压

MFP，颅中窝脑板；
St，镫骨；
FN(m)，面神经乳突段；
FN(t)，面神经鼓室段

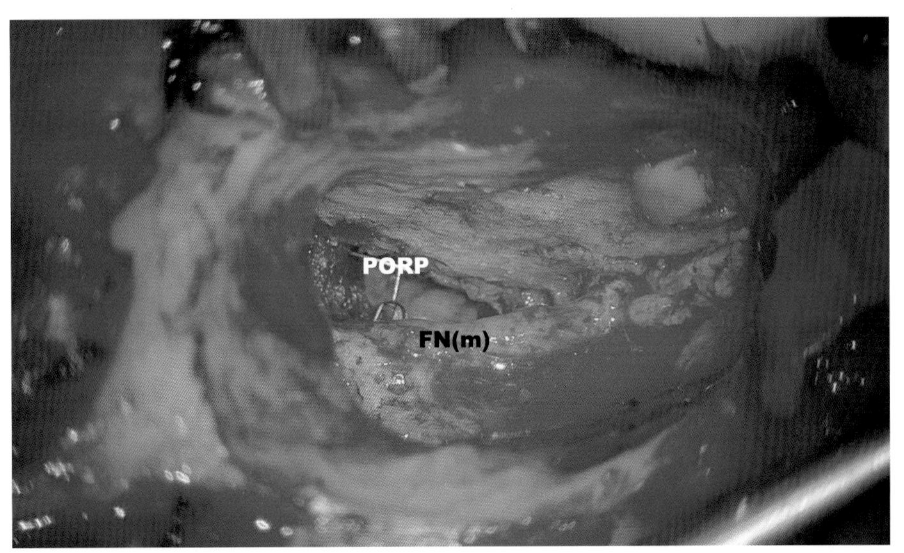

图17-31 听骨链重建

FN(m)，面神经乳突段；
PORP，部分人工听骨赝复体

· 文献回顾及讨论 ·

面神经瘤的治疗包括随访观察、立体定向放疗、手术切除以及减压手术。总体的治疗原则以保存面神经功能为首要目标。面神经瘤的治疗首选随访观察，当面神经功能进行性恶化或肿瘤进行性增大时，可根据情况选择立体定向放疗或手术治疗。此例患者面神经瘤病变仍局限于面神经骨管内，面神经功能亦属于中等程度受损（HB-Ⅲ级），且患耳有实用听力（混合性听力下降）。如果切除肿瘤，无论采取何种面神经重建技术，最好的效果也只能达到HB-Ⅲ级，而且手术会造成听力下降。综合以上条件，我们选择保存听力的颅中窝联合乳突径路面神经减压术，保存骨导听力、重建听骨链的同时，最大限度上保留患者的面神经功能。

面神经瘤可累及面神经多个部位，如同时累及膝状神经节平面以上和鼓室段、乳突段者常需要行颅中窝–乳突联合径路行面神经减压术。颅中窝径路由House教授所创立，可适用于面神经减压术、局限于内听道的听神经瘤，位于膝状神经节与内听道之间的面神经瘤等。此径路的最大优点在于可在不破坏中耳和迷路的前提下到达内听道，最大程度保留听力。局限之处则在于对脑颞叶压迫明显，操作空间狭小，解剖定位标志较少。经乳突径路则可行面神经鼓室段和乳突段减压，并伺机可行听骨链重建。

· 手术视频 ·

“第十七章联合径路”
病例2手术视频

（何景春）

主要参考文献

蔡林彬，杨军，2017. 半规管填塞及人工耳蜗植入共同治疗迟发性膜迷路积水1例. 临床耳鼻咽喉头颈外科杂志，13(31): 1039–1041.

韩东一，2008. 神经耳科及侧颅底外科学. 北京：科学出版社.

刘宇鹏，吴文瑾，何景春，等，2020. 迷路后径路前庭神经切断术治疗难治性梅尼埃病75例. 山东大学耳鼻喉眼学报，34(5): 46–50.

时海波，殷善开，2008. 前听神经切断术治疗梅尼埃病. 中国医学文摘（耳鼻咽喉科学分册），23(5): 266–267.

汤文龙，邱书奇，Sanna M，2020. 颞骨与侧颅底手术径路图谱. 北京：人民卫生出版社.

汪照炎，张治华，贾欢，等，2013. 大型听神经瘤迷路径路手术中外耳道及鼓室的处理. 中华耳科学杂志，11(1): 25–27.

夏寅，2017. 经迷路径路与经耳囊径路——House与Fisch比较. 中华耳科学杂志，15(1): 24–27.

夏寅，2017. 颞骨切除术与岩骨次全切除术——House与Fisch比较. 中华耳科学杂志，15(1): 19–22.

杨军，2010. 听神经瘤主要手术径路. 中国医学文摘耳鼻咽喉科学，25(1): 33–35.

杨军，贾欢，2016. How I do it: 迷路径路. 中华耳鼻咽喉头颈外科杂志，51(6): 480.

杨军，汪照炎，2010. 侧颅底手术中面神经保护与修复. 中国医学文摘（耳鼻咽喉科学分册），25(3): 141–142.

杨军，吴皓，曹荣萍，等，2004. 扩大迷路径路切除经枕下径路手术后复发的听神经瘤. 临床耳鼻咽喉科杂志，18(7): 390–392.

杨军，张青，2020. 眩晕外科手术图谱. 北京：科学出版社：84–105.

于浩然，杨军，周欣，2019. 梅尼埃病不同手术治疗方案的效果分析. 临床耳鼻咽喉头颈外科杂志，33(6): 501–503.

余爵波，吴皓，黄琦，等，2013. 颅中窝径路切除小听神经瘤保护面听神经功能的研究. 中华耳鼻咽喉头颈外科杂志，48(10): 793–797.

张治华，黄琦，吴皓，等，2011. 前庭神经鞘膜瘤其他颅神经受累情况分析. 中国耳鼻咽喉头颈外科，18(10): 532–534.

Fisch U, Mattox D, 2012. 颅底显微外科学. 王正敏主译. 上海：上海科学技术出版社：71–131, 543–577.

Sanna M, 2006. 颞骨解剖及手术径路. 马芙蓉译. 北京：人民卫生出版社：120–127.

Wanibuchi M, Friedman A H, Fukushima T, 2014. 颅底解剖手术入路图谱. 卜博，申卫东译. 北京：人民军医出版社.

Abolfotoh M, Dunn I F, Al–Mefty O, 2013. Transmastoid retrosigmoid approach to the cerebellopontine angle: surgical technique. Neurosurgery, 73(1 Suppl Operative): ons16–ons23.

Angeli R D, Piccirillo E, Trapani G, et al., 2011. Enlarged translabyrinthine approach with transapical extension in the management of giant vestibular schwannomas: personal experience and review of literature. Otol Neurotol, 32(1): 125–131.

Angeli S I, de la Cruz A, Hitselberger W, 2001. The transcochlear approach revisited. Otol Neurotol, 22(5): 690–695.

Anson B J, Donaldson J A, 1981. Surgical anatomy of the temporal bone. 3rd ed. Philadelphia: WB Saunders Co.

Aref M, Kunigelis K, Cass S P, et al., 2019. Retrosigmoid approach for vestibular schwannoma. J Neurol Surg B Skull Base, 80(3): 271.

Arìstegui M, Cokkeser Y, Saleh E, et al., 1994. Surgical anatomy of the extended middle cranial fossa approach. Skull Base Surg, 4(4): 181–188.

Arriaga M A, Brackmann D E, Hitselberger W E, 1993. Extended middle fossa resection of petroclival and cavernous sinus neoplasms. Laryngoscope, 103(6): 693–698.

Arriaga M A, Lin J, 2012. Translabyrinthine approach: indications, techniques and results. Otolaryngol Clin North Am, 45(2): 399–415.

Aslan A, Balyan F R, Taibah A, et al., 1998. Anatomic relationships between surgical landmarks in type b and type c infratemporal fossa approaches. Eur Arch Otorhinolaryngol, 255(5): 259–264.

Aslan A, Falcioni M, Balyan F R, et al., 1998. The cochlear aqueduct: an important landmark in lateral skull base surgery. Otolaryngol Head Neck Surg, 118(4): 532–536.

Aslan A, Falcioni M, Russo A, et al., 1997. Anatomical considerations of high jugular bulb in lateral skull base surgery. J Laryngol Otol, 111(4): 333–336.

Atlas M D, Moffat D A, Hardy D G, 1992. Petrous apex cholesteatoma: diagnostic and treatment dilemmas. Laryngoscope, 102(12 Pt 1): 1363–1368.

Ayeni S A, Ohata K, Tanaka K, et al., 1995. The microsurgical anatomy of the jugular foramen. J Neurosurg, 83(5): 903–909.

Belal A, 1986. Retrolabyrinthine surgery: anatomy and pathology. Am J Otol, 7(1): 29–33.

Ben Ammar M, Piccirillo E, Topsakal V, et al., 2012. Surgical results and technical refinements in translabyrinthine excision of vestibular schwannomas: the Gruppo Otologico experience. Neurosurgery, 70(6): 1481–1491.

Bendet E, Cerenko D, Linder T E, et al., 1998. Cochlear implantation after subtotal petrosectomies. European Archives of Oto–Rhino–Laryngology, 255(4): 169–174.

Bochenek Z, Kukwa A., 1975. An extended approach through the middle cranial fossa to the internal auditory meatus and the cerebello–pontine angle. Acta Otolaryngol, 80(5–6): 410–414.

Brackmann D E, 1987. The facial nerve in the infratemporal approach. Otolaryngol Head Neck Surg, 97(1): 15–17.

Branovan D I, Schaefer S D, 2001. Lateral craniofacial approaches to the skull base and infratemporal fossa. Otolaryngol Clin North Am, 34(6): 1175–1195.

Briggs R J, Fabinyi G, Kaye A H, 2000. Current management of acoustic neuromas: review of surgical approaches and outcomes. J Clin Neurosci, 7(6): 521–526.

Browne J D, Fisch U, 1992. Transotic approach to the cerebellopontine angle. Otolaryngol Clin North Am, 25(2): 331–346.

Casazza G, Carlson M L, Shelton C, et al., 2021. The medially-invasive cholesteatoma: an aggressive subtype of a common pathology. Ann Otol Rhinol Laryngol, 130(1): 38–46.

Chamoun R, MacDonald J, Shelton C, et al., 2012. Surgical approaches for resection of vestibular schwannomas: translabyrinthine, retrosigmoid, and middle fossa approaches. Neurosurg Focus, 33(3): E9.

Chan J Y K, Byrne P J, 2011. Management of facial paralysis in the 21st century. Facial Plast Surg, 27(4): 346–357.

Chanda A, Nanda A, 2006. Retrosigmoid intradural suprameatal approach: advantages and disadvantages from an anatomical perspective. Neurosurgery, 59(1) : ONS1–ONS6.

Chen J M, Fisch U, 1993. The transotic approach in acoustic neuroma surgery. J Otolaryngol, 22(5): 331–336.

Chole R A, 1985. Petrous apicitis: surgical anatomy. Ann Otol Rhinol Laryngol, 94(3): 251–257.

Coker N J, Jenkins H A, Fisch U, 1986. Obliteration of the middle ear and mastoid cleft in subtotal petrosectomy: indications, technique, and results. Ann Otol Rhinol Laryngol, 95(1): 5–11.

Cokkeser Y, Aristegui M, Naguib M B, et al., 2001. Identification of internal acoustic canal in the middle cranial fossa approach: a safe technique. Otolaryngol Head Neck Surg, 124(1): 94–98.

Copeland W R, Mallory G W, Neff B A, et al., 2015. Are there modifiable risk factors to prevent a cerebrospinal fluid leak following vestibular schwannoma surgery? J Neurosurg, 122(2): 312–316.

Cruz O L M, 2010. Surgical anatomy of the lateral skull base in cummings otolaryngology head and neck surgery, 5th ed. Philadelphia: Mosby, Elsevier: 2434–2441.

Danesi G, Cooper T, Panciera D T, et al., 2016. Classification and prognosis of cholesteatoma of the petrous part of the temporal bone: a retrospective series of 81 patients. Otol Neurotol, 37(6): 787–792.

Danesi G, Zanoletti E, Mazzoni A, 2007. Salvage surgery for recurrent nasopharyngeal carcinoma. Skull Base, 17(3): 173–180.

Day J D, Kellogg J X, Tschabitscher M, et al., 1996. Surface and superficial surgical anatomy of the posterolateral cranial base: significance for surgical planning and approach. Neurosurgery, 38(6): 1079–1083.

De la Cruz A, Teufert K B, 2009. Transcochlear approach to cerebellopontine angle and clivus lesions: indications, results, and complications. Otol Neurotol, 30(3): 373–380.

De la Cruz A, 1982. The transcochlear approach to meningiomas and cholesteatomas of the cerebellopontine angle in Brackmann DE, ed, neurological surgery of the ear and skull base. New York: Raven Press: 353–360.

Dew L A, Shelton C, Harnsberger H R, et al., 1997. Surgical exposure of the petrous internal carotid artery: practical application for skull base surgery. Laryngoscope, 107(7): 967–976.

Domb G H, Chole R A, 1980. Anatomical studies of the posterior petrous apex with regard to hearing preservation in acoustic neuroma removal. Laryngoscope, 90(11Pt 1): 1769–1776.

Donald P J, 1998. Infratemporal fossa–middle cranial fossa approach in Donald PJ, ed. surgery of the skull base. Philadelphia: Lippincott Raven: 309–339.

Donaldson A, Duckert L G, Lambert P M, et al., 1992. Anson & Donaldson: surgical anatomy of the temporal bone. New York: Raven Press.

Dong F, Gidley P W, Ho T, et al., 2008. Adenoid cystic carcinoma of the external auditorycanal. Laryngoscope, 118(9): 1591–1596.

Dutt S N, Mirza S, Irving R M, 2001. Middle cranial fossa approach for the repair of spontaneous cerebrospinal fluid otorrhoea using autologous bone pate. Clin Otolaryngol Allied Sci, 26(2): 117–123.

Elhammady M S, Telischi F F, Morcos J J, 2012. Retrosigmoid approach: indications, techniques, and results. Otolaryngol Clin North Am, 45(2): 375–397.

El–Khouly H, Fernandez–Miranda J, Rhoton A L, 2008. Blood supply of the facial nerve in the middle fossa: the petrosal artery. Neurosurgery, 62(5 Suppl 2): 297–303.

Fisch U, 1970. Transtemporal surgery of the internal auditory canal. Report of 92 cases, technique, indications and results. Adv Otorhinolaryngol, 17: 203–240.

Fisch U, 1977. Infratemporal approach for extensive tumors of the temporal bone and base of skull in Siverstein H, Norrel H, eds, neurological surgery of the ear, Vol II. Birmingham: Aesculapius: 34–53.

Fisch U, 1978. Infratemporal fossa approach to tumours of the temporal bone and base of the skull. J Laryngol Otol, 92(11): 949–967.

Fisch U, 1982. Infratemporal fossa approach for glomus tumors of the temporal bone. Ann Otol Rhinol Laryngol, 91(5 Pt 1): 474–479.

Fisch U, 1994. Tympanoplasty, mastoidectomy and stapes surgery. Stuttgart: Thieme.

Fisch U, Fagan P, Valavanis A, 1984. The infratemporal fossa approach for the lateral skull base. Otolaryngol Clin North Am, 17(3): 513–552.

Fisch U, Mattox D, 1988. Microsurgery of the skull base. Stuttgart: Thieme: 74–135.

Fisch U, Pillsbury H C, 1979. Infratemporal fossa approach to lesions in the temporal bone and base of the skull. Arch Otolaryngol, 105(2): 99–107.

Gailloud P, Fasel J H, Muster M, et al., 1996. Microsurgical anatomy of the jugular foramen. J Neurosurg, 85(6): 1193–1195.

Gantz B J, Fisch U, 1983. Modified transotic approach to the cerebellopontile angle. Arch Otolaryngol, 109(4): 252–256.

Gantz B J, Parnes L S, Harker L A, et al., 1986. Middle cranial fossa acoustic neuroma excision: results and complications. Ann Otol Rhinol Laryngol, 95(5 Pt 1): 454–459.

Garcia–Ibanez E, Garcia–Ibanez J L, 1980. Middle fossa vestibular neurectomy: a report of 373 cases. Otolaryngol Head Neck Surg, 88(4): 486–490.

Gardner G, Robertson J H, 1985. Transtemporal approaches to the cranial cavity. Am J Otol, 7(suppl): 114–120.

Gartz B J, Fisch U, 1983. Modified transotic approach to the cerebellopontine angle. Arch Otolaryngol Head Neck Surg, 109(4): 252–256.

Gjurić M, Wigand M E, Wolf S R, 2001. Enlarged middle fossa vestibular schwannoma surgery: experience with 735 cases. Otol Neurotol, 22(2): 223–230.

Glasscock M E, Hays J W, 1973. The translabyrinthine removal of acoustic and other cerebellopontine angle tumors. Ann Otol Rhinol Laryngol, 82(4): 415–427.

Gonzales F L, Ferreira M A T, Zabramski J M, et al., 2000. The middle fossa approach. BNIQ, 16: 1–7.

Haberkamp T J, 1997. Surgical anatomy of the transtemporal approaches to the petrous apex. Am J Otol, 18(4): 501–506.

Hitselberger W E, Horn K L, Hankinson H, et al., 1993. The middle fossa transpetrous approach for petroclival meningiomas. Skull Base Surg, 3(3): 130–135.

Ho S Y, Hudgens S, Wiet R J, 2003. Comparison of postoperative facial nerve outcomes between translabyrinthine and retrosigmoid approaches in matched–pair patients. Laryngoscope, 113(11): 2014–2020.

Hoang S, Ortiz Torres M J, Rivera A L, et al., 2018. Middle cranial fossa approach to repair tegmen defects with autologous or alloplastic graft. World Neurosurg, 118: e10–e17.

Homer J J, Lesser T, Moffat D, et al. 2016. Management of lateral skull base cancer: United Kingdom national multidisciplinary guidelines. J Laryngol Otol, 130(2): 119–124.

Horn K L, Hankinson H L, Erasmus M D, et al., 1991. The modified transcochlear approach to the cerebellopontine angle. Otolaryngol Head Neck Surg, 104(1): 37–41.

House J W, Brackmann D E, 1985. Facial nerve grading system. Otolaryngol Head Neck Surg, 93(2): 146–147.

House W F, de la Cruz A, Hitselberger W E, 1978. Surgery of the skull base: transcochlear approach to the petrous apex and clivus. Otolaryngology, 86(5): ORL770–ORL779.

House W F, Hitselberger W E, 1976. The transcochlear approach to the skull base. Arch Otolaryngol, 102(6): 334–342.

House W F, Shelton C, 1992. Middle fossa approach for acoustic tumor removal. Otolaryngol Clin North Am, 25(2): 347–359.

House W F, 1963. Middle cranial fossa approach to the petrous pyramid: report of 50 cases. Arch Otolaryngol, 78(4): 460–469.

House W F, 1961. Surgical exposure of the internal auditory canal and its contents through the middle, cranial fossa. Laryngoscope, 71: 1363–1385.

Jackson C G, 2001. Glomus tympanicum and glomus jugulare tumors. Otolaryngol Clin North Am, 34(5): 941–970.

Jacob C E, Rupa V, 2005. Infralabyrinthine approach to the petrous apex. Clin Anat, 18(6): 423–427.

Jacques E G, Rohan R W, Moises A A, et al., 2010. Applicability of the pittsburgh staging system for advanced cutaneous malignancy of the temporal bone. Skull Base, 20(6): 409–414.

Jenkins H A, Fisch U, 1980. The transotic approach to resection of difficult acoustic tumors of the cerebellopontine angle. Am J Otol, 2(2): 70–76.

Joo W, Yoshioka F, Funaki T, et al., 2014. Microsurgical anatomy of the trigeminal nerve. Clin Anat, 27(1): 61–88.

Jung S, Kang S S, Kim T S, et al., 2000. Current surgical results of retrosigmoid approach in extralarge vestibular schwannomas. Surg Neurol, 53(4): 370–377.

Kane A J, Sughrue M E, Rutkowski M J, et al., 2011. Clinical and surgical considerations for cerebellopontine angle meningiomas. J Clin Neurosci, 18(6): 755–759.

Kanzaki J, Kawase T, Sano K, et al., 1977. A modified extended middle cranial fossa approach for acoustic tumors. Arch Otorhinolaryngol, 217(1): 119–121.

Katsuta T, Rhoton A L, Matsushima T, 1997. The jugular foramen: microsurgical anatomy and operative approaches. Neurosurgery, 41(1): 149–201.

Kim S M, Paek S H, Lee J H, 2019. Infratemporal fossa approach: the modified zygomatico–transmandibular approach. Maxillofac Plast Reconstr Surg, 41(1): 3.

Komune N, Matsushima K, Matsushima T, et al., 2016. Surgical approaches to jugular foramen schwannomas: an anatomic study. Head Neck, 38(1): 1041–1053.

Kosty J A, Stevens S M, Gozal Y M, et al., 2019. Middle fossa approach for resection of vestibular schwannomas: a decade of experience. Oper Neurosurg (Hagerstown), 16(2): 147–158.

Kveton J F, Cooper M H, 1988. Microsurgical anatomy of the jugular foramen region. Am J Otol, 9(2): 109–112.

Lang J, Samii A, 1991. Retrosigmoidal approach to the posterior cranial fossa: an anatomical study. Acta Neurochir (Wien), 111(3–4): 147–153.

Lang J, 1991. Clinical anatomy of the posterior cranial fossa and its foramina. Stuttgart: Thieme.

Lanman T H, Brackmann D E, Hitselberger W E, et al. Report of 190 consecutive cases of large acoustic tumors (vestibular schwannoma) removed via the translabyrinthine approach. J Neurosurg, 90(4): 617–623.

Leonetti J, Anderson D, Marzo S, et al., 2001. Cerebrospinal fluid fistula after transtemporal skull base surgery. Otolaryngol Head Neck Surg, 124(5): 511–514.

Leonetti J P, Smith P G, Linthicum F H, 1990. The petrous carotid artery: anatomic relationships in skull base surgery. Otolaryngol Head Neck Surg, 102(1): 3–12.

Liu Y, Yang J, Duan M, 2020. Current status on researches of Meniere’s disease: a review. Acta Otolaryngol, 140(10): 808–812.

Magnan J, Barbieri M, Mora R, et al., 2002. Retrosigmoid approach for small and medium–sized acoustic neuromas. Otol Neurotol, 23(2): 141–145.

Malik T H, Kelly G, Ahmed A, et al, 2005. A comparison of surgical techniques used in dynamic reanimation of the paralyzed face. Otol Neurotol, 26(2): 284–291.

Mamikoglu B, Wiet R J, Esquivel C R, 2002. Translabyrinthine approach for the management of large and giant vestibular schwannomas. Otol Neurotol, 23(2): 224–227.

Mangham C A, 2004. Retrosigmoid versus middle fossa surgery for small vestibular schwannomas. Laryngoscope, 114(8): 1455–1461.

Martin C, Prades JM, 1992. Removal of selected infralabyrinthine lesions without facial nerve mobilization. Skull Base Surg, 2(4): 220–226.

Matsushima K, Funaki T, Komune N, et al., 2015. Microsurgical anatomy of the lateral condylar vein and its clinical significance. Neurosurgery, 11(2): 135–145.

Mazzoni A, Zanoletti E, Marioni G, et al., 2016. En bloc temporal bone resections in squamous cell carcinoma of the ear. Technique, principles and limits. Acta Otolaryngol, 136(5): 425–432.

McElveen J T, Shelton C, Hitselberger W E, et al., 1988. Retrolabyrinthine vestibular neurectomy: a reevaluation. Laryngoscope, 98(5): 502–506.

Monfared A, Mudry A, Jackler R, 2010. The history of middle cranial fossa approach to the cerebellopontine angle. Otol Neurotol, 31(4): 691–696.

Moody S A, Hirsch B E, Myers E N, 2000. Squamous cell carcinoma of the external auditory canal: an evaluation of a staging system. Am J Otol, 21(4): 582–588.

Mortini P, Mandelli C, Franzin A, et al., 2001. Surgical excision of clival tumors via the enlarged transcochlear approach. Indications and results. J Neurosurg Sci, 45(3): 127–139.

Nadol J B, McKenna M J, 2005. Surgery of the ear and temporal none. Philadelphia: Lippincott Williams & Wilkins.

Naguib M B, Aristegui M, Saleh E, et al., 1994. Surgical anatomy of the petrous apex as it relates to the enlarged middle cranial fossa approaches. Otolaryngol Head Neck Surg, 111(4): 488–493.

Nguyen C D, Brackmann D E, Crane R T, et al., 1992. Retrolabyrinthine vestibular nerve section: evaluation of technical modification in 143 cases. Am J Otol, 13(4): 328–332.

Nguyen V N, Basma J, Sorenson J, et al., 2019. Microvascular decompression for geniculate neuralgia through a retrosigmoid approach. J Neurol Surg B Skull Base, 80(3): S322.

Nonaka Y, Fukushima T, Watanabe K, et al., 2013. Contemporary surgical management of vestibular schwannomas: analysis of complications and lessons learned over the past decade. Neurosurgery, 72(2 Suppl Operative): ons103–ons115.

Ohue S, Fukushima T, Kumon Y, et al., 2012. Preauricular transzygomatic anterior infratemporal fossa approach for tumors in or around infratemporal fossa lesions. Neurosurg Rev, 35(4): 583–592.

Pandya Y, Piccirillo E, Mancini F, et al., 2010. Management of complex cases of petrous bone cholesteatoma. Ann Otol Rhinol Laryngol, 119(8): 514–525.

Parisier S C, 1977. The middle cranial fossa approach to the internal auditory canal: an anatomical study stressing critical distances between surgical landmarks. Laryngoscope, 87(4 Pt 2) Suppl 4: 1–20.

Parry R H, 1991. A case of tinnitus and vertigo treated by division of the auditory nerve. 1904. J Laryngol Otol, 105(12): 1099–10100.

Pellet W, Cannoni M, Pech A, 1988. The widened transcochlear approach to jugular foramen tumors. J Neurosurg, 69(6): 887–894.

Prasad S C, Roustan V, Piras G, et al., 2017. Subtotal petrosectomy: Surgical technique, indications, outcomes and comprehensive review of literature. Laryngoscope, 127(12): 2833–2842.

Prasad S, Balasubramanian K, Piccirillo E, et al., 2008. Surgical technique and results of cable graft interpositioning of the facial nerve in lateral skull base surgeries: Experience with 213 consecutive cases. J Neurosurg, 128(2): 631–638.

Prasad S C, Piccirillo E, Chovanec M, et al., 2015. Lateral skull base approaches in the management of benign parapharyngeal space tumors. Auris Nasus Larynx, 42(3): 189–198.

Prasad S C, Piras G, Piccirillo E, et al., 2016. Surgical strategy and facial nerve outcomes in petrous bone cholesteatoma. Audiol Neurootol, 21(5): 275–285.

Proctor B, 1968. Surgical anatomy of the posterior tympanum. Ann Otol Rhinol Laryngol, 78: 1026.

Rabelo de Freitas M, Russo A, Sequino G, et al., 2012. Analysis of hearing preservation and facial nerve function for patients undergoing vestibular schwannoma surgery: the middle cranial fossa approach versus the retrosigmoid approach—personal experience and literature review. Audiol Neurootol, 17(2): 71–81.

Rhoton A L, Buza R, 1975. Microsurgical anatomy of the jugular foramen. J Neurosurg, 42(5): 541–550.

Rhoton A L, 2000. Jugular foramen. Neurosurgery, 47(3) Suppl: S267–S285.

Rhoton A L, 2000. The cerebellopontine angle and posterior fossa cranial nerves by the retrosigmoid approach. Neurosurgery, 47(3) Suppl: S93–S129.

Rubinstein D, Burton B S, Walker A L, 1995. The anatomy of the inferior petrosal sinus, glossopharyngeal nerve, vagus nerve, and accessory nerve in the jugular foramen. AJNR Am J Neuroradiol, 16(1): 185–194.

Russell S M, Roland J T, Golfinos J G, 2004. Retrolabyrinthine craniectomy: the unsung hero of skull base surgery. Skull Base, 14(1): 63–71.

Saleh E A, Taibah A K, Achilli V, et al., 1994. Posterior fossa meningioma: surgical strategy. Skull Base Surg, 4(4): 202–212.

Sanna M, Bacciu A, Falcioni M, et al., 2007. Surgical management of jugular foramen meningiomas: a series of 13 cases and review of the literature. Laryngoscope, 117(10): 1710–1719.

Sanna M, Bacciu A, Falcioni M, et al., 2006. Surgical management of jugular foramen schwannomas with hearing and facial nerve function preservation: a series of 23 cases and review of the literature. Laryngoscope, 116(12): 2191–2204.

Sanna M, Bacciu A, Pasanisi E, et al., 2008. Chondrosarcomas of the jugular foramen. Laryngoscope, 118(10): 1719–1728.

Sanna M, de Donato G, di Lella F, et al., 2009. Nonvascular lesions of the jugular foramen: the gruppo otologico experience. Skull Base, 19(1): 57–74.

Sanna M, de Donato G, Taibah A, et al., 1999. Infratemporal fossa approaches to the lateral skull base. Keio J Med, 48(4): 189–200.

Sanna M, Dispenza F, Mathur N, et al., 2009. Otoneurological management of petrous apex cholesterol granuloma. Am J Otolaryngol, 30(6): 407–414.

Sanna M, Khrais T, Falcioni M, et al., 2006. The temporal bone. Stuttgart: Thieme.

Sanna M, Khrais T, Russo A, et al., 2004. Hearing preservation surgery in vestibular schwannoma: the hidden truth. Ann Otol Rhinol Laryngol, 113(2): 156–163.

Sanna M, Mazzoni A, Saleh E, et al., 1998. The system of the modified transcochlear approach: a lateral avenue to the central skull base. Am J Otol, 19(1): 88–97.

Sanna M, Russo A, Taibah A, et al., 2018. The temporal bone: anatomical dissection and surgical approaches. Stuttgart: Thieme.

Sanna M, Saleh E, Khrais T, et al., 2008. Atlas of microsurgery of the lateral skull base. Stuttgart: Thieme: 230–246.

Sanna M, Zini C, Gamoletti R, et al., 1993. Petrous bone cholesteatoma. Skull Base Surg, 3(4): 201–213.

Sanna M, 1980. Anatomy of the posterior mesotympanum. In: Zini C, Sheehy J, Sanna M, eds. Microsurgery of Cholesteatoma of the Middle Ear. Milan: Ghedini: 69–73.

Schick B, Dlugaiczyk J, 2013. Surgery of the ear and the lateral skull base: pitfalls and complications. GMS Curr Top Otorhinolaryngol Head Neck Surg, 12: Doc05.

Sekhar L N, Estonillo R, 1986. Transtemporal approach to the skull base: an anatomical study. Neurosurgery, 19(5): 799–808.

Sekhar L N, Janecka I P, Jones N F, 1988. Subtemporal–infratemporal and basal subfrontal approach to extensive cranial base tumours. Acta Neurochir (Wien), 92(1–4): 83–92.

Sekhar L N, Schramm V L, Jones N F, 1987. Subtemporal–preauricular infratemporal fossa approach to large lateral and posterior cranial base neoplasms. J Neurosurg, 67(4): 488–499.

Sen C N, Sekhar L N, 1990. The subtemporal and preauricular infratemporal approach to intradural structures ventral to the brain stem. J Neurosurg, 73(3): 345–354.

Shahinian H K, Suh R H, Jarrahy R, 1999. Combined infratemporal fossa and transfacial approach to excising massive tumors. Ear Nose Throat J, 78(5): 350, 353–356.

Singh N, Singh D K, Ahmad F, et al., 2019. The retrosigmoid approach: workhorse for petroclival meningioma surgery. Asian J Neurosurg, 14(1): 188–192.

Siwanuwatn R, Deshmukh P, Figueiredo E G, et al., 2006. Quantitative analysis of the working area and angle of attack for the retrosigmoid, combined petrosal, and transcochlear approaches to the petroclival region. J Neurosurg, 104(1): 137–142.

Takenaka Y, Cho H, Nakahara S, et al., 2015. Chemoradiation therapy for squamous cell carcinoma of the external auditory canal: a meta–analysis. Head Neck, 37(7): 1073–1080.

Tanriover N, Sanus G Z, Ulu M O, et al., 2009. Middle fossa approach: microsurgical anatomy and surgical technique from the neurosurgical perspective. Surg Neurol, 71(5): 586–596.

Turek G, Cotúa C, Zamora R E, et al., 2017. Endoscopic assistance in retrosigmoid transmeatal approach to intracanalicular vestibular schwannomas—an alternative for middle fossa approach. Technical note. Neurol Neurochir Pol, 51(2): 111–115.

Watanabe T, Igarashi T, Fukushima T, et al., 2013. Anatomical variation of superior petrosal vein and its management during surgery for cerebellopontine angle meningiomas. Acta Neurochir (Wien), 155(10): 1871–1878.

Weber P C, Gantz B J, 1996. Results and complications from acoustic neuroma excision via middle cranial fossa approach. Am J Otol, 17(4): 669–675.

Whittaker C K, Leutje C M, 1985. Translabyrinthine removal of large acoustic neuromas. Am J Otol, 11(suppl): 155–160.

Yang J, Grayeli A B, Barylyak R, et al., 2008. Functional outcome of retrosigmoid approach in vestibular schwannoma surgery. Acta Oto–Laryngologica, 128: 881–886.

Yin Xia, Wenyang Zhang, Yi Li, et al., 2017. The transotic approach for vestibular schwannoma: indications and results. Eur Arch Otorhinolaryngol, 274(8): 3041–3047.

Yoo H, Jung H W, Yang H J, 1999. Jugular foramen schwannomas: surgical approaches and outcome of treatment. Skull Base Surg, 9(4): 243–252.

Zanoletti E, Faccioli C, Cazzador D, et al., 2015. Bilateral chondrosarcoma of the jugular foramen: literature review and personal experience. Eur Arch Otorhinolaryngol, 272(10): 3071–3075.

Zanoletti E, Mazzoni A, Martini A, et al., 2019. Surgery of the lateral skull base: a 50–year endeavour. Acta Otorhinolaryngol Ital, 39(Suppl): 1–146.

Zhang M, Garvis W, Linder T, et al., 1998. Update on the infratemporal fossa approaches to nasopharyngeal angiofibroma. Laryngoscope, 108(11 Pt 1): 1717–1723.

Zheng G, Liu Y, He J, et al., 2022. A comparison of local endolymphatic sac decompression, endolymphatic mastoid shunt, and wide endolymphatic sac decompression in the treatment of intractable Meniere's disease: a short-term follow-up investigation. Front Neurol, 13: 810352.